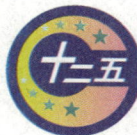

全国中医药行业高等教育"十二五"规划教材
全国高等中医药院校规划教材（第九版）

正常人体解剖学

（新世纪第三版）

（供中医学类、中西医临床医学、护理学、
康复治疗学等专业用）

主　审　严振国（上海中医药大学）
主　编　邵水金（上海中医药大学）
副主编　汪建民（江西中医学院）
　　　　李新华（湖南中医药大学）
　　　　关建军（陕西中医学院）
　　　　罗亚非（贵阳中医学院）
　　　　武煜明（云南中医学院）
　　　　王野成（长春中医药大学）

中国中医药出版社
·北　京·

图书在版编目(CIP)数据

正常人体解剖学/邵水金主编. —3 版. —北京：中国中医药出版社，2012.7
（2020.8 重印）

全国中医药行业高等教育"十二五"规划教材

ISBN 978 - 7 - 5132 - 0927 - 4

Ⅰ.①正… Ⅱ.①邵… Ⅲ.①人体解剖学 – 高等学校 – 教材 Ⅳ.①R322

中国版本图书馆 CIP 数据核字（2012）第 098983 号

中 国 中 医 药 出 版 社 出 版

北京经济技术开发区科创十三街31号院二区8号楼

邮政编码 100176

传真 010 64405750

山东润声印务有限公司印刷

各地新华书店经销

*

开本 787×1092 1/16 印张 20.25 字数 451 千字

2012 年 7 月第 3 版 2020 年 8 月第11次印刷

书 号 ISBN 978 - 7 - 5132 - 0927 - 4

*

定价 59.00 元

网址 www.cptcm.com

全国中医药行业高等教育"十二五"规划教材
全国高等中医药院校规划教材（第九版）
专家指导委员会

李连达（中国中医科学院研究员　中国工程院院士）

李金田（甘肃中医学院院长　教授）

吴以岭（中国工程院院士）

吴咸中（天津中西医结合医院主任医师　中国工程院院士）

吴勉华（南京中医药大学校长　教授）

肖培根（中国医学科学院研究员　中国工程院院士）

陈可冀（中国中医科学院研究员　中国科学院院士）

陈立典（福建中医药大学校长　教授）

陈明人（江西中医药大学校长　教授）

范永升（浙江中医药大学校长　教授）

欧阳兵（山东中医药大学校长　教授）

周　然（山西中医学院院长　教授）

周永学（陕西中医学院院长　教授）

周仲瑛（南京中医药大学教授　国医大师）

郑玉玲（河南中医学院院长　教授）

胡之璧（上海中医药大学教授　中国工程院院士）

耿　直（新疆医科大学副校长　教授）

徐安龙（北京中医药大学校长　教授）

唐　农（广西中医药大学校长　教授）

梁繁荣（成都中医药大学校长　教授）

程莘农（中国中医科学院研究员　中国工程院院士）

谢建群（上海中医药大学常务副校长　教授）

路志正（中国中医科学院研究员　国医大师）

廖端芳（湖南中医药大学校长　教授）

颜德馨（上海铁路医院主任医师　国医大师）

秘 书 长　王　键（安徽中医药大学校长　教授）

洪　净（国家中医药管理局人事教育司巡视员）

王国辰（国家中医药管理局教材办公室主任

　　　　全国中医药高等教育学会教材建设研究会秘书长

　　　　中国中医药出版社社长）

办 公 室 主 任　周　杰（国家中医药管理局科技司　副司长）

林超岱（国家中医药管理局教材办公室副主任

　　　　中国中医药出版社副社长）

李秀明（中国中医药出版社副社长）

办公室副主任　王淑珍（全国中医药高等教育学会教材建设研究会副秘书长

　　　　中国中医药出版社教材编辑部主任）

全国中医药行业高等教育"十二五"规划教材
全国高等中医药院校规划教材（第九版）

《正常人体解剖学》编委会

前　言

　　"全国中医药行业高等教育'十二五'规划教材"（以下简称："十二五"行规教材）是为贯彻落实《国家中长期教育改革和发展规划纲要（2010—2020）》《教育部关于"十二五"普通高等教育本科教材建设的若干意见》和《中医药事业发展"十二五"规划》的精神，依据行业人才培养和需求，以及全国各高等中医药院校教育教学改革新发展，在国家中医药管理局人事教育司的主持下，由国家中医药管理局教材办公室、全国中医药高等教育学会教材建设研究会，采用"政府指导，学会主办，院校联办，出版社协办"的运作机制，在总结历版中医药行业教材的成功经验，特别是新世纪全国高等中医药院校规划教材成功经验的基础上，统一规划、统一设计、全国公开招标、专家委员会严格遴选主编、各院校专家积极参与编写的行业规划教材。鉴于由中医药行业主管部门主持编写的"全国高等中医药院校教材"（六版以前称"统编教材"），进入2000年后，已陆续出版第七版、第八版行规教材，故本套"十二五"行规教材为第九版。

　　本套教材坚持以育人为本，重视发挥教材在人才培养中的基础性作用，充分展现我国中医药教育、医疗、保健、科研、产业、文化等方面取得的新成就，力争成为符合教育规律和中医药人才成长规律，并具有科学性、先进性、适用性的优秀教材。

　　本套教材具有以下主要特色：

　　1. 坚持采用"政府指导，学会主办，院校联办，出版社协办"的运作机制

　　2001年，在规划全国中医药行业高等教育"十五"规划教材时，国家中医药管理局制定了"政府指导，学会主办，院校联办，出版社协办"的运作机制。经过两版教材的实践，证明该运作机制科学、合理、高效，符合新时期教育部关于高等教育教材建设的精神，是适应新形势下高水平中医药人才培养的教材建设机制，能够有效解决中医药事业人才培养日益紧迫的需求。因此，本套教材坚持采用这个运作机制。

　　2. 整体规划，优化结构，强化特色

　　"'十二五'行规教材"，对高等中医药院校3个层次（研究生、七年制、五年制）、多个专业（全覆盖目前各中医药院校所设置专业）的必修课程进行了全面规划。在数量上较"十五"（第七版）、"十一五"（第八版）明显增加，专业门类齐全，能满足各院校教学需求。特别是在"十五""十一五"优秀教材基础上，进一步优化教材结构，强化特色，重点建设主干基础课程、专业核心课程，增加实验实践类教材，推出部分数字化教材。

　　3. 公开招标，专家评议，健全主编遴选制度

　　本套教材坚持公开招标、公平竞争、公正遴选主编的原则。国家中医药管理局教材办公室和全国中医药高等教育学会教材建设研究会，制订了主编遴选评分标准，排除各种可能影响公正的因素。经过专家评审委员会严格评议，遴选出一批教学名师、教学一线资深教师担任主编。实行主编负责制，强化主编在教材中的责任感和使命感，为教材质量提供保证。

　　4. 进一步发挥高等中医药院校在教材建设中的主体作用

　　各高等中医药院校既是教材编写的主体，又是教材的主要使用单位。"'十二五'行规教材"，得到各院校积极支持，教学名师、优秀学科带头人、一线优秀教师积极参加，凡被选中参编的教师都以高涨的热情、高度负责、严肃认真的态度完成了本套教材的编写任务。

5. 继续发挥教材在执业医师和职称考试中的标杆作用

我国实行中医、中西医结合执业医师资格考试认证准入制度，以及全国中医药行业职称考试制度。2004 年，国家中医药管理局组织全国专家，对"十五"（第七版）中医药行业规划教材，进行了严格的审议、评估和论证，认为"十五"行业规划教材，较历版教材的质量都有显著提高，与时俱进，故决定以此作为中医、中西医结合执业医师考试和职称考试的蓝本教材。"十五"（第七版）行规教材、"十一五"（第八版）行规教材，均在 2004 年以后的历年上述考试中发挥了权威标杆作用。"十二五"（第九版）行业规划教材，已经并继续在行业的各种考试中发挥标杆作用。

6. 分批进行，注重质量

为保证教材质量，"十二五"行规教材采取分批启动方式。第一批于 2011 年 4 月，启动了中医学、中药学、针灸推拿学、中西医临床医学、护理学、针刀医学 6 个本科专业 112 种规划教材，于 2012 年陆续出版，已全面进入各院校教学中。2013 年 11 月，启动了第二批"'十二五'行规教材"，包括：研究生教材、中医学专业骨伤方向教材（七年制、五年制共用）、卫生事业管理类专业教材、中西医临床医学专业基础类教材、非计算机专业用计算机教材，共 64 种。

7. 锤炼精品，改革创新

"'十二五'行规教材"着力提高教材质量，锤炼精品，在继承与发扬、传统与现代、理论与实践的结合上体现了中医药教材的特色；学科定位更准确，理论阐述更系统，概念表述更为规范，结构设计更为合理；教材的科学性、继承性、先进性、启发性、教学适应性较前八版有不同程度提高。同时紧密结合学科专业发展和教育教学改革，更新内容，丰富形式，不断完善，将各学科的新知识、新技术、新成果写入教材，形成"十二五"期间反映时代特点、与时俱进的教材体系，确保优质教材进课堂。为提高中医药高等教育教学质量和人才培养质量提供有力保障。同时，"十二五"行规教材还特别注重教材内容在传授知识的同时，传授获取知识和创造知识的方法。

综上所述，"十二五"行规教材由国家中医药管理局宏观指导，全国中医药高等教育学会教材建设研究会倾力主办，全国各高等中医药院校高水平专家联合编写，中国中医药出版社积极协办，整个运作机制协调有序，环环紧扣，为整套教材质量的提高提供了保障，打造"十二五"期间全国高等中医药教育的主流教材，使其成为提高中医药高等教育教学质量和人才培养质量最权威的教材体系。

"十二五"行规教材在继承的基础上进行了改革和创新，但在探索的过程中，难免有不足之处，敬请各教学单位、教学人员及广大学生在使用中发现问题及时提出，以便在重印或再版时予以修正，使教材质量不断提升。

国家中医药管理局教材办公室

全国中医药高等教育学会教材建设研究会

中国中医药出版社

2014 年 12 月

编写说明

"全国中医药行业高等教育'十二五'规划教材"，是由国家中医药管理局统一规划、宏观指导，全国中医药高等教育学会、全国高等中医药教材建设研究会具体负责，全国高等中医药院校（含综合院校及西医院校的中医药学院）联合编写的供本科教学使用的系列教材。本教材是根据《教育部关于"十二五"普通高等教育本科教材建设的若干意见》的精神，为适应我国中医药高等教育发展的需要，全面推进素质教育，培养 21 世纪高素质创新人才，在"新世纪全国高等中医药院校规划教材"基础上编写的中医药行业"十二五"规划教材。本书供中医、针灸、推拿、骨伤、护理等专业使用。

正常人体解剖学是一门研究正常人体形态结构的科学，属于生物学中的形态学范畴。正常人体解剖学课程是学习中医和西医的必修课，也是中医药学各门学科的先修课，通过本课程的教学，要求学生理解和掌握人体形态结构的基本知识，为学习其他基础医学和临床医学打下必要的基础。本教材以中国中医药出版社出版的"普通高等教育'十一五'国家级规划教材"、"新世纪全国高等中医药院校规划教材（第二版）"《正常人体解剖学》（严振国、杨茂有主编）为蓝本，以全国高等中医药院校教学大纲为依据，遵照"三基"、"五性"和"三特定"的教材编写原则，贯穿以学生为中心的编写理念，满足中医药高等教育事业发展和人才培养目标；在编写思路上，保持了本学科知识的系统性与完整性，体现了基础教材的科学性和先进性；在编写过程中，力求做到语句精练、层次分明、重点突出、通俗易懂，注意体现中医药院校的特色。例如：教材第一章第五节"体表标志"中阐明了全身各部的骨性、肌性和皮肤标志，能更好地为中医骨伤、针灸定穴、临床推拿服务；第十章"穴位断面解剖"介绍了 5 个常用穴位的断面解剖结构。本教材采用大、小字排版，大字为重要内容，小字为参考内容，各院校可根据教学大纲的要求及实际情况进行调整和取舍；重要名词配有英文，并用黑体表示，以便学生掌握和记忆；书中采用了大量的套色插图，做到图文并茂，极大地方便了教与学。

本教材绪论和运动系统由邵水金、李新华、赵学纲、陈彦文和李良文编写，消化系统和呼吸系统由罗亚非、蒋葵和程秀娟编写，泌尿系统和生殖系统由关建军、牛晓军和韩永明编写，循环系统由武煜明、张跃明、赵伟、王怀福和国海东编写，内分泌系统和感觉器由王野成、刘海兴编写，神经系统由汪建民、王吉锡、张忠、颜贯明和黎晖编写，穴位断面解剖由邵水金编写，最后全书由主审、主编、副主编负责审稿、统稿和定稿而成。

在本教材编写、审定过程中，得到了中国中医药出版社领导和编辑的大力支持，得到了全国高等中医药教材建设研究会专家的精心指导，得到了全国各兄弟院校同道的热情帮助，得到了上海中医药大学严振国终身教授的细心审阅，在此一并表示诚挚的谢意！由于我们的水平有限，不足之处在所难免，希望在使用过程中广大师生和读者提出宝贵意见，以便及时修订提高，使本教材更臻完善。

《正常人体解剖学》编委会

2012 年 6 月

目　录

绪 论

一、人体解剖学的定义

人体解剖学 human anatomy 是一门研究正常人体形态结构的科学，属于生物学中的形态学范畴。学习人体解剖学的目的，就在于理解和掌握人体形态结构的基本知识，为学习其他基础医学和临床医学打下必要的基础。清代王清任说："著书不明脏腑，岂不是痴人说梦；治病不明脏腑，何异于盲子夜行。"可见中国传统医学已经把人体解剖学提高到很重要的地位。据统计，医学中 1/3 以上的名词均来源于解剖学。故人体解剖学是一门重要的医学基础科学，是学习中医和西医的必修课。

二、人体的组成

人体是不可分割的有机整体，其结构和功能的基本单位是**细胞**。细胞之间存在一些不具细胞形态的物质，称**细胞间质**。许多形态和功能相似的细胞与细胞间质共同构成**组织**。人体组织分为上皮组织、结缔组织、肌组织和神经组织四大类，它们是构成人体各器官和系统的基础。由几种组织互相结合，成为具有一定形态和功能的结构，称**器官**，如心、肝、脾、肺、肾、胃、大肠、小肠等。在结构和功能上密切相关的一系列器官联合起来，共同执行某种生理活动，便构成一个**系统**。人体可分为**运动**、**消化**、**呼吸**、**泌尿**、**生殖**、**循环**、**内分泌**、**感觉器**及**神经**九个系统。各系统在神经系统的支配和调节下，既分工又合作，实现各种复杂的生命活动，使人体成为一个完整统一的有机体。

三、解剖学的分科

人体解剖学包括**大体解剖学、组织学**和**胚胎学**三部分。**大体解剖学**所叙述的主要是用刀剖割和肉眼观察到的人体形态结构；**组织学**所叙述的是借助显微镜等观察到的人体细微结构；而**胚胎学**则是叙述人体胚胎发育中的形态变化过程。大体解剖学又可分为**系统解剖学**和**局部解剖学**等。系统解剖学主要按照人体各系统来叙述各器官的形态结构；局部解剖学则是按照人体自然分区（如头、颈、胸、腹、四肢等）来叙述各器官结构的层次排列、毗邻关系、血液供应、神经支配、体表标志和体表投影等。本书属于系统解剖学，针对人体各系统、各器官的形态结构作全面介绍，从而为学习中、西医学基础与临床课程提供必要的形态学基础。

此外，还有研究不同年龄人体形态结构的，称**年龄解剖学**；结合体育运动研究人体形态结构的，称**运动解剖学**；应用各种断面解剖方法来研究经穴断面形态结构的，称**经穴断面解剖学**；应用层次解剖方法来研究经穴进针层次形态结构的，称**经穴层次解剖学**；应用 CT 放射学方法来研究经穴断面形态结构扫描图像的，称**经穴 CT 扫描图像解剖学**等。

四、解剖学发展简史

解剖学在我国的发展，经历过一个漫长的历史时期。早在战国时代（公元前 500 年），我国第一部医学经典著作《内经》中即已有关于人体解剖学知识的广泛记载。当时已明确提出"解剖"一词，并载有关于内脏器官的形态、位置、大小、容积和重量等调查数据。书中已有心、肝、脾、肺、肾、胃、大肠、小肠等脏器名称，为我国现代解剖学和医学所沿用。这些资料说明，我们的祖先是从事过实地解剖、测量和研究的，根据目前所知的资料看，这是世界上最早的人体解剖学。

自 19 世纪由西欧传入现代医学之后，我国的现代解剖学才逐步发展起来。新中国成立之前，解剖学工作者仅有百余人；新中国成立以后，医学事业取得了飞跃的发展，解剖学工作者的队伍迅速发展扩大，而且各医学院校已有了成套的教学设备、标本、模型和图谱，还编写了我国自己的解剖学教材及专著，更新了科研设备，改善了科研条件，取得了丰硕科研成果，并在组织学、组织化学、超微结构、神经解剖学、免疫组织化学以及神经培养、神经生物学、分子生物学、细胞学、基因工程学、生物力学等方面亦取得了许多成果。

我国中医院校解剖工作者在经穴断面解剖、经穴层次解剖、穴位神经解剖、经穴 CT 扫描图像解剖学、经穴立体构筑、经穴显微结构、经穴结构电脑图像三维重建、穴位三维结构数字化虚拟人、经穴形态多媒体系列、中医经穴医学工程学等方面开展了大量的工作，出版了一系列专著，并编写出版了有关经穴断面解剖图解、实用骨伤外科解剖学、中医应用局部解剖学、中医应用神经解剖学、中医应用美容解剖学等具有中医特色的新型系列解剖学教材，为中医不同专业开设了相应的实用解剖学课程。在研究方法上，也采用组化、免疫组化、组织培养、HRP 酶标技术、放射性核素示踪、透射电镜、扫描电镜、冰冻蚀刻以及电生理、神经生化、微量元素、生物发光、医用图形图像三维重建、电脑多媒体等多种新技术，从多方面来阐明穴位的形态结构，丰富了中医应用解剖学的内容，为中医学现代化做出了成绩。

五、解剖学姿势和常用解剖学术语

为了便于叙述人体各器官结构的位置关系，人体解剖学规定有统一的解剖学标准姿势和解剖学方位术语，兹介绍如下：

（一）人体解剖学姿势

身体直立，两眼向前平视，双下肢靠拢，足尖朝前，双上肢自然下垂于躯干两侧，手掌朝前。在观察和说明人体各部的位置及其相互关系时，都应按照统一的人体解剖学姿势。

（二）解剖学方位术语

以统一的人体解剖学姿势为准，规定了下面一些解剖学方位术语（图 0-1）。

1. **上 superior 和下 inferior**　是描述器官或结构距头或足的相对远近关系的术语。近头者为上，近足者为下。

2. **前** anterior 和**后** posterior 是描述器官或结构距身体前面或后面相对远近关系的术语。近腹者为前，也称**腹侧** ventral；近背者为后，也称**背侧** dorsal。

3. **内侧** medial 和**外侧** lateral 是描述器官或结构距人体正中矢状切面相对远近关系的术语。近正中矢状切面者为内侧；远离正中矢状切面者为外侧。在前臂，因为桡骨位于前臂的外侧，尺骨位于前臂的内侧，所以前臂的外侧又称**桡侧** radial，其内侧又称**尺侧** ulnar。在小腿，因为腓骨位于小腿的外侧，胫骨位于小腿的内侧，所以小腿的外侧又称**腓侧** fibular，其内侧又称**胫侧** tibial。

4. **内** internal 和**外** external 是描述空腔器官相互位置关系的术语。近内腔者为内；远离内腔者为外。

5. **浅** superficial 和**深** profundal 是描述与皮肤表面相对距离关系的术语。近皮肤者为浅，远离皮肤者为深。

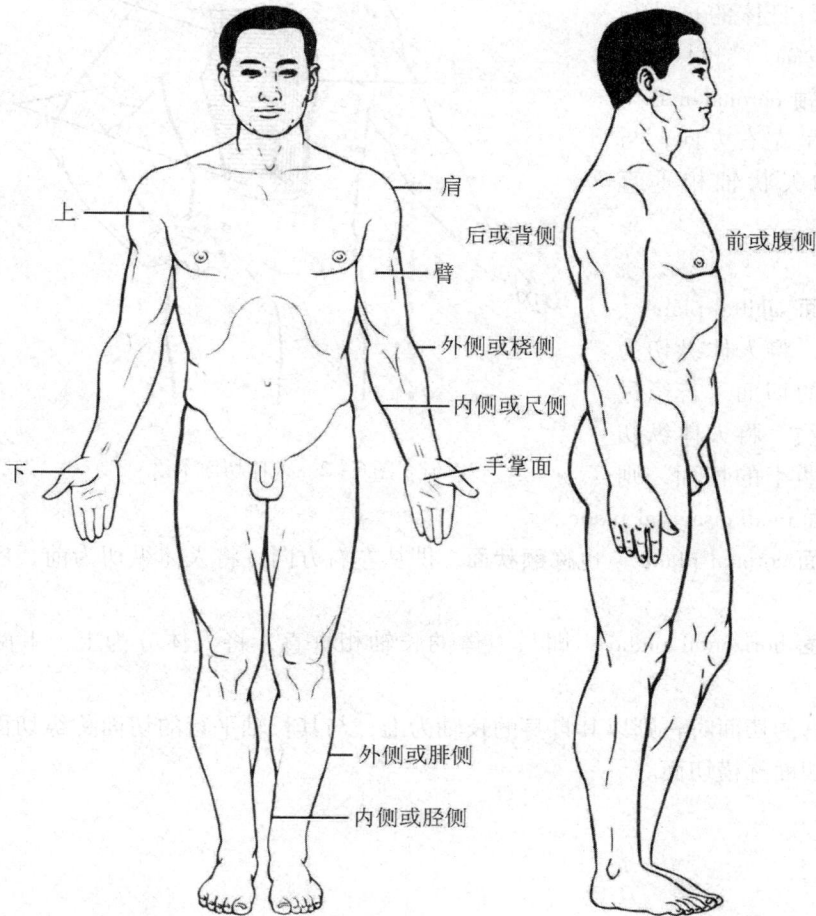

图 0 - 1 常用方位术语

6. 四肢结构的方位　在描述四肢各结构的方位时，以接近躯干的一端为**近侧** proximal；远离躯干的一端为**远侧** distal。

（三）人体的轴和面

轴和面是描述人体器官形态，特别是叙述关节运动时常用的术语。人体可设计互相垂直的三个轴，即垂直轴、矢状轴和冠状轴；依据三个轴，人体还可设立互相垂直的三个面，即矢状面、冠状面和水平面（图 0 - 2）。

1. 轴

（1）**垂直轴** vertical axis 与身体长轴平行、与地面相垂直的轴。

（2）**矢状轴** sagittal axis 呈前后方向，与身体的长轴和冠状轴相垂直的轴。

（3）**冠状轴** coronal axis 也称**额状轴**，呈左右方向，与身体的长轴和矢状轴相垂直的轴。

2. 切面

（1）**矢状面** sagittal plane 即从前后方向，将人体纵切为左、右两部分的切面。若经过身体前后正中线，将人体纵切为左、右对称两半的切面，则称**正中矢状切面** mediansagittal plane。

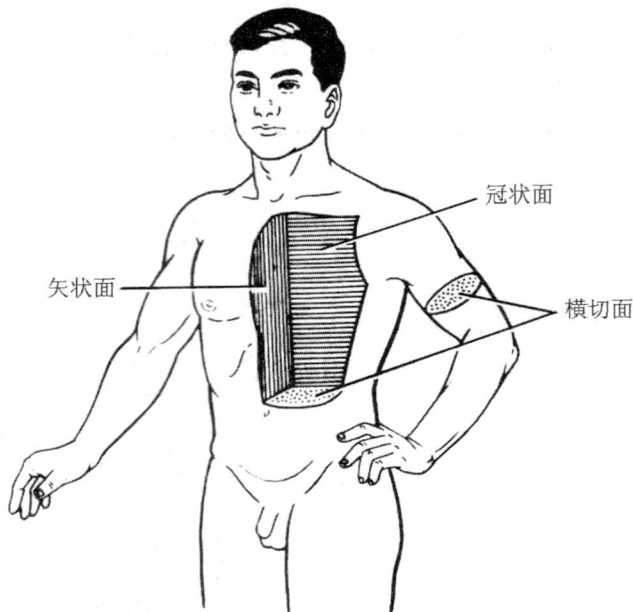

图 0 - 2　人体切面术语

（2）**冠状面** coronal plane　也称**额状面**，即从左右方向，将人体纵切为前、后两部分的切面。

（3）**水平面** horizontal plane　即与人体的长轴相垂直，将人体分为上、下两部分的切面。

在描述器官的切面时，则以其自身的长轴为准，与其长轴平行的切面称**纵切面**，与长轴相垂直的切面称**横切面**。

第一章 运动系统

第一节 概 述

一、运动系统的组成

运动系统 locomotor system 由骨、骨连结和骨骼肌组成，约占成人体重的 60%，构成人体的基本轮廓。

二、运动系统的主要功能

运动系统对人体起着运动、支持和保护作用。骨与骨之间的连接装置，称骨连结。全身各骨通过骨连结构成骨骼，成为人体的支架。附于骨骼上的肌称骨骼肌。骨骼肌收缩时，牵引骨移动位置，产生运动。骨骼与骨骼肌共同赋予人体的基本外形，并构成体腔的壁（如颅腔、胸腔、腹腔和盆腔），以保护脑、心、肺、脾、肝、膀胱等器官。在运动中，骨起杠杆作用，关节是运动的枢纽，骨骼肌是动力器官，也就是说，骨骼肌是运动的主动部分，骨和骨连结是运动的被动部分。

在体表能看到或摸到的肌和骨的突起及凹陷等，分别称肌性标志或骨性标志。临床上常用这些标志来确定内脏器官、血管和神经的位置以及针灸取穴的部位。

第二节 骨 学

一、总论

骨在成人为 206 块，按部位不同，可分为躯干骨、颅骨、上肢骨和下肢骨四部分（图 1-1），其中躯干骨 51 块，颅骨 29 块（包括听小骨 6 块），上肢骨 64 块，下肢骨 62 块。骨的重量，在成人约占体重的 1/5，而新生儿则占 1/7。

每块骨均为一个器官，具有一定的形态结构，含有丰富的血管、淋巴管和神经，能不断进行新陈代谢，有其生长发育过程，并具有修复、再生和改建的能力，经常进行锻炼可促进骨骼的良好发育和结实粗壮，如长期废用则出现疏松。

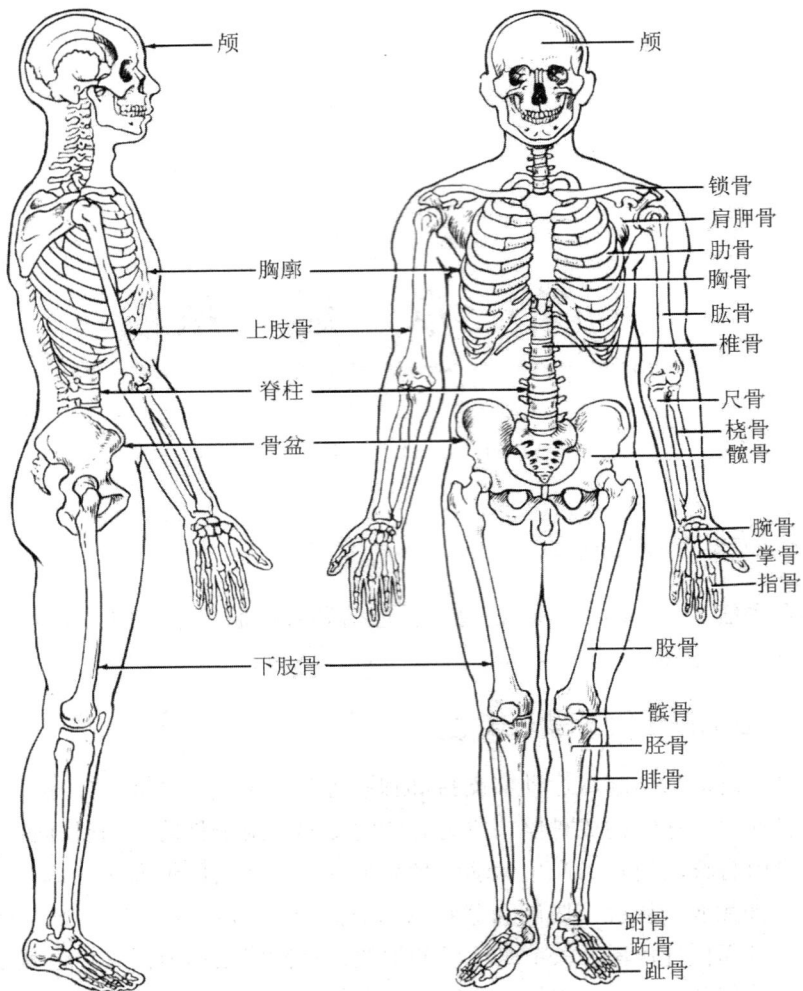

图 1 - 1　人体骨骼

（一）骨的形态

形态和功能是密切相关的，由于功能的不同，骨有不同的形态，基本可分为四类：长骨、短骨、扁骨和不规则骨（图 1 - 2）。

1. **长骨** long bone　呈长管状，分布于四肢，在运动中起杠杆作用。长骨具有一体和两端的特点。体又名**骨干**，骨质致密，骨干内的空腔称**骨髓腔**，内含骨髓；在骨干表面有 1~2 个血管出入的**滋养孔**。端又名**骺**，较膨大并具有光滑的关节面，关节面由关节软骨覆盖。

小儿长骨的骨干与骺之间有一层软骨，称**骺软骨**。骺软骨能不断增生，又不断骨化，使骨的长度增长。成年后骺软骨骨化，原骺软骨处留有一线状痕迹，称**骺线**。

2. **短骨** short bone　一般呈立方形，多成群分布于连结牢固且较灵活的部位，如腕骨和跗骨。

3. **扁骨** flat bone　呈板状，分布于头、胸等处。参与构成体腔的壁，对体腔内器官有保护作用，如颅盖骨保护脑，胸骨和肋骨保护心、肺等。

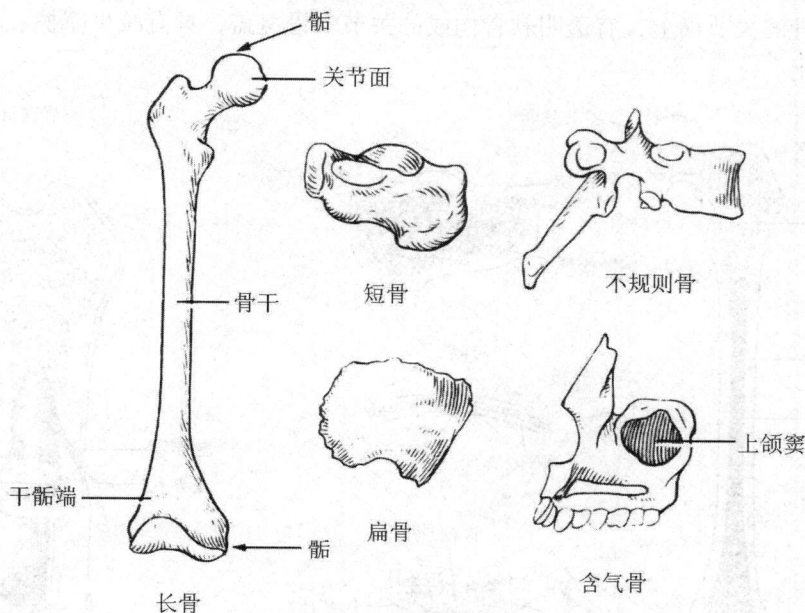

图1-2　骨的形态

4. **不规则骨** irregular bone　形态不规则，如椎骨。有些不规则骨，内有含气的空腔，称**含气骨**，如位于鼻腔周围的上颌骨和筛骨等，发音时能起共鸣作用，并能减轻骨的重量。

（二）骨的构造

每块骨都由骨质、骨髓和骨膜等构成，并有神经和血管分布（图1-3、4）。

1. **骨质** bone substance　是骨的主要组成部分，分为骨密质和骨松质两种。**骨密质**致密坚硬，构成长骨干以及其他类型骨和长骨骺的外层。**骨松质**由许多片状和杆状的**骨小梁**交织而成，呈海绵状，骨小梁排列方式与承受的压力和张力方向一致。骨松质分布于长骨骺及其他类型骨的内部。在颅盖骨，骨密质构成**外板**和**内板**；颅盖骨的骨松质在内、外板之间，称**板障**。

2. **骨膜** periosteum　是由致密结缔组织构成的膜，包裹除关节面以外的整个骨面。骨膜内含有丰富的神经和血管，故感觉敏锐，并对骨的营养和再生有重要作用。骨膜内层的**成骨细胞**和**破骨细胞**，分别具有产生新骨质和破坏旧骨质的功能，在骨的发生、再生、改造和修复时，它们的功能最为活跃。当骨膜剥离后，骨不易修复，甚至可能坏死，故手术时要尽量保留骨膜。

3. **骨髓** bone marrow　充填于长骨骨髓腔及骨松质腔隙内，分为红骨髓和黄骨髓。**红骨髓**内含大量不同发育阶段的红细胞和某些白细胞，呈红色，有造血功能；**黄骨髓**含大量脂肪组织，呈黄色，无造血功能。胎儿及幼儿的骨内全是红骨髓，5岁以后，长骨骨髓腔内的红骨髓逐渐转化为黄骨髓，红骨髓仍保留于各类型骨的松质内，继续造血。当慢性失血过多或重度贫血时，黄骨髓又能转化为红骨髓，恢复造血功能。

在骨的关节面上，有透明软骨构成的**关节软骨**覆盖，具有减少摩擦、增强关节灵活性的作用。

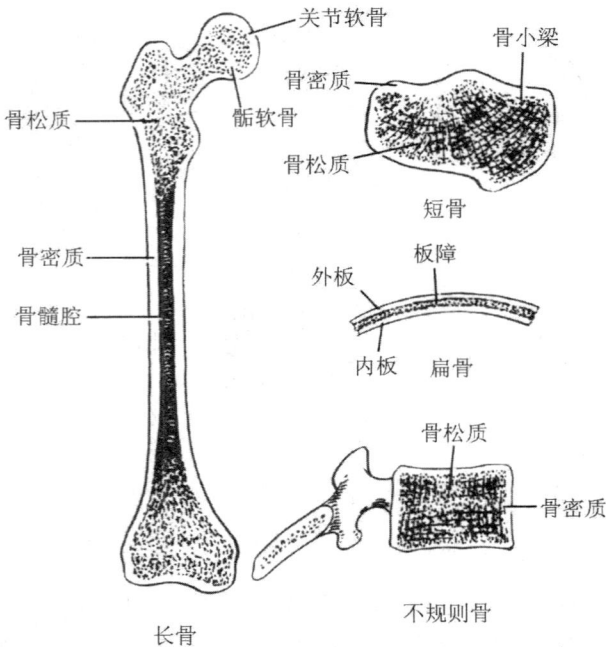

图 1-3　骨的构造

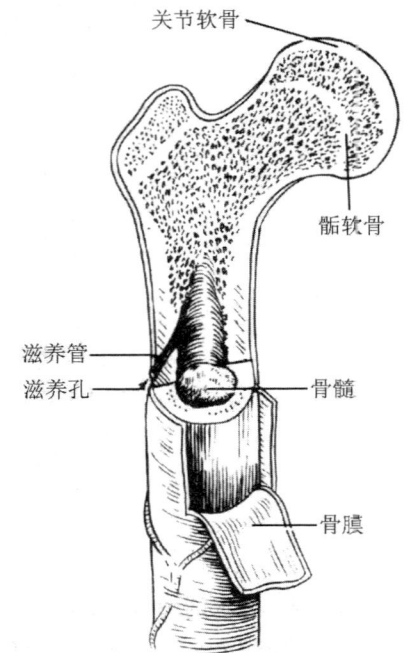

图 1-4　长骨的构造

（三）骨的理化特性

成年人的骨由有机质（主要是骨胶原蛋白）和无机质（主要是磷酸钙、碳酸钙和氯化钙等）组成，其中有机质约占 1/3，无机质约占 2/3。有机质使骨具有韧性和弹性，无机质使骨具有硬度和脆性。有机质和无机质的结合，使骨既有弹性又很坚硬。小儿的骨无机质含量较少，有机质较多，弹性大而硬度小，因此容易发生变形；老年人的骨则与此相反，含有机质较少而无机质相对较多，脆性较大，因此易发生骨折。

无机质中的钙和磷，参与体内钙、磷代谢而处于不断变化状态。所以，骨还是体内钙和磷的贮备仓库。

二、各论

（一）躯干骨

躯干骨包括椎骨、肋和胸骨。成人躯干骨由 26 块椎骨、12 对肋、1 块胸骨组成，共 51 块。

1. **椎骨** vertebrae　幼儿时期，椎骨总数为 33~34 块，根据其所在部位，由上而下依次分为颈椎 7 块、胸椎 12 块、腰椎 5 块、骶椎 5 块和尾椎 4~5 块。至成年，5 块骶椎融合成 1 块骶骨，4~5 块尾椎融合成 1 块尾骨。因此，成人的椎骨总数一般为 26 块。

（1）椎骨的一般形态 每个椎骨一般由椎体和椎弓构成（图1-5）。

1）**椎体** vertebral body 为椎骨前方呈圆柱状的部分，是支持体重的主要部分。表面为一层较薄的骨密质，内部为骨松质，它承受着头部、上肢和躯干的重量，因此愈向下位的椎体，其面积和体积逐渐增大。而从骶椎开始，由于重量转移到下肢，故其面积和体积又逐渐变小。椎体在垂直暴力作用下，易发生压缩性骨折。

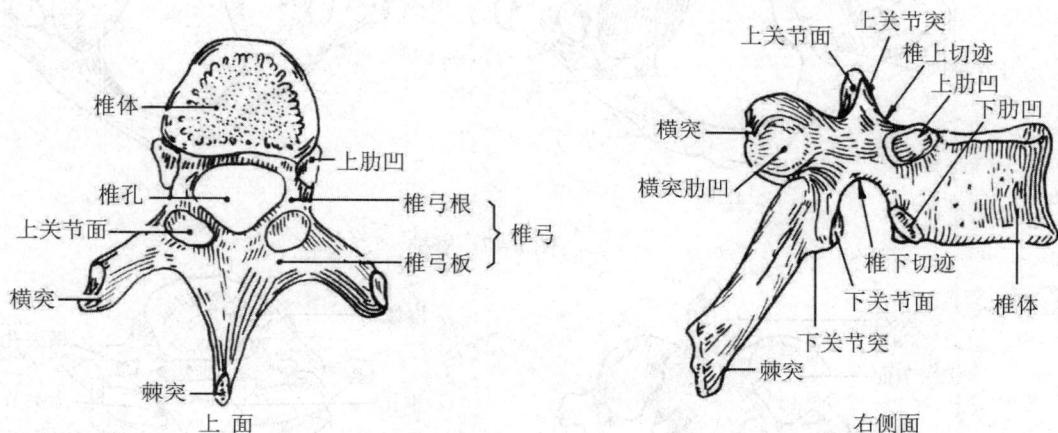

图1-5 胸椎

2）**椎弓** vertebral arch 是连于椎体后方的弓形骨板。与椎体连结的椎弓部分较细，称**椎弓根**，其上、下缘各有一切迹，分别称**椎上切迹**和**椎下切迹**。椎骨叠连时，上位椎骨的椎下切迹和下位椎骨的椎上切迹围成一孔，称**椎间孔**，有脊神经及血管通过。两侧椎弓根向后内扩展为较宽阔的骨板，称**椎弓板**。椎弓与椎体围成一孔，称**椎孔**。全部椎骨的椎孔叠连在一起，形成纵行管道，称**椎管**，椎管内容纳脊髓和脊神经根等。由椎弓伸出7个突起：向两侧伸出1对**横突**，向上伸出1对**上关节突**，向下伸出1对**下关节突**，向后伸出1个**棘突**。

（2）各部椎骨的主要特征

1）**颈椎** cervical vertebrae （图1-6）共有7个。其主要特征是横突上有一圆孔，称**横突孔**，内有椎动、静脉通过（第7颈椎横突孔无椎动脉通过）。椎体小，椎孔较大，呈三角形。颈椎上、下关节面基本上呈水平位。第2～6颈椎的棘突较短，末端分叉。第3～6颈椎为一般颈椎，第1、2、7颈椎为特殊颈椎。

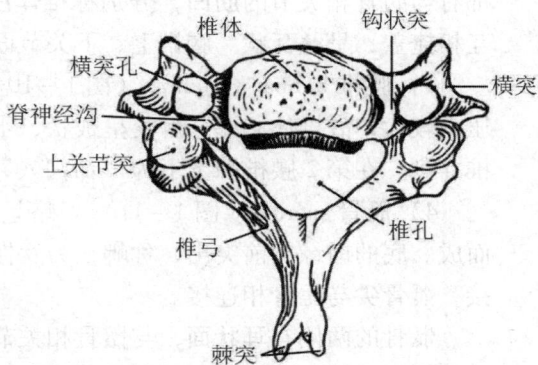

第1颈椎又称**寰椎** atlas （图1-7），没有椎体，形似环形，由**前弓、后弓**及两个**侧块**构成。前弓的后面有齿突凹，与第2颈椎的齿突相关节。侧块的上面有1对

图1-6 颈椎（上面）

上关节凹，与枕髁相关节。下面有 1 对下关节面，与第 2 颈椎的上关节面相关节。

第 2 颈椎又称**枢椎** axis （图 1 - 8），其特征为椎体向上伸出一齿状突起，称**齿突**，与寰椎前弓后面的关节面相关节。

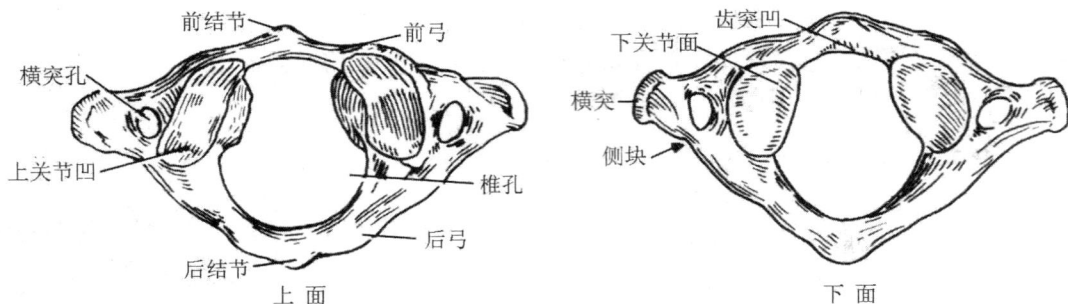

前结节　　前弓

横突孔

上关节凹　　　　　椎孔

后结节　　后弓

上 面

齿突凹

下关节面

横突

侧块

下 面

图 1 - 7　寰椎

齿突

上关节面

横突

椎孔

椎弓

棘突

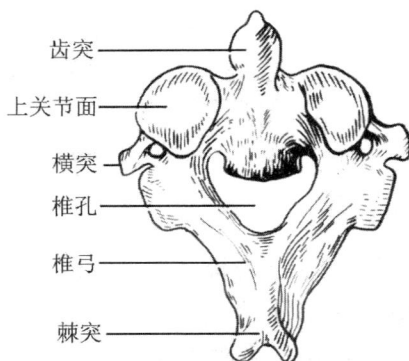

图 1 - 8　枢椎（上面）

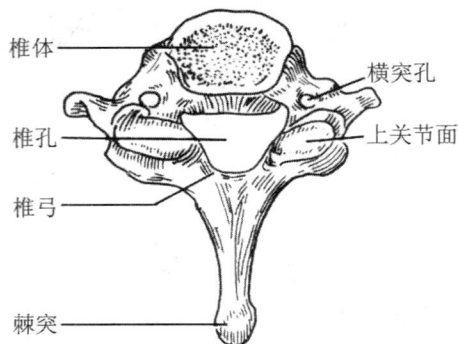

椎体　　　　　横突孔

椎孔　　　　　上关节面

椎弓

棘突

图 1 - 9　隆椎（上面）

第 7 颈椎又称**隆椎** prominent vertebra （图 1 - 9），棘突最长，且末端不分叉，当头前屈时，该突特别隆起，皮下易于触及。第 7 颈椎棘突下凹陷处即"大椎穴"，是临床计数椎骨序数和针灸取穴的标志。

2）**胸椎** thoracic vertebrae （图 1 - 5）　　共 12 个，在椎体侧面和横突尖端的前面，都有与肋骨相关节的**肋凹**，分别称**椎体肋凹**和**横突肋凹**。胸椎棘突较长，伸向后下方，互相掩盖，呈叠瓦状。胸椎上、下关节面基本上呈冠状位。

3）**腰椎** lumbar vertebrae （图 1 - 10）　　共 5 个，为椎骨中最大者。由于承受体重压力较大，故椎体肥厚。棘突呈板状、水平后伸，棘突间空隙较大，临床上常在此作腰椎穿刺。在第 2 腰椎棘突下为"命门穴"。腰椎上、下关节面基本上呈矢状位。

4）**骶骨** sacrum （图 1 - 11）　　略呈三角形，其底向上，尖向下，由 5 个骶椎融合而成。底的前缘向前突出，称**岬**，为女性骨盆测量的重要标志。骶骨底与第 5 腰椎体相接，骶骨尖与尾骨相连接。

骶骨的两侧有**耳状面**，与髂骨相关节。骶骨中央有一纵贯全长的管道，称**骶管**，向上与椎管连续，向下开口形成**骶管裂孔**。此孔是骶管麻醉穿刺的部位，相当于"腰俞穴"的部位。骶管裂孔两侧有向下突出的**骶角**。临床上常以骶角为标志，来确定骶管裂

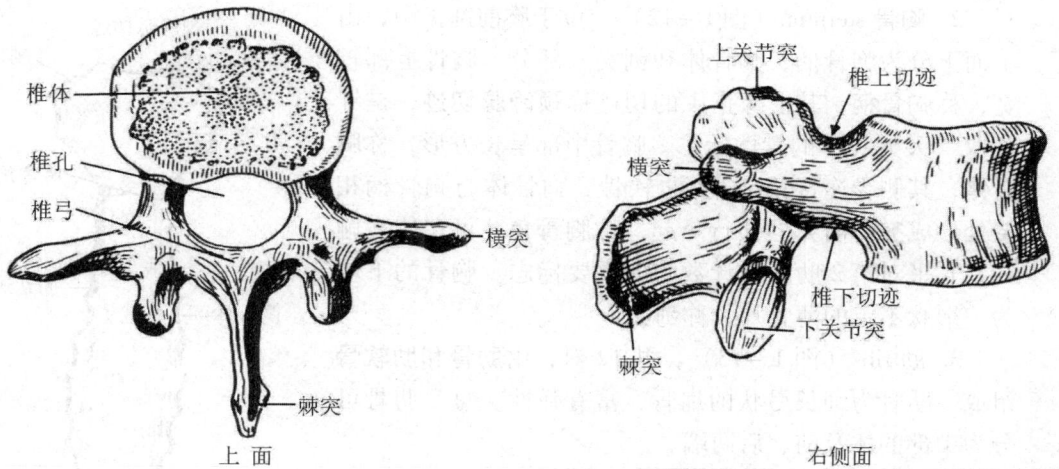

椎体
椎孔
椎弓
横突
棘突
上面

上关节突
椎上切迹
横突
椎下切迹
下关节突
棘突
右侧面

图 1－10 腰椎

孔的位置。

　　骶骨前面凹陷而平滑，两侧有 4 对**骶前孔**与骶管相通，内有骶神经前支及血管通过；后面凸隆粗糙，正中线上有由棘突愈合形成的**骶正中嵴**；后面也有 4 对**骶后孔**与骶管相通，内有骶神经后支及血管通过。4 对骶后孔相当于"八髎穴"的位置。

　　5）**尾骨** coccyx（图 1－11）　　由 4～5 块退化的尾椎融合而成。略呈三角形，底朝上，借软骨和韧带与骶骨相连，尖向下，下端游离。

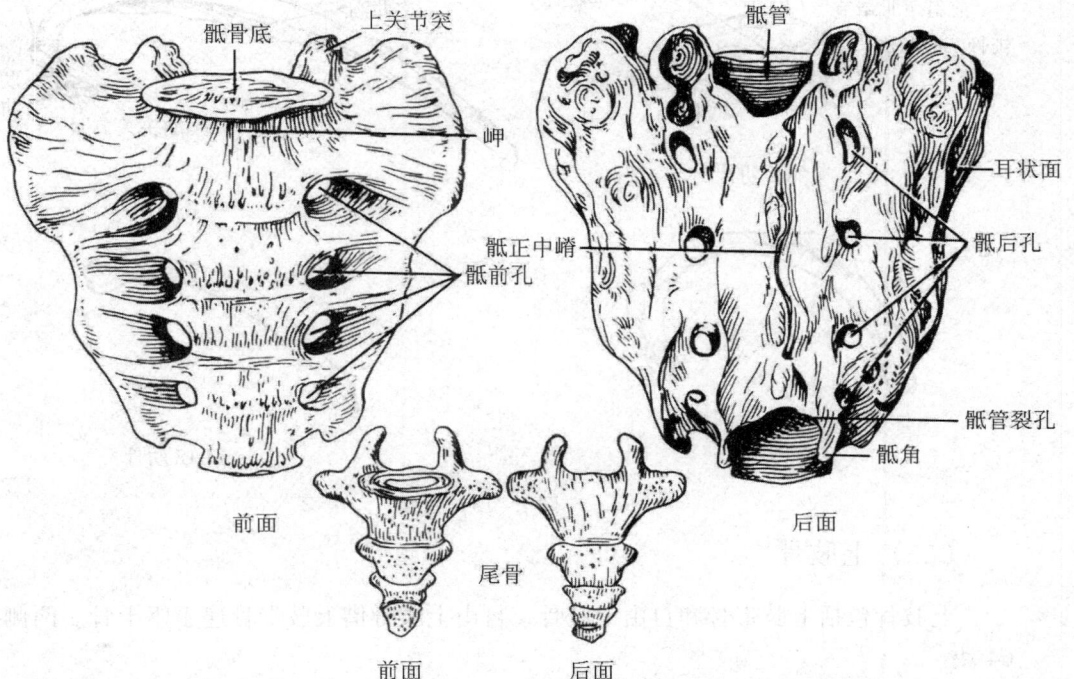

骶骨底
上关节突
岬
骶正中嵴
骶前孔
前面
尾骨
前面　后面

骶管
耳状面
骶后孔
骶管裂孔
骶角
后面

图 1－11　骶骨和尾骨

2. **胸骨** sternum（图 1-12） 位于胸前部正中，由上而下分为胸骨柄、胸骨体和剑突三部分。胸骨上部较宽，称**胸骨柄**，其上缘正中的切迹称**颈静脉切迹**，是针灸取"天突穴"的骨性标志。胸骨中部呈长方形，称**胸骨体**，其侧缘连接第 2~7 肋软骨。胸骨体与胸骨柄相接处形成突向前方的横行隆起，称**胸骨角**，可在体表触知，它平对第 2 肋，为计数肋的重要标志。胸骨的下端为一形状不定的薄骨片，称**剑突**。

3. **肋** ribs（图 1-13） 共 12 对，由**肋骨**和**肋软骨**组成。肋骨为细长弓状的扁骨，富有弹性。每一肋骨可分为中部的体及前、后两端。

肋骨前端接肋软骨，后端膨大，称**肋头**，有关节面与胸椎体的肋凹相关节。肋头的外侧稍细部分为**肋颈**；肋颈外侧稍隆起部分称**肋结节**，有关节面与胸椎横突的肋凹相关节。

肋体分内、外两面及上、下两缘。内面近下缘处有**肋沟**，肋间血管和神经沿此沟走行。肋结节外侧有一弯曲较明显的地方，称**肋角**。

肋软骨位于肋骨的前端，由透明软骨构成。

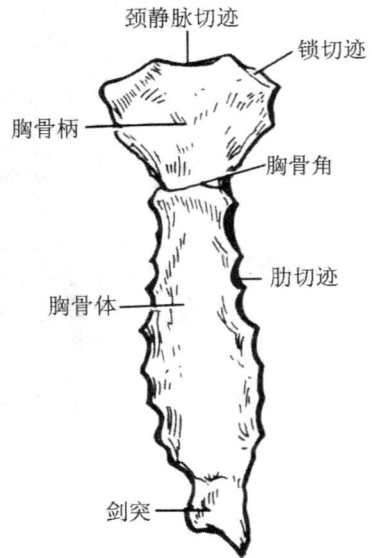

图 1-12 胸骨（前面）

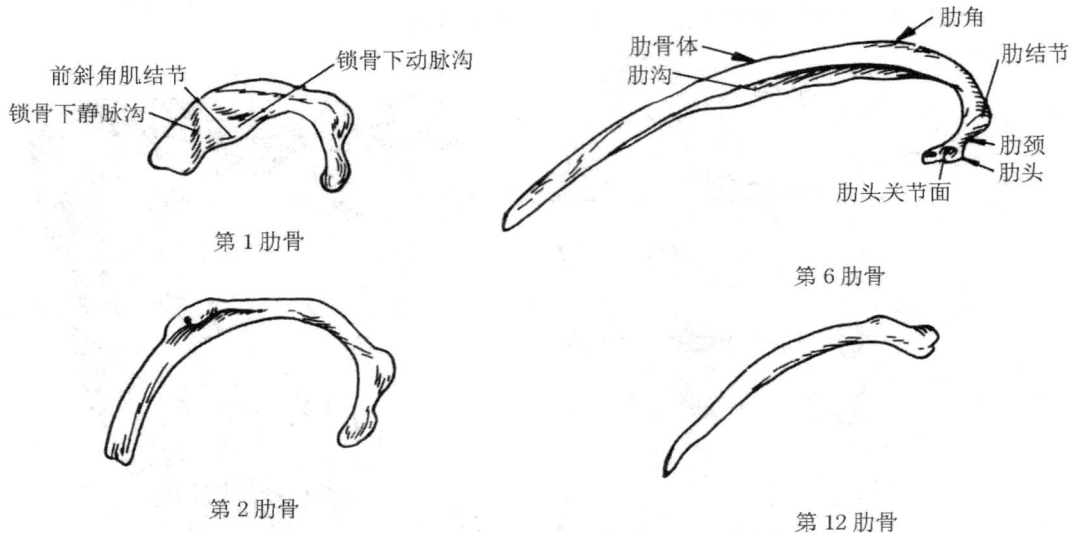

图 1-13 肋骨

（二）上肢骨

上肢骨包括上肢带骨和自由上肢骨，自由上肢骨借上肢带骨连于躯干骨。两侧共计 64 块。

1. **上肢带骨** 包括锁骨和肩胛骨。

（1）**锁骨** clavicle（图 1-14） 呈"～"形弯曲，位于胸廓前上部两侧。全长于皮下均可摸到，是重要的骨性标志。

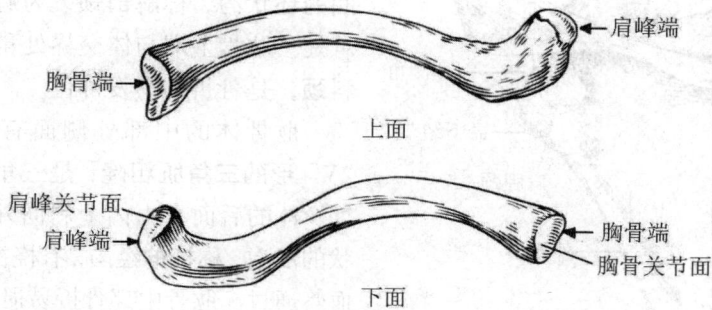

图中标注：
肩峰端
胸骨端
上面

肩峰关节面
肩峰端
胸骨端
胸骨关节面
下面

图 1-14 锁骨

锁骨内侧 2/3 凸向前，外侧 1/3 凸向后；上面平滑，下面粗糙，有肌和韧带附着；内侧端粗大为**胸骨端**，与胸骨柄相关节，外侧端扁平为**肩峰端**，与肩胛骨的肩峰相关节。锁骨支撑肩胛骨，使肩胛骨离开胸廓，有利于上肢的运动。锁骨骨折多发生在中、外 1/3 交界处。

（2）**肩胛骨** scapula（图 1-15、16） 是三角形的扁骨，位于胸廓后面外上方，介于第 2~7 肋骨之间，有三缘、三角和两面。

上缘的外侧角有一弯曲的指状突起，称**喙突**，可在锁骨外侧 1/3 的下方摸到它的尖端。**内侧缘**薄而长，靠近脊柱，又称**脊柱缘**。**外侧缘**稍肥厚，邻近腋窝，又称**腋缘**。

上角和**下角**分别为内侧缘的上端和下端，分别平对第 2 肋和第 7 肋，可作体表标志。**外侧角**最肥厚，有梨形凹陷关节面，称**关节盂**，与肱骨头相关节。

图中标注：
肩峰关节面
喙突
上缘
上角
肩峰
肩胛切迹
盂上结节
关节盂
外侧角
肩胛颈
盂下结节
内侧缘
肩胛下窝
外侧缘
下角

图 1-15 肩胛骨（前面）

前面为一大的浅窝，朝向肋骨，称**肩胛下窝**。**后面**被一横列的**肩胛冈**分成上方的**冈上窝**和下方的**冈下窝**。肩胛冈的外侧端，向前外伸展，高耸在关节盂上方称**肩峰**，与锁骨相关节。

2. **自由上肢骨** 包括肱骨、桡骨、尺骨和手骨。除手骨的腕骨外，其他都属长骨。

（1）**肱骨** humerus（图 1-17） 位于臂部，分为一体和两端。上端有半球形的**肱骨头**，与肩胛骨的关节盂相关节。肱骨头前下方的突起，称**小结节**，小结节外侧的隆起，称**大结节**，两结节向下延伸的骨嵴，分别称**小结节嵴**和**大结节嵴**。大、小结节之间

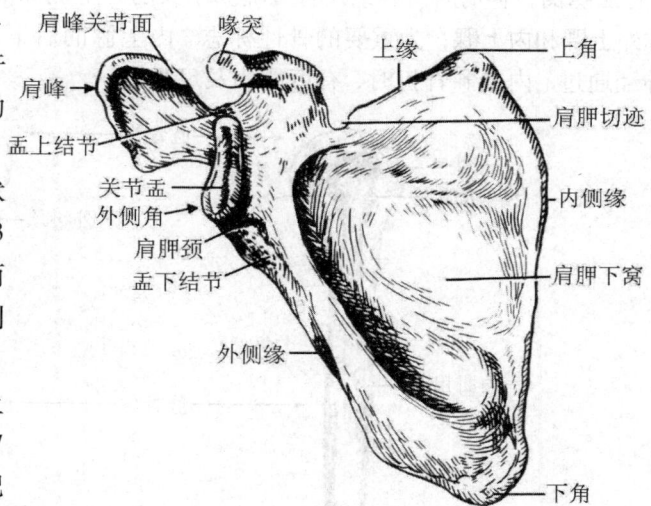

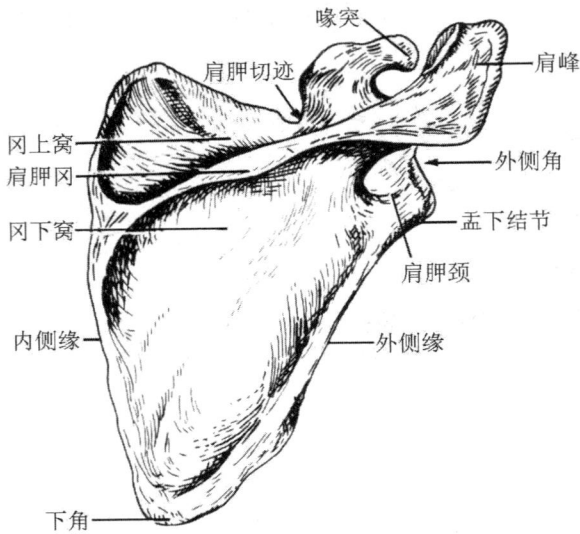

图 1-16　肩胛骨（后面）

的纵形浅沟称**结节间沟**，其中有肱二头肌长头腱通过。大、小结节和肱骨头之间的环状沟，称**解剖颈**，为肩关节囊附着处。肱骨上端与体交界处稍细，称**外科颈**，是骨折的易发部位。

肱骨体的中部外侧面有一粗糙呈"V"形的**三角肌粗隆**，是三角肌的附着处。体的后面有由内上斜向外下呈螺旋状的浅沟，称**桡神经沟**，有桡神经和肱深血管通过。肱骨中部骨折易损伤桡神经。

肱骨下端前后扁平而略向前卷曲，外侧份有半球形的**肱骨小头**，与桡骨相关节；内侧份有形如滑车的**肱骨滑车**，与尺骨相关节。在滑车的前上方有一浅窝，称**冠突窝**；在滑车的后上方有一深

窝，称**鹰嘴窝**，伸肘时可容纳尺骨鹰嘴。小头的外上侧和滑车的内上侧各有一个突起，分别称**外上髁**和**内上髁**，为重要的骨性标志。内上髁的后下方有一浅沟，称**尺神经沟**，有尺神经通过。内上髁骨折时，有可能伤及尺神经。

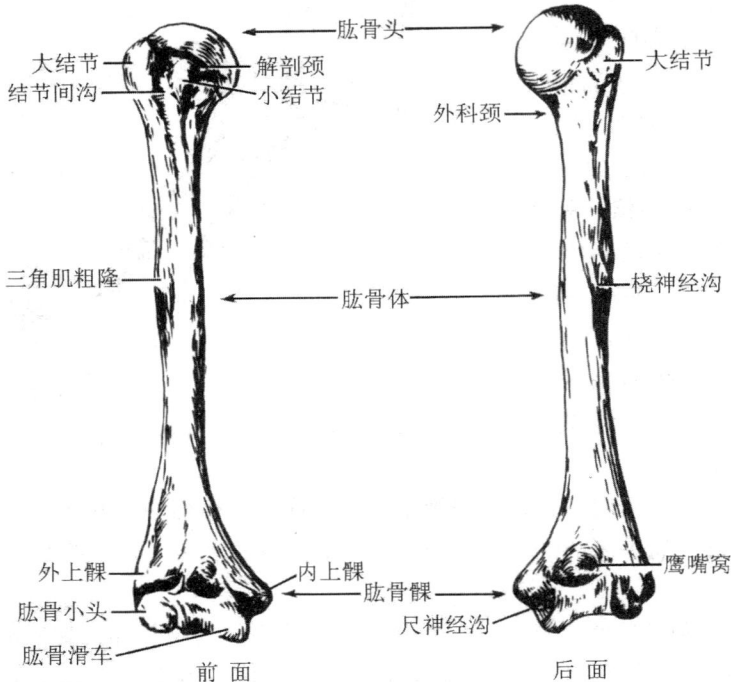

图 1-17　肱骨

（2）**桡骨** radius（图 1-18）　位于前臂外侧部，分为一体和两端。上端细小，下

端粗大。上端有稍微膨大的**桡骨头**，头的上面有关节凹与肱骨小头相关节；头的周缘有**环状关节面**与尺骨的桡切迹相关节。头下方略细的部分称**桡骨颈**，颈的内下方有一粗糙隆起，称**桡骨粗隆**。桡骨体呈三棱柱形。桡骨下端的内侧面有关节面，称**尺切迹**，与尺骨头相关节；下端的外侧份向下突出，称**桡骨茎突**，为骨性标志；下端的下面为**腕关节面**，与腕骨相关节。

（3）**尺骨 ulna**（图1-18）　位于前臂内侧部，分为一体和两端。上端粗大，下端细小。上端前面有深凹的关节面称**滑车切迹**，与肱骨滑车相关节。在切迹的上、下方各有一突起，分别称**尺骨鹰嘴**和**冠突**。冠突外侧面的关节面是**桡切迹**，与桡骨头的环状关节面相关节。冠突前下方的粗糙隆起，称**尺骨粗隆**。尺骨体呈三棱柱形。尺骨下端称**尺骨头**，与桡骨的尺切迹相关节。尺骨头的后内侧有向下的突起称**尺骨茎突**，为骨性标志。

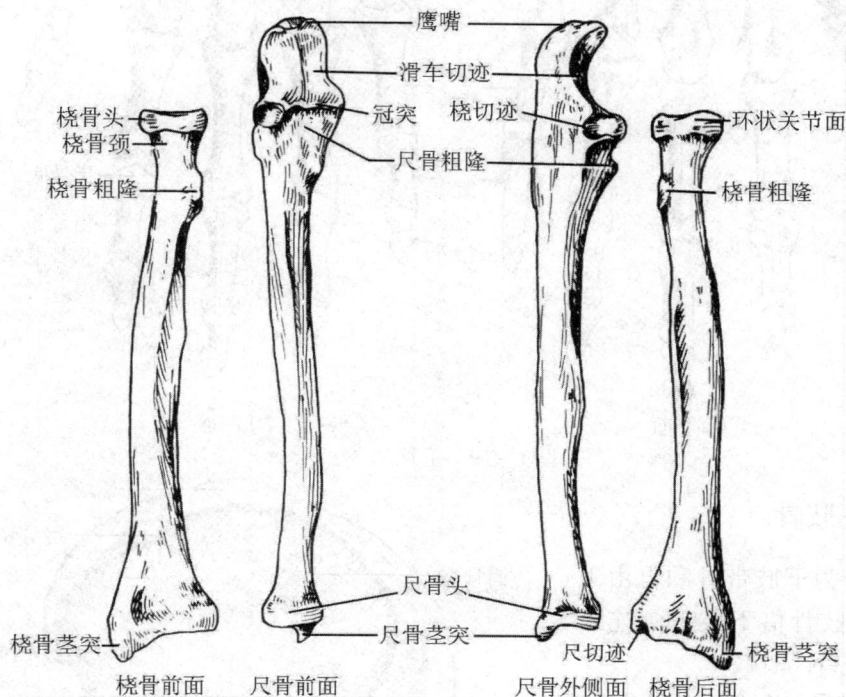

图1-18　桡骨和尺骨

（4）**手骨 bones of hand**（图1-19）　分为腕骨、掌骨和指骨。

1）**腕骨 carpal bones**　由8块小的短骨组成，排成两列，每列各有4块。由桡侧向尺侧，近侧列依次为**手舟骨、月骨、三角骨和豌豆骨**；远侧列依次为**大多角骨、小多角骨、头状骨和钩骨**。各腕骨均以相邻的关节面构成腕骨间关节。近侧列的手舟骨、月骨、三角骨共同形成桡腕关节的关节头，与桡骨下端的关节面相关节。

2）**掌骨 metacarpal bones**　共5块，由桡侧向尺侧，分别称第1~5掌骨。掌骨的近侧端为**底**，接腕骨；远侧端为**头**，接指骨；头、底之间的部分为**体**。握拳时，头即显露于皮下。

3）**指骨 phalanges of fingers**　共14节。拇指有2节指骨，其余各指都有3节。由近侧至远侧依次为**近节指骨、中节指骨**和**远节指骨**。指骨的近侧端为**底**，中部为**体**，远侧端为**滑车**。远节指骨远侧端无滑车，其掌面有粗糙隆起，称远节指骨粗隆（甲粗隆）。

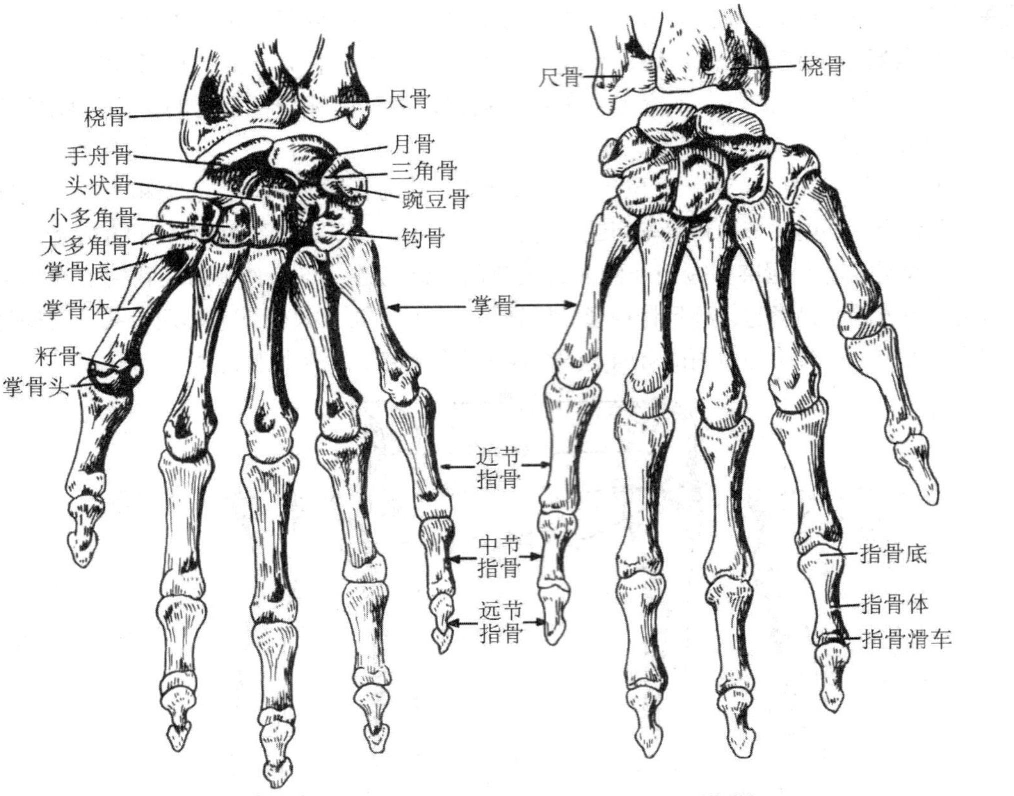

图 1 - 19　手骨

（三）下肢骨

下肢骨分为下肢带骨和自由下肢骨，自由下肢骨借下肢带骨连于躯干骨。两侧共计62块。

1. **下肢带骨**　每侧各有 1 块髋骨。**髋骨** hip bone（图 1 - 20、21、22）是形状不规则的扁骨，其外侧面有一深窝，称**髋臼**，与股骨头相关节。髋骨的前下份有一大孔，称**闭孔**。幼儿时期的髋骨，由后上方的**髂骨**、后下方的**坐骨**和前下方的**耻骨**组成。三骨互借软骨相连，至16 岁左右时，软骨骨化，三骨逐渐融合成为一块髋骨。

（1）**髂骨** ilium　构成髋骨的后

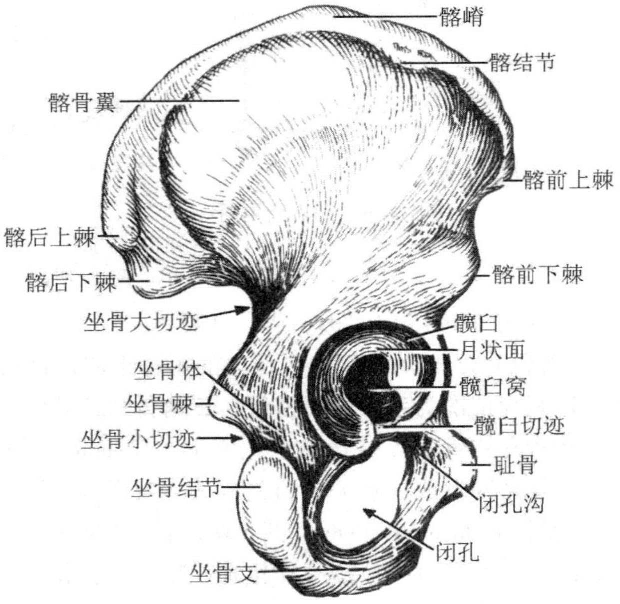

图 1 - 20　髋骨（外面）

上部，可分为**髂骨体**和**髂骨翼**。**髂骨体**肥厚，构成髋臼的上部。**髂骨翼**是髋臼上方扁阔部分，其上缘增厚称**髂嵴**，两侧髂嵴最高点的连线约平第4腰椎棘突，可作为腰椎穿刺的定位标志。髂嵴前、后端分别称**髂前上棘**和**髂后上棘**，两者的下方各有一突起，分别称**髂前下棘**和**髂后下棘**。髂前上棘后方5~7cm处，髂嵴向外突出形成**髂结节**。髂骨内面的大浅窝，称**髂窝**。窝的后方有**耳状面**与骶骨相关节。

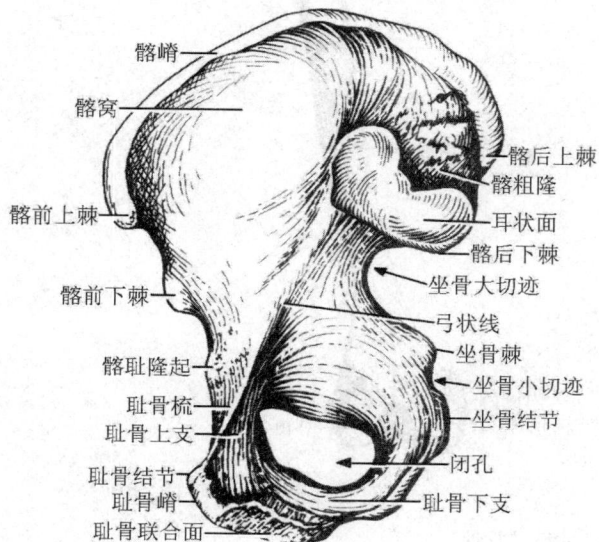

图1-21　髋骨（内面）

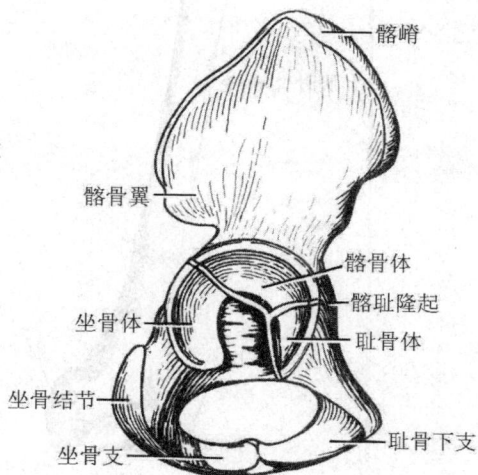

图1-22　5岁幼儿的髋骨（外面）

（2）**坐骨 ischium**　构成髋骨的后下部，可分为坐骨体和坐骨支。**坐骨体**构成髋臼的后下部，其下份转折向前移行为**坐骨支**。体与支会合处较肥厚粗糙，称**坐骨结节**，为坐骨最低处，可在体表扪到。坐骨结节的上后方有一锐棘，称**坐骨棘**，棘的上、下方分别有**坐骨大切迹**和**坐骨小切迹**。

（3）**耻骨 pubis**　构成髋骨的前下部，可分为耻骨体和耻骨上、下支。**耻骨体**构成髋臼的前下部。体向前内侧伸出**耻骨上支**，此支向下弯曲移行为**耻骨下支**。耻骨上、下支移行部的内侧面有长圆形粗糙面，称**耻骨联合面**，在此面上缘的外侧有向前凸的**耻骨结节**。

2. **自由下肢骨**　包括股骨、髌骨、胫骨、腓骨和足骨。除髌骨和足骨的跗骨外，其他都属于长骨。

（1）**股骨 femur**（图1-23）　位于大腿部，为人体最长的骨，其长度约占身高的1/4，分为一体和两端。

上端有球形的**股骨头**，与髋臼相关节。头下外侧的狭细部分称**股骨颈**。颈与体交界处有2个隆起，上外侧的方形隆起为**大转子**，下内侧的为**小转子**，都有肌腱附着。大、小转子之间前面有转子间线相连，后面有转子间嵴相连。大转子是重要的体表标志，可在体表扪到。颈与体以约130°角相交，称**颈干角**。

股骨体稍微向前凸，体的后面有纵行的骨嵴，称**粗线**，向上外延续为**臀肌粗隆**。股

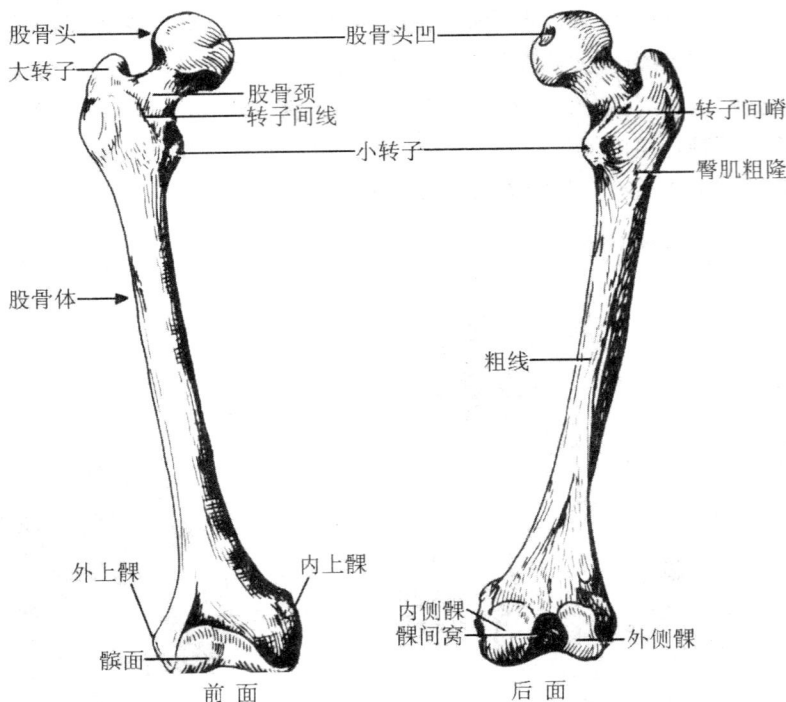

股骨头   股骨头凹
大转子
        股骨颈
        转子间线
        小转子
股骨体
        转子间嵴
        臀肌粗隆
        粗线
外上髁   内上髁
内侧髁
髁间窝
        髌面   外侧髁
前 面   后 面

图 1 - 23   股骨

骨下端有 2 个膨大，分别称**内侧髁**和**外侧髁**。髁的前面、下面和后面都是光滑的关节面，分别与髌骨和胫骨相关节。两髁之间的深窝称**髁间窝**。内、外侧髁侧面最突起处分别称**内上髁**和**外上髁**，都是在体表可以摸到的骨性标志。

（2）**髌骨 patella**（图 1 - 24）   是全身最大的籽骨，位于股四头肌腱内，上宽下尖，前面粗糙，后面有光滑的关节面与股骨两髁前方的髌面相关节。髌骨的位置浅表，可因外力直接打击而出现骨折。

（3）**胫骨 tibia**（图 1 - 25）   位于小腿内侧部，是小腿主要负重的骨，故较粗壮，可分为一体和两端。上端有 2 个膨大，分别称**内侧髁**和**外侧髁**。两髁上面有关节面，与股骨两髁相关节。在外侧髁的后下有一**腓关节面**，与腓骨头相关节。在胫骨上端与体相移处的前面，有一**胫骨粗隆**。胫骨体呈三棱柱形，其前缘和内侧面紧贴皮下，体表都可

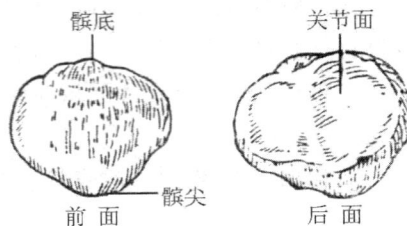

髌底   关节面
前 面   髌尖   后 面

图 1 - 24   髌骨

摸到。胫骨下端内侧面凸隆，称**内踝**，外侧面有一三角形的**腓切迹**，与腓骨相连结。下端的下面为一略呈四方形的关节面，与距骨相关节。

（4）**腓骨 fibula**（图 1 - 25）   位于小腿外侧部，可分为一体和两端。腓骨为细长的长骨，常作为骨移植的取材部位。上端略膨大，称**腓骨头**，其内上面为关节面，与胫骨相关节。腓骨头浅居皮下，为重要的骨性标志。头下方变细，称**腓骨颈**。腓骨下端膨大为**外踝**，其内侧的关节面与距骨相关节。

（5）**足骨** bones of foot （图 1－26）　可分为跗骨、距骨和趾骨。

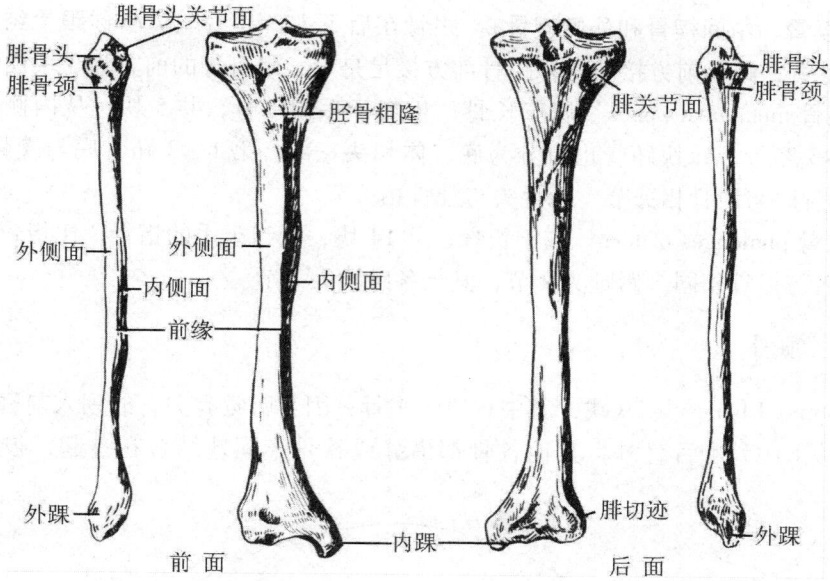

图 1－25　胫骨和腓骨

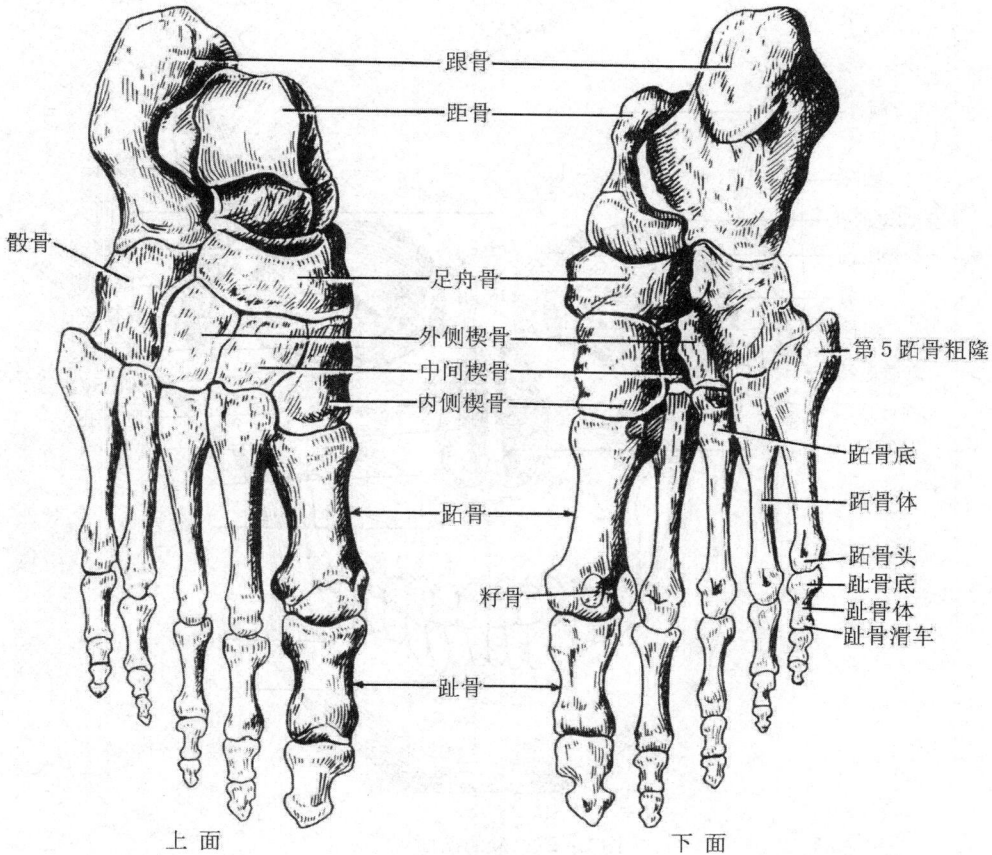

图 1－26　足骨

1）**跗骨** tarsal bones　属于短骨，共 7 块，即**距骨、跟骨、骰骨、足舟骨**及 3 块**楔骨（内侧楔骨、中间楔骨和外侧楔骨）**。跟骨在后下方，其后端隆凸称**跟骨结节**。距骨在跟骨的上方，跟骨前方接骰骨，距骨前方接足舟骨，足舟骨的前方为 3 块楔骨。

2）**跖骨** metatarsal bones　属于长骨，相当于手的掌骨，共 5 块，从内侧向外侧依次称第 1~5 跖骨。每块跖骨也可分为**底、体**和**头**三部。第 1~3 跖骨底与楔骨相关节，第 4、5 跖骨底与骰骨相关节。跖骨头与趾骨相关节。

3）**趾骨** phalanges of toes　属于长骨，共 14 块，相当于手的指骨，比指骨短小，其数目和命名与指骨相同。踇趾为 2 节，其余各趾均为 3 节。

（四）颅骨

颅骨 cranial bones 共 29 块，其中 6 块听小骨，因与听觉有关，故列入前庭蜗器章节内介绍。除下颌骨和舌骨外，其他各骨都借缝或软骨牢固地结合在一起，彼此间不能活动。

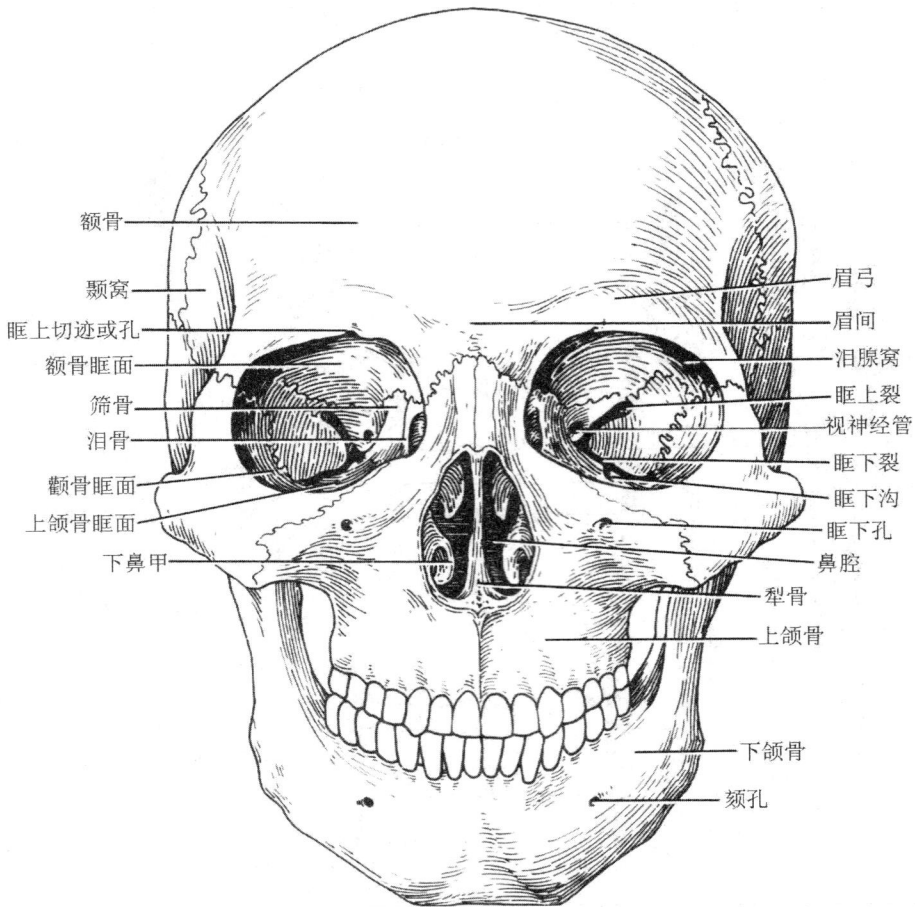

图 1 - 27　颅的前面观

以眶上缘和外耳门上缘的连线为界，将颅分为脑颅和面颅两部分。**脑颅**位于颅的后上部，略呈卵圆形，并围成颅腔容纳脑。**面颅**为颅的前下部，形成颜面的基本轮廓，并参与构成口腔、鼻腔和眶。

1. **脑颅骨** bones of cerebral cranium（图1－27、28）　共8块，计有：额骨、枕骨、蝶骨和筛骨各1块；顶骨和颞骨各2块。它们共同构成颅腔，又分为颅盖和颅底两部分。颅盖由额骨、枕骨和顶骨构成。颅底由中部的蝶骨、后方的枕骨、两侧的颞骨、前方的额骨和筛骨构成。筛骨只有一小部分参与腔颅，其余构成面颅。

（1）**额骨** frontal bone　1块，位于颅的前上部，内含有空腔，称**额窦**。

（2）**顶骨** parietal bone　成对，位于颅盖部中线的两侧，介于额骨与枕骨之间。

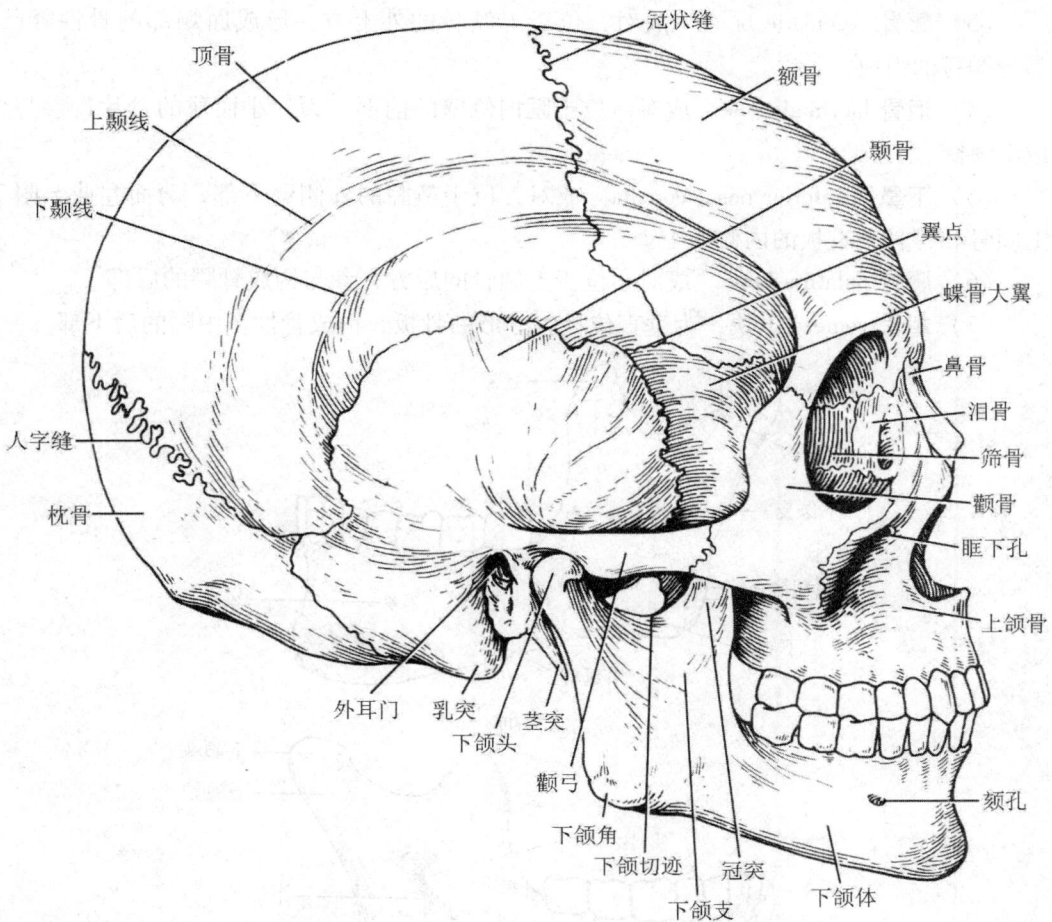

图 1－28　颅的侧面观

（3）**枕骨** occipital bone　1块，位于颅的后下部，前下方有枕骨大孔。

（4）**蝶骨** sphenoid bone　1块，位于颅底中部，枕骨的前方，形似蝴蝶。其中央部称**蝶骨体**，内含有空腔，称**蝶窦**。

（5）**筛骨** ethmoid bone　1块，位于颅底前部，在蝶骨的前方及左右两眶之间。骨内有若干含气的空腔，称**筛窦**，又称**筛小房**。

（6）**颞骨** temporal bone 成对，位于颅的两侧，参与颅底和颅腔侧壁的构成。它参与构成颅底的部分，称**颞骨岩部**，内有前庭蜗器。

2. **面颅骨** bones of facial cranium （图 1－27、28） 共 15 块，计有：犁骨、下颌骨和舌骨各 1 块；上颌骨、鼻骨、泪骨、颧骨、下鼻甲及腭骨各 2 块。上颌骨和下颌骨是面颅的主要部分，其他都较小。除舌骨游离外，其余均与上颌骨相邻接。

（1）**上颌骨** maxilla 成对，位于面颅中央。骨内有一大的含气腔，称**上颌窦**。上颌骨下缘游离，有容纳上颌牙根的**牙槽**。

（2）**鼻骨** nasal bone 成对，在额骨的下方，构成外鼻的骨性基础。

（3）**颧骨** zygomatic bone 成对，位于上颌骨的外上方，形成面颊部的骨性隆凸，参与颧弓的组成。

（4）**泪骨** lacrimal bone 成对，位于眶内侧壁的前部，为一小而薄的骨片，参与构成泪囊窝。

（5）**下鼻甲** inferior nasal concha 成对，位于鼻腔的外侧壁下部，薄而卷曲，附于上颌骨和腭骨垂直板的内侧面上。

（6）**腭骨** palatine bone 成对，位于上颌骨的后方，参与构成骨腭的后部。

（7）**犁骨** vomer 1 块，为垂直位呈斜方形的骨板，构成骨性鼻中隔的后下部。

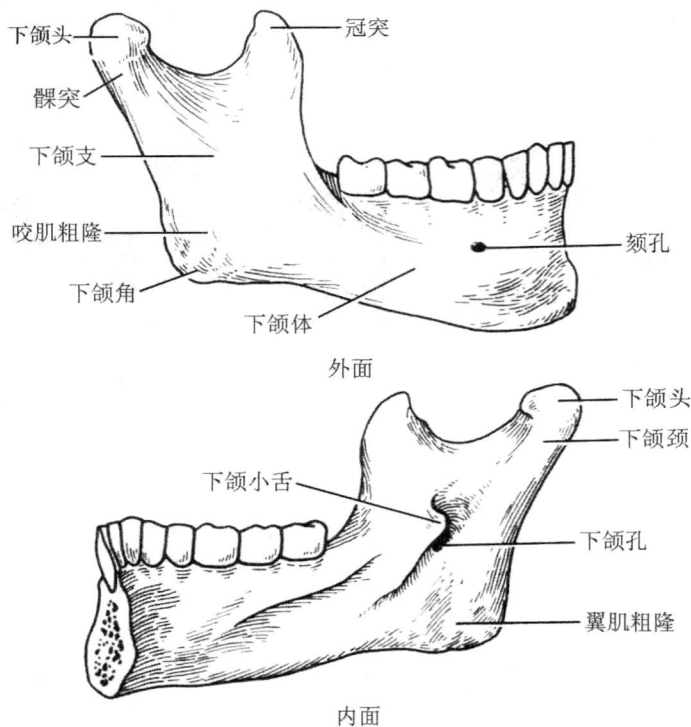

外面

内面

图 1－29 下颌骨

（8）**下颌骨** mandible（图 1 - 29） 1 块，居上颌骨的下方，可分为一体和两支。**下颌体**居中央，呈马蹄铁形，其上缘有容纳下颌牙根的**牙槽**，体的外侧面左右各有一孔，称**颏孔**。**下颌支**为由下颌体后端向上伸出的长方形骨板，其上缘有 2 个突起，前突称**冠突**，后突称**髁突**，髁突的上端膨大称**下颌头**，与颞骨的下颌窝相关节。下颌头下方较细处为**下颌颈**。两突之间呈凹陷，称**下颌切迹**，为"下关穴"的位置。下颌支内面中央有一孔，称**下颌孔**，由此孔通入**下颌管**，此管贯穿骨质，开口于**颏孔**，管内有分布于下颌牙的神经和血管通过。下颌体和下颌支会合处为**下颌角**，角的外面为粗糙面，有咬肌附着。

（9）**舌骨** hyoid bone（图 1 - 30） 1 块，呈马蹄铁形，位于下颌骨的下后方，其与颅骨之间仅借韧带和肌相连。

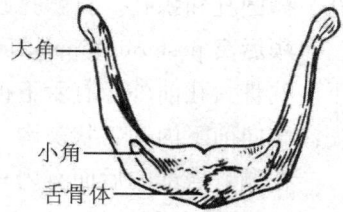

3. 颅的整体观

（1）**颅盖** calvaria 在额骨与顶骨之间有**冠状缝**，左、右顶骨之间有**矢状缝**，顶骨与枕骨之间有**人字缝**。在眶上缘上方有弓形隆起，称**眉弓**。

（2）**颅底** base of skull 可分为内面和外面。

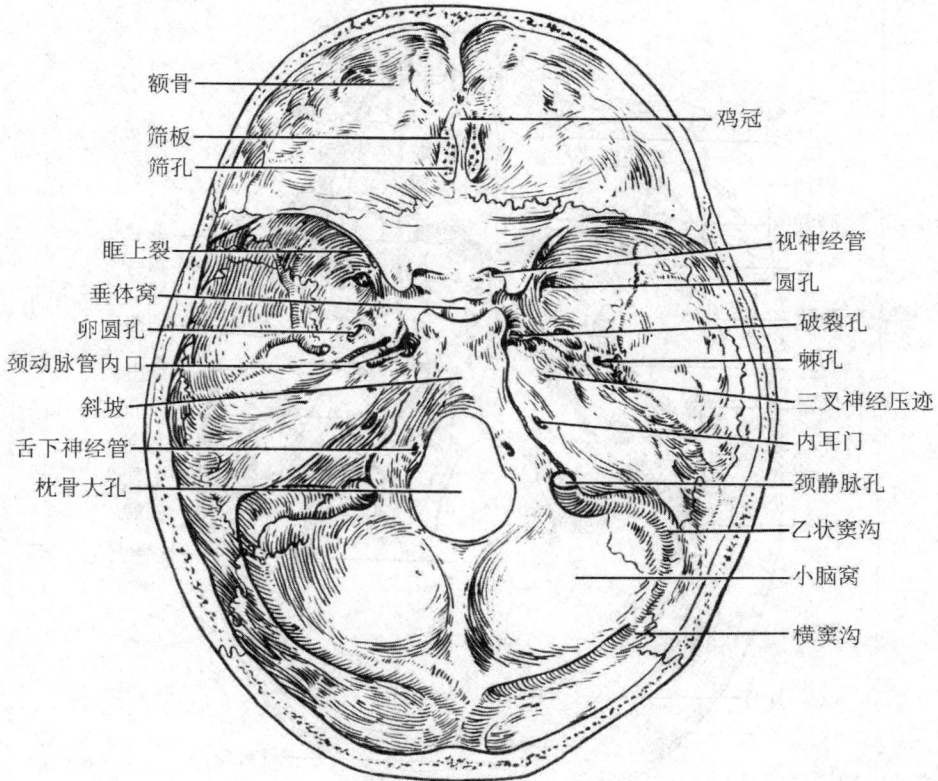

图 1 - 30 舌骨

图 1 - 31 颅底内面

1）**颅底内面** internal surface of base of skull（图 1-31）　　承托脑。由前向后呈阶梯状排列着 3 个窝，分别称颅前窝、颅中窝和颅后窝。各窝内有许多孔、裂和管，它们大多通于颅底外面。

颅前窝 anterior cranial fossa：中央低凹部分是筛骨的**筛板**，板上有许多**筛孔**，有嗅神经通过。

颅中窝 middle cranial fossa：中央是蝶骨体，体上面中央的凹陷为**垂体窝**。窝前方两侧有**视神经管**，管的外侧有**眶上裂**，它们都通入眶。蝶骨体的两侧，从前向后外有**圆孔**、**卵圆孔**和**棘孔**。自棘孔起有**脑膜中动脉沟**行向外上方，很快分为前支和后支。

颅后窝 posterior cranial fossa：最深，中央有**枕骨大孔**。枕骨大孔前有**斜坡**，承托脑干。枕骨大孔前外缘有**舌下神经管**。孔的后上方有**枕内隆凸**。隆凸的两侧有**横窦沟**，横窦沟转向前下内为**乙状窦沟**，它向下终于**颈静脉孔**。

在颞骨岩部的后面有**内耳门**，由此通入**内耳道**（内耳道不与外耳道相通）。

2）**颅底外面** external surface of base of skull（图 1-32）　　前部有上颌骨的牙槽和硬腭的骨板，骨板后缘的上方有被犁骨分开的 2 个**鼻后孔**。颅底后部的中央有**枕骨大孔**，它的两侧有椭圆形隆起称**枕髁**，其表面有光滑的关节面与寰椎的上关节凹形成寰枕关节。枕髁根部有一向前外开口的**舌下神经管外口**。枕髁的外侧有**颈静脉孔**，孔的前方有

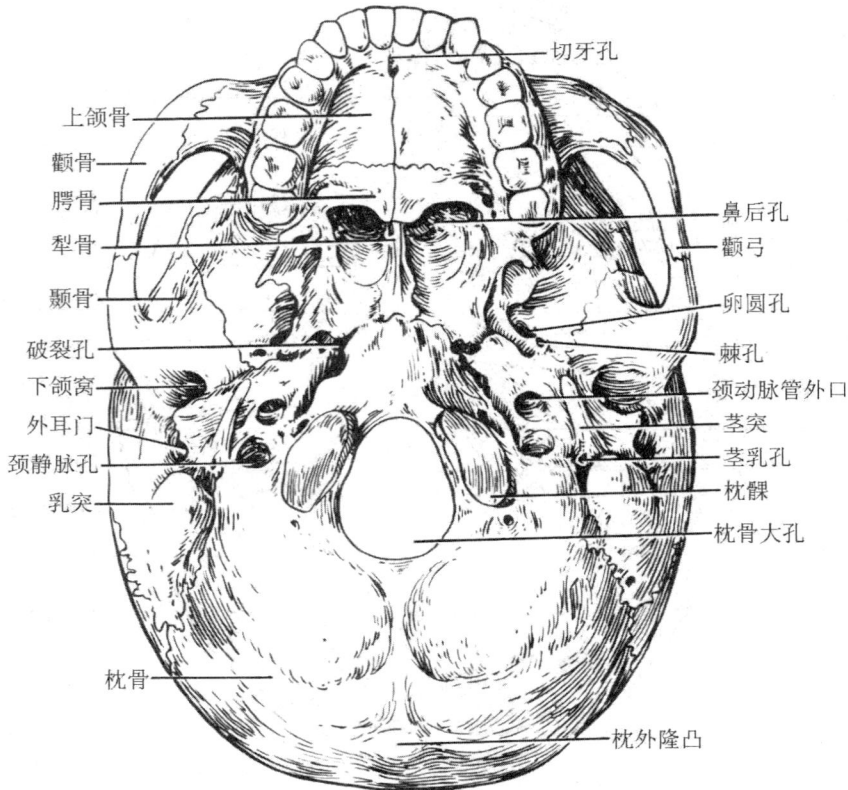

图 1-32　颅底外面

颈动脉管外口。颈动脉管外口的后外方，有细长骨突称**茎突**，茎突的后外方有颞骨的**乳突**。茎突与乳突之间的孔称**茎乳孔**。茎乳孔前方大而深的凹陷为**下颌窝**，与下颌头相关节。下颌窝前方的横行隆起，称**关节结节**。枕骨大孔的后上方有**枕外隆凸**，后者下方为"风府穴"的位置。

上述颅底的孔、管都有血管或神经通过，颅底骨折时往往沿这些孔道断裂，引起严重的血管、神经损伤。

（3）**颅的前面** anterior surface of skull（图 1 –27） 由大部分面颅和部分脑颅构成，并共同围成眶、骨性鼻腔和骨性口腔。

1）**眶** orbit 容纳眼球和眼副器，呈四面锥体形，尖向后内方，经视神经管通入颅腔。底向前外，它的上、下缘分别称**眶上缘**和**眶下缘**。眶上缘的中、内 1/3 交界处为**眶上切迹**（有时为眶上孔）。眶下缘中点的下方有**眶下孔**（正对"四白穴"）。

眶的上壁薄而光滑，是颅前窝的底；眶的下壁是上颌窦的顶，骨面上有沟称**眶下沟**，向前移行为**眶下管**，通眶下孔；眶的内侧壁很薄，主要由泪骨和筛骨眶板构成，邻接筛窦，该壁近前缘处有**泪囊窝**，向下延伸为**鼻泪管**，通鼻腔；眶外侧壁后半的上、下方各有**眶上裂**和**眶下裂**。

2）**骨性鼻腔** bony nasal cavity（图 1 –33、34、35） 位于面颅的中央，上方以筛板与颅腔相隔，下方以硬腭骨板与口腔分界，两侧邻接筛窦、眶和上颌窦。它被**骨性鼻中隔**分为左右两半。骨性鼻中隔由筛骨垂直板和犁骨构成。

鼻腔外侧壁有 3 个卷曲的骨片，分别称**上鼻甲**、**中鼻甲**和**下鼻甲**（图 1 –35）。下鼻甲为独立骨块，上、中鼻甲都属于筛骨的一部分。每个鼻甲下方的空隙，相应地称**上鼻道**、**中鼻道**和**下鼻道**。

3）**鼻旁窦** paranasal sinuses（图 1 –33、35） 鼻腔周围的颅骨，有些含气的空腔与鼻腔相通，称鼻旁窦。鼻旁窦包括**额窦**、**上颌窦**、**筛窦**和**蝶窦**，它们皆与鼻腔相通。额窦位于额骨内，开口于中鼻道；上颌窦最大，位于鼻腔两侧的上颌骨内，开口于中鼻道，由于窦口高于窦底部，故在直立位时不易引流；筛窦（筛小房）位于筛骨内，由筛

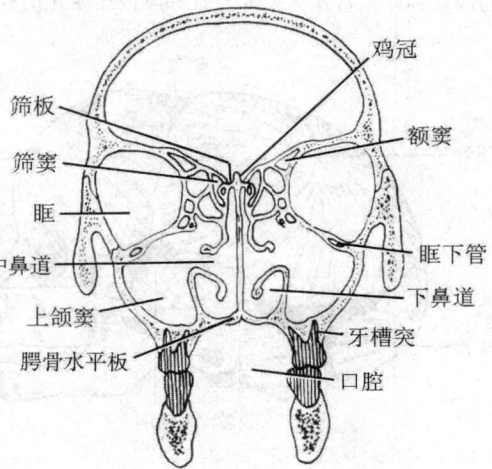

图 1 –33 颅的冠状切面（通过第 3 磨牙）

骨迷路内许多蜂窝状小房组成，按其所在部位可分为前、中、后三群小房。前、中筛小房开口于中鼻道，后筛小房开口于上鼻道；蝶窦位于蝶骨体内，开口于上鼻甲后上方的**蝶筛隐窝**。

4）**骨性口腔** oral cavity 由上颌骨、腭骨和下颌骨围成。

（4）**颅的侧面** lateral surface of skull（图 1 –28） 在乳突的前方有**外耳门**，向内入**外耳道**。外耳门前方，有一弓状的骨梁，称**颧弓**，可在体表摸到。颧弓上方的凹陷，称**颞窝**，容

纳颞肌。在颞窝区内，额、顶、颞、蝶四骨的会合处称**翼点**（相当于"太阳穴"的位置）。翼点的骨质比较薄弱，其内面有脑膜中动脉的前支经过，翼点处骨折时，容易损伤该动脉，引起颅内血肿。

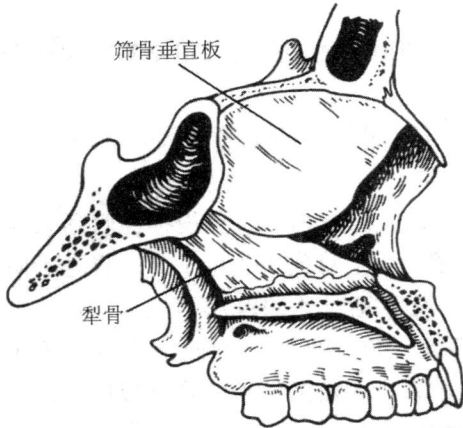

图 1-34　鼻腔内侧壁（骨性鼻中隔）

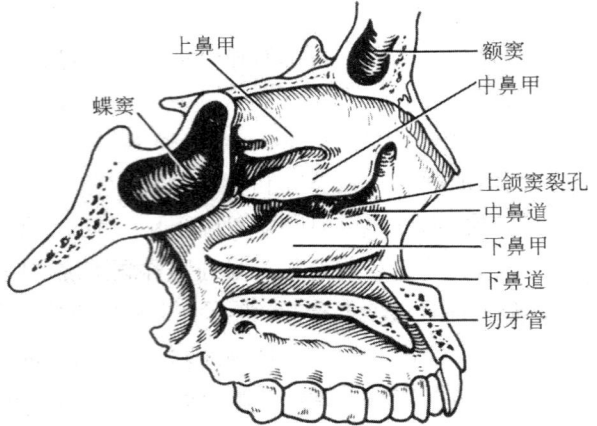

图 1-35　鼻腔外侧壁

4. 新生儿颅骨（图 1-36）　新生儿颅没有发育完全，其颅顶各骨之间留有间隙，由结缔组织膜所封闭，称**颅囟**。最大的囟在矢状缝与冠状缝相交处，呈菱形，称**前囟**（额囟），在 1 岁半左右前囟逐渐骨化闭合。在矢状缝和人字缝相交处，有三角形的**后囟**（枕囟），在生后 3 个月左右即闭合。前囟在临床上常作为婴儿发育和颅内压变化的检查部位之一。

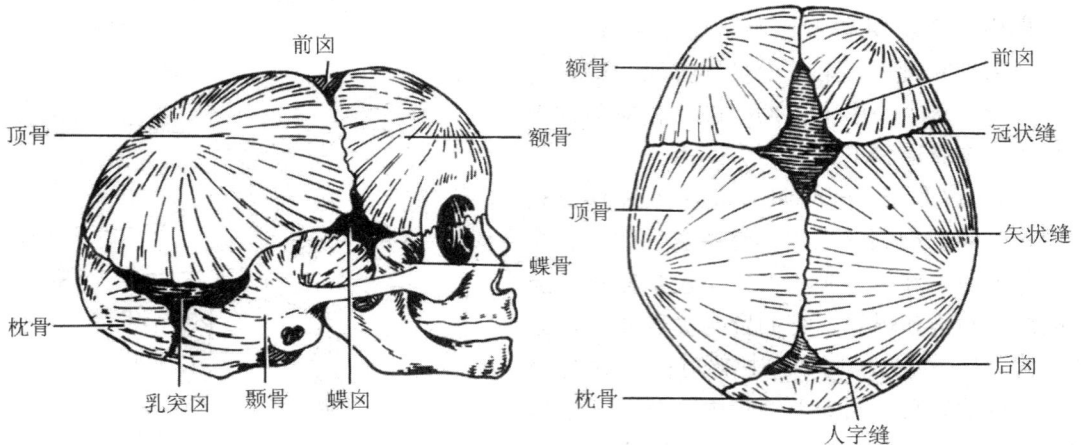

图 1-36　新生儿颅（示囟）

第三节　关节学

一、总论

　　骨与骨之间的连结装置叫**骨连结**。按照人体各部骨连结的不同方式，可分为直接连结和间接连结两种。直接连结多位于颅骨及躯干骨之间；间接连结多见于四肢骨之间，以适应人体的活动（图 1 – 37）。

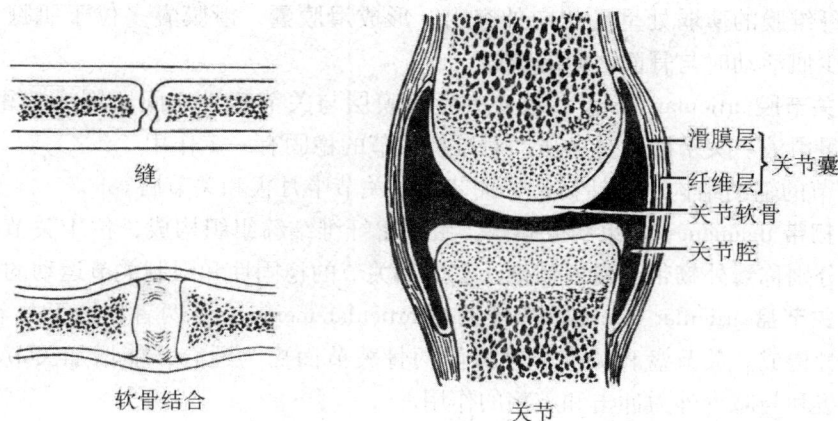

图 1 – 37　骨连结的分类和构造

（一）直接连结

两骨间借纤维结缔组织或软骨相连，其间无间隙，不能活动或仅有少许活动。根据骨间连结组织的不同，直接连结又可分为纤维连结、软骨连结和骨性结合三种。

1. **纤维连结** fibrous joint　两骨之间借助纤维结缔组织相连。如颅骨的缝连结、椎骨棘突间的韧带连结和前臂骨间膜等。

2. **软骨连结** cartilaginous joint　两骨之间借助软骨相连。软骨具有弹性和韧性，有缓冲震荡的作用，如椎体间的椎间盘和耻骨间的耻骨联合。

3. **骨性结合** synostosis　纤维连结和软骨连结如发生骨化，则成为骨性结合，如各骶椎之间的骨性融合，坐骨、耻骨和髂骨之间的骨性结合。

（二）间接连结

间接连结又称**关节** joint，其特点是骨与骨之间借膜性囊互相连结，其间有腔隙及滑液，有较大的活动性。关节的结构可分为主要结构和辅助结构两部分。

1. 关节的主要结构　包括关节面、关节囊和关节腔（图 1 – 37）。

（1）**关节面** articular surface　是两骨互相接触的光滑面，通常一骨形成凸面，称**关节头**；另一骨形成凹面，称**关节窝**。关节面覆盖一层关节软骨，多数为透明软骨，关节软骨很光滑，可减少运动时的摩擦，同时软骨富有弹性，可以减缓运动时的冲击。

（2）**关节囊** articular capsule　是由纤维结缔组织构成的囊，附着于关节面周缘及附近的骨面上，封闭关节腔，在结构上可分为内、外两层。

1）**纤维膜** fibrous membrane（纤维层）　为外层，厚而坚韧，由致密结缔组织构成，附着于关节面周围的骨面上，并与骨膜相连续。

2）**滑膜** synovial membrane（滑膜层）　居内层，薄而光滑，由疏松结缔组织构成，紧贴纤维层的内面，并附着于关节软骨的周缘。滑膜含有丰富的血管网，能产生滑液，滑润关节软骨面，以减少关节运动时关节软骨间的摩擦，并营养关节软骨。

有些关节的滑膜面积大于纤维膜，可形成皱襞，突入关节腔，形成**滑膜襞**；有时滑膜也可经纤维膜的薄弱处呈囊状向外突出，形成**滑膜囊**，滑膜囊多位于肌腱与骨面之间，可减少肌活动时与骨面之间的摩擦。

（3）**关节腔** articular cavity　为关节囊滑膜层与关节软骨之间所围成的密闭腔隙，内含有少量滑液。关节腔内呈负压，对维持关节的稳固有一定作用。

2. 关节的辅助结构　包括韧带、关节盘、关节半月板和关节唇。

（1）**韧带** ligament　呈束状或膜状，由致密纤维结缔组织构成，位于关节周围或关节囊内，分别称**囊外韧带**或**囊内韧带**。有增加关节的稳固性和限制关节运动的作用。

（2）**关节盘** articular disc 和**关节半月板** articular meniscus　两者均属于关节内软骨，由纤维软骨构成。关节盘和关节半月板使两骨关节面更为适合，能增加关节的运动范围，并有缓和与减少外力冲击和震荡的作用。

（3）**关节唇** articular labrum　为附着于关节窝周缘的纤维软骨环，有加深关节窝并扩大关节面的作用，使关节更加稳固，如盂唇和髋臼唇等。

3. 关节的运动　关节的运动形式和运动范围取决于关节面的形态、关节轴的数量和位置，其运动的形式基本上可依照关节的三种轴而分为三组拮抗性的动作。

（1）**屈和伸**　是关节绕冠状轴进行的运动。运动时两骨互相靠拢，角度缩小者称屈；反之，角度加大者则称伸。

（2）**内收和外展**　是关节绕矢状轴进行的运动。运动时骨向躯干或正中矢状面靠拢者，称内收（或收）；反之，离开躯干或正中矢状面者称外展（或展）。

（3）**旋内和旋外**　是关节绕垂直轴进行的运动。骨的前面转向内侧的称旋内；反之，转向外侧的称旋外。在前臂，桡骨是围绕通过桡骨头和尺骨头的轴线旋转的，其"旋内"即将手掌向内侧转、手背转向前方，使桡骨、尺骨交叉的运动，又称**旋前**；其"旋外"即将手掌恢复到向前、手背转向后方，使桡骨、尺骨并列的运动，又称**旋后**。

凡二轴或三轴关节可作**环转**运动，即关节头原位转动，骨的远端可作圆周运动，运动时全骨描绘成一圆锥形的轨迹。环转运动实际上是屈、展、伸、收的依次结合的连续运动。

二、各论

（一）躯干骨的连结

1. 椎骨间的连结　相邻椎骨之间借椎间盘、韧带和关节相连结。

（1）**椎间盘** intervertebral disc（图1-38）　是连结相邻两个椎体之间的纤维软骨盘，由内、外两部分构成。其外部为**纤维环**，由多层呈环形排列的纤维软骨环组成，前宽后窄，围绕在髓核的周围，可防止髓

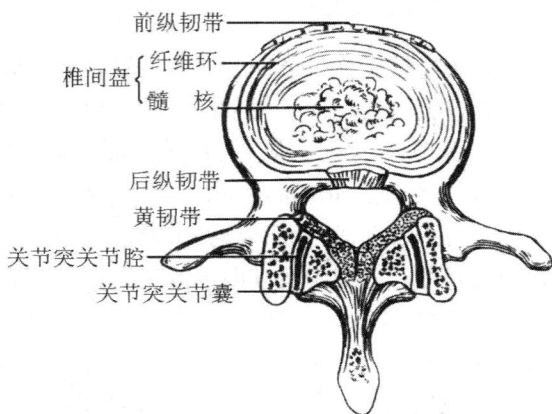

图1-38　椎间盘和关节突关节

核向外突出，纤维环坚韧而有弹性；内部为**髓核**，是一种富有弹性的胶状物质，位于椎间盘的中部稍偏后方，有缓和冲击的作用。它被限制在纤维环之内，施加压力则有向外膨出之趋势。

成人的椎间盘除第1、2颈椎之间缺如外，共有23块，最上一个在第2、3颈椎体之间，最末一个在第5腰椎体与骶骨底之间。椎间盘除连结椎体外，还可承受压力，吸收震荡，减缓冲击以保护脑。此外，它还有利于脊柱向各方运动。在脊柱运动时，椎间盘可相应地改变形状。当脊柱向前弯曲时，椎间盘的前份被挤压变薄，后份增厚，伸直时又恢复原状。椎间盘后部较薄弱，但椎体正后方有后纵韧带加固，而椎间盘的后外侧部无韧带加固较薄弱，当成年人由于椎间盘的退行性改变，在过度劳损、体位骤变、猛力动作或暴力撞击下，使纤维环破裂时，髓核多向后外侧突出，突入椎管或椎间孔，常压迫相邻的脊髓或脊神经根，形成椎间盘突出症。由于腰椎的活动度较大，故此病多发生于腰部。

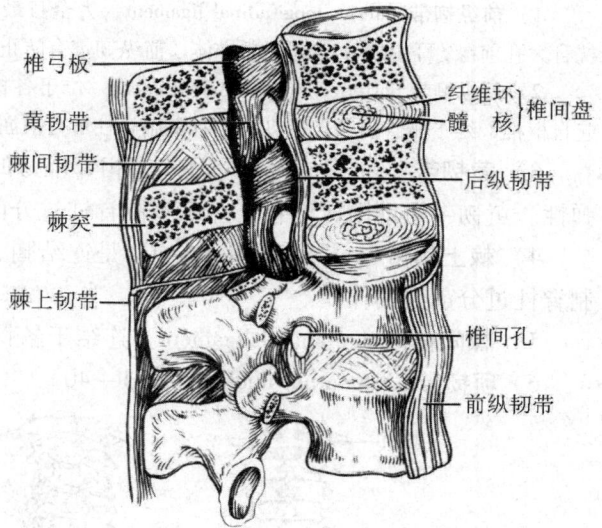

图 1 - 39　脊柱的韧带

（2）**韧带**（图 1 - 39、40）

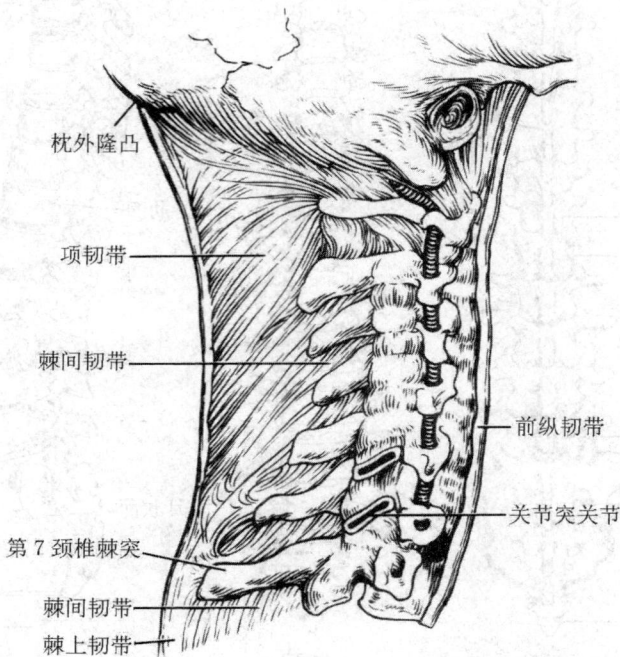

图 1 - 40　项韧带

1）**前纵韧带** anterior longitudinal ligament   为全身最长的韧带，很坚韧，位于椎体的前面，上起枕骨大孔前缘，下达第1或第2骶椎体。前纵韧带有防止脊柱过分后伸和椎间盘向前脱出的作用。

2）**后纵韧带** posterior longitudinal ligament   位于各椎体的后面（椎管前壁），较前纵韧带狭窄，起自枢椎，终于骶管前壁。后纵韧带有限制脊柱过分前屈和防止椎间盘向后脱出的作用。

3）**黄韧带** ligamenta flava   是连结相邻椎弓的韧带，由弹力纤维构成，坚韧而富有弹性。黄韧带协助围成椎管，并有限制脊柱过分前屈的作用。

4）**棘上韧带** supraspinal ligament   是连结胸、腰、骶椎各棘突尖的纵行韧带，有限制脊柱过分前屈的作用。

5）**棘间韧带** interspinal ligament   连结于各棘突之间，后续棘上韧带或项韧带。

6）**项韧带** ligamentum nuchae（图1-40）   为在项中线呈矢状位的板状韧带，由弹

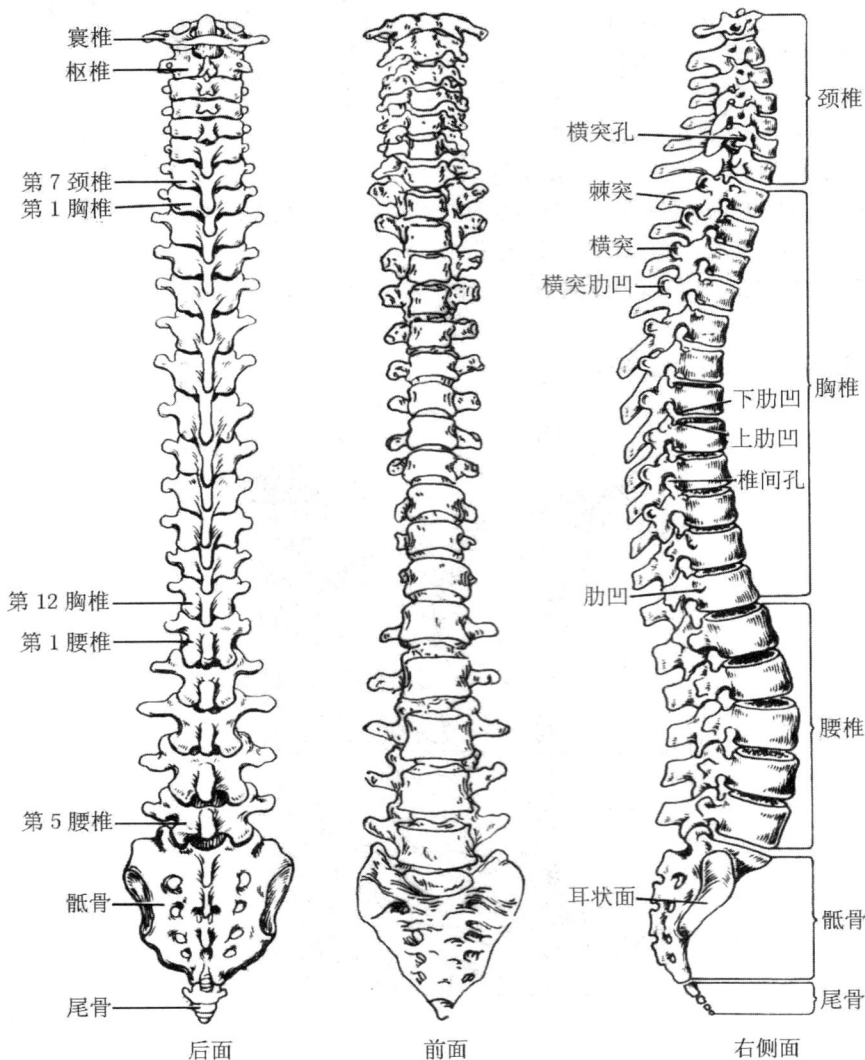

图1-41　脊柱

第一章 运动系统 31

力纤维构成。向上附着于枕外隆凸，向下附着于第 7 颈椎棘突并续于棘上韧带，其后缘游离，前缘附着于棘突。

7）**横突间韧带** intertransverse ligament　位于相邻的横突之间。

（3）**关节**

1）**关节突关节** zygapophysial joint（图 1-38）　由相邻椎骨的上、下关节突构成，可作微量运动。

2）**腰骶关节** lumbosacral joint　由第 5 腰椎的下关节突与骶骨上关节突构成。

3）**寰枕关节** atlantooccipital joint　由枕骨的枕髁和寰椎上关节凹构成，可使头作俯仰和侧屈运动。

4）**寰枢关节** atlantoaxial joint　包括左、右寰枢外侧关节和寰枢正中关节，可使头作俯仰、侧屈和旋转运动。

5）**钩椎关节**　又称 Luschka 关节，在下 6 个颈椎体之间，共 5 对，由椎体上面两侧缘的钩状突与上位椎体下面两侧缘的凹陷构成。此关节增生可引起椎间孔狭窄，压迫脊神经，导致颈椎病。

2. 脊柱

（1）脊柱的组成（图 1-41）　**脊柱** vertebral column 由 24 块分离椎骨、1 块骶骨和 1 块尾骨，借椎间盘、韧带和关节紧密连结而成。位于躯干背面正中，形成躯干的中轴，上承颅骨，下连髋骨，中附肋骨，参与构成胸腔、腹腔和盆腔的后壁。脊柱中央有椎管，容纳脊髓及其被膜和脊神经根。

（2）脊柱的整体观　成年男性脊柱长约 70cm，女性及老年人的脊柱略短。脊柱的长度因姿势不同而略有差异。如长期卧床与长期站立者相比，一般可相差 2~3cm，这是由于站立时椎间盘受挤压所致。

从侧面观察脊柱，有 4 个生理弯曲，即**颈曲**、**胸曲**、**腰曲**及**骶曲**。颈曲和腰曲凸向前，而胸曲和骶曲凸向后。脊柱的弯曲使脊柱更具有弹性，可减轻震荡并与维持人体的重心有关，且扩大了胸腔和盆腔的容积，以容纳众多的脏器。脊柱侧面，相邻上、下两椎弓根之间，有脊神经和血管通过的椎间孔，两侧有 23 对椎间孔。

（3）脊柱的功能　脊柱除有支持体重、保护脊髓的作用外，还有运动的功能。在相邻 2 个椎骨之间的活动很小，但就整个脊柱而言，运动幅度很大，而且能作各种方向的运动。脊柱的运动可分为 4 种：①冠状轴上的前屈和后伸运动。②矢状轴上的侧屈运动。③垂直轴上的旋转运动。在矢状轴和冠状轴运动的基础上，也可作环转运动。④跳跃时，由于脊柱曲度的增减变化而产生弹拨运动。脊柱颈、腰部的运动较为灵活，但损伤也多见于此两部。

3. 胸廓

（1）胸廓的组成　**胸廓** thoracic cage 由 12 块胸椎、1 块胸骨和 12 对肋借椎间盘、韧带和关节连结而成。肋头的关节面与相应胸椎的椎体肋凹构成**肋头关节**，肋结节的关节面与相应胸椎的横突肋凹构成**肋横突关节**（图 1-42）。12 对肋的前端均有肋软骨。第 1 肋软骨与胸骨柄直接连结；第 2~7 对肋软骨与胸骨侧缘相应的肋切迹构成**胸肋关节**；第 8~10 对肋软骨不直接连于胸骨，而是依次连于上一个肋软骨，形成一对**肋弓**。第 11、12 对肋软骨前端游离于腹壁肌中，又称**浮肋**（图 1-43、44）。

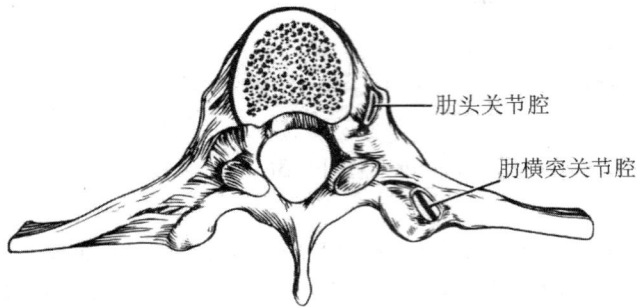

图 1-42 肋头关节和肋横突关节

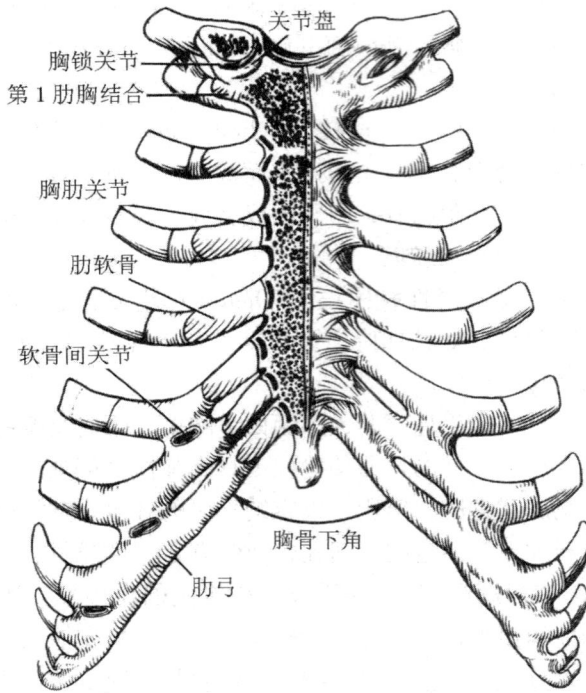

图 1-43 胸肋关节

（2）胸廓的形态 成人胸廓近似圆锥形，其横径长，前后径短，上部狭窄，下部宽阔。胸廓有上、下两口（图 1-44）；**胸廓上口**由第 1 胸椎、第 1 对肋及胸骨柄上缘所围成，是食管、气管、大血管和神经等出入胸腔的通道；**胸廓下口**宽阔而不整齐，由第 12 胸椎、第 11、12 对肋及两肋弓和剑突共同围成，被膈封闭。相邻各肋之间的间隙，称**肋间隙**，均由肌和韧带封闭。左右肋弓在正中线形成向下开放的**胸骨下角**。一侧肋弓与剑突之间的锐角称**剑肋角**。胸廓的内腔称**胸腔**，容纳心及其大血管、肺、气管、食管和神经等。

（3）胸廓的功能 ①保护和支持胸廓内的重要脏器。②通过胸廓的运动，完成胸式呼吸运动。在肌的作用下，使肋的后端沿着贯穿肋结节与肋头的轴旋转，前端连带胸骨一起作上升和下降运动，使

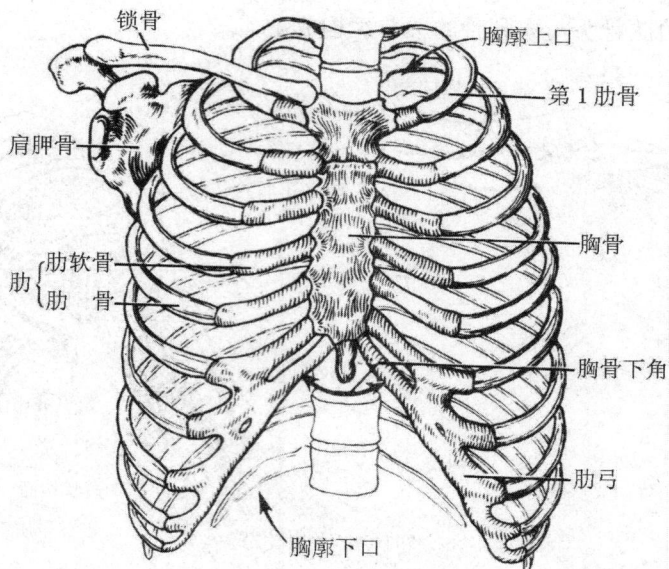

图 1-44 胸廓

胸廓扩大和缩小，协助吸气和呼气。

（二）上肢骨的连结

上肢骨的连结，可分为上肢带连结和自由上肢连结。

1. 上肢带连结 joints of shoulder girdle　包括胸锁关节和肩锁关节等。

（1）**胸锁关节** sternoclavicular joint（图 1-45）　是上肢与躯干连结的唯一关节，由锁骨内侧端与胸骨柄相应的锁切迹及第 1 肋软骨的上面共同构成。关节囊坚韧，周围有韧带加强。关节内有由纤维软骨构成的关节盘，将关节腔分隔为内下和外上两部分。该关节可在垂直轴上作前、后运动，在矢状轴上作上、下运动，在冠状轴上作旋转运动，还可作环转运动。运动时，肩部随锁骨同时活动。

（2）**肩锁关节** acromioclavicular joint（图 1-46）　是由肩胛骨肩峰的关节面与锁骨肩峰端的关节面构成的微动关节。

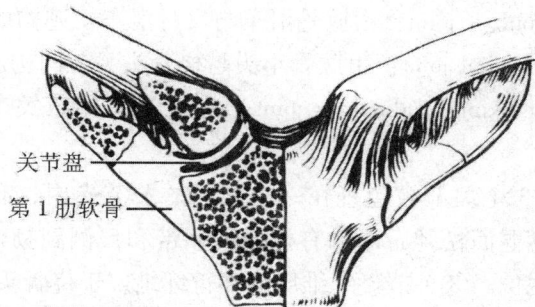

图 1-45 胸锁关节

2. 自由上肢连结 joints of free upper limb

（1）**肩关节** shoulder joint（图 1-46）

1）组成　由肱骨头与肩胛骨的关节盂构成。

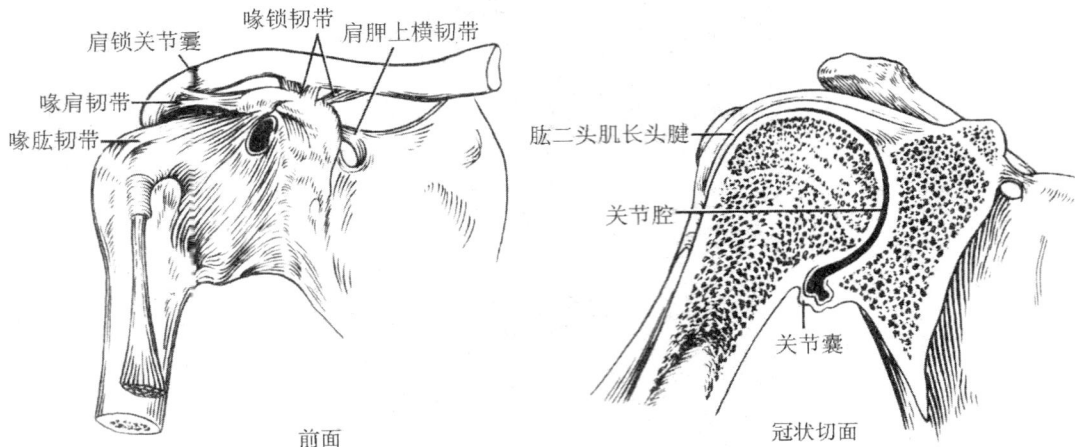

图 1 - 46　肩关节

2）特点　①肱骨头大，关节盂浅而小。在关节盂的周缘有纤维软骨构成的**盂唇**加深，但它们只与 1/4～1/3 的肱骨头关节面相接触。因此，肩关节可作各种较大幅度的运动。②肩关节囊薄而松弛，囊内有肱二头肌长头腱通过。③囊的上部、后部和前部有肌和肌腱纤维跨越，并且这些肌腱的腱纤维和关节囊的纤维层紧密交织，从而加强了关节囊。关节囊的前下部缺乏肌和肌腱加强而较薄弱，因此临床见到的肩关节脱位，以前下方脱位为多见，此时肱骨头移至喙突的下方。④关节囊的上方有**喙肩韧带**架在肩峰与喙突之间，构成"**喙肩弓**"，有从上方保护肩关节和防止其向上脱位的作用。

3）运动　肩关节为人体运动最灵活的关节。它可绕冠状轴作屈和伸运动，屈大于伸；绕矢状轴作外展和内收运动，展大于收；绕垂直轴作旋外和旋内运动，旋内大于旋外；亦可作环转运动。

（2）**肘关节** elbow joint（图 1 - 47）

1）组成　由肱骨下端和桡、尺骨上端构成，包括以下 3 个关节：

①**肱尺关节** humeroulnar joint：由肱骨滑车与尺骨滑车切迹构成。

②**肱桡关节** humeroradial joint：由肱骨小头与桡骨头关节凹构成。

③**桡尺近侧关节** proximal radioulnar joint：由桡骨头环状关节面与尺骨的桡切迹构成。

2）特点　①上述 3 个关节被包裹在一个共同的关节囊内，有一个共同的关节腔。②关节囊的前、后壁薄弱而松弛，两侧有**桡侧副韧带**和**尺侧副韧带**增厚。后壁最薄弱，故常见桡、尺骨向后脱位。③关节囊纤维层的环行纤维，于桡骨头处较发达，形成一坚强的**桡骨环状韧带**，包绕桡骨头的环状关节面，两端分别连于尺骨的桡切迹前、后缘。幼儿的桡骨头尚未发育完全，环状韧带松弛，因此，在肘关节伸直位猛力牵拉前臂，可能发生桡骨头半脱位。

尺骨鹰嘴和肱骨内、外上髁是肘部三个重要的骨性标志。正常状态下，当肘关节伸直时，上述三点连成一条直线；当肘关节前屈至 90° 时，三点连成一等腰三角形称**肘后三角**。在肘关节后脱位时，上述三点的位置关系即发生改变；而当肱骨髁上骨折时，则三点的位置关系不变（图 1-48）。

3）运动　肘关节可作屈、伸运动。当伸肘时，臂和前臂之间形成一开向外侧的钝角，称**提携角**，一般为 170° 左右。肱桡关节与桡尺近侧关节和桡尺远侧关节同时参与前臂旋前、旋后运动。

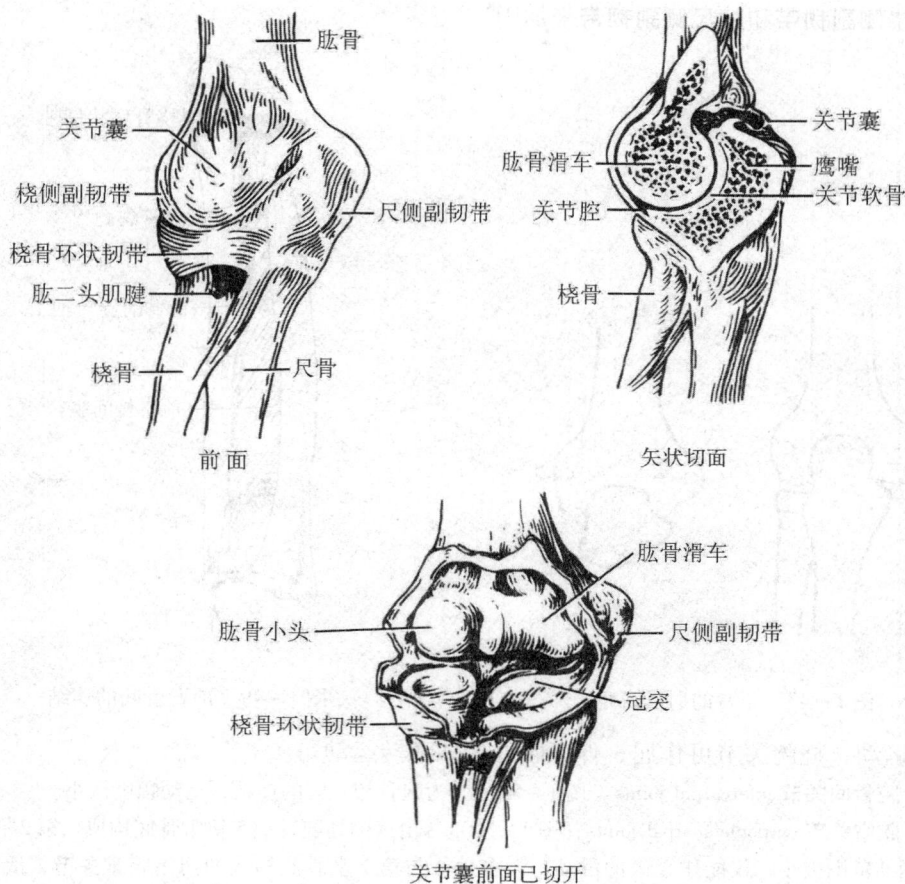

图 1-47　肘关节

（3）**前臂骨间的连结**（图 1-49）　包括前臂骨间膜、桡尺近侧关节和桡尺远侧关节。

1）**前臂骨间膜** interosseous membrane of forearm　为连结尺骨与桡骨两骨干之间坚韧的纤维膜。当前臂处于半旋前或半旋后位时，骨间膜紧张；前臂旋后时，骨间膜稍松弛；前臂旋前时，两骨交叉，骨间膜最松弛。故在前臂骨折时，应将前臂固定于半旋前或半旋后位，防止骨间膜挛缩而影响前臂的旋转功能。

2）**桡尺近侧关节**　见"肘关节"。

3）**桡尺远侧关节** distal radioulnar joint　由桡骨下端的尺切迹与尺骨头环状关节面连同尺骨头下面的关节盘共同构成。关节的下方，有略呈三角形的关节盘，与桡腕关节分隔。

桡尺近侧、远侧关节连同肱桡关节，是同时运动的联合关节，可使前臂旋前和旋后。

（4）**手关节** joints of hand　包括桡腕关节、腕骨间关节、腕掌关节、掌骨间关节、掌指关节和指骨间关节。

1）**桡腕关节** radiocarpal joint（图 1-50）   又称**腕关节** wrist joint。

①组成：由桡骨下端的腕关节面和尺骨头下方的关节盘组成的关节窝，与手舟骨、月骨、三角骨的近侧面组成的关节头共同构成。

②特点：关节囊松弛，关节腔宽广，囊外有韧带加强，特别在囊的两侧，分别有坚韧的**腕桡侧副韧带和腕尺侧副韧带**来加固。

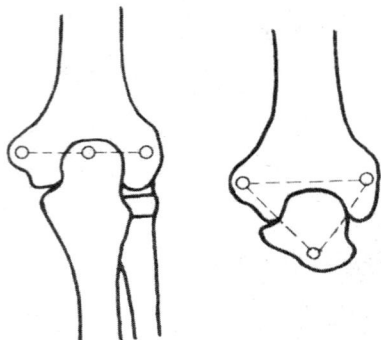

图 1-48   正常的肘后三角

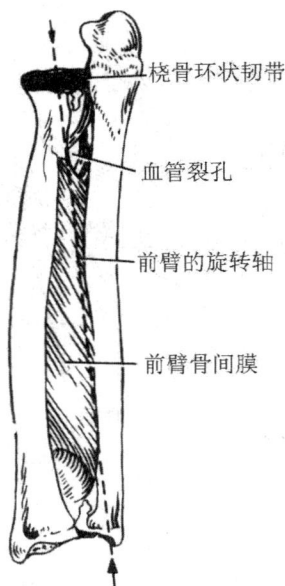

图 1-49   前臂骨间的连结

③运动：桡腕关节可作屈、伸、收、展和环转运动。

2）**腕骨间关节** intercarpal joints（图 1-50）   为腕骨相互间的连结，运动幅度微小。

3）**腕掌关节** carpometacarpal joints（图 1-50）   由远侧列腕骨与 5 块掌骨底构成。第 2~5 腕掌关节的运动范围极小，仅能作轻微的滑动；大多角骨与第 1 掌骨底构成的**拇指腕掌关节**，活动性较大，它可作屈、伸、收、展和环转以及对掌运动。当拇指尖与其余指末节的掌面相接触，称**对掌运动**。

4）**掌骨间关节** intermetacarpal joints（图 1-50）   是第 2~5 掌骨底之间的关节，只能作轻微的滑动。

5）**掌指关节** metacarpophalangeal joints（图 1-50）   由各掌骨头与近节指骨底构成。当指处于伸位时，掌指关节可作屈、伸、收、展和环转运动；当指处于屈位时，掌指关节仅作屈、伸运动。收、展运动以中指为准，向中指靠拢为收，离开中指为展。

6）**指骨间关节** interphalangeal joints of hand（图 1-50）   共 9 个，在各节指骨之间，关节囊松弛，两侧有副韧带加强。只能作屈、伸运动。

（三）下肢骨的连结

下肢骨的连结，可分为下肢带连结和自由下肢连结。

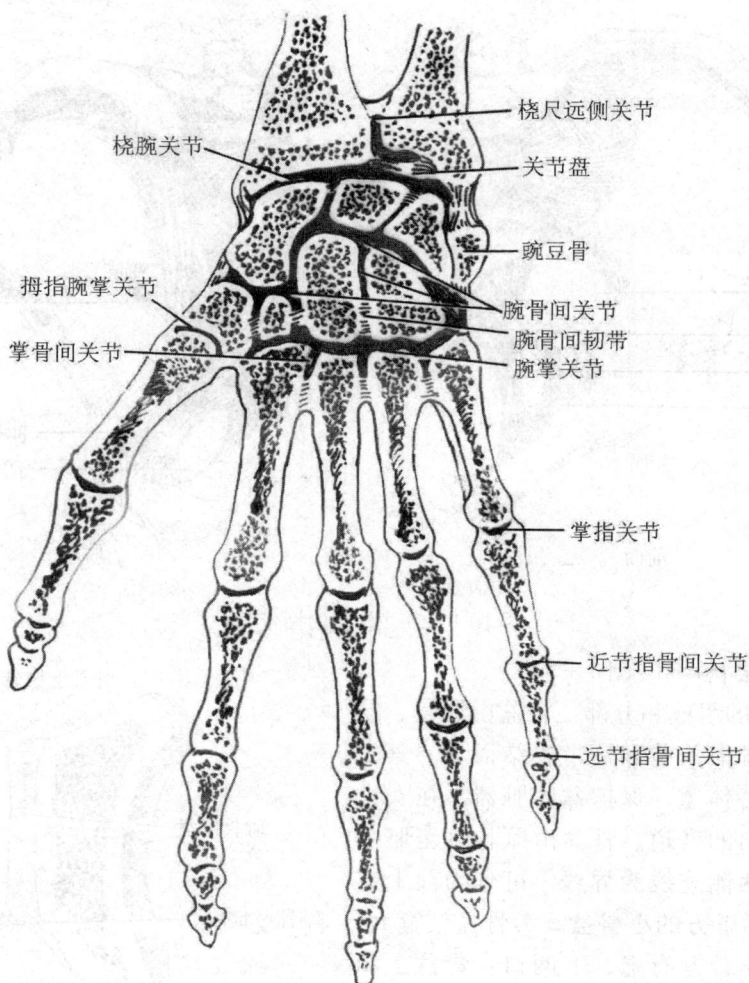

图 1 - 50 手关节（冠状切面）

1. 下肢带连结 joints of pelvic girdle

（1）髋骨与骶骨的连结 包括骶髂关节和韧带（图 1 - 51）。

1）**骶髂关节** sacroiliac joint 由骶、髂两骨的耳状面构成。关节囊紧张，并有坚强的韧带加固，运动范围极小，主要是支持体重和缓冲从下肢或骨盆传来的冲击和震动。

2）**骶结节韧带** sacrotuberous ligament 从骶、尾骨的外侧缘连至坐骨结节，是坚韧宽阔的韧带。

3）**骶棘韧带** sacrospinous ligament 从骶、尾骨的外侧缘开始，集中地附着于坐骨棘。

上述 2 个韧带与坐骨大、小切迹分别围成**坐骨大孔**和**坐骨小孔**，两孔内有神经、血管和肌通过。

（2）髋骨间的连结 即**耻骨联合** pubic symphysis（图 1 - 52），由左、右两侧耻骨的耻骨联合面，借纤维软骨构成的**耻骨间盘**相连而成。耻骨间盘中有纵长裂隙，在女性此软骨较宽而短。耻骨联合的上、下和前方均有韧带加强。耻骨联合的活动甚微，在孕妇分娩过程中比较明显，耻骨间盘中的裂隙增宽，以增大骨盆的径线，利于胎儿娩出。两侧耻骨相连形成骨性弓，称**耻骨弓**。

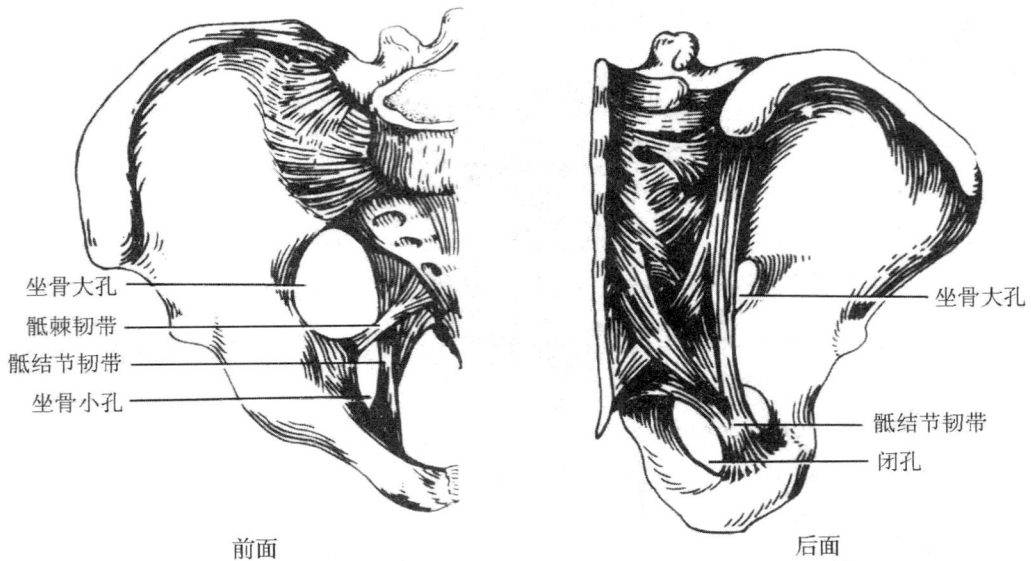

坐骨大孔
骶棘韧带
骶结节韧带
坐骨小孔

坐骨大孔

骶结节韧带
闭孔

前面   后面

图 1 - 51 骨盆的韧带

（3）**骨盆** pelvis（图 1 - 53）

1）骨盆的组成和分部 骨盆由骶骨、尾骨及左右髋骨借关节和韧带连结而成。其主要功能是支持体重，保护盆腔脏器，在女性还是胎儿娩出的产道。骨盆由骶骨岬至耻骨联合上缘的两侧连线为**界线**，可分为前上方的**大骨盆**和后下方的**小骨盆**。大骨盆较宽大，向前开放。小骨盆有上、下两口：**骨盆上口**由上述的界线围成，**骨盆下口**由尾骨、骶结节韧带、坐骨结节和耻骨弓等围成。两口之间的空腔，称**骨盆腔**。

耻骨上韧带

耻骨间盘

耻骨弓状韧带

图 1 - 52 耻骨联合（冠状切面）

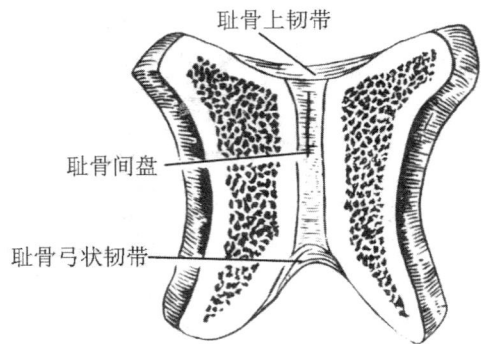

骨盆的位置，因人体姿势的不同而变动。人体直立时，骨盆向前倾，两侧的髂前上棘和耻骨结节位于一个冠状面上。骨盆上口平面与水平面形成 50°～60° 的角，称骨盆倾斜度。

2）骨盆的性差 由于女性骨盆要适应孕育胎儿和分娩的功能，所以男女性骨盆有明显的性别差异。

男性骨盆外形窄而长，骨盆上口较小，近似桃形，骨盆腔的形态似漏斗，耻骨弓的角度为 70°～75°。女性骨盆外形宽而短，骨盆上口较大，近似圆形，骨盆腔的形态呈圆桶状，耻骨弓的角度为 90°～100°。

2. **自由下肢连结** joints of free lower limb

（1）**髋关节** hip joint（图 1 - 54、55）

1）组成 由股骨头与髋臼构成。

2）特点 ①髋臼周缘有纤维软骨构成的**髋臼唇**，加深了髋臼，并缩小其口径，可

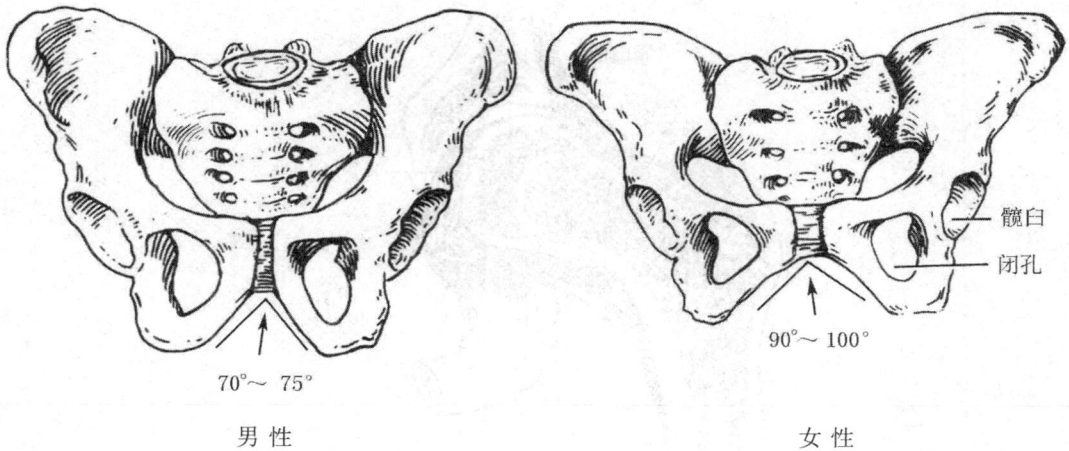

男 性   女 性

图 1-53 骨盆

髋臼
闭孔
90°~100°

70°~75°

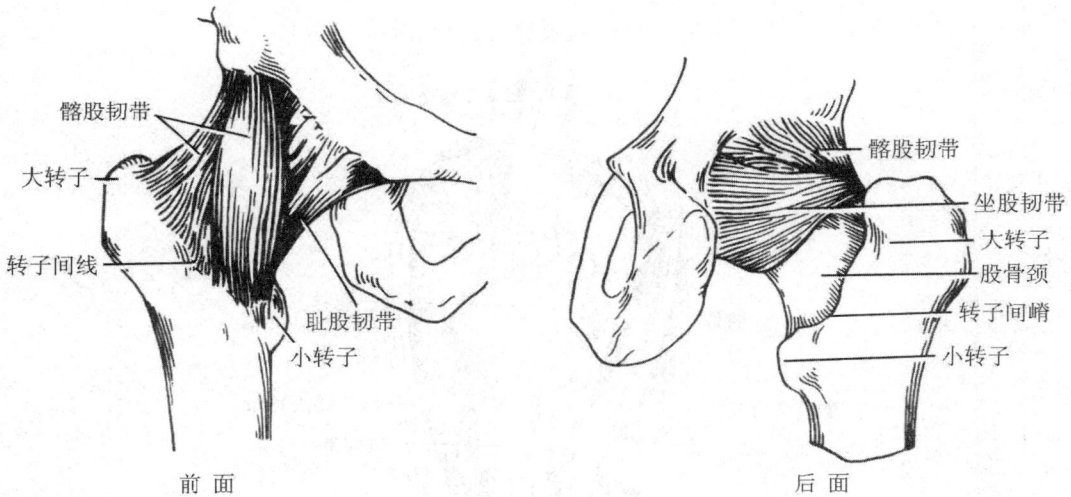

髂股韧带
大转子
转子间线
耻股韧带
小转子

前 面

髂股韧带
坐股韧带
大转子
股骨颈
转子间嵴
小转子

后 面

图 1-54 髋关节

容纳股骨头的 2/3 面积，从而紧抱股骨头，增加关节的稳固性。②关节囊紧张而坚韧，上方附于髋臼周缘，下方前面到达转子间线，后面附于股骨颈的外、中 1/3 交界处。股骨颈前面全部在囊内，而后面仅内侧 2/3 在囊内，外侧 1/3 在囊外，所以股骨颈骨折有囊内、囊外及混合骨折之分。③囊外有韧带加强，其中最大的是位于前方的**髂股韧带**，此韧带可限制大腿过度后伸，对维持人体直立有很大作用。关节囊后下部较薄弱，脱位时，股骨头易向后下方脱位。④关节囊内有**股骨头韧带**，连于髋臼与股骨头之间，韧带中含有滋养股骨头的血管。

3）运动　髋关节的运动与肩关节类似，既能绕冠状轴作屈、伸运动，绕矢状轴作内收、外展运动，绕垂直轴作旋内、旋外运动，还可作环转运动。因受髋臼的限制，髋关节的运动范围较肩关节小，不如肩关节灵活，但其稳固性强，以适应其支持负重和行走的功能。

（2）**膝关节** knee joint（图 1-56~59）　膝关节是人体内最大、最复杂的关节。

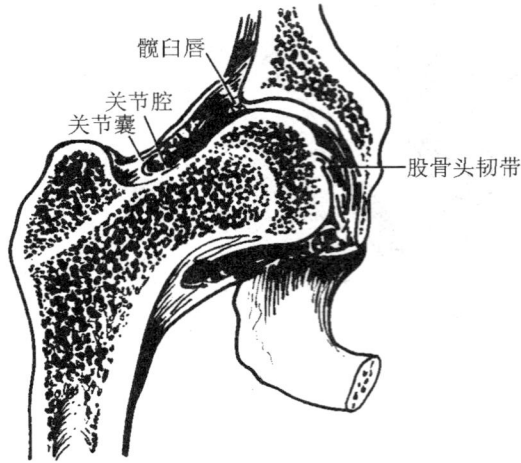

图 1 - 55 髋关节（冠状切面）

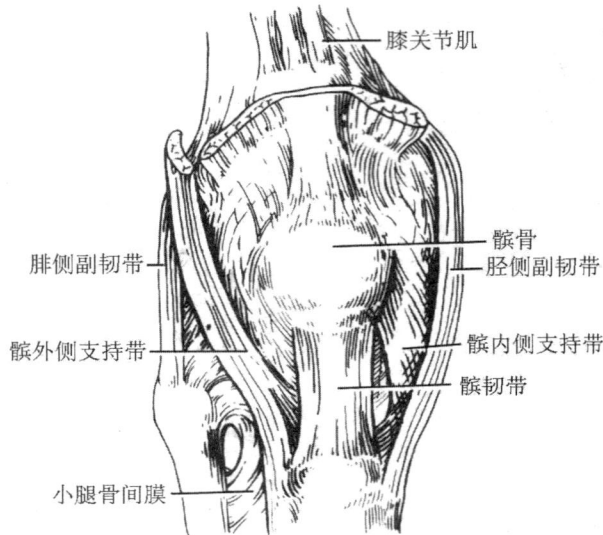

图 1 - 56 膝关节（前面）

1）组成 由股骨内、外侧髁，胫骨内、外侧髁与髌骨共同构成。

2）特点 ①关节囊广阔而松弛，各部厚薄不一。囊周围有韧带加强，前方为**髌韧带**，它自髌骨下缘至胫骨粗隆，是股四头肌腱的延续，临床上检查膝反射，即叩击此韧带；两侧分别为**胫侧副韧带**和**腓侧副韧带**（图 1 - 56），两侧的副韧带在伸膝时紧张，屈膝时松弛。②囊内有连结股骨和胫骨的**前交叉韧带**和**后交叉韧带**（图 1 - 57），两者相互交叉排列。前交叉韧带位于外侧，于伸膝时最紧张，防止胫骨前移；而后交叉韧带位于内侧，于屈膝时最紧张，防止胫骨后移。如果前交叉韧带损伤，胫骨可被动前移，后交叉韧带损伤，胫骨可被动后移，这种现象即临床所谓的"抽屉现象"。③在股骨与胫骨相对的内、外侧髁之间有纤维软骨板，分别称**内侧半月板**和**外侧半月板**，板的周缘

后交叉韧带　前交叉韧带　　　　　　　　前面

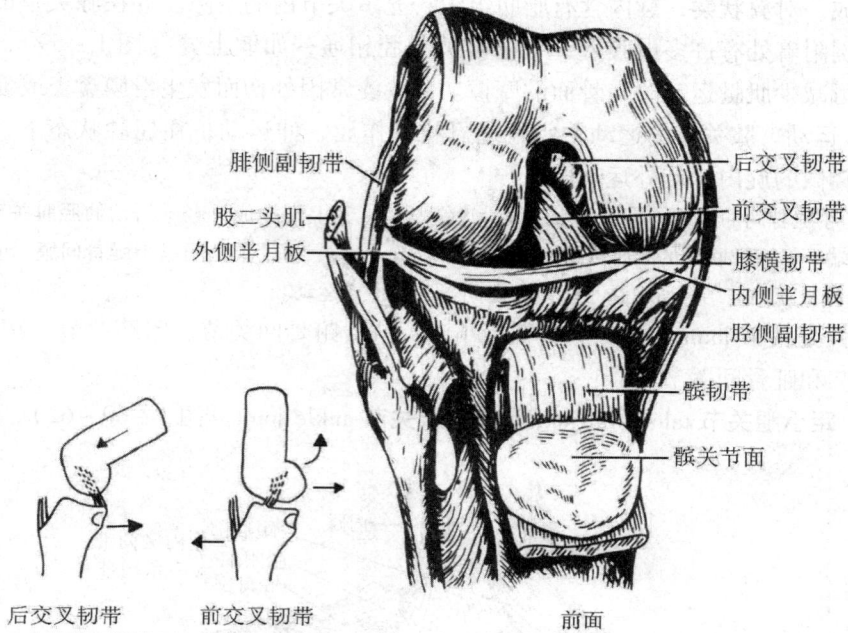

图 1-57　膝关节（示内部结构）

厚而内缘薄，呈半月状，下面平而上面凹陷。内侧半月板较大，呈"C"形，其边缘中份与关节囊和胫侧副韧带紧密相连。外侧半月板较小，近似"O"形（图 1-58）。半月板加深了关节窝，从而使关节更加稳固，并可缓冲跳跃和剧烈运动时的震荡。④关节

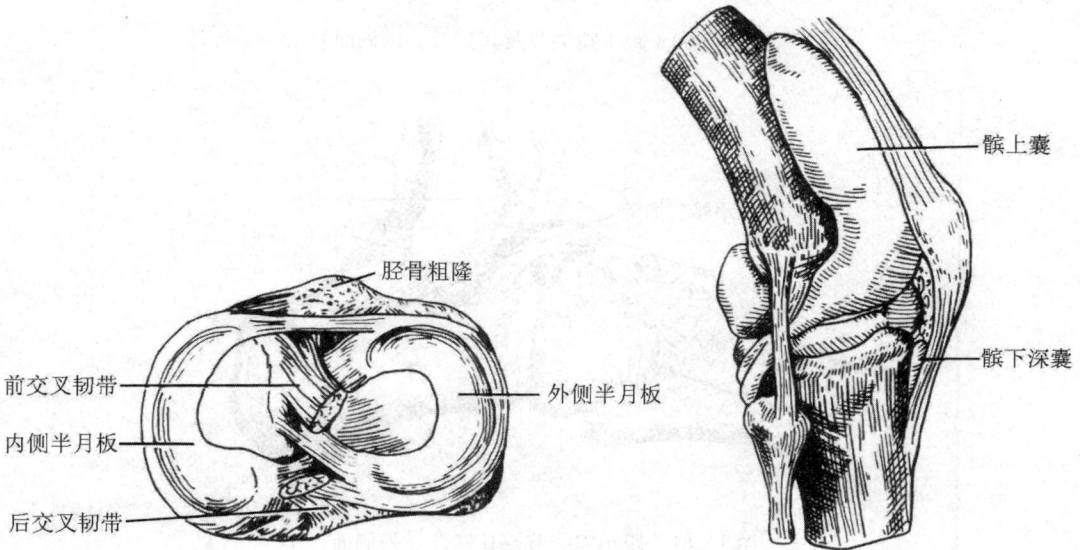

图 1-58　膝关节半月板（上面）

图 1-59　膝关节的滑膜囊

囊的滑膜层附着于各关节软骨的周缘。在髌骨下方中线的两旁，滑膜层向关节腔内突

出，形成一对**翼状襞**，襞内含有脂肪组织，充填关节内的空隙。⑤在膝关节的周围，特别是肌腱附着处有许多滑膜囊，有的与关节腔相通，如**髌上囊**（图1-59），囊内充满滑液，可减少肌腱运动时与骨面的摩擦。滑膜囊常因外伤而发生滑膜囊炎或囊肿。

3）运动　膝关节的运动主要是绕冠状轴作屈、伸运动；在屈膝状态下，还可绕垂直轴作轻微的旋内、旋外运动。

（3）小腿骨间的连结　小腿胫、腓两骨连结紧密，其上端构成可轻微活动的**胫腓关节** tibiofibular joint；下端是靠韧带联合的**胫腓连结** tibiofibular syndesmosis；两骨干之间以**小腿骨间膜** crural interosseous membrane 互相连结。所以在小腿两骨之间，几乎不能运动。

（4）**足关节** joints of foot　包括距小腿关节、跗骨间关节、跗跖关节、跖骨间关节、跖趾关节和趾骨间关节。

1）**距小腿关节** talocrural joint　又名**踝关节** ankle joint（图1-60~62）。

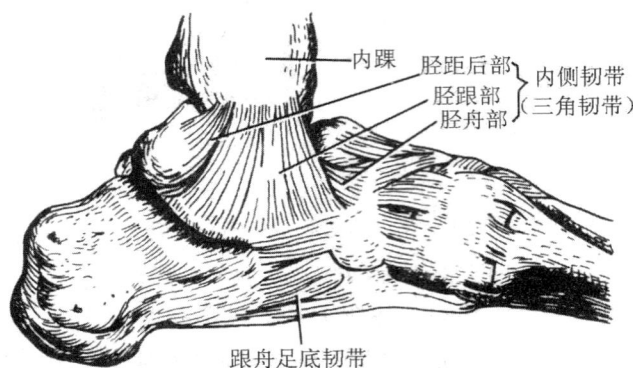

图1-60　距小腿关节及其韧带（内侧面）

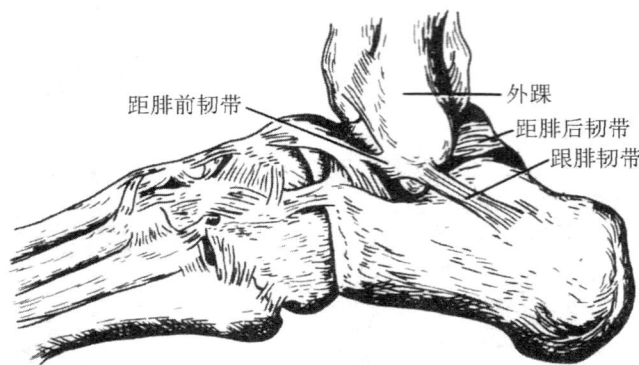

图1-61　距小腿关节及其韧带（外侧面）

①组成：由胫、腓骨下端的踝关节面和距骨滑车构成。

②特点：a. 关节囊前、后壁薄而松弛，两侧有韧带加强。内侧有**内侧韧带** medial ligament（又名**三角韧带**），为坚韧的三角形韧带，该韧带起自内踝，呈扇形向下展开，

止于足舟骨、距骨和跟骨。外侧有 3 条独立的韧带，即前面的**距腓前韧带** anterior talo-fibular ligament、后面的**距腓后韧带** posterior talofibular ligament 和外侧的**跟腓韧带** calca-neofibular ligament，3 条韧带起自外踝，分别向前内侧、后内侧及下后方形成弓束，前两者止于距骨，后者止于跟骨，外侧韧带相对较薄弱，常因猛力使足内翻过度而损伤，造成韧带扭伤。b. 距骨滑车呈前宽后窄状，当背屈时，滑车前宽部被内、外踝夹紧，比较稳固；当跖屈时，滑车后窄部进入关节窝内，故可有轻微的侧方（收、展）运动，此时距小腿关节松动而稳定性较差，易受扭伤，其中以内翻扭伤较多见（即外侧韧带损伤）。

③运动：在冠状轴上可作背屈（伸，足尖向上）和跖屈（屈，足尖向下）运动。当跖屈时，距骨滑车较窄的后部进入较宽大的关节窝，故可在矢状轴上作轻微的收、展运动。

2）**跗骨间关节** intertarsal joints（图 1 - 62） 跗骨间的连结比较复杂，包括**距下关节（距跟关节）、距跟舟关节和跟骰关节**等。跗骨间关节主要可作足内翻（足底朝向内侧）和足外翻（足底朝向外侧）运动。

3）**跗跖关节** tarsometatarsal joints（图 1 - 62） 由3块楔骨和骰骨与5块跖骨的底构成，活动甚微。

4）**跖骨间关节** intermetatarsal joints（图 1 - 62） 位于各跖骨底相邻面之间，连结紧密，活动甚微。

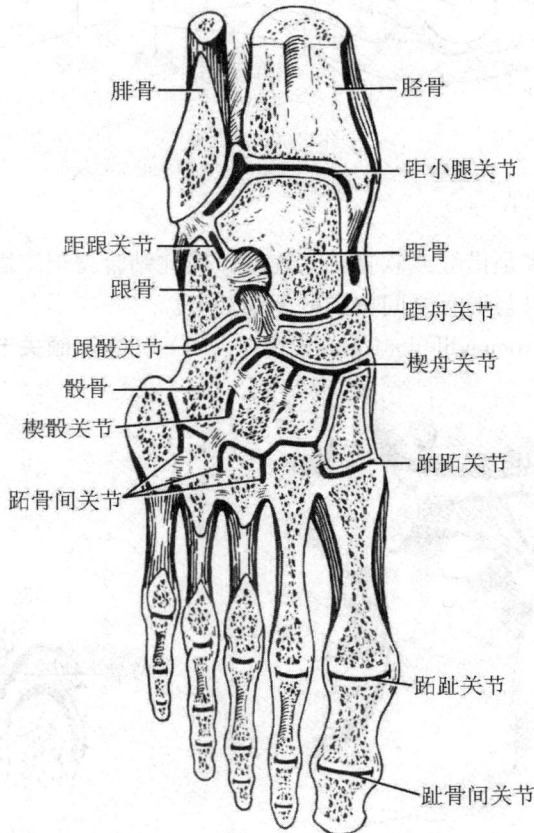

图 1 - 62 足关节水平切面

5）**跖趾关节** metatarsophalangeal joints（图 1 - 62）   由跖骨头与近节趾骨底构成，可作轻微的屈、伸、收、展运动。屈为跖屈，伸为背屈，收为向第 2 趾靠拢，展为离开第 2 趾。

6）**趾骨间关节** interphalangeal joints of foot（图 1 - 62）   是相邻趾骨间的关节，只能作屈伸运动。

（5）**足弓** arch of foot（图 1 - 63）   为跗骨和跖骨借韧带和肌的牵拉，形成的一个凸向上的弓，称足弓。足弓可分为前后方向的**足纵弓**和内外侧方向的**足横弓**。足纵弓较明显，纵弓又可分为内侧和外侧两个弓。当站立时，足骨仅以跟骨结节和第 1、第 5 跖骨头三点着地。足弓具有弹性，可在跳跃和行走时缓冲震荡，同时还具有保护足底血管、神经免受压迫的作用。

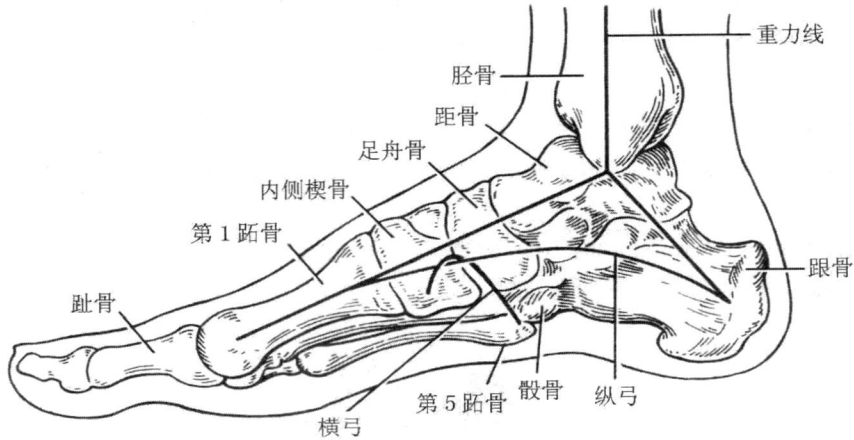

图 1 - 63   足弓

（四）颅骨的连结

各颅骨之间，大多是借缝或软骨相互连结，彼此结合得很牢固。舌骨借韧带和肌与颅底相连，只有下颌骨与颞骨之间构成颞下颌关节。

颞下颌关节 temporomandibular joints（图 1 - 64）又名**下颌关节**。

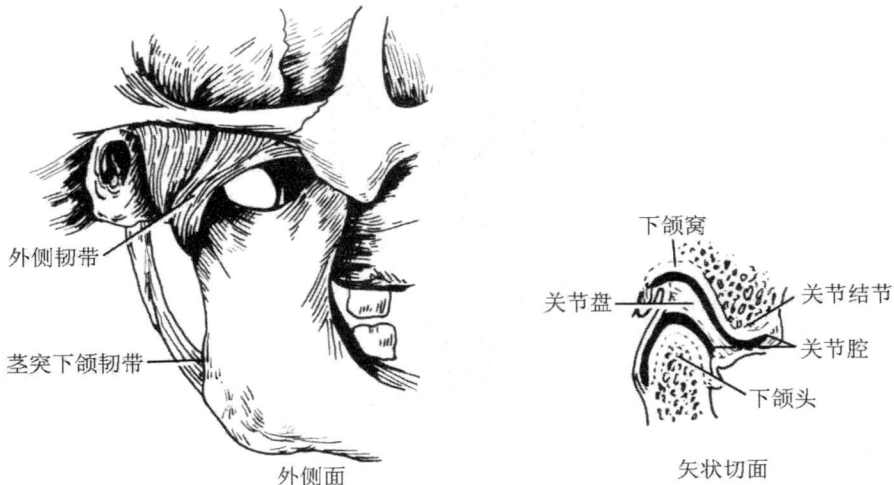

图 1 - 64   颞下颌关节

（1）组成　由颞骨的下颌窝、关节结节与下颌骨的下颌头构成。

（2）特点　覆盖关节面的软骨是纤维软骨。关节囊松弛，上方附着于关节结节和下颌窝的周缘（关节结节包裹在关节囊内），向下附着于下颌头下方。关节囊前部薄，后部厚，外侧有**外侧韧带**加强。关节腔内有关节盘，其周缘与关节囊相连，将关节腔分为上、下两部分。

（3）运动　颞下颌关节的运动关系到咀嚼、语言和表情等功能，必须左、右同时运动，属联合关节，能作开口、闭口、前进、后退和侧方运动。当张口时，下颌头和关节盘一起滑到关节结节的下方。倘若张口过大、过猛，关节囊又松弛，下颌头向前滑到关节结节的前方而不能退回关节窝，形成颞下颌关节前脱位。闭口时，下颌头和关节盘一起滑回关节窝。前进和后退运动是下颌头和关节盘一起对下颌窝作前后滑动。侧方运动是一侧的下颌头对关节盘作旋转运动，而对侧的下颌头和关节盘对关节窝作前进运动。

第四节　肌　学

一、总论

人体的**肌 muscle** 按结构和功能的不同可分为**平滑肌**、**心肌**和**骨骼肌**三种。平滑肌主要参与构成内脏和血管的管壁，具有舒缩缓慢、持久、不易疲劳等特点；心肌参与构成心壁；两者都不随人的意志舒缩，故称**不随意肌**。骨骼肌分布于头、颈、躯干和四肢，通常附着于骨，骨骼肌收缩迅速、有力、容易疲劳，可随人的意志舒缩，故称**随意肌**。骨骼肌在显微镜下观察呈横纹状，属于**横纹肌**。本节主要叙述骨骼肌（图 1 - 65、66）。

骨骼肌是运动系统的动力部分，在神经系统的支配下，骨骼肌收缩，牵引骨产生运动。人体骨骼肌共有 600 多块，分布广，约占体重的 40%。每块骨骼肌都具有一定的形态、结构、位置和辅助装置，并有丰富的血管和淋巴管分布，受一定的神经支配。因此，每块骨骼肌都是一个器官。

（一）肌的形态和构造

肌的形态多种多样，可概括地分为长肌、短肌、阔肌和轮匝肌 4 种（图 1 - 67）。**长肌**多见于四肢，收缩时肌显著缩短而引起大幅度的运动，有的长肌有 2 个以上的起始头，依其头数被称为二头肌、三头肌和四头肌；**短肌**多分布于躯干的深层，具有明显的节段性，收缩时运动幅度较小；**阔肌**扁而薄，多分布于胸、腹壁，收缩时除运动躯干外，还对内脏起保护和支持作用；**轮匝肌**多呈环形，位于孔、裂的周围，收缩时使孔裂关闭。

每块骨骼肌都由肌腹和肌腱两部分构成。

1. **肌腹 muscle belly**　主要由大量的肌纤维构成，色红、柔软而有收缩能力。肌腹的外面被薄层结缔组织构成的**肌外膜**包裹。

2. **肌腱 tendon**　主要由平行致密的胶原纤维束构成，色白、坚韧而无收缩能力，多数位于肌腹的两端，能抵抗很大的牵引力。肌腹以肌腱附着于骨。长肌的肌腹呈梭形，两端的肌腱较细小，呈条索状。有的肌腱在两个肌腹之间，称**中间腱**，这种肌称二腹肌。有的肌有数个腱，将肌腹分割成多个肌腹，这种腱称**腱划**，如腹直肌。阔肌的肌腹和肌腱均呈薄片状，其肌腱称**腱膜**，如腹外斜肌腱膜。

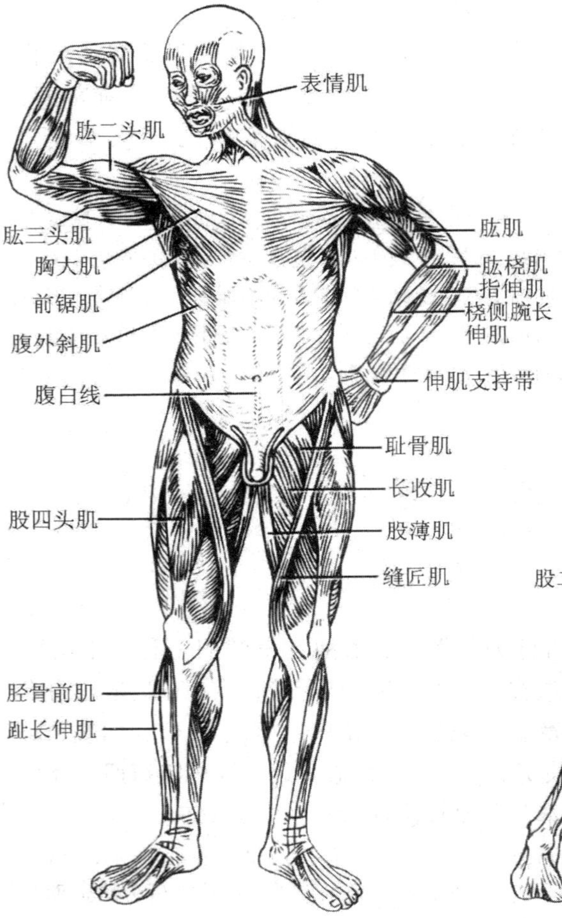

图 1 - 65　全身肌的配布（前面）

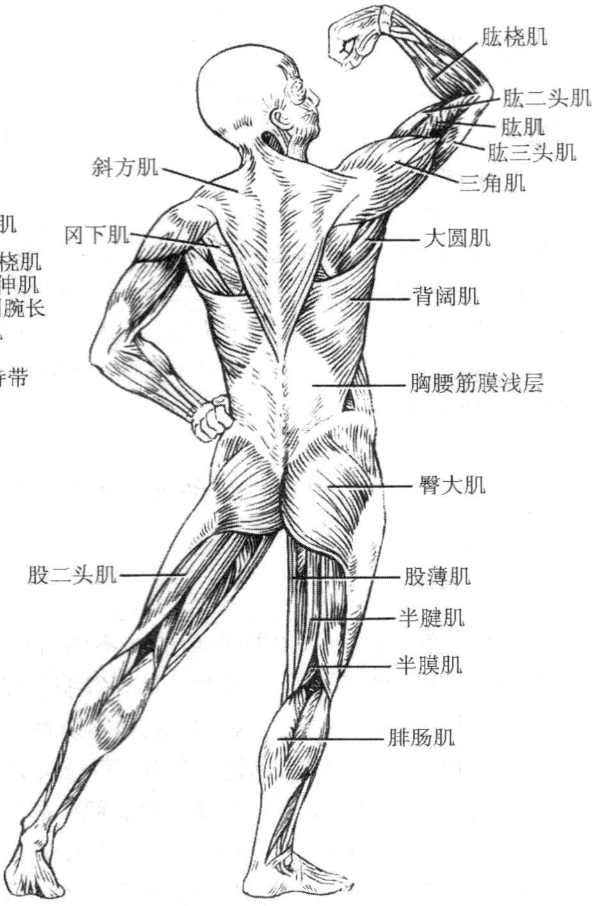

表情肌
肱二头肌
肱三头肌
胸大肌
前锯肌
腹外斜肌
腹白线
股四头肌
胫骨前肌
趾长伸肌
肱肌
肱桡肌
指伸肌
桡侧腕长伸肌
伸肌支持带
耻骨肌
长收肌
股薄肌
缝匠肌

图 1 - 66　全身肌的配布（后面）

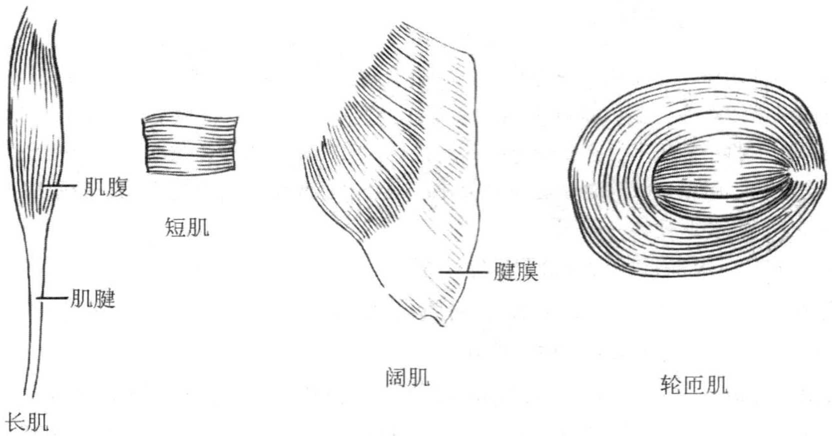

肱桡肌
肱二头肌
肱肌
肱三头肌
三角肌
斜方肌
冈下肌
大圆肌
背阔肌
胸腰筋膜浅层
臀大肌
股二头肌
股薄肌
半腱肌
半膜肌
腓肠肌

肌腹
短肌
肌腱
长肌
腱膜
阔肌
轮匝肌

图 1 - 67　肌的形态

（二）肌的起止和作用

肌一般以两端附着于骨上，中间跨过一个或几个关节。当肌收缩时，牵动骨骼产生运动。肌收缩时，通常一骨的位置相对固定，另一骨的位置相对移动。通常把肌在固定骨上的附着点称**起点**或**定点**，在移动骨上的附着点称**止点**或**动点**（图1–68）。一般接近身体正中线或肢体近侧端的附着点是起点，反之是止点。但起点和止点是相对的，在一定条件下，两者可以互换，即当移动骨被固定时，在肌的收缩牵引下，固定骨则变成移动骨，如此，原来的止点变成了起点，而起点则变成了止点。

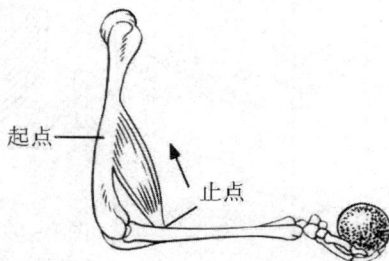

肌有两种作用：一种是静力作用，即肌张力，使身体各部之间保持一定姿势，如站立、坐位和体操中的静止动作；另一种是动力作用，即肌收缩力，使身体完成各种动作，如伸手取物、行走和跑跳等。

图1–68 肌的起止点

（三）肌的配布和命名

骨骼肌大多配布在关节的周围，其规律是在一个运动轴的相对侧有两个作用相反的肌或肌群，称**拮抗肌**。例如肘关节前方的屈肌群和后方的伸肌群。在运动轴一侧，作用相同的肌，称**协同肌**。如肘关节前方的各块屈肌。

肌的命名原则很多，主要有以下几种：有的根据肌的形态，如三角肌、菱形肌、斜方肌等；有的根据肌的功能，如屈肌、伸肌、收肌、展肌、提肌等；有的根据肌束的方向，如直肌、横肌、斜肌等；有的根据肌的起止点，如肱桡肌、胸锁乳突肌等；有的根据肌所在部位，如胸肌、腹肌、冈上肌、冈下肌、胫骨前肌、肋间肌等；有的根据肌构造的特点，如半腱肌、半膜肌等；有的根据肌头和肌腹的数目，如肱二头肌、肱三头肌、二腹肌等；也有的将几条原则结合起来命名，如桡侧腕长、短伸肌，指浅、深屈肌等。了解这些命名的原则，有助于加深对肌的理解和记忆。

（四）肌的辅助装置

肌的辅助装置有筋膜、滑膜囊和腱鞘等。这些结构有保护和辅助肌活动的作用。

1. **筋膜 fascia** 筋膜位于肌的表面，分为浅筋膜和深筋膜两种（图1–69）。

（1）**浅筋膜 superficial fascia** 又称**皮下筋膜**，位于真皮之下，包被全身各部，由疏松结缔组织构成，内含脂肪（皮下脂肪）、浅静脉、皮神经、浅淋巴结和淋巴管等。皮下脂肪的多少因个体、性别、身体部位及营养状况而不同。此筋膜有维持体温和保护深部结构的作用。临床皮下注射，即将药液注入浅筋膜内。

（2）**深筋膜 deep fascia** 又称**固有筋膜**，位于浅筋膜深面，包被体壁、四肢的肌和血管、神经等，由致密结缔组织构成，遍布于全身且互相连续。深筋膜包被每块肌，并深入到各肌层之间，形成各肌的筋膜鞘和筋膜间隙。四肢的深筋膜，伸入各肌群之间与长骨的骨膜相连，形成**肌间隔**，分隔肌群，以利于肌群的活动。在腕部和踝部，深筋膜显著增厚，形成支持带，对深面的肌腱起支持和约束作用。深筋膜还包被血管和神经，

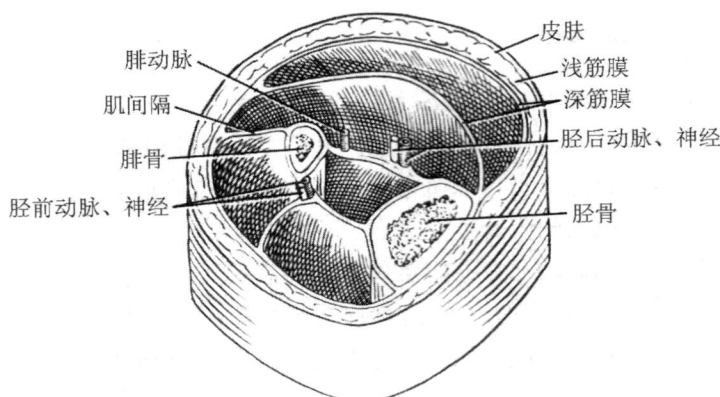

图 1-69 右侧小腿中部横切面（示筋膜）

形成血管神经束的筋膜鞘。此外，深筋膜还包裹腺体，形成腺体的被膜。深筋膜有重要的功能意义，肌收缩时能在各肌和各肌群之间起缓冲作用，免受摩擦。深筋膜可作为部分肌的起止点，血管、神经在深筋膜形成的筋膜鞘内有利于血管扩张。另外在炎症时，深筋膜则有限制炎症脓液扩散流动的作用。因此，熟知深筋膜配布状况，还可推测脓液扩展蔓延的去向。

2. **滑膜囊** synovial bursa　为一密闭的结缔组织扁囊，内有少量滑液。有的与关节腔相通，有的则独立存在。多位于肌腱与骨面之间，可减少两者之间的摩擦，促进肌腱运动的灵活性。滑膜囊在慢性损伤和感染时，形成滑膜囊炎。

3. **腱鞘** tendinous sheath（图 1-70、71）　为套在长腱周围的鞘管。多位于手足摩擦较大部位，如腕部、踝部、手指掌侧和足趾跖侧等处。

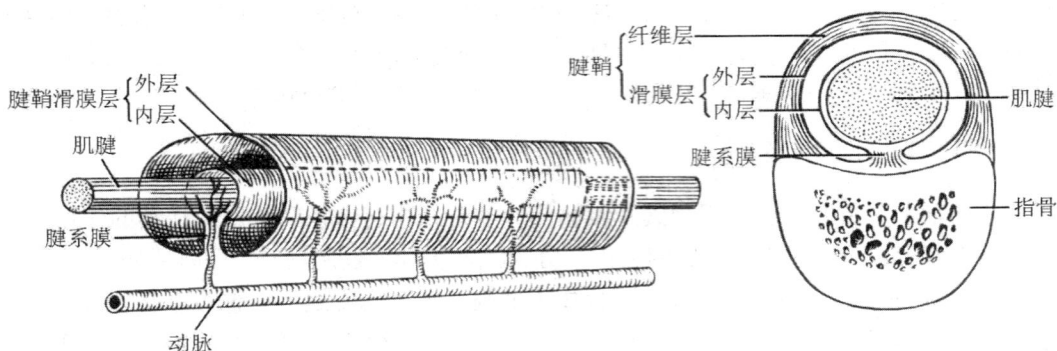

图 1-70　腱鞘示意图

腱鞘分为两层。外层为纤维层（**腱纤维鞘**），由增厚的深筋膜和骨膜共同构成，呈管状并附着于骨面，它容纳肌腱并对其有约束作用。内层为滑膜层（**腱滑膜鞘**），由滑膜构成，呈双层筒状，又分为脏、壁两层。脏层（内层）紧包于肌腱的表面；壁层（外层）紧贴于腱纤维鞘的内面。脏、壁两层之间含有少量滑液，这两层在肌腱的深面相互移行的部分称**腱系膜**，内有血管和神经通过。腱鞘可起约束肌腱的作用，并可减少肌腱在运动时与骨面的摩擦。临床上常见的腱鞘炎，严重时局部呈结节性肿胀，引起局部疼痛和活动受限。

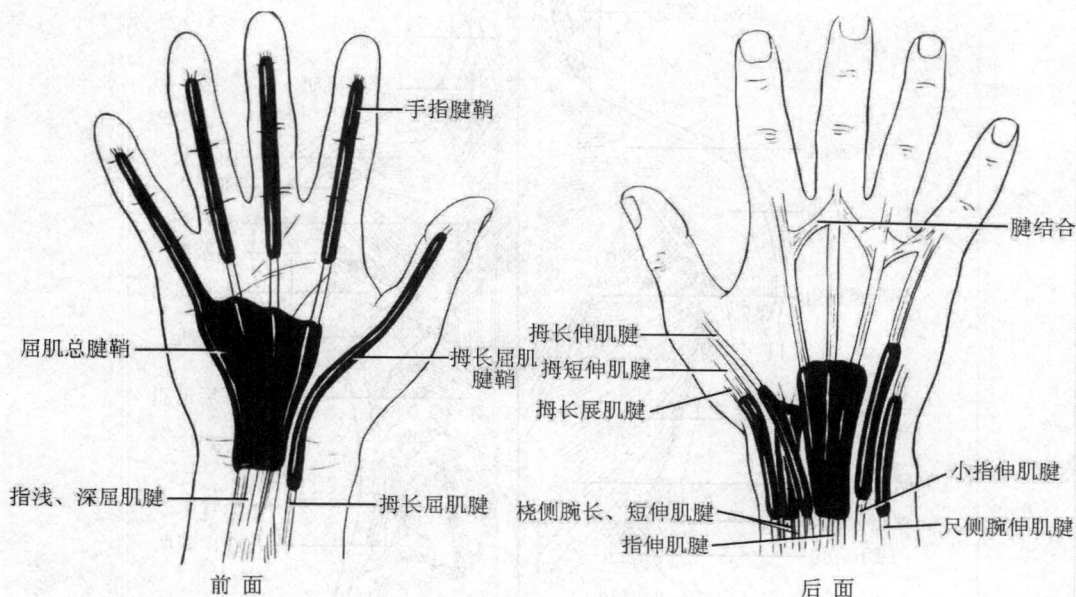

图 1-71 手的腱鞘

二、各论

全身的骨骼肌，按部位可分为躯干肌、头颈肌、上肢肌和下肢肌。

（一）躯干肌

躯干肌可分为背肌、胸肌、腹肌和膈等。

1. **背肌** muscles of back（图 1-72） 为位于躯干后面的肌群，可分为浅、深两层。浅层主要有斜方肌、背阔肌、肩胛提肌和菱形肌，深层主要有竖脊肌。

（1）**斜方肌** trapezius 位于项部及背上部浅层，为三角形的阔肌，两侧相合成斜方形。该肌起自枕外隆凸、项韧带和全部胸椎棘突。上部肌束斜向外下方，中部肌束平行向外，下部肌束斜向外上方；止于锁骨外侧 1/3、肩胛骨的肩峰和肩胛冈。作用：上部肌束收缩可上提肩胛骨，下部肌束收缩可下降肩胛骨，全肌收缩使肩胛骨向脊柱靠拢。该肌瘫痪时，产生"塌肩"。

（2）**背阔肌** latissimus dorsi 位于背下部和胸侧部，为全身最大的阔肌。该肌以腱膜起自下 6 个胸椎和全部腰椎的棘突、骶正中嵴及髂嵴后部。肌束向外上方集中，以扁腱止于肱骨小结节嵴。作用：使肩关节内收、旋内和后伸；当上肢上举被固定时，可上提躯干（如引体向上）。

（3）**肩胛提肌** levator scapulae 位于项部两侧，被斜方肌覆盖。该肌起自上 4 个颈椎横突，肌束向外下方，止于肩胛骨上角。作用：上提肩胛骨。

（4）**菱形肌** rhomboideus 位于斜方肌中部的深面，由大、小菱形肌合成，呈菱形。该肌起自下 2 个

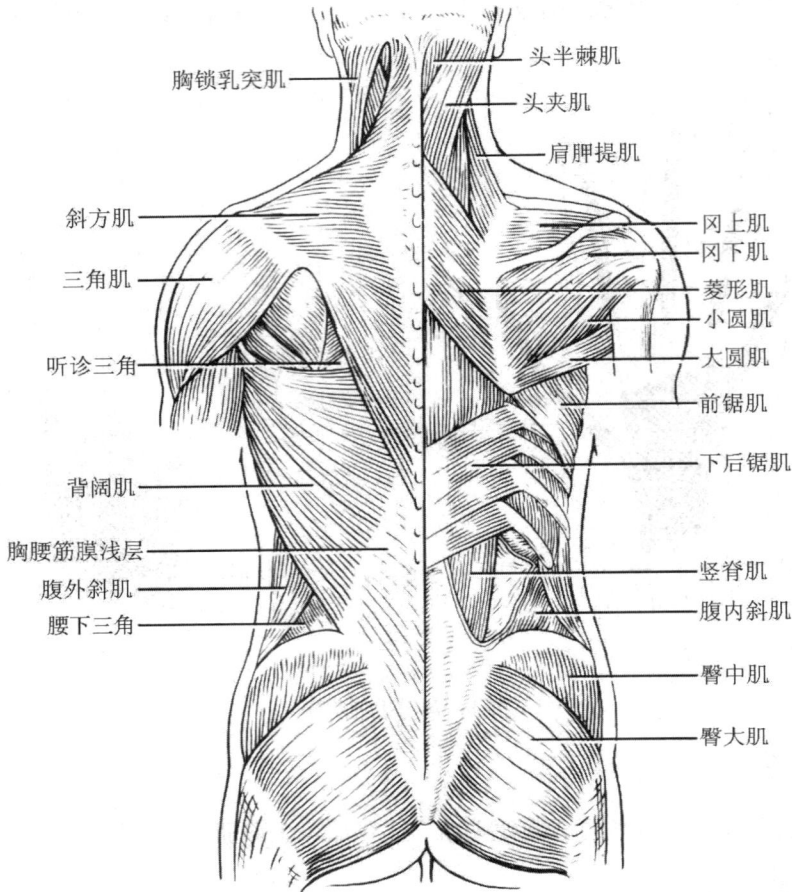

图 1-72 背肌（右侧斜方肌、背阔肌已切除）

颈椎和上 4 个胸椎的棘突，肌束向外下方，止于肩胛骨内侧缘。作用：使肩胛骨靠近脊柱并向上移动。

（5）**竖脊肌** erector spinae 又称**骶棘肌**，为背肌中最长、最大的肌，纵列于躯干的背面，脊柱两侧的沟内，居上述四肌的深部。从外侧向内侧由**髂肋肌**、**最长肌**及**棘肌**三列肌束组成。该肌起自骶骨背面及髂嵴的后部，向上分出许多肌束，沿途止于椎骨和肋骨，并到达颞骨乳突。作用：使脊柱后伸和仰头，是脊柱强有力的伸肌，对保持人体直立姿势有重要作用。许多腰痛的患者主要是由于此肌受累所致，即临床所谓的"腰肌劳损"。

胸腰筋膜 thoracolumbar fascia 包裹在竖脊肌的周围，可分为浅、深两层。浅层位于竖脊肌的表面，向内侧附于棘突，其腰部显著增厚且与背阔肌的腱膜紧密结合，此部于竖脊肌的外侧缘与深层会合而构成竖脊肌鞘；深层分隔竖脊肌与腰方肌，位于第 12 肋与髂嵴之间，向内侧附着于腰椎棘突。

2. 胸肌 muscles of thorax 可分为胸上肢肌和胸固有肌。

（1）**胸上肢肌** 均起自胸廓外面，止于上肢带骨或肱骨，主要有胸大肌、胸小肌、前锯肌（图 1-73、74）。

1）**胸大肌** pectoralis major 位置表浅，覆盖胸廓前壁的大部，呈扇形，宽而厚。该肌起自锁骨的内侧半、胸骨和第 1~6 肋软骨等处，各部肌束集合向外，以扁腱止于肱

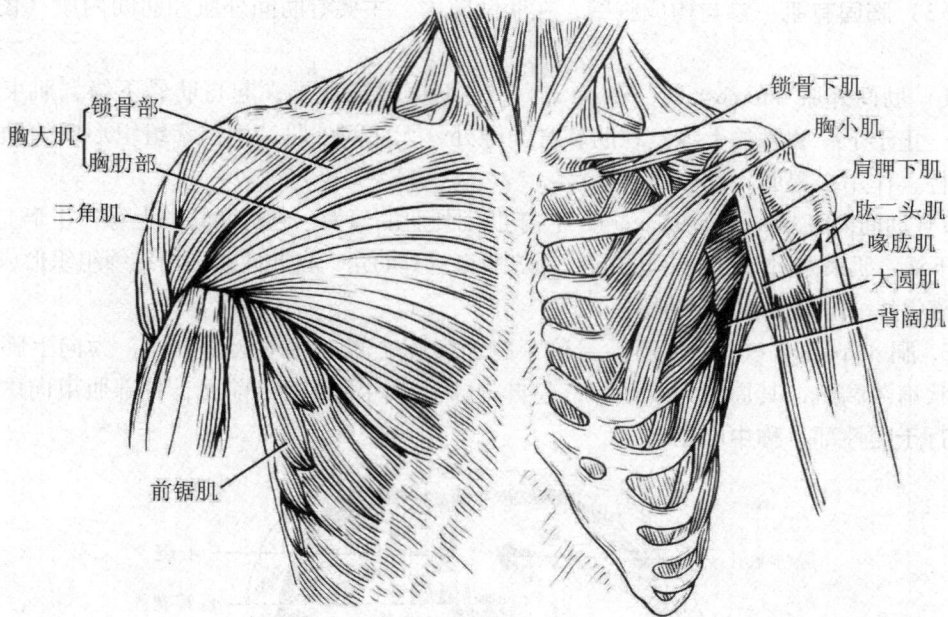

图 1 - 73 胸肌

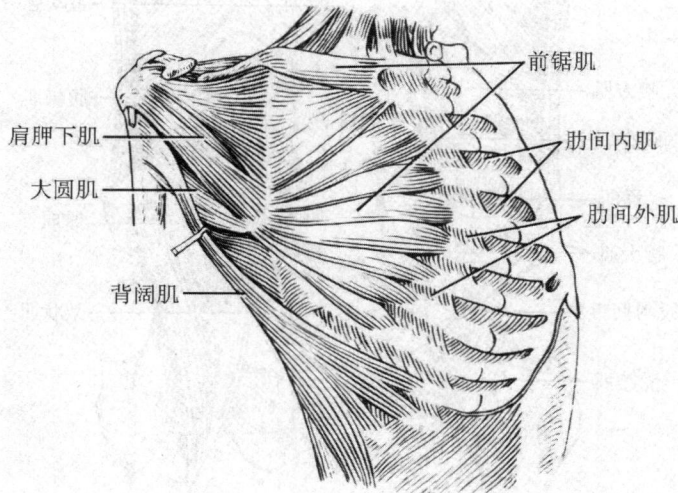

图 1 - 74 前锯肌和肋间肌

骨大结节嵴。作用：可使肱骨内收和旋内；当上肢上举固定时，可上提躯干，并上提肋，协助吸气。

2) **胸小肌** pectoralis minor 位于胸大肌的深面，呈三角形。该肌起自第 3 ~ 5 肋，止于肩胛骨喙突。作用：牵拉肩胛骨向前下方；如肩胛骨固定，可上提第 3 ~ 5 肋，协助吸气。

3) **前锯肌** serratus anterior 位于胸廓侧面，以肌齿起自上 8 或 9 个肋骨外面，肌束向后上内行，经肩胛骨前面，止于肩胛骨内侧缘。作用：可拉肩胛骨向前，并使肩胛骨紧贴胸廓；如肩胛骨固定，则可提肋，协助吸气。前锯肌瘫痪时，肩胛骨内侧缘翘起，称"翼状肩胛"。

（2）**胸固有肌** 参与构成胸壁，在肋间隙内，主要有肋间外肌和肋间内肌（图1 – 74）。

1）**肋间外肌 intercostales externi** 位于各肋间隙的浅层，起自肋骨下缘，肌束斜向前下，止于下一肋骨的上缘。在肋软骨间隙处，无肋间外肌，由结缔组织形成的**肋间外膜**代替。作用：提肋，助吸气。

2）**肋间内肌 intercostales interni** 位于肋间外肌的深面，起自肋骨的上缘，止于上位肋间的下缘，肌束方向与肋间外肌相反。后方肌束只到肋角，自此向后内由结缔组织形成的**肋间内膜**代替。作用：降肋，助呼气。

3. **膈 diaphragm**（图1 – 75） 位于胸、腹腔之间，封闭胸廓下口，为向上膨隆呈穹隆状扁薄阔肌，其周围为肌性部，起自胸廓下口内面及腰椎前面，各部肌束向中央集中移行于腱性部，称**中心腱**。

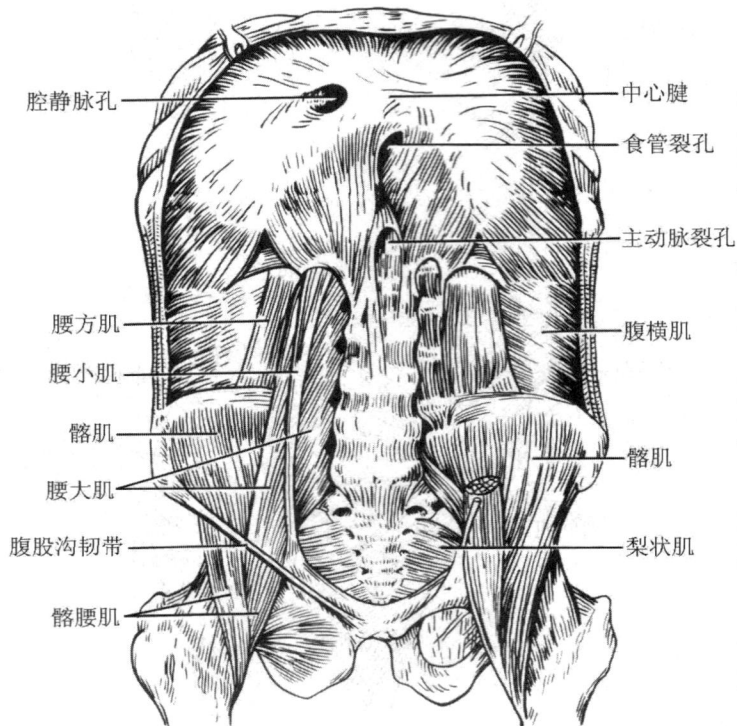

图 1 – 75　膈和腹后壁肌

膈上有3个裂孔：①**主动脉裂孔**在膈与脊柱之间，位于第12胸椎体前方，有主动脉及胸导管通过；②**食管裂孔**位于主动脉裂孔的左前上方，约平第10胸椎体，有食管和左、右迷走神经通过；③**腔静脉孔**位于食管裂孔右前上方的中心腱内，位置最高，约平第8胸椎体，有下腔静脉通过。作用：膈为主要的呼吸肌，收缩时，膈的圆顶下降，胸腔容积扩大，引起吸气；舒张时，膈的圆顶上升恢复原位，胸腔容积减小，引起呼气。膈与腹肌同时收缩，则能增加腹压，可协助排便、呕吐、咳嗽及分娩等活动。

4. **腹肌 muscles of abdomen**（图1 – 75、76、77） 可分为前外侧群和后群。

（1）**前外侧群** 形成腹腔的前外侧壁，包括腹直肌、腹外斜肌、腹内斜肌和腹横肌等（图1-76、77）。

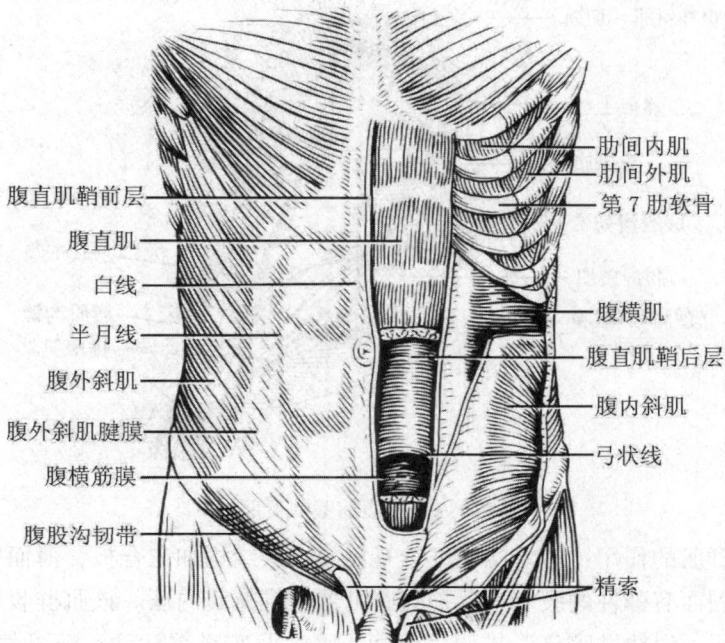

图1-76 腹前壁肌

1）**腹直肌** rectus abdominis 位于腹前壁正中线两旁，居腹直肌鞘中，为上宽下窄的带形肌，起自耻骨联合与耻骨结节之间，肌束向上止于胸骨剑突及第5~7肋软骨的前面。肌的全长被3~4条横行的腱划分成多个肌腹，腱划由结缔组织构成，与腹直肌鞘的前层紧密结合。

2）**腹外斜肌** obliquus externus abdominis 位于腹前外侧壁浅层，为一宽阔扁肌，起自下8肋外面，肌束由后外上方斜向前内下方，一部分止于髂嵴，而大部分在腹直肌外侧缘处移行为腹外斜肌腱膜。腱膜向内侧参与腹直肌鞘前层的构成，腱膜的下缘卷曲增厚连于髂前上棘与耻骨结节之间，形成**腹股沟韧带**。在耻骨结节外上方，腱膜形成一小三角形裂隙，称**腹股沟管浅环（皮下环）**。

3）**腹内斜肌** obliquus internus abdominis 位于腹外斜肌深面，起自胸腰筋膜、髂嵴和腹股沟韧带外侧半，大部分肌束向内上方，下部肌束向内下方，在腹直肌外侧缘移行为腹内斜肌腱膜。腱膜向内侧分为前后两层并包裹腹直肌，参与腹直肌鞘前后两层的构成，肌纤维下部游离呈弓状，其腱膜的下内侧部与腹横肌腱膜形成**腹股沟镰**（又称**联合腱**），止于耻骨。男性腹内斜肌最下部的肌束与腹横肌最下部的肌束一起随精索出腹股沟管浅环进入阴囊，包绕精索和睾丸而成为**提睾肌**。

4）**腹横肌** transversus abdominis 位于腹内斜肌深面，起自下6肋内面、胸腰筋膜、髂嵴和腹股沟韧带外侧部，肌束向前内横行，在腹直肌外侧缘移行为腹横肌腱膜，参与构成腹直肌鞘后层。腹横肌的最下部肌束及其腱膜下内侧部分，分别参与提睾肌和腹股沟镰的构成。

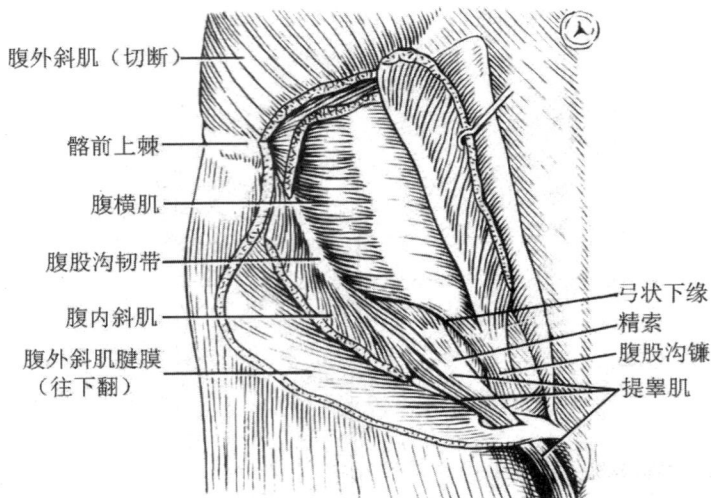

图 1 - 77　腹前壁的下部

腹前外侧群肌的作用：三块阔肌纤维互相交错，结构如三合板，薄而坚韧，与腹直肌共同形成牢固而有弹性的腹壁，保护腹腔脏器，维持腹内压。该肌群收缩时可以缩小腹腔，增加腹压，以协助呼气、排便、分娩、呕吐及咳嗽等活动；还可使脊柱作前屈、侧屈及旋转等运动。

（2）**后群**　有腰大肌和腰方肌（图 1 - 75、78）。腰大肌将在下肢肌中叙述。**腰方肌** quadratus lumborum 位于腹后壁，呈长方形，位于腰椎两侧，其后方有竖脊肌，起自髂嵴，向上止于第 12 肋。作用：可降第 12 肋，并使脊柱腰部侧屈。

（3）**腹直肌鞘** sheath of rectus abdominis（图 1 - 76、78）　包裹腹直肌，分为前、后两层。前层由腹外斜肌腱膜与腹内斜肌腱膜的前层愈合而成；后层由腹内斜肌腱膜的后层与腹横肌腱膜愈合而成。在脐下 4～5cm 以下，腹内斜肌腱膜的后层与腹横肌腱膜全部转至腹直肌前面参与构成鞘的前层，并与其结合。后层的下缘呈凸向上的弓形分界线，称**弓状线**（半环线）。由于弓状线以下缺乏鞘的后层，故腹直肌后面直接与腹横筋膜相贴。

（4）**腹筋膜**　包括腹浅筋膜、腹深筋膜和腹内筋膜。

1）**腹浅筋膜**　在腹上部为一层，在脐以下分浅、深两层。浅层含有脂肪，称脂肪层（Camper 筋膜）；深层内有弹性纤维，称膜性层（Scarpa 筋膜）。

2）**腹深筋膜**　可分数层，分别覆盖在前外侧群各肌的表面和深面。

3）**腹内筋膜**　贴附在腹腔与盆腔各壁的内面，各部筋膜的名称与所覆盖的肌相同，如膈筋膜、腹横筋膜、髂腰筋膜、盆筋膜等。其中**腹横筋膜**范围较大，贴附于腹横肌、腹直肌鞘以及半环线以下腹直肌的后面（图 1 - 78）。

（5）**白线** linea alba　位于两侧腹直肌之间，为两侧三层腹壁阔肌腱膜的纤维在正中线交织而成。白线上部较宽，下部较窄，其上方起自剑突，下止于耻骨联合，约在白线中部有一**脐环**。在胎儿时期，有脐血管通过，此处也是腹壁薄弱处，如小肠由此膨出可引起脐疝（图 1 - 78）。

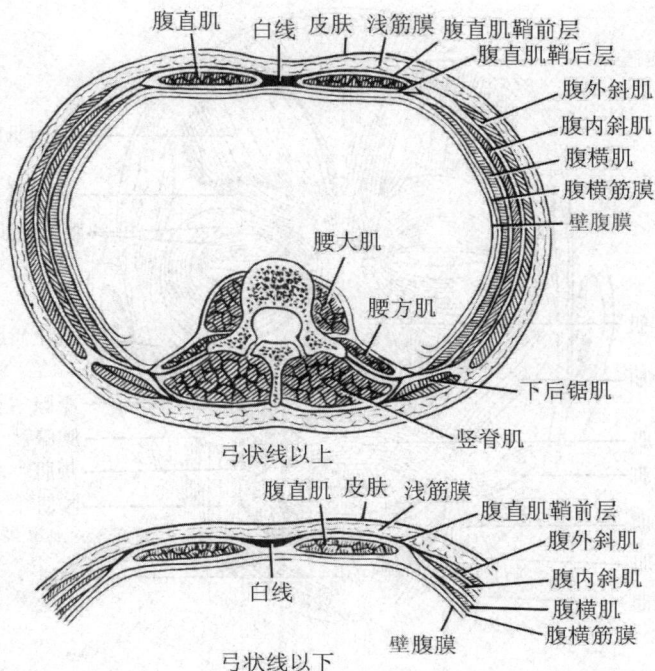

腹直肌 白线 皮肤 浅筋膜 腹直肌鞘前层
腹直肌鞘后层
腹外斜肌
腹内斜肌
腹横肌
腹横筋膜
壁腹膜

腰大肌

腰方肌

下后锯肌

竖脊肌

弓状线以上

腹直肌 皮肤 浅筋膜 腹直肌鞘前层
腹外斜肌
腹内斜肌
腹横肌
腹横筋膜

白线

壁腹膜

弓状线以下

图 1 - 78　腹壁两个水平切面（示腹直肌鞘）

（6）**腹股沟管** inguinal canal　为男性精索或女性子宫圆韧带所通过的一条裂隙，位于腹前外侧壁下部，由外上斜向内下方，在腹股沟韧带内侧半的上方，长约 4.5cm。管的内口称**腹股沟管深环（腹环）**，在腹股沟韧带中点上方约 1.5cm 处，为腹横筋膜随精索或子宫圆韧带向外的突口。管的外口即**腹股沟管浅环**（图 1 - 76、77）。

腹股沟管有四个壁：前壁是腹外斜肌腱膜和部分腹内斜肌，后壁是腹横筋膜和腹股沟镰，上壁是腹内斜肌和腹横肌的弓状下缘，下壁是腹股沟韧带。在病理状态下，小肠等腹腔内容物若经腹股沟管深环进入腹股沟管，还可经浅环突出，男性可下降到阴囊，形成腹股沟斜疝。如不经过深环而经腹股沟管后壁直接向浅环突出，则为腹股沟直疝。

（二）头颈肌

头颈肌包括头肌和颈肌。

1. 头肌 muscles of head（图 1 - 79、80）　可分为面肌和咀嚼肌。

（1）**面肌** facial muscles　又称**表情肌**，为扁薄的皮肌，位置表浅，大多起自颅骨的不同部位，止于面部皮肤，并主要在口裂、眼裂和鼻孔的周围，可分为环形肌和辐射肌两种，可开大或闭合上述孔裂的作用，同时牵动面部皮肤显出喜怒哀乐等各种表情。

1）**颅顶肌** epicranius　由枕额肌 occipitofrontalis 组成，覆盖于颅盖外面。阔而薄，由成对的枕腹和额腹以及中间的帽状腱膜构成。**枕腹**起自枕骨，止于帽状腱膜；收缩时，可向下牵拉腱膜。**额腹**起自帽状腱膜，止于额部皮肤；收缩时，可扬眉、皱额。**帽状腱膜**很坚韧，以纤维束垂直穿经浅筋膜与浅层的皮肤相连，三者紧密结合构成头皮。帽状腱膜与深部的骨膜则隔以腱膜下疏松结缔组织，故头皮可在颅骨表面滑动。头皮外伤时，常在腱膜深面形成血肿或撕脱。

2）**孔裂周围肌**　肌纤维呈环形排列的可关闭孔裂，呈放射状排列的则可开大孔裂。

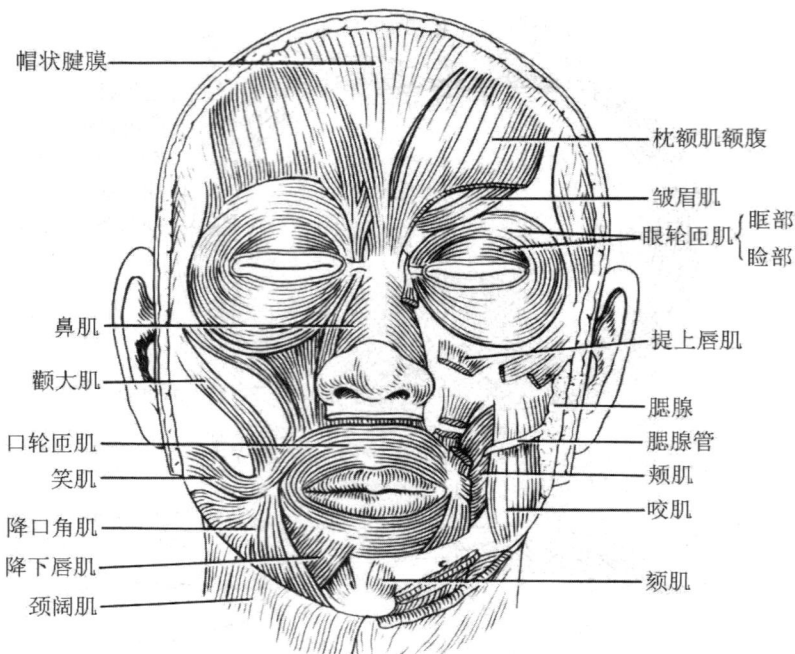

图 1-79 头肌（前面）

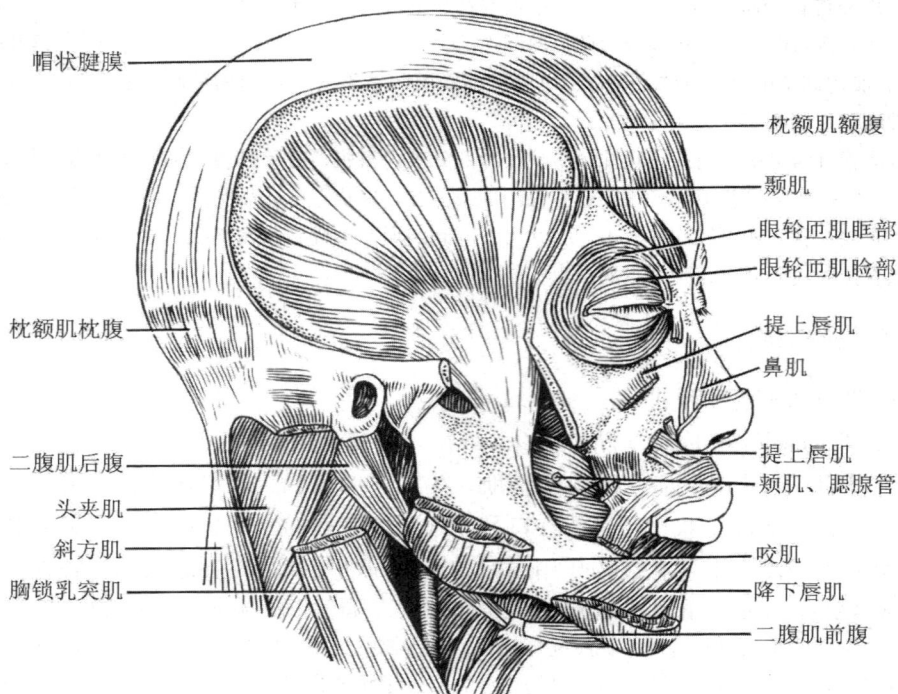

帽状腱膜
枕额肌额腹
皱眉肌
眼轮匝肌 { 眶部 睑部
鼻肌
颧大肌
提上唇肌
口轮匝肌
腮腺
笑肌
腮腺管
降口角肌
颊肌
降下唇肌
咬肌
颈阔肌
颏肌

图 1-80 头肌（右侧面）

帽状腱膜
枕额肌额腹
颞肌
眼轮匝肌眶部
眼轮匝肌睑部
枕额肌枕腹
提上唇肌
鼻肌
二腹肌后腹
提上唇肌
头夹肌
颊肌、腮腺管
斜方肌
咬肌
胸锁乳突肌
降下唇肌
二腹肌前腹

①**眼轮匝肌** orbicularis oculi：肌纤维环绕于眶和眼裂周围，呈扁椭圆形。作用：使

眼裂闭合。

②**口轮匝肌** orbicularis oris：肌纤维环绕口裂。作用：使口裂闭合。

③**颊肌** buccinator：位于口角两侧面颊深部，紧贴于口腔侧壁的黏膜外面（属辐射肌）。作用：收缩时可使唇、颊紧贴牙齿，帮助咀嚼和吸吮。

其他辐射肌很多，分别排列于唇的上、下方，收缩时可提上唇、降下唇，并可牵拉口角向上、向下或向外。

（2）**咀嚼肌** masticatory muscles　这些肌的作用均与咀嚼动作有关，即运动颞下颌关节，主要有咬肌和颞肌。

1）**咬肌** masseter　呈长方形，起自颧弓，向后下止于下颌角外面。作用：上提下颌骨。

2）**颞肌** temporalis　呈扇形，起自颞窝骨面，肌束向下会聚，通过颧弓的内侧，止于下颌骨冠突。作用：上提下颌骨。

2. **颈肌** muscles of neck（图1-81、82）　按其位置可分为颈浅肌群、颈中肌群和颈深肌群。

（1）**颈浅肌群**　主要有胸锁乳突肌。

胸锁乳突肌 sternocleidomastoid 斜列于颈部两侧，为颈部一对强有力的肌肉，起自胸骨柄前面和锁骨的胸骨端，肌束斜向后上方，止于颞骨的乳突。作用：两侧收缩，使头向后仰；单侧收缩，使头屈向同侧，面转向对侧。单侧胸锁乳突肌可因胎儿产伤等原因造成肌挛缩，导致小儿斜颈。

（2）**颈中肌群**　包括舌骨上肌和舌骨下肌。

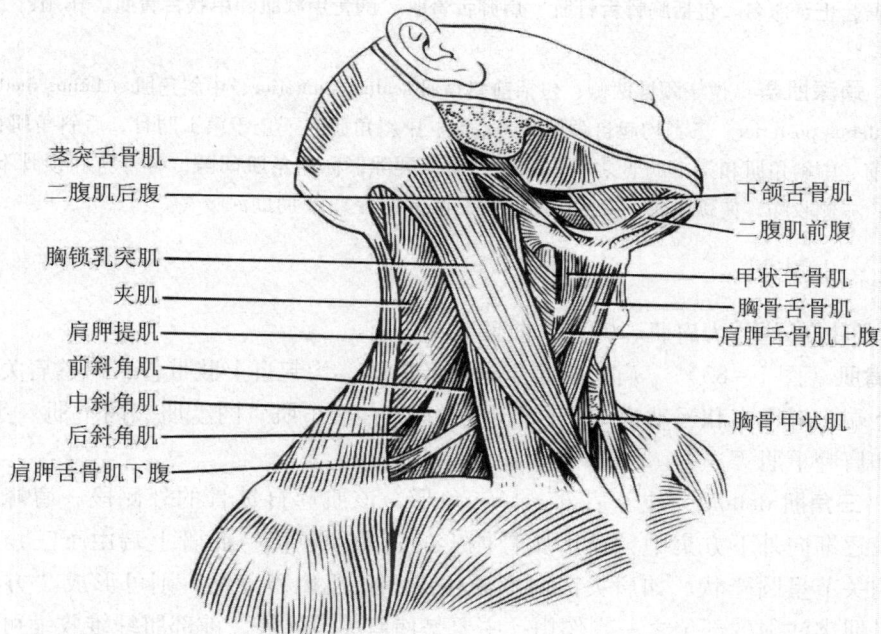

图1-81　颈肌（右侧面）

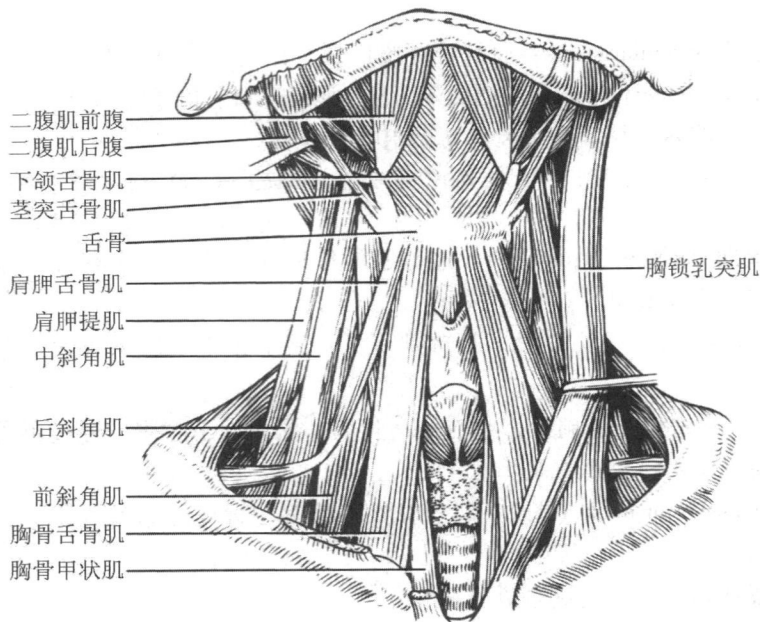

图 1 - 82　颈肌（前面）

1）**舌骨上肌**　位于舌骨与下颌骨和颅底之间，是一群小肌，共 4 对。除二腹肌外，都以起止点命名。包括**二腹肌、茎突舌骨肌、下颌舌骨肌**和**颏舌骨肌**。作用：上提舌骨。

2）**舌骨下肌**　位于颈前部，在舌骨与胸骨之间，居喉、气管和甲状腺的前方，分浅、深两层排列，均依据起止点命名。包括**胸骨舌骨肌、肩胛舌骨肌、胸骨甲状肌**和**甲状舌骨肌**。作用：下降舌骨和喉。

（3）**颈深肌群**　位于颈椎两侧，包括**前斜角肌** scalenus anterior、**中斜角肌** scalenus medius 和**后斜角肌** scalenus posterior。三者均起自颈椎横突，前、中斜角肌向下止于第 1 肋骨，后斜角肌止于第 2 肋骨。在前、中斜角肌和第 1 肋骨之间，形成三角形裂隙，称**斜角肌间隙**，有臂丛和锁骨下动脉通过。作用：一侧收缩，使颈侧屈；两侧同时收缩，可上提第 1、2 肋助深吸气。

（三）上肢肌

上肢肌按部位分为肩肌、臂肌、前臂肌和手肌。

1. **肩肌**（图 1 - 83）　肩肌配布于肩关节周围，均起自上肢带骨，跨越肩关节，止于肱骨上端，有稳定和运动肩关节的作用。主要有三角肌、冈上肌、冈下肌、小圆肌、大圆肌和肩胛下肌等。

（1）**三角肌** deltoid　位于肩部，呈三角形。该肌起自锁骨的外侧段、肩峰和肩胛冈，肌束逐渐向外下方集中，止于肱骨体上的三角肌粗隆。肱骨上端由于三角肌的覆盖，使肩关节呈圆隆状。如肩关节向下脱位或三角肌瘫痪萎缩，则可形成"方形肩"。三角肌是肌肉注射的部位之一。作用：主要是使肩关节外展，前部肌纤维收缩可使肩关节前屈并略旋内，后部肌纤维收缩可使肩关节后伸并略旋外。

（2）**冈上肌** supraspinatus　位于斜方肌的深面。该肌起自冈上窝，肌束向外，经肩峰深面，跨过

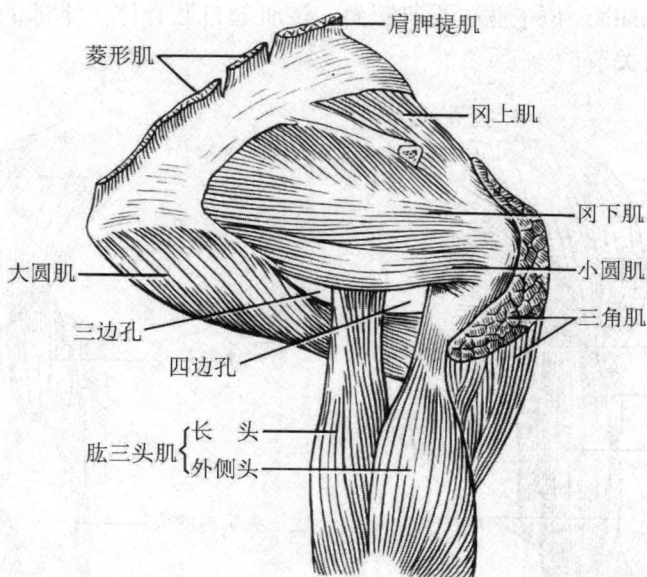

图 1-83 肩肌（后面）

肩关节之上，止于肱骨大结节上部。作用：使肩关节外展。

（3）**冈下肌** infraspinatus 大部分被斜方肌与三角肌遮盖。该肌起自冈下窝的骨面，肌束向外跨过肩关节后方，止于肱骨大结节中部。作用：使肩关节旋外。

（4）**小圆肌** teres minor 位于冈下肌的下方。该肌起自肩胛骨外侧缘后面，肌束向外上，跨过肩关节后方，止于肱骨大结节下部。作用：使肩关节旋外。

（5）**大圆肌** teres major 位于小圆肌的下方。该肌起自肩胛骨外侧缘和下角，肌束向上外，绕至肱骨之前，止于肱骨小结节嵴。作用：使肩关节后伸、内收和旋内。

（6）**肩胛下肌** subscapularis 位于肩胛骨前面（图 1-74）。起自肩胛下窝，肌束向上外，经肩关节的前方，止于肱骨小结节。作用：使肩关节内收和旋内。

肩胛下肌、冈上肌、冈下肌和小圆肌的肌腱连成腱板，围绕肩关节的上、后和前方，并与肩关节囊愈着，对肩关节起稳定作用，称**肌腱袖（肩袖）**。肩关节脱位或扭伤时，常导致肌腱袖破裂。

2. **臂肌** 位于肱骨周围，可分为前群和后群。前群为屈肌，后群为伸肌（图 1-84、85、86）。

（1）**前群** 位于肱骨前方，有浅层的肱二头肌、上方的喙肱肌和下方深层的肱肌。

1）**肱二头肌** biceps brachii 位于臂的前面浅层。该肌起端有长、短两头，长头以长腱起自肩胛骨关节盂的上方，穿经肩关节囊，沿结节间沟下降；短头在内侧，起自肩胛骨喙突。两头在臂中部合成一肌腹，向下延续为肌腱，经肘关节前方，止于桡骨粗隆。另从腱上分出腱膜，向内下越过肘窝，移行于前臂筋膜。此肌肌腹的内、外侧各有一沟，分别称**肱二头肌内侧沟**和**肱二头肌外侧沟**。内侧沟内通过重要的血管和神经。作用：主要为屈肘关节，长头协助屈肩关节，并使已旋前的前臂作旋后动作。

2）**喙肱肌** coracobrachialis 位于肱二头肌短头内后侧。该肌起自肩胛骨喙突，止于肱骨中部内侧。作用：屈和内收肩关节。

3）**肱肌** brachialis　位于肱二头肌深面。该肌起自肱骨体下半部的前面，止于尺骨粗隆。作用：屈肘关节。

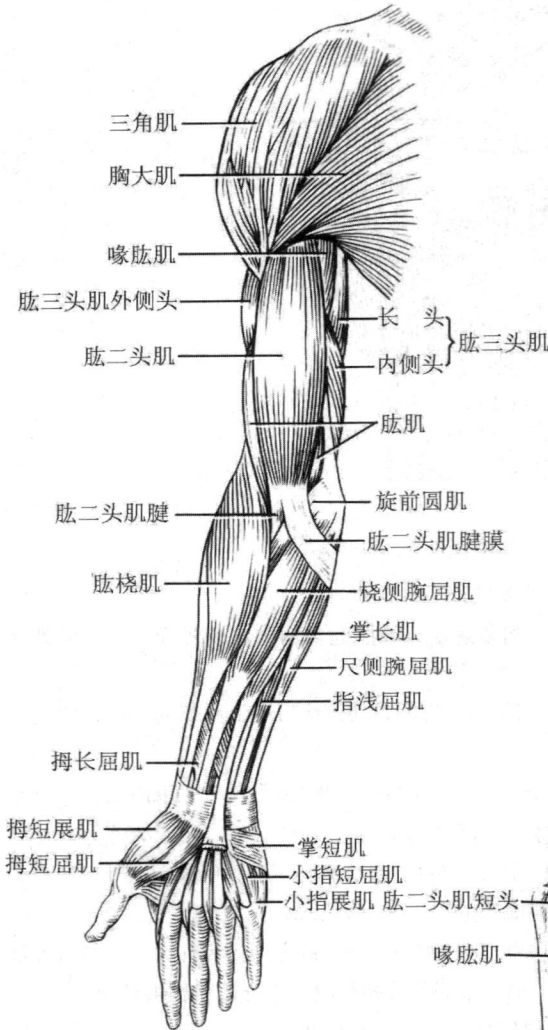

三角肌
胸大肌
喙肱肌
肱三头肌外侧头
肱二头肌
长　头
内侧头｝肱三头肌
肱肌
肱二头肌腱
旋前圆肌
肱二头肌腱膜
肱桡肌
桡侧腕屈肌
掌长肌
尺侧腕屈肌
指浅屈肌
拇长屈肌
拇短展肌
掌短肌
拇短屈肌
小指短屈肌
小指展肌

图 1-84　上肢浅层肌（前面）

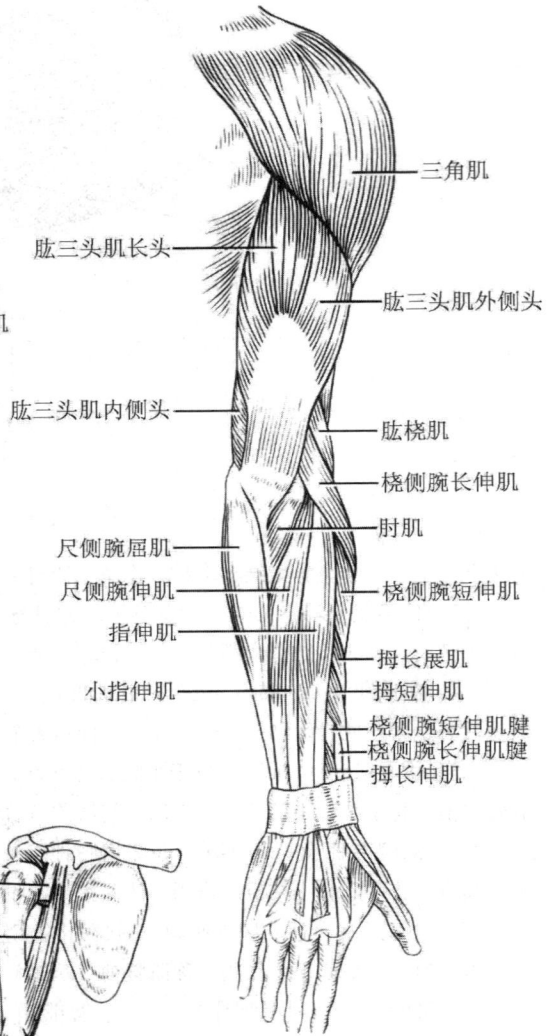

三角肌
肱三头肌长头
肱三头肌外侧头
肱三头肌内侧头
肱桡肌
桡侧腕长伸肌
肘肌
尺侧腕屈肌
尺侧腕伸肌
桡侧腕短伸肌
指伸肌
拇长展肌
拇短伸肌
小指伸肌
桡侧腕短伸肌腱
桡侧腕长伸肌腱
拇长伸肌

图 1-86　上肢浅层肌（后面）

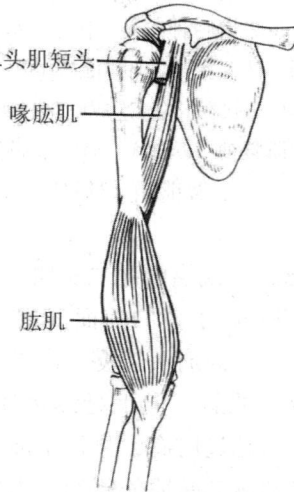

肱二头肌短头
喙肱肌

肱肌

图 1-85　喙肱肌和肱肌

（2）**后群** 位于肱骨后方，为肱三头肌。

肱三头肌 triceps brachii 位于臂的后面。该肌起端有 3 个头，长头起自肩胛骨关节盂的下方，外侧头起自肱骨后面桡神经沟的外上方，内侧头起自桡神经沟的内下方，三头合为一个肌腹，以扁腱止于尺骨鹰嘴。作用：主要是伸肘关节，长头还可后伸肩关节。

3. **前臂肌** 位于尺、桡骨周围，分为前、后两群，每群又分为浅、深两层，共 20 块肌。各层肌的肌腹大部分在前臂的上半部，向下形成细长的肌腱，主要作用于肘关节、腕关节和手关节。

（1）**前群**（图 1－84、87） 位于前臂的前面，共 9 块。主要为屈腕、屈指和使前臂旋前的肌，又称屈肌群，分浅、深两层。

1）浅层 有 6 块肌，自桡侧向尺侧依次为肱桡肌、旋前圆肌、桡侧腕屈肌、掌长肌、指浅屈肌和尺侧腕屈肌。

①**肱桡肌** brachioradialis：起自肱骨外上髁上方，止于桡骨茎突。作用：屈肘关节。

②**旋前圆肌** pronator teres：起自肱骨内上髁，止于桡骨体中部外侧。作用：使前臂旋前并屈肘。

③**桡侧腕屈肌** flexor carpi radialis：起自肱骨内上髁，止于第 2 掌骨底前面。作用：屈腕及外展桡腕关节。

④**掌长肌** palmaris longus：起自肱骨内上髁，向下以长腱止于掌腱膜。作用：屈腕关节，紧张掌腱膜。

⑤**尺侧腕屈肌** flexor carpi ulnaris：起自肱骨内上髁，止于豌豆骨。作用：屈腕和内收桡腕关节。

⑥**指浅屈肌** flexor digitorum superficialis：位于上述肌的深面。该肌起自肱骨内上髁及桡骨上半部前面，肌纤维向下移行为 4 条肌腱，经屈肌支持带深面（即腕管）入手掌，至手指后每腱分为两束，分别止于第 2～5 指中节指骨底两侧。作用：屈腕关节、掌指关节及第 2～5 指近侧指骨间关节。

2）深层 有 3 块肌，桡侧有拇长屈肌，尺侧有指深屈肌，桡、尺骨远段的前面有旋前方肌。

①**拇长屈肌** flexor pollicis longus：起自桡骨近侧端前面，以长腱经腕管止于拇指远节指骨底。作用：屈拇指指骨间关节和掌指关节。

②**指深屈肌** flexor digitorum profundus：起自尺骨近侧端前面及骨间膜上部，肌腹向下移行为 4 个肌腱，经腕管入手掌，各腱穿经指浅屈肌腱两脚之间，止于第 2～5 指远节指骨底前面。作用：屈第 2～5 指指骨间关节、掌指关节和腕关节。

③**旋前方肌** pronator quadratus：紧贴桡、尺骨远端前面，起自尺骨，止于桡骨。作用：使前臂旋前。

（2）**后群**（图 1－86、88） 位于前臂的后面，共 11 块肌。主要为伸腕、伸指和旋后的肌，又称伸肌群，也分浅、深两层。

1）浅层 有 6 块肌，由桡侧向尺侧依次为桡侧腕长伸肌、桡侧腕短伸肌、指伸肌、小指伸肌、尺侧腕伸肌，以及在肘后部的肘肌。

①**桡侧腕长伸肌** extensor carpi radialis longus：起自肱骨外上髁，止于第 2 掌骨底。作用：伸、展腕关节。

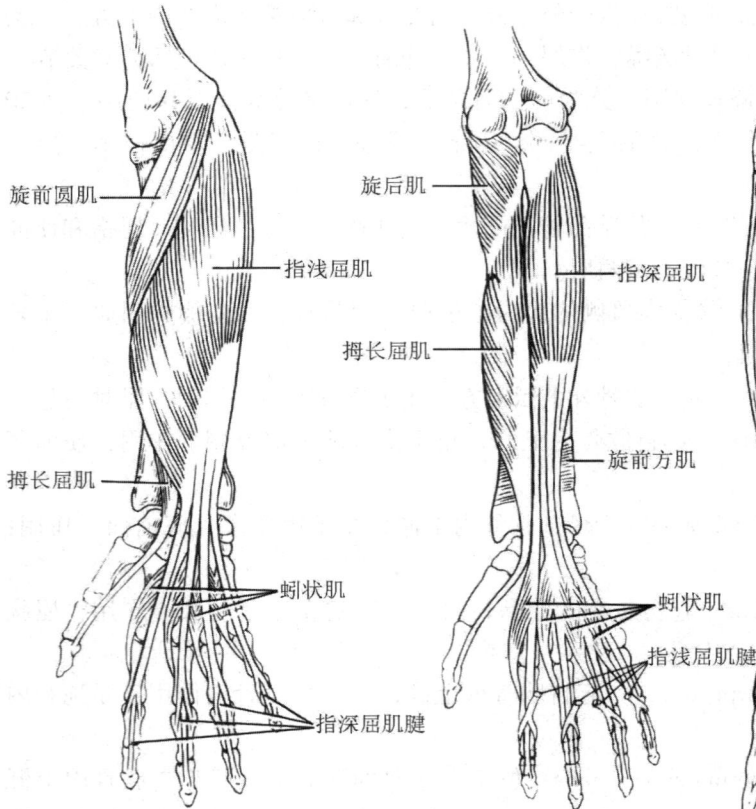

图 1-87　前臂前群深层肌　　　　　图 1-88　前臂后群深层肌

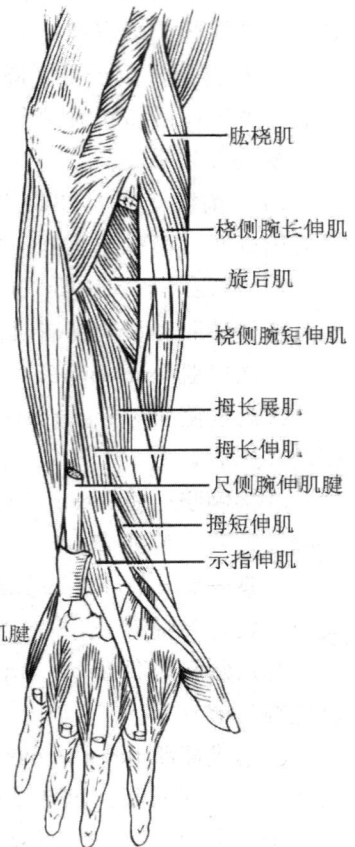

②**桡侧腕短伸肌** extensor carpi radialis brevis：起自肱骨外上髁，止于第 3 掌骨底。作用：伸、展腕关节。

③**指伸肌** extensor digitorum：起自肱骨外上髁，肌纤维向下分为 4 个腱，经伸肌支持带深面，分别止于第 2~5 指中节和远节指骨底。作用：伸第 2~5 指和伸腕关节。

④**小指伸肌** extensor digiti minimi：起自肱骨外上髁，止于小指中节和远节指骨底。作用：伸小指。

⑤**尺侧腕伸肌** extensor carpi ulnaris：起自肱骨外上髁，止于第 5 掌骨底。作用：伸腕和收腕关节。

⑥**肘肌** anconeus：呈三角形，起自肱骨外上髁，止于尺骨上 1/3。作用：伸肘关节。

2）深层　有 5 块肌，由近侧向远侧依次为旋后肌、拇长展肌、拇短伸肌、拇长伸肌和示指伸肌。

①**旋后肌** supinator：起自肱骨外上髁和尺骨上端，止于桡骨上端。作用：使前臂旋

后。

②**拇长展肌** abductor pollicis longus：起自桡骨和尺骨上部，止于第 1 掌骨底。作用：外展拇指。

③**拇短伸肌** extensor pollicis brevis：起自桡骨后面，止于拇指近节指骨底。作用：伸拇指。

④**拇长伸肌** extensor pollicis longus：起自尺骨后面，止于拇指远节指骨底。作用：伸拇指。

⑤**示指伸肌** extensor indicis：起自尺骨后面，止于示指指背腱膜。作用：伸示指。

4. **手肌**（图 1 - 89、90）　手指活动有许多肌参与，除有从前臂来的长腱外，还有许多短小的手肌，这些肌都在手掌面，可分为外侧群、中间群和内侧群。

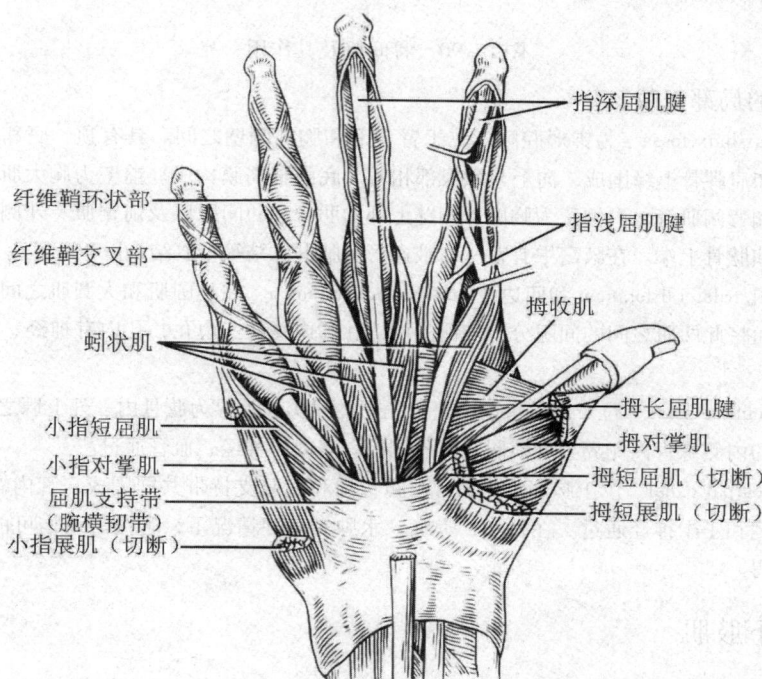

纤维鞘环状部
纤维鞘交叉部
蚓状肌
小指短屈肌
小指对掌肌
屈肌支持带
（腕横韧带）
小指展肌（切断）

指深屈肌腱
指浅屈肌腱
拇收肌
拇长屈肌腱
拇对掌肌
拇短屈肌（切断）
拇短展肌（切断）

图 1 - 89　手肌前面

（1）**外侧群**　在拇指侧构成一隆起，称**鱼际**（大鱼际），有 4 块肌，分浅、深两层。浅层外侧为**拇短展肌**，内侧为**拇短屈肌**；深层依次为**拇对掌肌**和**拇收肌**。其作用分别使拇指外展、前屈、对掌和内收。拇指功能十分重要，尤其是拇对掌肌是人类所独有的一块进化肌。

（2）**内侧群**　在小指侧构成较小的隆起，称**小鱼际**，有 3 块肌，分浅、深两层。浅层内侧为**小指展肌**，外侧为**小指短屈肌**；深层为**小指对掌肌**。其作用分别为使小指外展、前屈和对掌。

（3）**中间群**　位于大、小鱼际之间，共 11 块，分浅、深两层。浅层有 4 块**蚓状肌**；深层位于掌骨之间，包括 3 块**骨间掌侧肌**和 4 块**骨间背侧肌**。蚓状肌可屈第 2 ~ 5 掌指关节，伸手指指骨间关节。骨间掌侧肌可使第 2、4、5 指内收（向中指靠拢）。骨间背侧肌可使第 2、4 指外展（离开中指）和第 3 指左右倾斜。如果骨间掌侧肌群瘫痪，则手指夹纸无力。

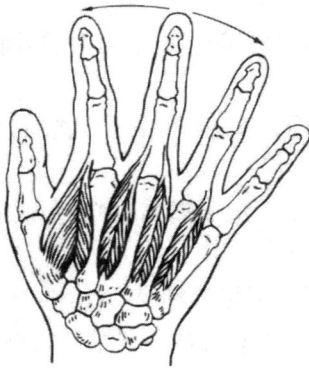

骨间背侧肌作用示意图　　　　　　　　骨间掌侧肌作用示意图

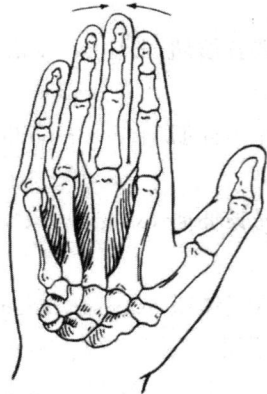

图 1 - 90　骨间肌及其作用

5. 上肢的局部记载

（1）**腋窝** axillary fossa　为锥形腔隙，位于臂上部和胸外侧壁之间。具有顶、底和 4 个壁。顶由第 1 肋、锁骨和肩胛骨上缘围成，向上与颈根部相通。底由腋筋膜构成。前壁为胸大肌和胸小肌。后壁为肩胛下肌和背阔肌等。内侧壁为胸廓外侧壁上部的肋骨和肋间肌以及前锯肌。外侧壁为肱二头肌短头、喙肱肌和肱骨上端。在腋窝中有臂丛、腋血管、腋淋巴结等重要结构。

（2）**三边孔** trilateral foramen 和**四边孔** quadrilateral foramen　在小圆肌和大圆肌之间，由于肱三头肌长头穿过，而将此两肌之间的间隙分为外侧的四边孔和内侧的三边孔，孔内有神经、血管通过（图 1 - 83）。

（3）**肘窝** cubital fossa　位于肘关节前方呈三角形的浅窝。上界为肱骨内、外上髁之间的连线；外侧界为肱桡肌的内侧缘；内侧界为旋前圆肌的外侧缘。窝内有神经、血管通过。

（4）**腕管** carpal canal　位于腕部掌侧面，由腕骨沟和屈肌支持带共同围成。管内有拇长屈肌腱、指浅、深屈肌腱和正中神经通过。在外伤、炎症、水肿等病理情况下，管内的结构可能受压和损伤，造成手功能障碍。

（四）下肢肌

下肢肌按部位分为髋肌、大腿肌、小腿肌和足肌。下肢肌比上肢肌粗壮强大，这与维持人体直立姿势、支持体重和行走有关。

1. **髋肌**　主要起自骨盆的内面或外面，跨过髋关节，止于股骨，能运动髋关节。按其所在部位和作用，分为前、后两群。

（1）**前群**（图 1 - 91）　有髂腰肌和阔筋膜张肌。

1）**髂腰肌** iliopsoas　由**腰大肌** psoas major 和**髂肌** iliacus 组成。腰大肌起自腰椎体侧面和横突，髂肌起自髂窝；两肌向下互相结合，经腹股沟韧带深面和髋关节的前内侧，止于股骨小转子。腰大肌被髂腰筋膜鞘包裹，当患腰椎结核时，有时脓液可沿此鞘流入髂窝或大腿根部。作用：使髋关节前屈和旋外；下肢固定时，可使躯干和骨盆前屈。

2）**阔筋膜张肌** tensor fasciae latae　位于大腿的前外侧，起自髂前上棘，肌腹被阔筋膜（大腿深筋膜）包裹，向下移行为髂胫束，止于胫骨外侧髁。临床医生常选用此肌作肌瓣移植，修复软组织缺损。作用：可屈髋关节并紧张阔筋膜。

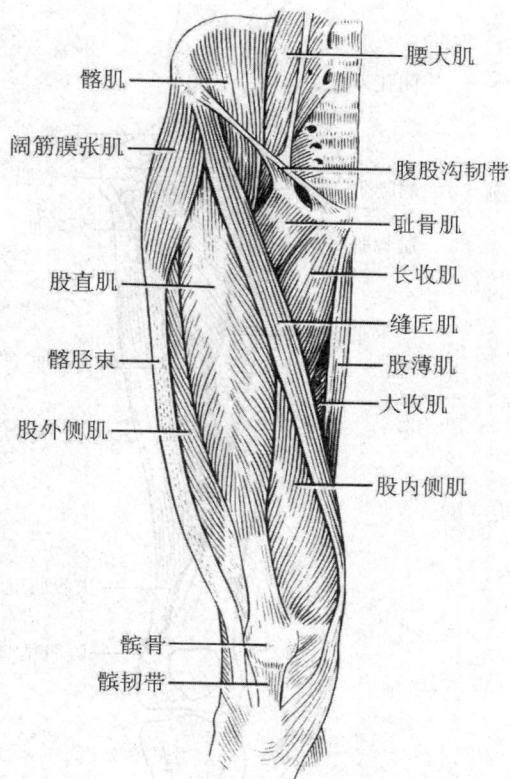

图 1-91　髋肌和大腿肌前群（浅层）　　图 1-92　髋肌和大腿肌后群（浅层）

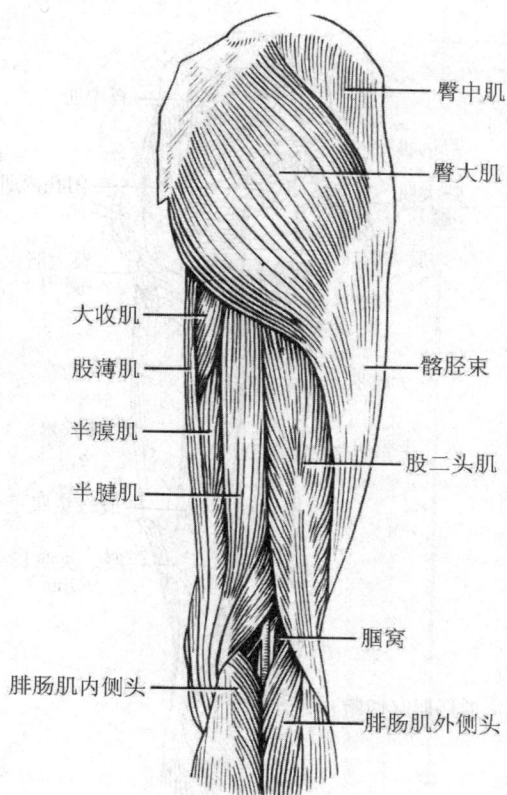

（2）**后群**（图 1-92、93）　又称臀肌，包括臀大肌、臀中肌、臀小肌和梨状肌等。

1）**臀大肌** gluteus maximus　位于臀部皮下，人类由于直立姿势的影响，故大而肥厚，形成特有的臀部膨隆。该肌起自髂骨外面和骶、尾骨的后面，肌束斜向下外，止于股骨的臀肌粗隆和髂胫束。臀大肌肌束肥厚，其外上 1/4 部深面无重要血管和神经，故为肌肉注射的常用部位。作用：伸髋关节，还可使髋关节旋外。下肢固定时，能伸直躯干，防止躯干前倾，是维持人体直立的重要肌肉。

2）**臀中肌** gluteus medius 和**臀小肌** gluteus minimus　两肌均起自髂骨外面，臀中肌掩盖臀小肌。两肌向下止于股骨大转子。作用：两肌均可使髋关节外展。

3）**梨状肌** piriformis　起自骶骨前面，向外经坐骨大孔，止于股骨大转子。在坐骨大孔处，梨状肌上、下缘的间隙，分别称**梨状肌上孔**和**梨状肌下孔**，均有血管和神经通过。作用：使髋关节外展和外旋。

2. **大腿肌**　位于股骨周围，可分为前群、后群和内侧群。

（1）**前群**（图 1-91）　位于股骨的周围，有缝匠肌和股四头肌。

1）**缝匠肌** sartorius　是全身最长的肌，呈扁带状。该肌起自髂前上棘，经大腿前

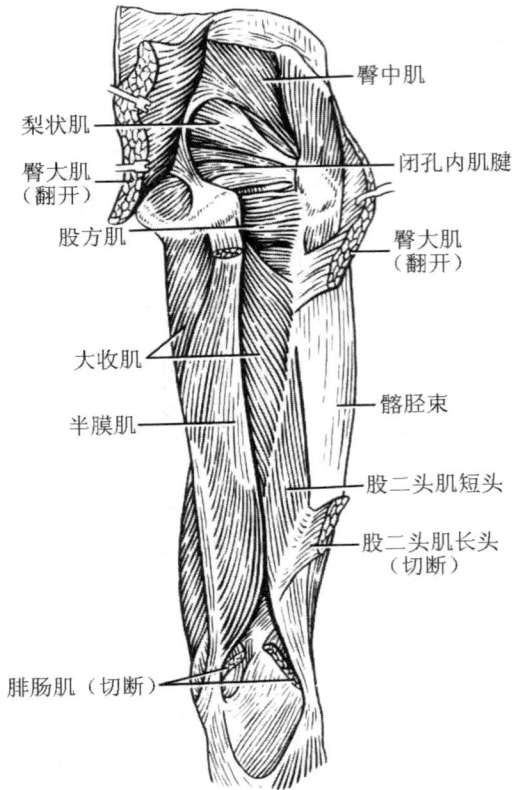

图 1-93　髋肌和大腿肌后群（深层）　　　图 1-94　　大腿肌内侧群（深层）

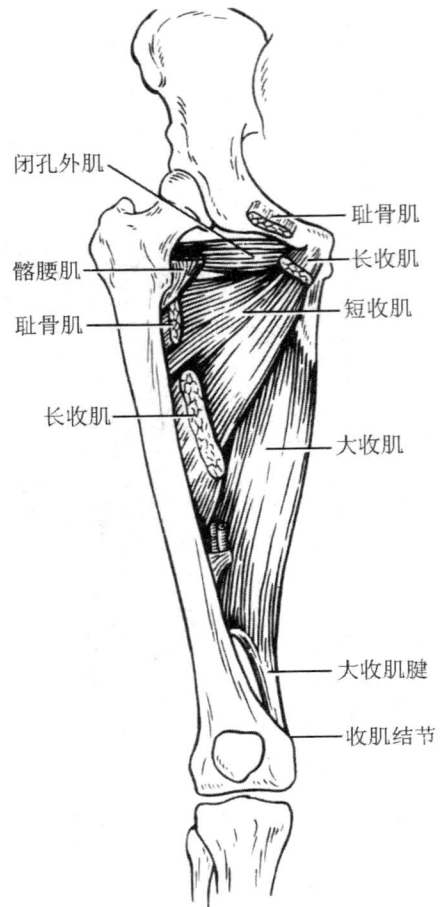

面，转向内下侧，止于胫骨上端的内侧面。作用：屈髋关节和膝关节，并使小腿旋内。

2）**股四头肌** quadriceps femoris　是全身中体积最大的肌。该肌起始端有 4 个头，即**股直肌**、**股内侧肌**、**股外侧肌**和**股中间肌**。其中股直肌位于大腿前面，起自髂前下棘；股内、外侧肌分别位于股直肌的内、外侧，起自股骨粗线的内、外侧唇；股中间肌位于股直肌的深面，在股内、外侧肌之间，起自股骨体前面。4 个头向下形成一个肌腱，包绕髌骨的前面和两侧缘，并向下延续为**髌韧带**，止于胫骨粗隆。作用：伸膝关节，其中股直肌还可屈髋关节。当小腿屈曲，叩击髌韧带时，可引出膝反射（伸小腿动作）。

（2）**内侧群**（图 1-91~94）　主要作用为内收髋关节，故又称内收肌群，有 5 块肌。在浅层，自外侧向内侧依次为**耻骨肌**、**长收肌**和股薄肌；中层有位于长收肌深面的**短收肌**；深层有**大收肌**。上述肌均起自闭孔周围的骨面和坐骨结节的前面，除股薄肌止于胫骨上端的内侧面外，其他各肌都止于股骨粗线。大收肌还有一腱止于股骨内上髁上方，此腱与股骨之间构成**收肌腱裂孔**，有股血管通过。

（3）**后群**（图 1-92、93）　位于大腿后面，有股二头肌、半腱肌和半膜肌。

1）**股二头肌** biceps femoris　位于大腿后面外侧，有长、短两头，长头起自坐骨结节，短头起自股骨粗线，两头合并，止于腓骨头。

2）**半腱肌** semitendinosus　位于股二头肌的内侧，下部肌腱圆细而长，几乎占肌的一半，故名。该肌起自坐骨结节，止于胫骨上端的内侧。

3）**半膜肌** semimembranosus　位于半腱肌的深面，上部是扁薄的腱膜，几乎占肌的一半，故名。该肌起自坐骨结节，止于胫骨内侧髁的后面。

大腿后群肌的作用：3 块肌均可屈膝关节、伸髋关节。股二头肌还可使小腿旋外，半腱肌和半膜肌还可使小腿旋内。

3. **小腿肌**　分为前群、外侧群和后群。

（1）**前群**（图 1-95）　位于小腿骨前方，自胫侧向腓侧依次为胫骨前肌、踇长伸肌和趾长伸肌。

1）**胫骨前肌** tibialis anterior　起自胫骨体和小腿骨间膜，止于内侧楔骨和第 1 跖骨底。作用：使足背屈和足内翻。

2）**踇长伸肌** extensor hallucis longus　位于胫骨前肌与趾长伸肌之间，起自腓骨体和小腿骨间膜，止于踇趾远节趾骨底。作用：伸踇趾，亦可使足背屈。

3）**趾长伸肌** extensor digitorum longus　位于胫骨前肌和踇长伸肌的外侧，起自腓骨，向下分为 4 个腱，分别止于第 2~5 趾的中节、远节趾骨底。作用：伸第 2~5 趾，并可使足背屈。

（2）**外侧群**（图 1-95）　有腓骨长肌和腓骨短肌，均位于腓骨的外侧。

1）**腓骨长肌** peroneus longus　起自腓骨外侧面，肌腱经外踝后方，斜向前内越过足底，止于内侧楔骨和第 1 跖骨底。

2）**腓骨短肌** peroneus brevis　起自腓骨外侧面，位于腓骨长肌的深面，肌腱经外踝后方，止于第 5 跖骨粗隆。

小腿外侧群肌的作用：使足外翻并跖屈。

（3）**后群**（图 1-96）　位于小腿骨后方，可分为浅、深两层。

1）**浅层**　为**小腿三头肌** triceps surae，该肌强大，由腓肠肌和比目鱼肌构成。**腓肠肌** gastrocnemius 位于小腿骨后方的浅层，有内、外侧 2 个头，分别起自股骨内、外侧髁的后面。**比目鱼肌** soleus 位于腓肠肌的深面，起自胫、腓骨上端的后面。3 个头会合组成小腿三头肌，向下移行为一个粗大的**跟腱** tendo calcaneus，止于跟骨结节。作用：屈膝关节和屈距小腿关节。在站立时，能固定膝关节和距小腿关节，防止身体向前倾斜，故对维持人体直立姿势也有重要作用。

2）**深层**　位于小腿三头肌的深层，主要有 3 块肌。自胫侧向腓侧依次为趾长屈肌、胫骨后肌和踇长屈肌。

①**趾长屈肌** flexor digitorum longus：位于胫侧，起自胫骨体后面，肌腱经内踝后方至足底，在足底分为 4 条肌腱，止于第 2~5 趾的远节趾骨底。作用：屈第 2~5 趾，并使足跖屈。

②**踇长屈肌** flexor hallucis longus：位于腓侧，起自腓骨和小腿骨间膜的后面，肌腱经内踝后方至足底，与趾长屈肌腱交叉后，止于踇趾远节趾骨底。作用：屈踇趾，并使

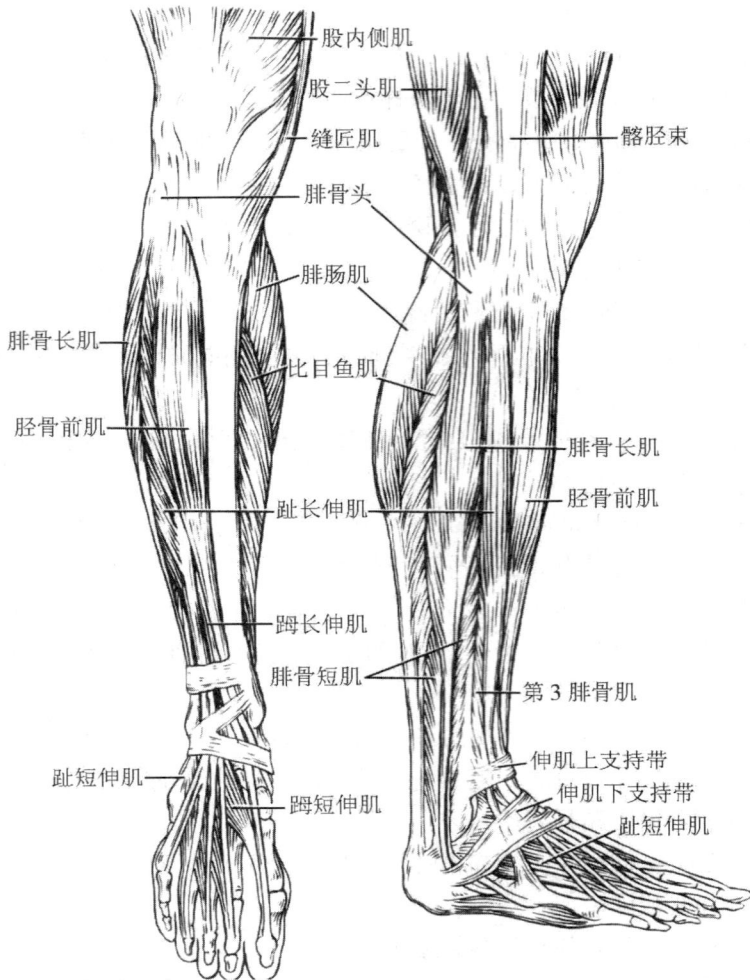

图 1-95　小腿肌前群和外侧群

足跖屈。

　　③**胫骨后肌** tibialis posterior：位于趾长屈肌和跛长屈肌之间，起自胫骨、腓骨和小腿骨间膜的后面，肌腱经内踝后方至足底内侧，止于足舟骨及内侧、中间和外侧楔骨。作用：使足跖屈和足内翻。

　　4. **足肌**（图 1-95、97、98）　可分足背肌和足底肌。足背肌较弱小，为伸跛趾和伸第 2~4 趾的小肌。足底肌的配布情况和作用与手掌肌近似。

　　（1）**足背肌**　位于足背，有 2 块，即内侧的**跛短伸肌**和外侧的**趾短伸肌**。作用为分别伸跛趾和伸第 2~4 趾。

　　（2）**足底肌**　可分为内侧、中间和外侧三群。

　　1）**内侧群**　相当于手的外侧群，因足趾不能对跖，故只有 3 块肌，即浅层内侧的**跛展肌** abductor hallucis 和外侧的**跛短屈肌**，两者深层为**跛收肌**。作用分别为外展跛趾、屈跛趾以及内收跛趾。

　　2）**外侧群**　有 3 块肌，即外侧的**小趾展肌**和内侧的**小趾短屈肌**，其深面有**小趾对跖肌**（不恒定）。作用分别为外展小趾、屈小趾以及小趾对跖。

半腱肌
半膜肌
缝匠肌腱
跖肌
腓肠肌
比目鱼肌
胫骨后肌腱
趾长屈肌

股二头肌

半膜肌
腘肌
比目鱼肌
胫骨后肌
腓肠肌
趾长屈肌
腓骨长肌
腓骨短肌
屈肌支持带
跟腱

股二头肌
跖肌
腓肠肌外侧头
腘肌
腓骨长肌
蹈长屈肌
腓骨短肌
内踝
外踝
胫骨后肌腱
跟腱

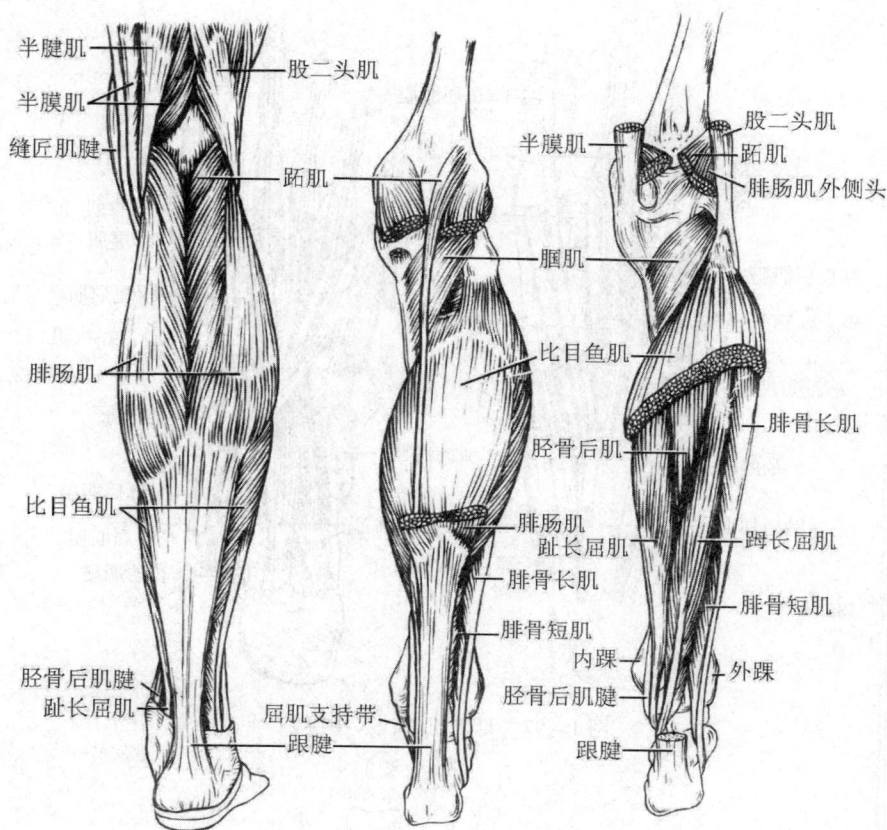

图 1-96　小腿肌后群

3）**中间群**　共13块，分3层。浅层为**趾短屈肌**，其表面有致密坚韧的**足底腱膜**；中层后方有**足底方肌**，前方有4条蚓状肌；深层有3块**骨间足底肌**及4块**骨间背侧肌**。作用为屈、内收和外展足趾。足趾的内收和外展以第2趾为中轴。

5. 下肢的局部记载

（1）**股三角** femoral triangle　在大腿前面的上部，为底朝上、尖朝下的三角形。其上界为腹股沟韧带，内侧界为长收肌的内侧缘，外侧界为缝匠肌的内侧缘。三角内有股神经、股动脉、股静脉和淋巴结等。

（2）**股管** femoral canal　在股静脉的内侧，为腹横筋膜经腹股沟韧带的深面向下突出的盲囊，囊的上口为**股环** femoral ring，与腹腔相通；下端是盲端，伸至隐静脉裂孔（卵圆窝）处。管内充填有疏松结缔组织及淋巴管等。

（3）**腘窝** popliteal fossa　位于膝关节后方，呈菱形。其上外侧界为股二头肌，上内侧界为半腱肌和半膜肌，下外侧界和下内侧界分别为腓肠肌外侧头和内侧头。窝内有腘动脉、腘静脉、胫神经、腓总神经、淋巴结和脂肪等。

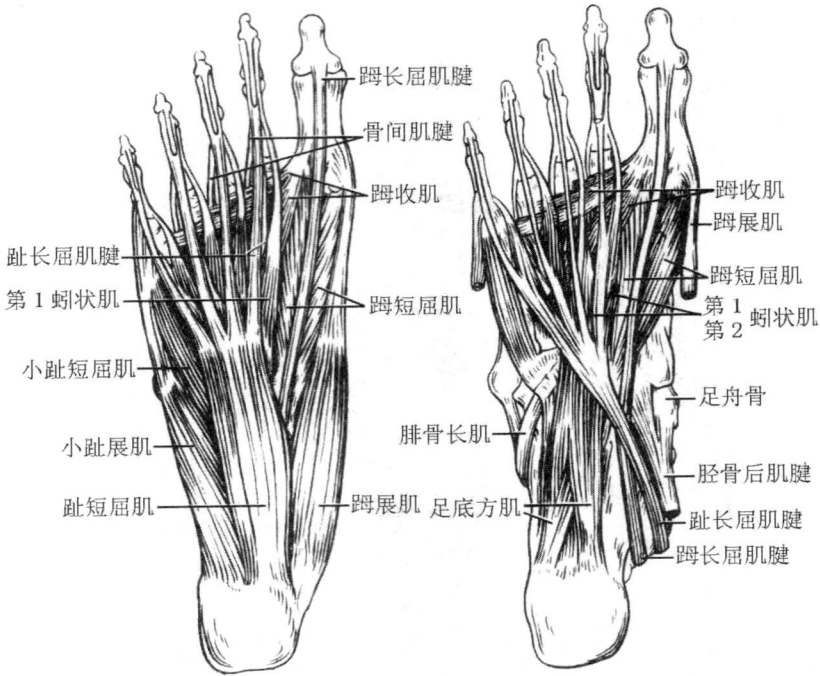

图 1 - 97　足底肌（浅、中层）

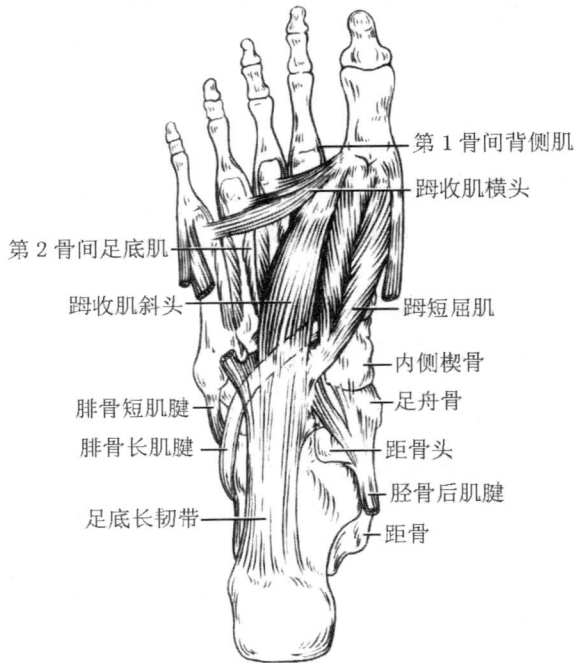

图 1 - 98　足底肌（深层）

［附一］运动四肢关节的主要肌综述

1. 运动肩关节的肌

屈：三角肌前部肌束、胸大肌、肱二头肌长头和喙肱肌。

伸：三角肌后部肌束、背阔肌和大圆肌。

外展：三角肌和冈上肌。

内收：胸大肌、背阔肌、大圆肌和肱三头肌长头。

旋内：肩胛下肌、胸大肌、背阔肌和大圆肌。

旋外：冈下肌和小圆肌。

2. 运动肘关节的肌

屈：肱二头肌、肱肌、肱桡肌和旋前圆肌。

伸：肱三头肌。

3. 运动桡尺近侧、远侧关节的肌

旋前：旋前圆肌和旋前方肌。

旋后：旋后肌和肱二头肌。

4. 运动桡腕关节的肌

屈：桡侧腕屈肌、掌长肌、尺侧腕屈肌、指浅屈肌、指深屈肌和拇长屈肌。

伸：桡侧腕长伸肌、桡侧腕短伸肌、尺侧腕伸肌和所有伸指肌。

内收：尺侧腕屈肌和尺侧腕伸肌同时收缩。

外展：桡侧腕屈肌和桡侧腕长、短伸肌同时收缩。

5. 运动指关节的肌

（1）运动拇指的肌

屈：拇长屈肌、拇短屈肌。

伸：拇长伸肌、拇短伸肌。

内收：拇收肌。

外展：拇长展肌、拇短展肌。

对掌：拇指对掌肌。

（2）运动第 2～5 指的肌

屈：指浅屈肌、指深屈肌、骨间肌、蚓状肌（后两肌屈第 1 节指骨）及小指短屈肌（屈小指）。

伸：指伸肌、骨间肌、蚓状肌（后两肌伸指关节）、示指伸肌（伸示指）及小指伸肌（伸小指）。

内收：骨间掌侧肌。

外展：骨间背侧肌和小指展肌。

6. 运动髋关节的肌

屈：髂腰肌、股直肌、阔筋膜张肌和缝匠肌。

伸：臀大肌、股二头肌、半腱肌和半膜肌。

外展：臀中肌和臀小肌。

内收：耻骨肌、长收肌、短收肌、大收肌和股薄肌。

旋内：臀中肌和臀小肌的前部肌束。

旋外：髂腰肌、臀大肌、臀中肌和臀小肌的后部肌束和梨状肌。

7. 运动膝关节的肌

屈：股薄肌、缝匠肌、股二头肌、半腱肌、半膜肌和腓肠肌。

伸：股四头肌。

旋内：股薄肌、缝匠肌、半腱肌和半膜肌。

旋外：股二头肌。

8. 运动足关节（距小腿关节、跗骨间关节等）的肌

足跖屈（屈）：小腿三头肌、趾长屈肌、胫骨后肌、蹈长屈肌、腓骨长肌和腓骨短肌。

足背屈（伸）：胫骨前肌、蹈长伸肌和趾长伸肌。

足内翻：胫骨前肌、胫骨后肌、蹈长屈肌和趾长屈肌。

足外翻：腓骨长肌和腓骨短肌。

9. 运动趾关节的肌

（1）运动蹈趾的肌

屈：蹈长屈肌和蹈短屈肌。

伸：蹈长伸肌和蹈短伸肌。

（2）运动第 2～5 趾的肌

屈：趾长屈肌和趾短屈肌。

伸：趾长伸肌和趾短伸肌。

［附二］ 全身主要肌简表

（一） 头肌

肌群	名称	起　点	止　点	主要作用	神经支配
面肌（表情肌）	枕额肌	额腹：帽状腱膜	眉部皮肤	提眉、下牵头皮	面神经
		枕腹：枕骨	帽状腱膜	后牵头皮	
	眼轮匝肌	环绕眼裂周围		闭合眼裂	
	口轮匝肌	环绕口裂周围		闭合口裂	
	提上唇肌	上唇上方	口　角	提口角与上唇	
	颧肌				
	降口角肌	下唇下方		降口角与下唇	
	降下唇肌				
	颊肌	面颊深部		使唇、颊紧贴牙齿，助咀嚼和吸吮	
咀嚼肌	咬肌	颧弓	下颌支外面	上提下颌骨（闭口）	三叉神经
	颞肌	颞窝	下颌骨冠突		
	翼内肌	翼突	下颌支内面		
	翼外肌	翼突	下颌颈	双侧收缩拉下颌骨向前；单侧收缩拉下颌骨向对侧	

（二）颈肌

肌群	名称	起点	止点	作用	神经支配
颈浅肌群	颈阔肌	胸大肌、三角肌表面的筋膜	口角	紧张颈部皮肤	面神经
	胸锁乳突肌	胸骨柄、锁骨胸骨端	颞骨乳突	单侧收缩头转向同侧，双侧收缩头向后仰	副神经
舌骨上肌群	二腹肌	前腹：下颌骨体 后腹：乳突	中间腱附于舌骨体	上提舌骨，降下颌骨	前腹：三叉神经 后腹：面神经
	下颌舌骨肌、茎突舌骨肌、颏舌骨肌	与名称一致		上提舌骨	三叉神经、面神经、舌下神经
舌骨下肌群	肩胛舌骨肌、胸骨舌骨肌、胸骨甲状肌、甲状舌骨肌	与名称一致		下降舌骨	颈丛分支、舌下神经
颈深肌群	前、中斜角肌	颈椎横突	第1肋	上提第1肋，助吸气	颈神经前支
	后斜角肌		第2肋	上提第2肋，助吸气	

（三）背肌

肌群	名称	起点	止点	作用	神经支配
浅肌群	斜方肌	上项线、枕外隆凸、项韧带、全部胸椎棘突	锁骨外侧1/3、肩峰、肩胛冈	上提、下降和内收肩胛骨	副神经
	背阔肌	下6个胸椎棘突、全部腰椎棘突、髂嵴	肱骨小结节嵴	肩关节后伸、内收及旋内	胸背神经
	肩胛提肌	上4个颈椎横突	肩胛骨上角	上提肩胛骨	肩胛背神经
	菱形肌	下2个颈椎和上4个胸椎的棘突	肩胛骨内侧缘	上提、内收肩胛骨	
深肌群	竖脊肌	骶骨后面、髂骨后部	椎骨、肋骨和颞骨乳突	伸脊柱、降肋、仰头	脊神经后支

（四）胸肌

肌群	名称	起点	止点	作用	神经支配
胸上肢肌	胸大肌	锁骨内侧半、胸骨、第1~6肋软骨	肱骨大结节嵴	肩关节前屈、内收、旋内	胸内、外侧神经
	胸小肌	第3~5肋	肩胛骨喙突	拉肩胛骨向前下	胸内侧神经
	前锯肌	第1~8肋	肩胛骨内侧缘及下角	拉肩胛骨向前	胸长神经
胸固有肌	肋间外肌	上位肋骨下缘	下位肋骨上缘	提肋助吸气	肋间神经
	肋间内肌	下位肋骨上缘	上位肋骨下缘	降肋助呼气	
膈	胸骨部 肋部 腰部	剑突后面、下6对肋内面、第2~3腰椎体前面	中心腱	收缩时助吸气，舒张时助呼气，增加腹压	膈神经

（五）腹肌

肌群	名称	起点	止点	作用	神经支配
前外侧群	腹直肌	耻骨嵴	胸骨剑突、第5~7肋软骨前面	脊柱前屈、增加腹压	第5~11对肋间神经、肋下神经、髂腹下神经、髂腹股沟神经
	腹外斜肌	下8肋外面	腹白线、髂嵴、腹股沟韧带	增加腹压、脊柱前屈、旋转躯干	
	腹内斜肌	胸腰筋膜、髂嵴、腹股沟韧带外侧2/3	腹白线		
	腹横肌	下6肋内面、胸腰筋膜、髂嵴、腹股沟韧带外侧1/3	腹白线		
后群	腰方肌	髂嵴	第12肋	降第12肋、脊柱腰部侧屈	腰神经前支

（六）上肢肌

1. 肩肌

肌群	名称	起点	止点	作用	神经支配
浅层	三角肌	锁骨外侧1/3、肩峰、肩胛冈	肱骨三角肌粗隆	肩关节外展、前屈或后伸	腋神经
深层	冈上肌	肩胛骨冈上窝	肱骨大结节上部	肩关节外展	肩胛上神经
	冈下肌	肩胛骨冈下窝	肱骨大结节中部	肩关节外旋	
	小圆肌	肩胛骨外侧缘后面	肱骨大结节下部		腋神经
	大圆肌	肩胛骨外侧缘和下角后面	肱骨小结节嵴	肩关节后伸、内收、旋内	肩胛下神经
	肩胛下肌	肩胛下窝	肱骨小结节	肩关节内收、旋内	

2. 臂肌

肌群	名称	起点	止点	作用	神经支配
前群	肱二头肌	长头：肩胛骨盂上结节；短头：喙突	桡骨粗隆	屈肘、前臂旋后	肌皮神经
	喙肱肌	喙突	肱骨中部内侧	肩关节前屈、内收	
	肱肌	肱骨下半前面	尺骨粗隆	屈肘	
后群	肱三头肌	长头：肩胛骨盂下结节；外侧头、内侧头：桡神经沟的外上方、内下方	尺骨鹰嘴	伸肘	桡神经

3. 前臂肌

肌群		名称	起点	止点	作用	神经支配
前群	浅层	肱桡肌	肱骨外上髁上方	桡骨茎突	屈肘	桡神经
		旋前圆肌	肱骨内上髁	桡骨中部外侧面	前臂旋前	正中神经
		桡侧腕屈肌		第2掌骨底	屈腕	
		掌长肌		掌腱膜		
		尺侧腕屈肌		豌豆骨		尺神经
	深层	指浅屈肌	肱骨内上髁	第2~5指中节指骨	屈腕、屈2~5指	正中神经
		指深屈肌	尺骨及骨间膜掌面	第2~5指远节指骨底		正中神经 尺神经
		拇长屈肌	桡骨及骨间膜掌面	拇指远节指骨底	屈拇指	正中神经
		旋前方肌	尺骨远端掌面	桡骨远端掌面	前臂旋前	
后群	浅层	桡侧腕长伸肌	肱骨外上髁	第2掌骨底背面	伸腕、伸指	桡神经
		桡侧腕短伸肌		第3掌骨底背面		
		指伸肌		第2~5指中节和远节指骨底背面	伸腕、伸指	
		小指伸肌		小指中节和远节指骨底背面		
		尺侧腕伸肌		第5掌骨底背面	伸腕	
	深层	旋后肌	肱骨外上髁、尺骨上端	桡骨前面上1/3	前臂旋后	
		拇长展肌	桡、尺骨背面	第1掌骨底	外展拇指	
		拇短伸肌	桡骨背面	拇指近节指骨底	伸拇指	
		拇长伸肌	尺骨背面	拇指远节指骨底		
		示指伸肌		示指指背腱膜	伸示指	

4. 手肌

肌群	名称	起点	止点	作用	神经支配
外侧群	拇短展肌	屈肌支持带、腕骨	拇指近节指骨底	外展拇指	正中神经
	拇短屈肌			屈拇指	正中神经 尺神经
	拇指对掌肌		第1掌骨	拇指对掌	正中神经
	拇收肌	屈肌支持带、腕骨、第3掌骨	拇指近节指骨	内收拇指	第1、2蚓状肌由正中神经支配，其余均由尺神经支配
内侧群	小指展肌	屈肌支持带、腕骨	小指近节指骨	外展小指	
	小指短屈肌			屈小指	
	小指对掌肌		第5掌骨	小指对掌	
中间群	蚓状肌	指深屈肌腱	指背腱膜	屈掌指关节，伸指骨间关节	
	骨间掌侧肌	第2、4、5掌骨	第2、4、5指近节指骨底和指背腱膜	第2、4、5指内收	
	骨间背侧肌	第1~5掌骨相对缘	第2~4指近节指骨和指背腱膜	第2、3、4指外展	

（七）下肢肌

1. 髋肌

肌群	名称	起点	止点	作用	神经支配
前群	髂腰肌	髂肌：髂窝 腰大肌：腰椎体两侧	股骨小转子	屈髋关节	腰神经
	阔筋膜张肌	髂前上棘	髂胫束	紧张阔筋膜	臀上神经
后群	臀大肌	髂骨、骶骨后面	臀肌粗隆及髂胫束	伸髋关节	臀下神经
	臀中、小肌	髂骨外面	股骨大转子	外展髋关节	臀上神经
	梨状肌	骶骨前面		外展、外旋髋关节	骶丛分支

2. 大腿肌

肌群	名称	起点	止点	作用	神经支配
前群	缝匠肌	髂前上棘	胫骨上端内侧面	屈髋关节、屈膝关节	股神经
	股四头肌	股直肌：髂前下棘 股内侧肌：股骨粗线 股外侧肌：股骨粗线 股中间肌：股骨前面	胫骨粗隆	伸膝关节、屈髋关节 （股直肌）	
内侧群	股薄肌	耻骨支、坐骨支	胫骨上端内侧面	内收、外旋髋关节	闭孔神经
	耻骨肌		股骨粗线		
	长收肌				
	短收肌				
	大收肌				
后群	股二头肌	长头：坐骨结节 短头：股骨粗线	腓骨头	伸髋关节、屈膝关节	坐骨神经
	半腱肌	坐骨结节	胫骨上端内侧面		
	半膜肌		胫骨内侧髁后面		

3. 小腿肌

肌群	名称	起点	止点	作用	神经支配
前群	胫骨前肌	胫、腓骨上端及骨间膜前面	内侧楔骨、第1跖骨底	足背屈、足内翻	腓深神经
	拇长伸肌		拇趾远节趾骨底	伸拇趾、足背屈	
	趾长伸肌		第2~5趾中、远节趾骨底背面	伸第2~5趾、足背屈	
外侧群	腓骨长肌	腓骨外侧面	内侧楔骨和第1跖骨底	足跖屈、足外翻	腓浅神经
	腓骨短肌		第5跖骨底		
后群	小腿三头肌	腓肠肌内、外侧头：股骨内、外上髁的后面；比目鱼肌：胫腓骨上端的后面	跟骨结节	腓肠肌：屈膝关节、足跖屈 比目鱼肌：足跖屈	胫神经
	趾长屈肌	胫、腓骨后面及骨间膜后面	第2~5趾远节趾骨底	屈第2~5趾、足跖屈	
	胫骨后肌		足舟骨粗隆	足跖屈、足内翻	
	拇长屈肌		拇趾远节骨底	屈拇趾、足跖屈	

4. 足肌

肌群	名称	起点	止点	作用	神经支配
足背肌	趾短伸肌	跟骨上面和外侧面	第2~4趾远节趾骨底	伸第2~4趾	腓深神经
	蹬短伸肌		蹬趾近节趾骨底	伸蹬趾	
足底肌 内侧群	蹬展肌	跟骨、足舟骨	蹬趾近节趾骨底	外展蹬趾	足底内侧神经
	蹬短屈肌	内侧楔骨		屈蹬趾	
	蹬收肌	第2、3、4跖骨底面		内收蹬趾	
外侧群	小趾展肌	跟骨	小趾近节趾骨底	外展小趾	足底外侧神经
	小趾短屈肌	第5跖骨底跖骨		屈小趾	
中间群	趾短屈肌	跟骨	第2~5趾中节趾骨	屈第2~5趾	足底内侧神经
	足底方肌		趾长屈肌腱		足底外侧神经
	蚓状肌	趾长屈肌腱	趾背腱膜	屈跖趾关节 伸趾骨间关节	足底内、外侧神经
	骨间足底肌	第3~5跖骨体	第3~5趾近节趾骨	内收第3~5趾	足底外侧神经
	骨间背侧肌	跖骨相对缘	第2~4趾近节趾骨底	外展第2~4趾	

第五节 体表标志

在体表可以观察或触摸到的骨性突起和凹陷、肌的轮廓以及皮肤皱纹等，均称体表标志。应用这些体表标志，可以确定体内血管和神经的走行，以及内部器官的位置、形状和大小，也可作为临床检查、治疗和针灸腧穴定位的标志，故有实用意义。

一、躯干部

（一）项背腰部的骨性和肌性标志（图1-99）

背纵沟：为背部正中纵行的浅沟，在沟底可触及各椎骨的棘突。头俯下时，平肩处可摸到显著突起的第7颈椎棘突。脊柱下端可摸到尾骨尖和骶角。

竖脊肌：在背纵沟的两侧，呈纵行隆起。

肩胛骨：位于皮下，可以摸到肩胛冈、肩峰和上、下角。肩胛冈内侧端平第3胸椎棘突，上角平对第2肋，下角平对第7肋或平第7肋间隙。

髂嵴：位于皮下，其最高点约平对第4腰椎棘突。

髂后上棘：为髂嵴的后端，瘦人为一骨性突起，皮下脂肪较多者则为一皮肤凹陷，此棘平对第2骶椎棘突。

斜方肌：此肌自项部正中线及胸椎棘突向肩峰伸展作三角形的轮廓，一般不明显，运动时略可辨认。

背阔肌：为覆盖腰部及胸部下份的阔肌，运动时可辨认其轮廓。

（二）胸腹部的骨性和肌性标志（图1-100）

锁骨：全长均可摸到，锁骨的内侧端膨大，突出于胸骨颈静脉切迹的两侧，其内侧2/3凸向前，外侧1/3凸向后。

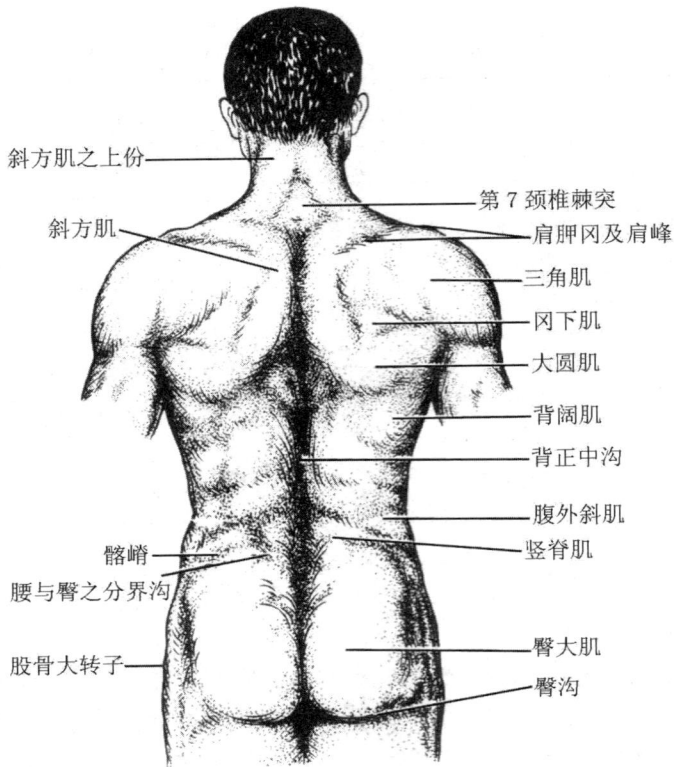

图 1 - 99　躯干后面的体表标志

喙突：在锁骨中、外 1/3 交界处的下方一横指处，向后深按即能触及。

颈静脉切迹：胸骨柄上缘正中，平对第 2 胸椎体下缘。

胸骨角：胸骨柄与胸骨体相接处形成突向前方的横行隆起，两侧接第 2 肋软骨，可依次计数肋和肋间隙。胸骨角平对第 4 胸椎体下缘水平。

剑突：在胸骨体的下方两肋弓的夹角处，有一三角形凹陷，于此处可摸到剑突。

肋弓：由剑突向外下方可摸到。

胸大肌：为胸前壁上部的肌性隆起。

腹直肌：位于腹前壁正中线两侧，被 3～4 条横沟分成多个肌腹，这些横沟即腱划，肌收缩时在脐以上可见到。该肌外侧缘呈半月形的弧线，自第 9 肋软骨开始，下延至耻骨，称为**半月线**，此线与右侧肋弓相交处，相当于胆囊底的体表投影点，临床常以此部位作为胆囊炎的压痛点。

髂前上棘：是髂嵴的前端。

耻骨联合上缘：在两侧腹股沟内侧端之间可摸到的骨性横嵴，其下有外生殖器。

耻骨结节：为耻骨联合外上方的骨性隆起。

腹股沟：为腹部与股前部分界的沟。

腹外斜肌：在腹外侧，以肌齿起于下数肋，其轮廓较为清楚。

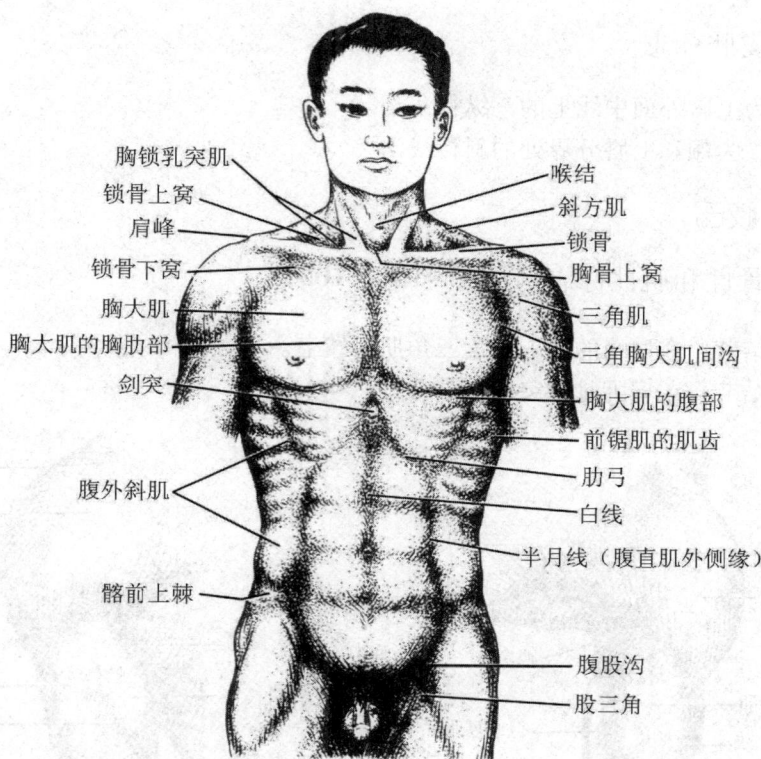

胸锁乳突肌
锁骨上窝
肩峰
锁骨下窝
胸大肌
胸大肌的胸肋部
剑突

腹外斜肌

髂前上棘

喉结
斜方肌
锁骨
胸骨上窝
三角肌
三角胸大肌间沟
胸大肌的腹部
前锯肌的肌齿
肋弓
白线
半月线（腹直肌外侧缘）

腹股沟
股三角

图 1-100　躯干前面的体表标志

二、头颈部

（一）骨性和肌性标志

枕外隆凸：为头后正中线处的骨性隆起。

乳突：为耳郭后方的骨性突起，属于颞骨。

颧弓：位于耳前方的骨性弓。

眶上缘、眶下缘：为眶口上、下的骨性边界。

眶上切迹：位于眶上缘内、中1/3交界处。

眉弓：为眶上缘上方的横行隆起。

下颌头：位于耳郭前方，张口、闭口运动时可移动。

下颌角：为下颌体下缘的后端。

舌骨：在颈前部正中，甲状软骨的上方。

咬肌：咬紧牙关时，在下颌角前上方的肌性隆起。

颞肌：在颧弓上方的颞窝内。

胸锁乳突肌：头转向同侧时，在颈部可明显看到自后上斜向前下的长条状肌性隆起。

（二）皮肤标志

人中：为上唇外面中线上的一纵行浅沟。

鼻唇沟：为颊和上唇分界处的斜行浅沟。

三、上肢部

（一）骨性和肌性标志（图 1 - 101、102）

肱骨大结节：在肩峰的下方，为三角肌所覆盖。

肱骨小结节：在肩胛骨喙突的稍外方。

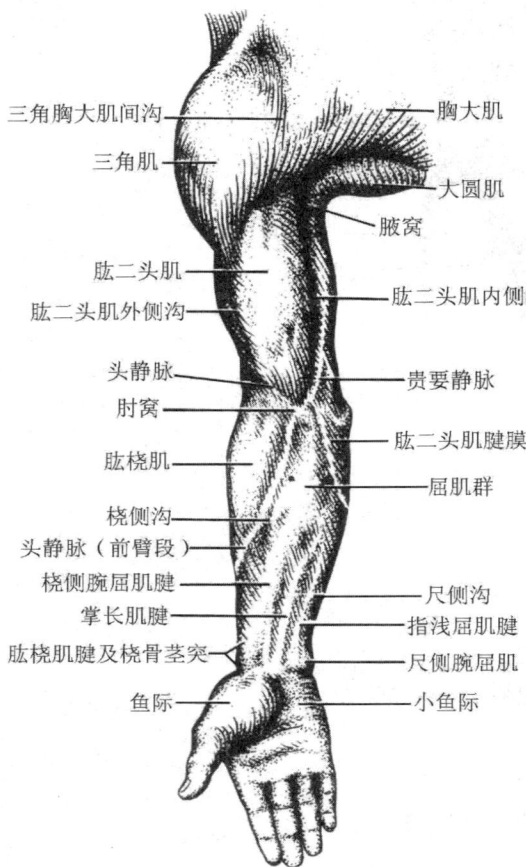

图 1 - 101　上肢前面的体表标志　　　　图 1 - 102　上肢后面的体表标志

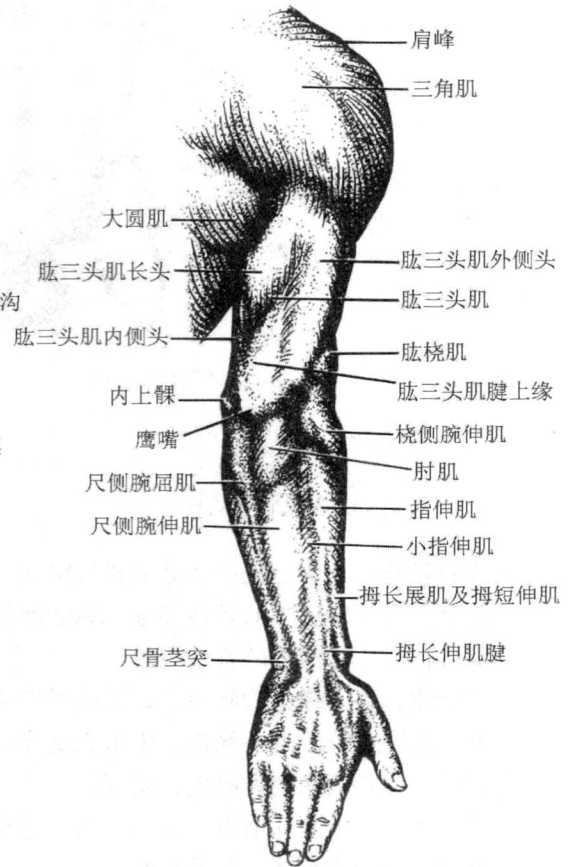

肱骨内、外上髁：在肘关节两侧的稍上方，内上髁突出较明显。

尺骨鹰嘴：在肘后方极易摸到。

桡骨头：在肱骨外上髁下方，伸肘时在肘后方容易摸到。

桡骨茎突：位于腕桡侧，为桡骨下端外侧份的骨性隆起。

尺骨茎突：位于腕尺侧，在尺骨头后内侧，前臂旋前时，可在尺骨头下方摸到。正常情况下，尺骨茎突比桡骨茎突高。

豌豆骨：位于腕前尺侧的皮下。

三角肌：从前、外、后侧三方面包绕肱骨的上端，形成肩部圆隆状的外形。

肱二头肌：在臂前面，其内、外侧各有一纵行的浅沟，内侧沟较明显；肱二头肌肌腱可在肘窝处摸到。

腕掌侧的肌腱：握拳屈腕时，在腕掌侧可见到 3 条肌腱，位于中间者为掌长肌腱，位于桡侧者为桡侧腕屈肌腱，位于尺侧者为尺侧腕屈肌腱。

腕背侧的肌腱：拇指伸直、外展时，在腕背桡侧可看到 3 条肌腱，自桡侧向尺侧依次为拇长展肌腱、拇短伸肌腱和拇长伸肌腱。在拇长伸肌腱的尺侧为指伸肌腱。

（二）皮肤标志

腋前、后襞：上肢下垂时，在腋窝前、后面见到的皮肤皱襞。

肘窝横纹：屈肘时，出现于肘窝处的横纹。

腕掌侧横纹：屈腕时，在腕掌侧出现 2～3 条横行的皮肤皱纹，分别称近侧横纹、中间横纹（不甚恒定）和远侧横纹。

四、下肢部

（一）骨性和肌性标志（图 1－103、104）

坐骨结节：为坐骨最低点，取坐位时与凳子相接触，在皮下易摸到。

股骨大转子：为股骨颈与体交界处向上外侧的方形隆起，构成髋部最外侧的骨性边界。

股骨内、外侧髁和胫骨内、外侧髁：都在膝关节两侧皮下。

髌骨：在膝关节前面的皮下。

髌韧带：为髌骨下方的纵行粗索。

胫骨粗隆：为胫骨内、外侧髁间前下方的骨性隆起，向下续于胫骨前缘。

胫骨内侧面：位于皮下，向下可延至内踝。

腓骨头：位于胫骨外侧髁的后外方，位置稍高于胫骨粗隆。

外踝：为腓骨下端一窄长的隆起，比内踝低。

内踝：为胫骨下端内侧面的隆凸。

臀大肌：形成臀部圆隆的外形。

股四头肌：形成大腿前面的肌性隆起，肌腱经膝关节前面包绕髌骨的前面和两侧缘，向下延伸为髌韧带，止于胫骨粗隆，为临床上膝反射叩击部位。

半腱肌腱、半膜肌腱：附于胫骨上端的内侧，构成腘窝的上内侧界。

股二头肌腱：为一粗索，附着于腓骨头，构成腘窝的上外侧界。

腓肠肌：腓肠肌腹形成小腿后面的肌性隆起，俗称"小腿肚"。其内、外侧两个头图中标注（前面，图1-103）：

腹外斜肌
髂前上棘
臀中肌
阔筋膜张肌
缝匠肌
股直肌
股外侧肌
髂胫束
股二头肌腱
翼状襞
腓骨头
比目鱼肌
腓骨肌
趾长伸肌
踇长伸肌腱
外踝

腹股沟
股三角
内收肌群
股内侧肌
股四头肌腱
髌底
髌尖
胫骨粗隆
腓肠肌
胫骨前嵴
比目鱼肌
胫骨前肌
大隐静脉
内踝

图中标注（后面，图1-104）：

髂嵴
臀中肌
臀大肌
大转子
髂胫束
臀沟
股外侧肌
屈肌群
股薄肌
半膜肌
半腱肌
腘窝
股二头肌腱
腓肠肌
小隐静脉
腓肠肌与跟腱移行部
比目鱼肌
内踝
跟腱
外踝
跟骨

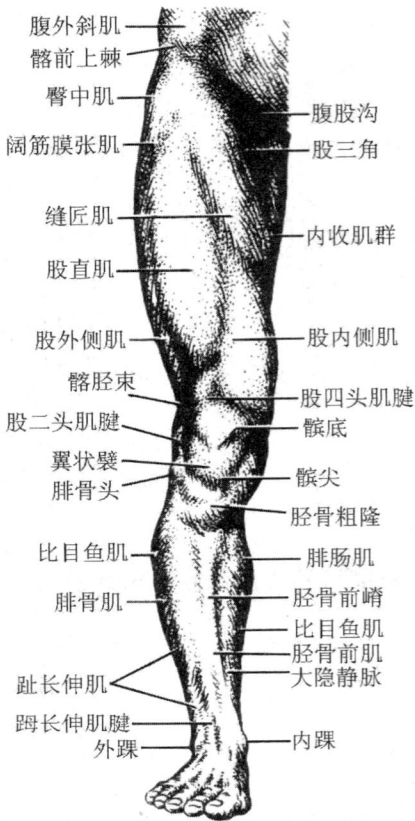

图 1 - 103　下肢前面的体表标志　　　　图 1 - 104　下肢后面的体表标志

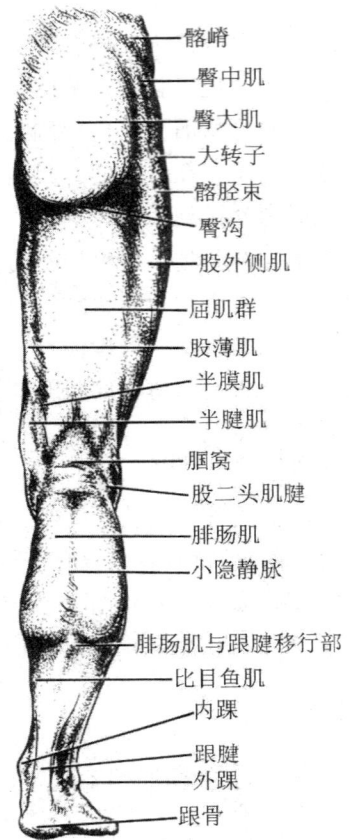

构成腘窝的下内侧、下外侧界。

踝关节前面的肌腱：用力使足背屈、伸足趾时，在踝关节前面可见到 3 条肌腱，自内侧向外侧依次为胫骨前肌腱、踇长伸肌腱和趾长伸肌腱。

跟腱：在踝关节后方，呈粗索状，向下止于跟骨结节。

（二）皮肤标志

臀股沟：又称臀沟，为一横行的沟，介于臀部与大腿后面之间。

腘窝横纹：在腘窝呈横行的皱纹。

第二章　消化系统

第一节　概　述

一、消化系统的组成

消化系统 alimentary system 由消化管和消化腺两部分组成（图2-1）。

1. **消化管** alimentary canal　是从口腔至肛门粗细不等的弯曲管道，长约9m。包括口腔、咽、食管、胃、小肠（又分十二指肠、空肠及回肠）和大肠（又分为盲肠、阑尾、结肠、直肠及肛管）。临床上通常把从口腔到十二指肠的一段，称上消化道；空肠到肛门的一段，称下消化道。

2. **消化腺** alimentary gland　是分泌消化液的腺体。包括大消化腺和小消化腺两种。大消化腺是肉眼可见、独立存在的器官，如大唾液腺、肝、胰等。小消化腺则是散在于整个消化管壁内的无数小腺体，如唇腺、颊腺、食管腺、胃腺和肠腺等。

二、消化系统的主要功能

消化系统的主要功能是摄取食物，进行物理性和化学性消化，吸收其中的营养物质，作为机体活动的来源和生长发育的原料，并将剩余的糟粕排

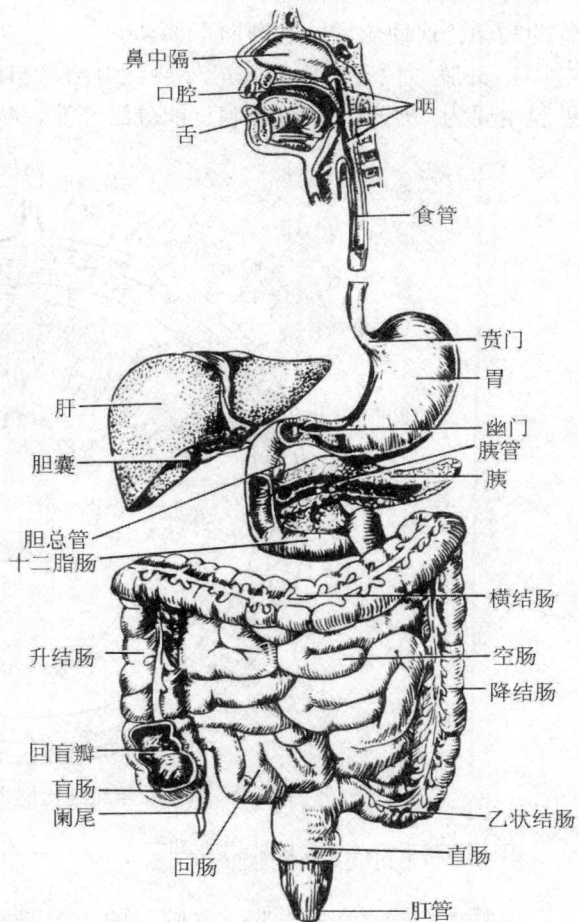

图2-1　消化系统模式图

出体外。此外，口腔、咽等还参与呼吸、发音和语言等活动。

三、消化管的一般结构

自咽至肛门之间的消化管壁一般可分为四层，即由内向外分为黏膜、黏膜下层、肌层和外膜（图2－2）。

1. **黏膜**   是消化管壁最内层结构，由上皮、固有膜和黏膜肌层构成。黏膜向腔内突出，形成环行或纵行的皱襞。黏膜内有腺体，分泌消化液和黏液，帮助消化食物、湿润和保护管壁。

2. **黏膜下层**   又称黏膜下组织，位于黏膜与肌层之间，由疏松结缔组织构成，可使黏膜具有一定的移动性，内含丰富的毛细血管、毛细淋巴管、神经末梢和黏膜下层腺体。

3. **肌层**   又称肌织膜，消化管的食管上部以上和肛门周围为骨骼肌，消化管的其余部分为平滑肌。平滑肌一般可分为内环肌和外纵肌，两肌交替收缩和舒张，产生消化管的蠕动，促使内容物逐渐向下移动。

4. **外膜**   位于消化管的最外层，由结缔组织和间皮构成。腹腔内大部分消化管的外膜主要为一层间皮，称浆膜，能分泌浆液，减少器官间的摩擦。

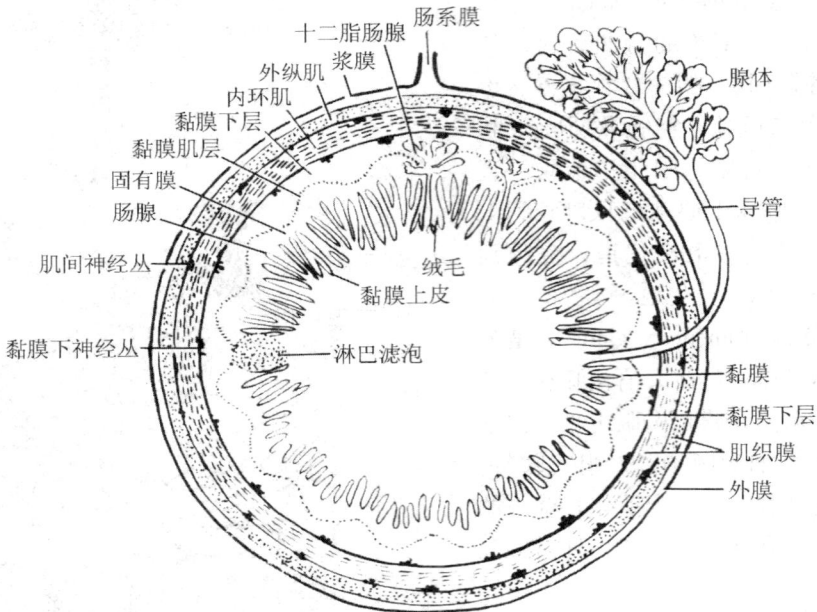

图2－2   消化管组织结构模式图（小肠壁横切面）

四、胸部标志线和腹部分区

内脏大部器官在胸、腹、盆腔内的位置是相对固定的，而掌握内脏器官的正常位置，对于临床诊断检查有十分重要的意义。为了描述内脏器官的位置及其体表投影，通常在胸、腹部体表划出一定的标志线和分区（图2－3）。

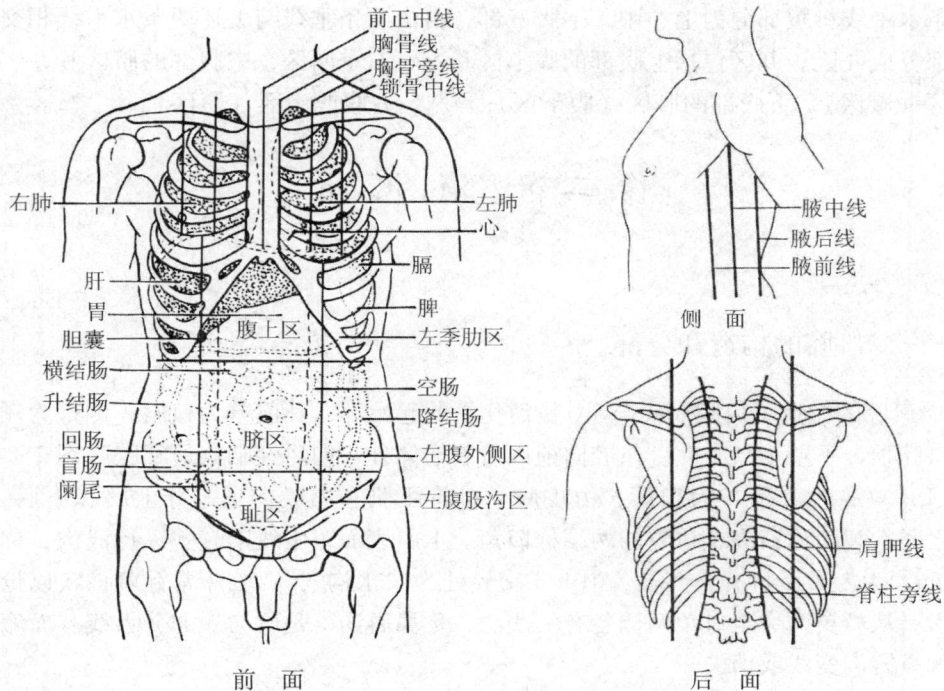

图 2 - 3　胸部标志线和腹部分区

（一）胸部标志线

1. **前正中线** anterior median line　沿身体前面正中线所作的垂直线。

2. **胸骨线** sternal line　沿胸骨最宽处的外侧缘所作的垂直线。

3. **锁骨中线** midclavicular line　经锁骨中点向下所作的垂直线。

4. **胸骨旁线** parasternal line　经胸骨线与锁骨中线之间连线的中点所作的垂直线。

5. **腋前线** anterior axillary line　沿腋前襞向下所作的垂直线。

6. **腋中线** midaxillary line　沿腋窝中点向下所作的垂直线。

7. **腋后线** posterior axillary line　沿腋后襞向下所作的垂直线。

8. **肩胛线** scapular line　经肩胛骨下角所作的垂直线。

9. **后正中线** posterior median line　沿身体后面正中线所作的垂直线。

（二）腹部分区

为了描述腹腔脏器的位置，常用的腹部分区方法有四分法和九分法两种。

1. **四分法**　为临床常用的简便方法。该法是通过脐作一水平线和垂直线，将腹部分为左上腹、右上腹、左下腹和右下腹四个区。

2. **九分法**　一般用两条水平线和两条垂直线，将腹部划分为三部九区。一条水平线是通过左、右肋弓最低点（第 10 肋的最低点）所作的连线；另一条水平线是通过左、右髂结节之间的连线；两条垂直线是通过左、右腹股沟韧带中点向上所作的垂直线。其中两条水平线将腹部分为上、中、下腹三部，再由两条垂线与上述两条水平线相交，就把腹部分成九区。九区包括上腹部的腹上区和左、右季肋区，中腹部的脐区和左、右腹外侧区（腰区），下腹部的耻区（腹下区）和左、右腹股沟区（髂区）。

第二节　消　化　管

一、口腔

（一）口腔的构造和分部

1. 口腔的构造　**口腔** oral cavity 是消化管的起始部，其前壁为口唇，侧壁为颊，上壁为口腔顶，下壁为口腔底。口腔向前以口裂通体外，向后经咽峡通咽腔（图 2 - 4）。

（1）口腔的前壁　为**口唇**，由皮肤、口轮匝肌和黏膜构成，分上唇和下唇。上、下唇之间的裂隙称**口裂**，口裂的两端称**口角**。上唇表面正中线上有一纵行浅沟，称**人中** philtrum，为人类所特有。其上、中 1/3 交界处为"水沟穴"，临床常针刺该穴以抢救昏迷病人。从鼻翼两旁至口角两侧各有一浅沟，称**鼻唇沟**，是唇与颊的分界线。面瘫患者瘫痪侧鼻唇沟变浅或消失。

（2）口腔的侧壁　为**颊** cheek，由皮肤、颊肌和黏膜等构成。

（3）口腔顶　为**腭** palate，由硬腭和软腭两部分组成。其前 2/3 为硬腭，后 1/3 为软腭。**硬腭**是以骨为基础，表面覆以黏膜构成。**软腭**由骨骼肌和黏膜构成，其后缘游离，中央有一向下悬垂的突起称**腭垂**；自腭垂向两侧各有两条弓形黏膜皱襞，其前方的一条向下连于舌根，称**腭舌弓**；后方的一条向下连于咽的侧壁，称**腭咽弓**。

（4）口腔底　由封闭口腔底的软组织和舌构成。

（5）**咽峡** isthmus of fauces　是口腔通向咽的门户，由腭垂，左、右腭舌弓和舌根共同围成（图 2 - 4）。

2. 口腔的分部　口腔由**上牙弓**、**下牙弓**分为口腔前庭和固有口腔。牙弓与唇、颊之间有一马蹄铁形腔隙，称**口腔前庭**；牙弓以内的腔隙为**固有口腔**。当上、下牙咬合时，口腔前庭和固有口腔仍可借最后磨牙后方的间隙相通。对牙关紧闭的患者，可经此间隙将导管导入固有口腔，再下至咽腔和食管，注入营养物质。

（二）口腔内器官

口腔内主要器官是牙与舌。

1. **牙** teeth　是人体最坚硬的器官，嵌入上、下颌骨牙槽内，分别排列成上牙弓和下牙弓，主要功能是咬切和磨碎食物，并对语言、发音有辅助作用。

（1）牙的形态和构造　牙的形状和大小虽然各不相同，但其基本形态是相同的。每个牙都分为牙冠、牙根和牙颈三部分（图 2 - 5）。**牙冠**是露在牙龈外面的部分；**牙根**是嵌入牙槽内的部分，借牙周膜与牙槽骨牢固相连，牙根尖部有一小孔，称**牙根尖孔**，牙根内的细管称**牙根管**；**牙颈**为牙冠与牙根之间稍细的部分，外包以**牙龈**。

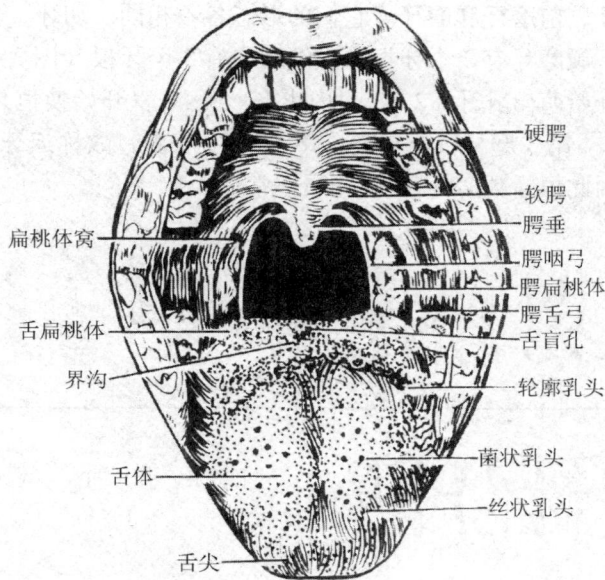

图 2-4 口腔

牙的构造由牙质、釉质、牙骨质和牙髓构成。**牙质**致密坚硬，构成牙的主体，位于牙的内部；在牙冠部牙质的表面，覆有一层乳白色的**釉质**，其钙化程度最高，也是人体最硬的组织；而在牙根和牙颈的表面包有一层**牙骨质**。牙冠内的空腔，称**牙冠腔**。牙冠腔和牙根管合称**牙腔**。牙腔内充满**牙髓**，牙髓由神经、血管、淋巴管和结缔组织组成。

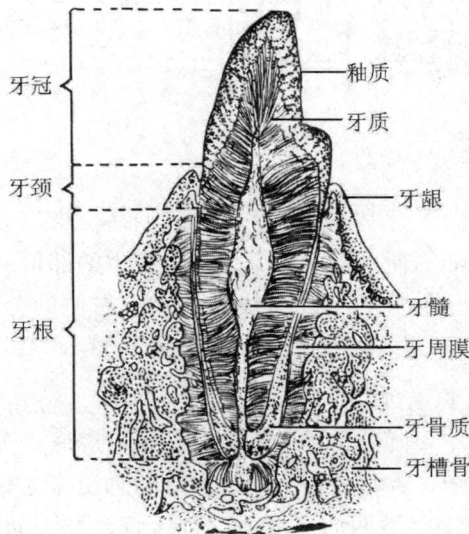

图 2-5 下颌切牙矢状切面

（2）**出牙和牙式** 人的一生中，先后有两组牙发生，第一组称**乳牙** deciduous teeth，第二组称**恒牙** permanent teeth。乳牙共 20 个，包括**切牙**、**尖牙**和**磨牙**；恒牙共 32

个，包括**切牙**、**尖牙**、**前磨牙**和**磨牙**。它们的形态各不相同。切牙、尖牙、前磨牙的牙根一般为单牙根，下颌磨牙有 2 个牙根，上颌磨牙有 3 个牙根（图 2 - 6）。

幼儿自 6 个月开始萌出乳牙，2 ~ 3 岁内出齐。6 ~ 7 岁开始换恒牙，12 岁左右除第 3 磨牙外，全部出齐。第 3 磨牙长出较晚，18 ~ 30 岁萌出，故称**迟牙**（**智牙**），迟牙有的人可终生不出。因此恒牙数 28 ~ 32 个均属正常。

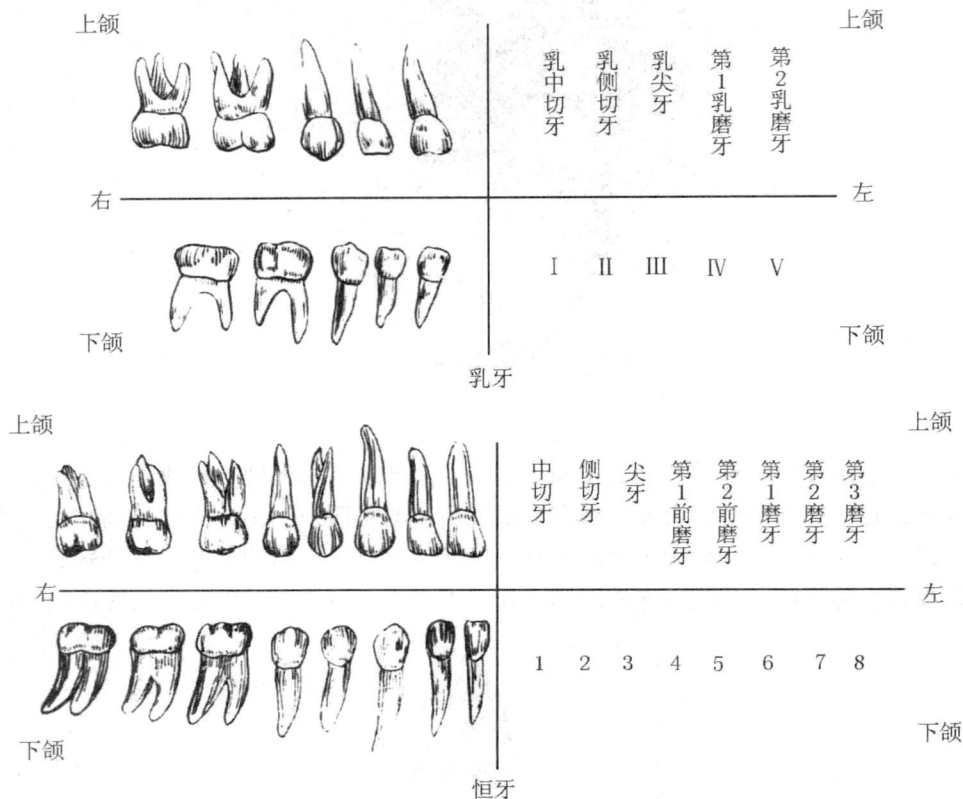

图 2 - 6　牙的名称和符号

临床上为迅速、准确而简便地记录各个牙在口腔中的部位，通常以被检查者的方位为准，以横线表示上、下牙的分界，以纵线表示左、右侧的分界。用罗马数字表示乳牙，以阿拉伯数字表示恒牙。这种记录方式称**牙式**。如："Ⅳ̲"表示左下颌第 2 乳磨牙；"6̲⌋"表示右上颌第 1 恒磨牙。

2. **舌** tongue　是口腔中可随意运动的器官，位于口腔底。舌以骨骼肌为基础，表面覆以黏膜构成。有协助咀嚼、吞咽食物、辅助发音和感受味觉等功能。

（1）**舌的形态**　舌有上、下两面。上面又称舌背，被一向前开放的"人"字形的界沟分为后 1/3 的**舌根**和前 2/3 的**舌体**。舌体的前端称**舌尖**。舌下面正中线处有一黏膜皱襞，称**舌系带**，连于口腔底。在舌系带根部的两侧各有一小黏膜隆起，称**舌下阜**，阜的顶端有下颌下腺管和舌下腺大管的共同开口。由舌下阜向后外侧延伸的黏膜隆起，称**舌下襞**，其深面有舌下腺（图 2 - 7）。

（2）**舌黏膜** 淡红色，被覆于舌的上、下面。舌上面的黏膜上有许多小突起，称**舌乳头**。按其形状可分为丝状乳头、菌状乳头、轮廓乳头和叶状乳头（图2-4）。**丝状乳头**数量最多，体积最小，呈白色丝绒状，遍布于舌体，具有一般感觉功能。正常情况下，丝状乳头浅层的上皮细胞不断角化、脱落并与食物残渣、黏液、细菌和渗出的白细胞等成分混合，附着于黏膜的表面，组成正常的淡薄白色的舌苔。**菌状乳头**数量较少，为红色钝圆形小突起，散在于丝状乳头之间，多见于舌尖和舌体侧缘，内含味蕾，司味觉。**轮廓乳头**体积最大，有7~11个，排列于界沟前方；乳头中央隆起，周围有环沟，沟壁内的上皮中有许多卵圆形小体，称味蕾，司味觉。**叶状乳头**在舌体侧缘后部，每侧有4~8条，呈皱襞状，内含味蕾，小儿较清楚。

（3）**舌肌** 为骨骼肌，可分为舌内肌和舌外肌。舌外肌中最主要的一对为**颏舌肌**，该肌起自下颌骨体内面的颏棘，肌纤维向后上呈扇形，止于舌体中线两侧（图2-9）。两侧颏舌肌同时收缩，可使舌伸出口腔（伸舌）；单侧收缩时，可将舌尖伸向对侧。如一侧颏舌肌瘫痪，当让患者伸舌时，舌尖偏向瘫痪侧。

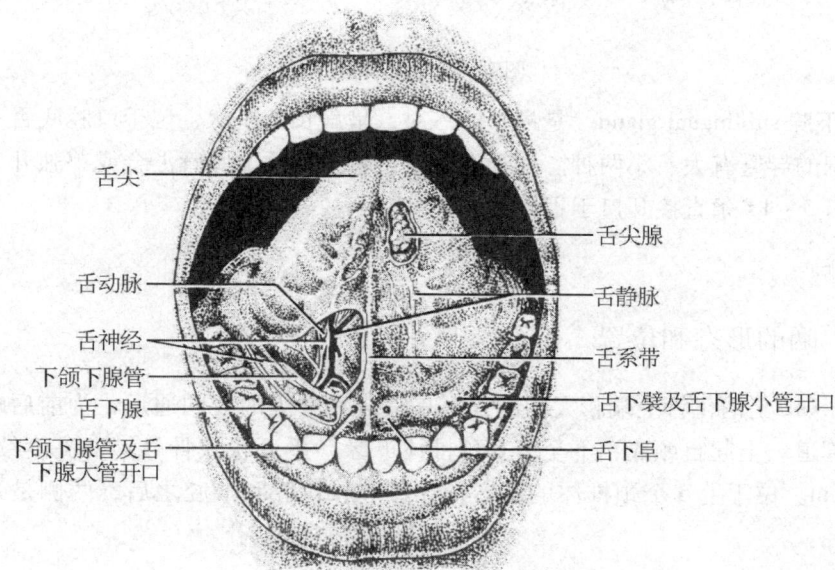

图2-7 舌的下面

（三）大唾液腺

在口腔周围，共有3对大唾液腺，即腮腺、下颌下腺和舌下腺（图2-8）。它们的分泌液一昼夜可达1000~1500ml，有湿润口腔黏膜、清洁口腔、调和食物及消化淀粉等作用。

1. **腮腺 parotid gland** 为最大的一对唾液腺，略呈三角楔形，位于耳郭的前下方。**腮腺管**由腮腺的前缘穿出，在颧弓下一横指处紧贴咬肌表面前行，至咬肌前缘处呈直角转向内，穿过颊肌，开口于平对上颌第2磨牙的颊黏膜上。临床小儿麻疹早期可在腮腺管开口周围出现灰白色的斑点。

2. **下颌下腺 submandibular gland** 呈卵圆形，位于下颌骨体的内面，其导管自腺的内侧面发出，开口于舌下阜。

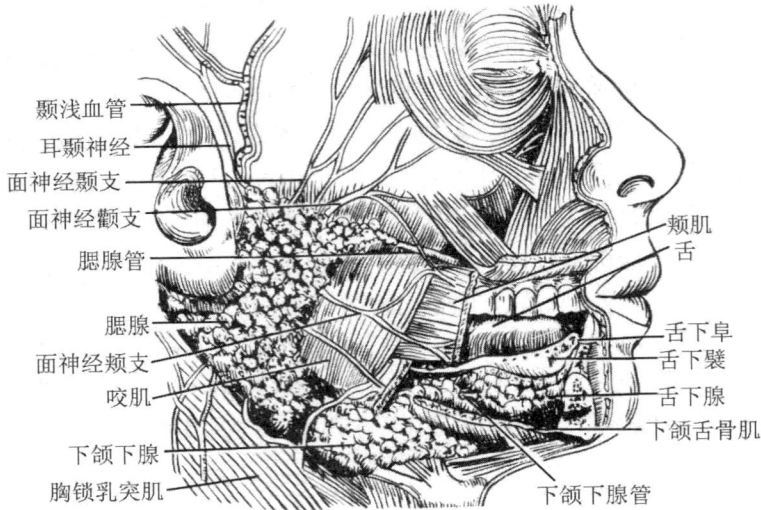

图 2 - 8　大唾液腺

3. **舌下腺** sublingual gland　是最小的一对，呈扁长杏核状，位于口腔底舌下襞的深面。舌下腺的导管有大、小两种。大管有一条，常与下颌下腺管汇合或单独开口于舌下阜，小管有 5 ~ 15 条直接开口于舌下襞。

二、咽

（一）咽的形态和位置

咽 pharynx 是消化管上端膨大的部分，是消化和呼吸的共同通道，为前后略扁的漏斗形肌性管道。上起自颅底，下至第 6 颈椎体下缘（平环状软骨弓）的高度续于食管，全长约 12cm。位于上 6 个颈椎体的前方，在鼻腔、口腔和喉腔之后，两侧是颈部的大血管和神经。

（二）咽的分部和结构

咽的前壁不完整，上部与鼻腔相通，中部与口腔相通，下部与喉腔相通，故咽腔自上而下可分为鼻咽、口咽和喉咽三部分（图 2 - 9）。

1. **鼻咽** nasopharynx　位于鼻腔的后方，向前借鼻后孔与鼻腔相通，为颅底至软腭后缘之间的一段。在其两侧壁上，相当于下鼻甲后方 1cm 处有**咽鼓管咽口**，空气由此口经咽鼓管进入中耳的鼓室。该口的后上方有半环状的隆起，称**咽鼓管圆枕**，圆枕后方与咽后壁之间有一纵行深窝，称**咽隐窝**，该处是鼻咽癌的好发部位。

2. **口咽** oropharynx　位于口腔的后方，向前借咽峡与口腔相通，为软腭后缘与会厌上缘之间的一段。在其侧壁上，腭舌弓和腭咽弓之间有一凹窝，称**扁桃体窝**，窝内容纳腭扁桃体（图 2 - 9）。**腭扁桃体**是淋巴器官，具有防御功能。

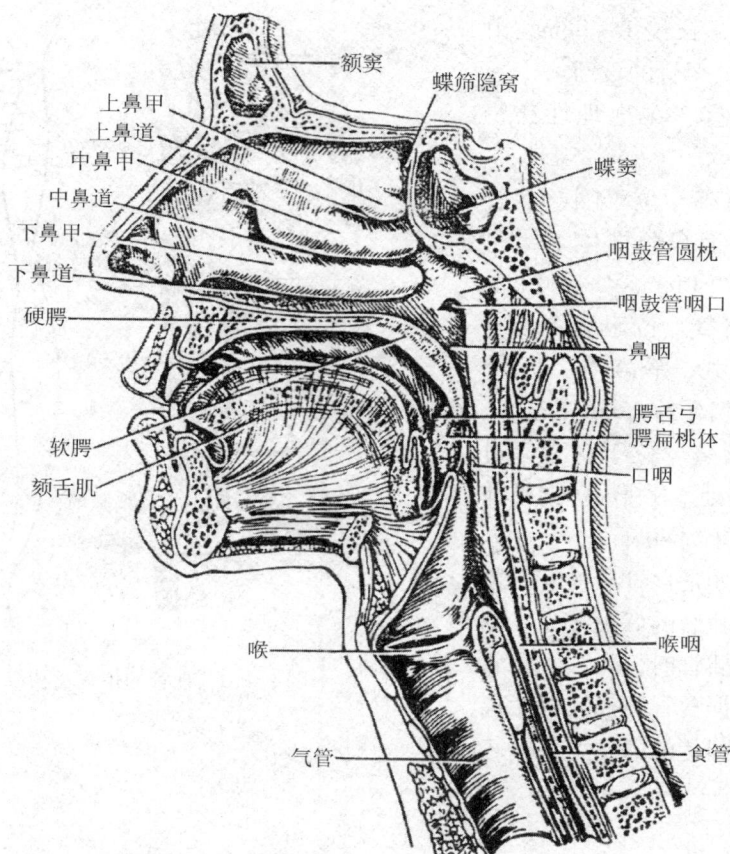

图 2-9 头部正中矢状切面

3. **喉咽** laryngopharynx 位于喉的后方，向前经喉口通喉腔，为会厌上缘至第 6 颈椎体下缘之间的一段，向下续于食管。在喉口两侧与咽侧壁之间各有一个深窝，称**梨状隐窝**，是异物易滞留的部位。

三、食管

（一）食管的形态和位置

食管 esophagus 是一前后略扁的肌性管道，是消化管各部中最窄的部分，长约 25cm。食管上端在第 6 颈椎体下缘处续于咽，下端至第 11 胸椎体左侧连于胃。食管在颈部沿脊柱的前方和气管的后方下行入胸腔，在胸部先行于气管与脊柱之间（稍偏左），继穿过左主支气管之后，再沿胸主动脉右侧下行，至第 9 胸椎体平面斜跨胸主动脉的前方至其左侧，然后穿膈的食管裂孔至腹腔，续于胃的贲门（图 2-10）。

（二）食管的分部和狭窄

食管依其行程可分颈、胸、腹三部。**颈部**长约 5cm，平第 6 颈椎体下缘至胸骨的颈静脉切迹平面之间。**胸部**最长，18~20cm，由胸骨的颈静脉切迹平面至膈的食管裂孔之间。**腹部**最短，长仅 1~2cm，由膈的食管裂孔处至胃的贲门。

食管全长有 3 个生理性狭窄（图 2-10）。

1. 第一狭窄　位于咽与食管相续处，正对第 6 颈椎体下缘平面，距中切牙约 15cm。

2. 第二狭窄　位于食管与左主支气管交叉处，平第 4、5 胸椎体之间，距中切牙约 25cm。

3. 第三狭窄　位于食管穿过膈的食管裂孔处，平第 10 胸椎体平面，距中切牙约 40cm。

这些狭窄处是食管异物易滞留的部位，也是肿瘤的好发部位。临床上进行食管插管时，要注意食管的狭窄处，根据食管镜插入的距离可推知器械已到达的部位。

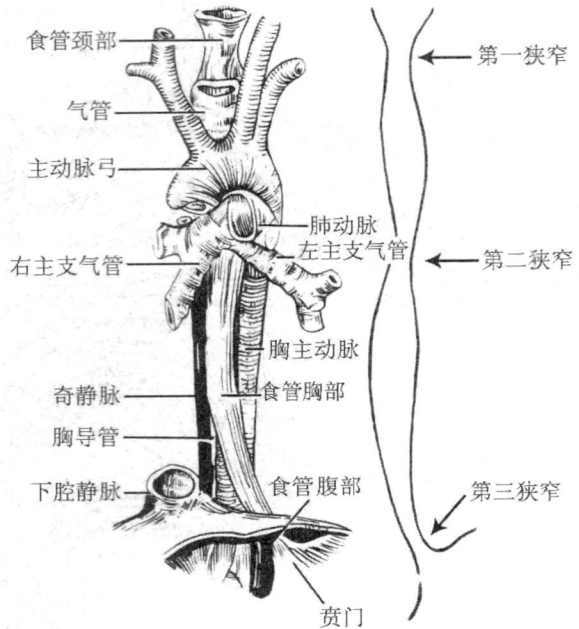

图 2-10　食管的位置及狭窄

四、胃

胃 stomach 是消化管各部中最膨大的部分，上连食管，下续十二指肠。具有受纳食物、分泌胃液和进行初步消化的功能。

（一）胃的形态和分部

1. 胃的形态　胃的形态和大小随内容物的多少而不同，还可因年龄、性别、体位和体型的不同而有差异。成年人胃的容量可达 3000ml，空虚时可缩成管状。胃有上、下两口，前、后两壁，大、小两弯。上口为入口，称**贲门**，与食管相接；下口为出口，称**幽门**，与十二指肠相连。胃前壁朝向前上方；胃后壁朝向后下方。胃的右上缘为凹缘，称**胃小弯**，该弯的最低点弯曲成角状，称**角切迹**。胃的左下缘为凸缘，称**胃大弯**（图 2-11）。

2. 胃的分部　胃可分为四部分（图 2-11）。靠近贲门的部分称**贲门部**；贲门平面以上，向左上方膨出的部分称**胃底**；胃的中间大部分称**胃体**；在角切迹至幽门之间的部分称**幽门部**。幽门部紧接幽门而成管状的部分称**幽门管**；幽门管向左至角切迹之间稍膨大的部分称**幽门窦**。胃小弯和幽门部是溃疡的好发部位。

（二）胃的位置

胃在中等充盈时，其大部分位于左季肋区，小部分位于腹上区。贲门位于第 11 胸椎

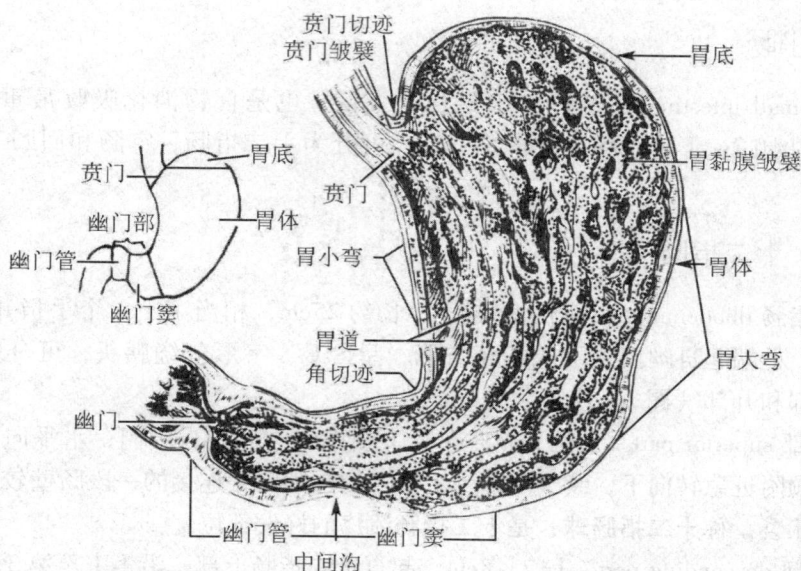

图 2-11 胃的形态、分部和黏膜

体左侧，幽门位于第 1 腰椎体右侧。当胃特别充盈时，胃大弯可降至脐以下。胃前壁的右侧贴于肝左叶下面；左侧则被膈和左肋弓所掩盖；中间部分在剑突下，直接与腹前壁相贴，该处是胃的触诊部位。胃后壁与左肾、左肾上腺及胰相邻。胃底与膈、脾相贴。

（三）胃壁的构造

胃壁由四层结构构成，即由内向外分为黏膜、黏膜下层、肌层和外膜。胃黏膜呈淡红色，有丰富的胃腺。胃空虚时，黏膜形成许多不规则的皱襞；充盈时则皱襞减少或展平。在胃小弯处皱襞多为纵行，4~5 条；在贲门和幽门附近的皱襞则呈放射状排列；在幽门括约肌内面的黏膜向内形成环状皱襞，称**幽门瓣**，有阻止胃内容物进入十二指肠的功能（图 2-11）。胃黏膜下层，内含丰富血管、淋巴管和神经丛。胃的肌层比较发达，有内斜、

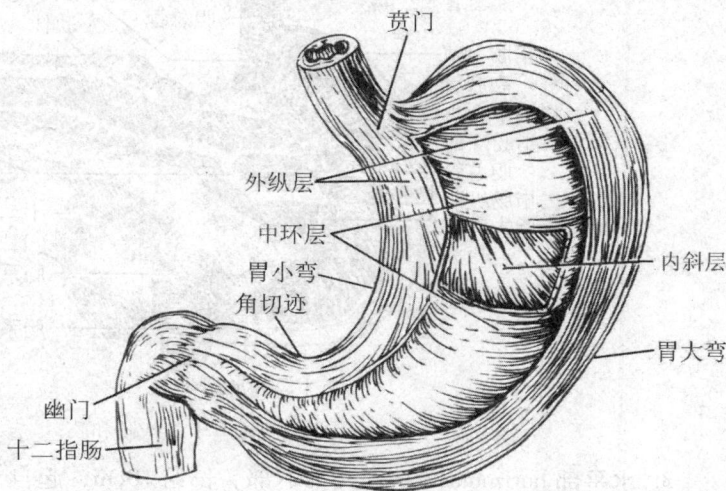

图 2-12 胃的肌层

中环、外纵三层平滑肌构成（图 2-12）。在幽门处胃的环形肌特别增厚，形成**幽门括约肌**。胃的外膜为浆膜，由被覆于胃表面的脏腹膜构成。

五、小肠

小肠 small intestine 是消化管中最长的一段，也是食物消化吸收最重要的场所。上起自胃的幽门，下接盲肠，全长 5～7m，可分为十二指肠、空肠和回肠三部分（图 2-1）。

（一）十二指肠

十二指肠 duodenum 为小肠的起始段，长约 25cm，相当于十二个手指并列的距离，因此得名。上端起自幽门，下端续于空肠，呈"C"字形包绕胰头，可分为上部、降部、水平部和升部（图 2-13）。

1. **上部** superior part　长约 5cm，在第 1 腰椎体右侧起自幽门，水平向右，至肝门下方胆囊颈附近急转向下，续于降部。上部左侧与幽门相连接的一段肠壁较薄，黏膜面光滑无环状襞，称**十二指肠球**，是十二指肠溃疡的好发部位。

2. **降部** descending part　长 7～8cm，起自十二指肠上部，沿第 1 至第 3 腰椎体的右侧和右肾前面内侧缘垂直下行，达第 3 腰椎体下缘处又急转向左，移行于水平部。在降部中份肠腔后内侧壁上有一纵行的黏膜皱襞，称**十二指肠纵襞**，是由斜穿肠壁的胆总管使黏膜隆起而形成的。此襞下端有一乳头状隆起，称**十二指肠大乳头**，有胆总管与胰管的共同开口，它距中切牙约 75cm。

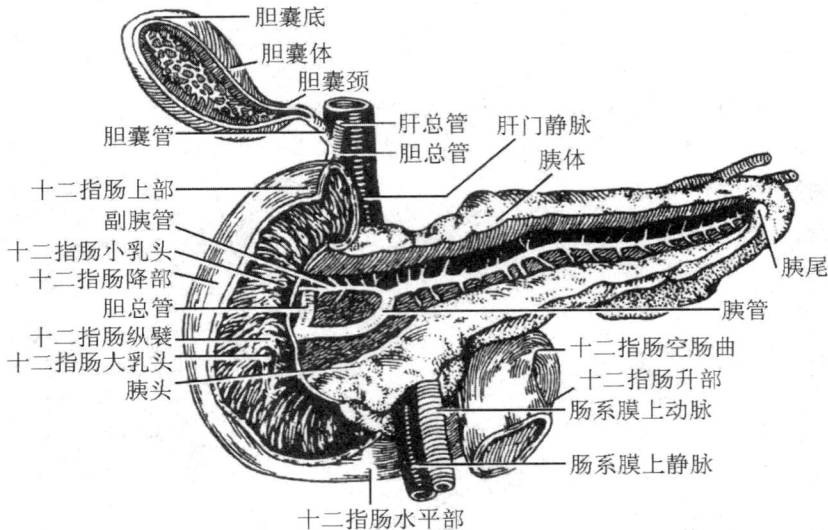

图 2-13　十二指肠和胰

3. **水平部** horizontal part　又称下部。长约 10cm，起自十二指肠降部，在第 3 腰椎体平面向左，横过下腔静脉至腹主动脉的前面，移行于升部。

4. **升部** ascending part　最短，长 2～3cm，起自水平部的末端，斜向左上方，至第 2 腰椎体左侧转向下，移行于空肠。转折处形成的弯曲称**十二指肠空肠曲**。十二指肠空肠曲被一条由少量平滑肌纤维和结缔组织共同构成的**十二指肠悬韧带**固定于腹后壁，该

韧带临床上又称 **Treitz 韧带**，是腹部手术中确认空肠起始的重要标志。

（二）空肠和回肠

空肠 jejunum 和**回肠** ileum 两者之间无明显界限，位于腹腔的中部和下部，周围为大肠所环抱。空肠于第 2 腰椎体左侧起自十二指肠空肠曲，约占空、回肠全长的上 2/5，主要占据腹腔的左上部（左腹外侧区和脐区）；回肠约占全长的下 3/5，主要占据腹腔的右下部（脐区和右腹股沟区），其末端续盲肠。

空、回肠在结构上的变化也是逐渐发生的。一般来说，空肠管径较粗，管壁较厚，血管较丰富，颜色较红润，黏膜环状皱襞密而高，黏膜内有许多散在的**孤立淋巴滤泡**；而回肠则管径较细，管壁较薄，血管较少，颜色较淡，黏膜环状皱襞疏而低，黏膜内除有孤立淋巴滤泡以外，还有**集合淋巴滤泡**。集合淋巴滤泡有 20～30 个，呈长椭圆形，由孤立淋巴滤泡汇集而成。这些淋巴滤泡具有防御功能，肠伤寒时细菌常侵犯回肠集合淋巴滤泡，从而导致肠出血或肠穿孔（图 2-14）。

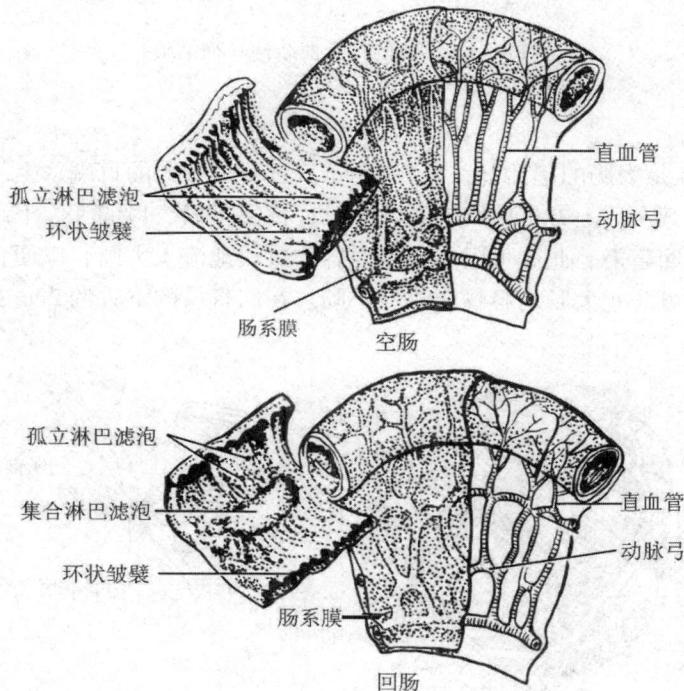

图 2-14　空肠与回肠

六、大肠

大肠 large intestine 全长约 1.5m，略呈方框形，围绕在空、回肠的周围。大肠起自右髂窝内回肠末端，终于肛门，可分为盲肠、阑尾、结肠、直肠和肛管五部分。大肠的主要功能为吸收水分、维生素和无机盐，并将食物残渣形成粪便，排出体外。

大肠在外形上与小肠有明显不同，大肠口径较粗，肠壁较薄，而盲肠和结肠还具有

3 个特征性结构（图 2 - 15）：一是沿肠壁的表面排列有三条纵行的**结肠带**，由纵行平滑肌增厚而成；二是由肠壁上的许多横沟隔开而成的环形囊状突起，称**结肠袋**；三是在结肠带附近由于浆膜下脂肪聚集，形成了许多大小不等的脂肪突起，称**肠脂垂**。这 3 个特征性结构可作为识别结肠和盲肠的标志。

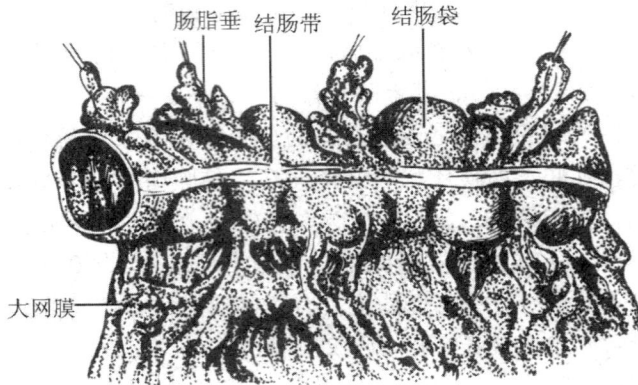

图 2 - 15　结肠的特征性结构（横结肠）

（一）盲肠

盲肠 caecum 是大肠的起始部，长 6 ~ 8cm，下端是膨大的盲端，上续升结肠，一般位于右髂窝内，其左后上方有回肠末端的开口，称**回盲口**。口的上、下缘各有一半月形的黏膜皱襞，称**回盲瓣**，此瓣可阻止小肠内容物过快地流入大肠，以便食物在小肠内充分消化吸收，并可防止大肠内容物逆流入小肠。在回盲口的下方约 2cm 处，有阑尾的开口（图 2 - 16）。

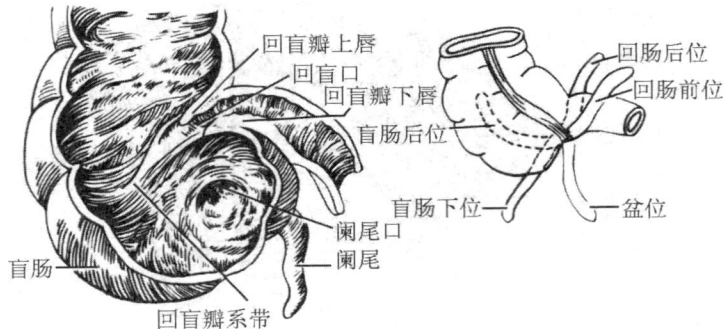

图 2 - 16　盲肠和阑尾

（二）阑尾

阑尾 vermiform appendix 是一条细长的盲管，形如蚯蚓，又称蚓突。上端连通盲肠后内侧壁，下端游离。一般长 7 ~ 9cm。

阑尾伸展的位置较不恒定，以盆位者多见，其次为盲肠后位和盲肠下位，回肠前位和后位较罕见（图 2 - 16）。因为三条结肠带最后都汇集于阑尾根部，故沿结肠带向下追踪，是寻找阑尾的可靠方法。

阑尾根部的体表投影：通常在脐与右髂前上棘连线的中、外 1/3 交界处，此点称**麦克伯尼（McBurney）点**。急性阑尾炎时，此点可有压痛或反跳痛（图 2 - 17）。

（三）结肠

结肠 colon 是位于盲肠和直肠之间的一段大肠，围绕在空、回肠周围。按其位置和形态，可分为升结肠、横结肠、降结肠和乙状结肠四部分。

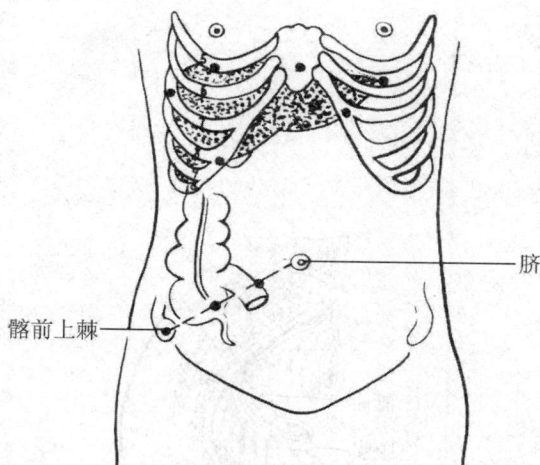

图 2 - 17 阑尾根部及肝的体表投影

1. **升结肠 ascending colon** 长约 15cm，起自盲肠上端，沿腹后壁右侧上升，至肝右叶下面转向左移行于横结肠，转折处的弯曲称**结肠右曲**。升结肠无系膜，借结缔组织贴附于腹后壁，因此活动性甚小。

2. **横结肠 transverse colon** 长约 50cm，起自结肠右曲，向左至脾的下端折转向下，移行于降结肠，折转处的弯曲称**结肠左曲**。横结肠由横结肠系膜连于腹后壁，活动度较大，其中间部可下垂至脐或低于脐平面。

3. **降结肠 descending colon** 长约 20cm，起自结肠左曲，沿腹后壁左侧下降，至左髂嵴处移行于乙状结肠。降结肠无系膜，借结缔组织贴附于腹后壁，活动性很小。

4. **乙状结肠 sigmoid colon** 长约 45cm，平左髂嵴处起自降结肠，呈乙字形弯曲，向下进入盆腔，至第3骶椎体平面续于直肠。乙状结肠由乙状结肠系膜连于腹、盆腔左后壁，活动度较大。空虚时其前面常被小肠襻遮盖，充盈时在左髂窝可触及。

（四）直肠

1. 直肠的位置　**直肠 rectum** 位于盆腔，全长 10～14cm。上端平第 3 骶椎体处接乙状结肠，下端至盆膈处续于肛管。直肠的后面是骶骨和尾骨；直肠的前面男、女性有所不同。在男性，直肠的前面有膀胱、前列腺、精囊等；在女性，则有子宫和阴道。因此临床指诊时，可触知前列腺或子宫和阴道等。

2. 直肠的弯曲和结构　直肠在正中矢状面上有两个弯曲：上段与骶骨前面的曲度一致，形成一凸向后的弯曲，称**骶曲**；下段绕过尾骨尖前面转向后下方，形成一凸向前的弯曲，称**会阴曲**。直肠的下段肠腔膨大，称**直肠壶腹**。直肠壶腹内面的黏膜，形成 2～3 个半月形皱襞，称**直肠横襞**，有支持粪便的作用。其中最大而恒定的一个皱襞在壶腹上份，居直肠前右侧壁，距肛门 7cm 左右。直肠镜检查时，应顺着直肠的弯曲，以避免损伤直肠横襞（图 2 - 18、19）。

脐

髂前上棘

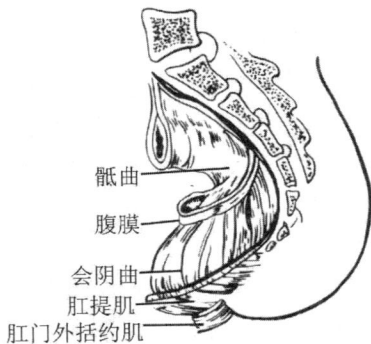

图 2 – 18　直肠的位置和弯曲

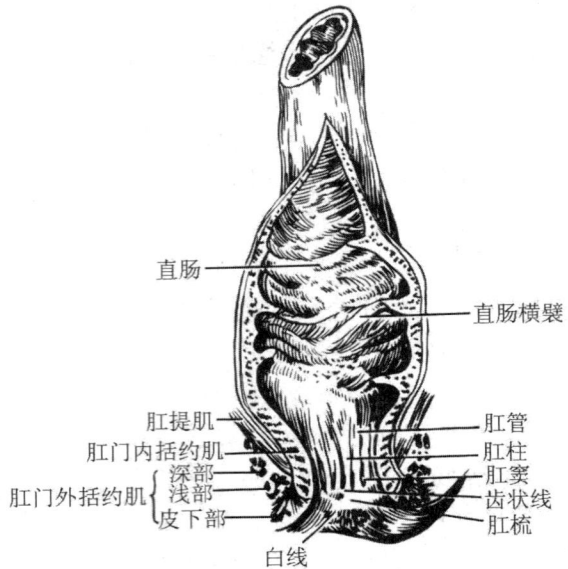

图 2 – 19　直肠和肛管的结构

（五）肛管

肛管 anal canal 为大肠的末段，长 3～4cm。上端于盆膈处连于直肠，下端开口于肛门。肛管上段的黏膜形成 6～10 条纵行的皱襞，称**肛柱**。各肛柱下端之间有半月形黏膜皱襞相连，称**肛瓣**。两个相邻肛柱下端与肛瓣围成的袋状小陷窝，称**肛窦**。窦内易积存粪屑，引起感染，甚至可发展为肛瘘等。各肛瓣和肛柱的下端共同连成一锯齿状的环形线，称**齿状线（肛皮线）**，是皮肤和黏膜的分界线。齿状线以下有一宽约 1cm 的环状带，表面光滑而略有光泽，称**肛梳（痔环）**。在齿状线以上的黏膜下和肛梳的皮下有丰富的静脉丛，病理情况下静脉丛淤血曲张则形成痔，在齿状线以上者称内痔，以下者称外痔。肛梳下缘有一环状线，称**白线**，此线恰为肛门内、外括约肌的交界处，活体指诊时可触知一环状沟，即上述两肌的分界沟。白线以下的皮肤颜色较深，下方不远即终于肛门（图 2 – 19）。

肛管的平滑肌层和其他部分的肠壁一样，都是由内环、外纵两层肌构成。但此处的环形肌层特别增厚，形成**肛门内括约肌**，可协助排便；环绕在肛门内括约肌周围的骨骼肌则构成**肛门外括约肌**，有较强的控制排便功能。

第三节　消 化 腺

一、肝

肝 liver 是人体中最大的腺体，也是最大的消化腺，重约 1350g，相当于体重的1/50。胎儿和新生儿的肝相对较大，可达体重的 1/20。肝呈棕红色，质软而脆，受暴力打击易破裂出血。

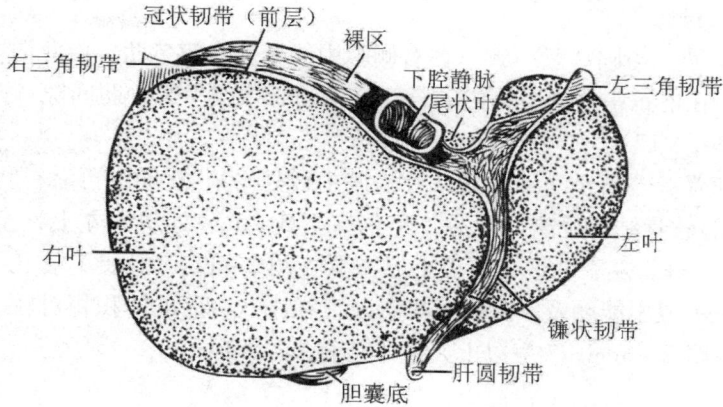

图 2－20　肝的上面

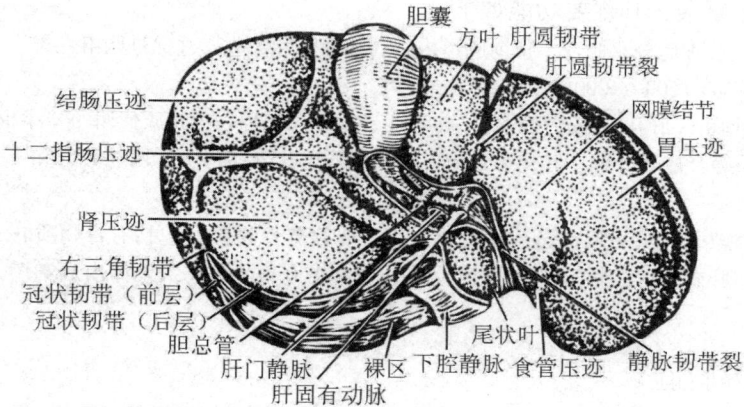

图 2－21　肝的下面

（一）肝的形态

肝呈不规则的楔形，可分上、下两面，左、右两叶和前、后两缘（图 2－20、21）。肝的上面凸隆，与膈相贴，称**膈面**，可由镰状韧带分为**肝左叶、肝右叶**。肝右叶大而厚，左叶小而薄。肝的下面凹凸不平，与许多内脏接触，称**脏面**。此面有一略呈"H"形的沟，即左、右纵沟和一条横沟。左纵沟的前部内有**肝圆韧带**；后部内有**静脉韧带**。右纵沟的前部有一凹窝，称**胆囊窝**，容纳胆囊；后部有**下腔静脉**通过。横沟即**肝门 porta hepatis**，有肝左管、肝右管、肝固有动脉、肝门静脉以及神经和淋巴管通过。肝的前缘（也称下缘）薄锐，为膈面与脏面的分界线。肝的后缘圆钝，朝向脊柱。

（二）肝的位置和体表投影

1. 肝的位置　肝大部分位于右季肋区和腹上区，小部分可达左季肋区。肝的膈面基本与膈穹隆一致，其大部分为肋弓所覆盖，仅在腹上区左、右肋弓间露出，并直接接触腹前壁（图 2－17）。肝的脏面邻近腹腔器官。右叶下面与结肠右曲、右肾和十二指肠相接触；左叶下面与胃前壁相接触。

2. 肝的体表投影

（1）肝的上界　与膈穹隆一致。在右侧腋中线处起自第7肋，由此向左至右锁骨中线处平第5肋，在前正中线处平胸剑结合，至左锁骨中线处平第5肋间隙。此上凸弧线即为肝的上界（图2-17）。

（2）肝的下界　与肝的下缘一致。在右腋中线处平第10肋，再沿右肋弓下缘向左，至右侧第8、9肋软骨结合处离开肋弓，经剑突下3~5cm处斜向左上，至左肋弓第7、8肋软骨结合处，进入左季肋区，连于上界左端（图2-17）。因此，在正常成人，肝的下界在右肋弓下一般不能触及，剑突下可触及。在小儿，肝的体积相对较大，肝的下缘可低于右肋弓下缘2~3cm。7岁以上儿童不能触及。

（三）肝的主要功能

肝的功能很复杂，其主要功能如下：

1. 分泌胆汁　肝细胞分泌胆汁，帮助肠道内脂肪的消化和吸收，并促进脂溶性维生素的吸收。成人的肝每日可分泌胆汁500~1000ml。

2. 参与物质代谢　肝几乎参与体内的一切代谢过程，人们称它为物质代谢的"中枢"。它是肝内糖、脂类、蛋白质等合成与分解、转化与运输、贮存与释放的重要场所，也与激素和维生素的代谢密切相关。

3. 解毒和吞噬功能　肝可以通过生物转化作用对非营养性物质（包括有毒物质）进行排泄，如酒精的代谢过程。肝血窦内的枯否细胞具有活跃的吞噬能力，能对进入人体内的细菌、异物进行吞噬，以保护机体。

（四）肝外胆道

肝外胆道包括胆囊和输胆管道（图2-22、23）。

1. **胆囊** gallbladder　位于肝右叶下面的胆囊窝内，上面借结缔组织与肝相连，下面由腹膜覆盖。胆囊呈长梨形，长8~12cm，可分为底、体、颈、管四部分。**胆囊底**为突向前下方的盲端，常在肝下缘露出。胆囊底的体表投影相当于右侧腹直肌外侧缘与右肋弓相交处，当胆囊发炎时，此处可有压痛。**胆囊体**与胆囊底之间无明显界限，占胆囊中央大部分，约在肝门右侧续于胆囊颈。**胆囊颈**细而短，常以直角弯向左侧，与胆囊管相接。**胆囊管**是胆囊颈的延续，并与肝总管汇合成胆总管。胆囊颈和胆囊管的黏膜向内呈螺旋状突出，形成**螺旋襞**（图2-22），可控制胆汁的出入，胆结石也常嵌顿于此。

胆囊的功能是贮存和浓缩胆汁。胆囊收缩可促进胆汁的排出。

2. **输胆管道**　包括肝左管、肝右管、肝总管、胆囊管及胆总管。

肝内胆小管逐渐汇合成肝左管、肝右管，两管出肝门不远即汇合成**肝总管**。肝总管长约3cm，末端与位于其右侧的胆囊管合成**胆总管**。胆总管长4~8cm，在肝十二指肠韧带内，它位于肝固有动脉右侧、肝门静脉右前方，继而下行经十二指肠上部的后方，至胰头与十二指肠降部之间，进入十二指肠降部的后内侧壁，在此与胰管汇合，形成略膨大的总管称**肝胰壶腹**（Vater 壶腹），开口于十二指肠大乳头。在肝胰壶腹的管壁内，有环形平

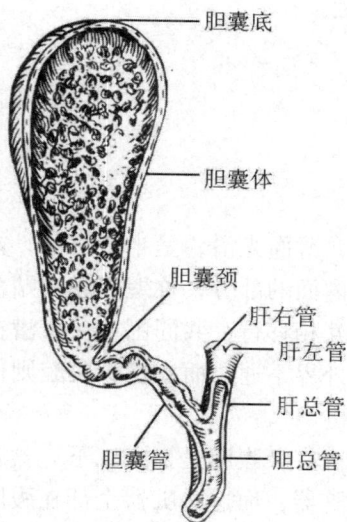

图 2 - 22 胆囊

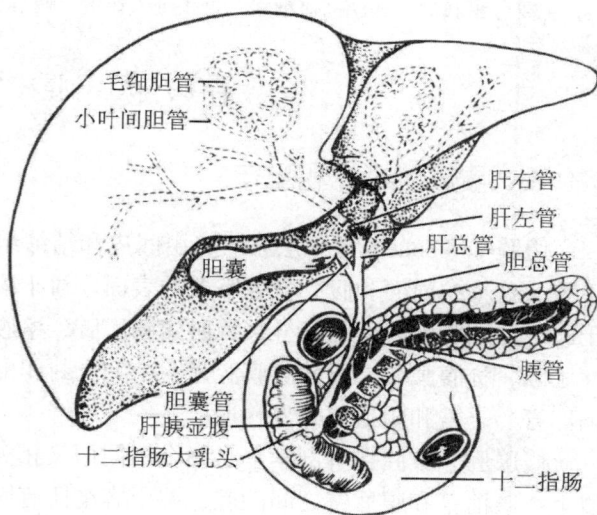

图 2 - 23 输胆管道模式图

滑肌，称**肝胰壶腹括约肌**（Oddi 括约肌），可控制胆汁的排出和防止十二指肠的内容物逆流入胆总管和胰管内。任何原因所致的胆道阻塞，皆可影响胆汁或胰液的排泄。

二、胰

（一）胰的形态和位置

1. **胰的形态** **胰** pancreas 为长棱柱状，可分为头、体、尾三部分。**胰头**较宽大，在第 2 腰椎体右前方，被十二指肠所环抱，后方有胆总管、肝门静脉和下腔静脉。**胰体**是胰的中间大部分，横跨下腔静脉、腹主动脉、左肾及左肾上腺前面。**胰尾**是左端狭细部，抵达脾门后下方。

在胰的实质内偏后方，与胰的长轴平行，有一条起于胰尾向右横贯其全长的主排泄管，称**胰管**。胰管沿途汇集各小叶导管，最后与胆总管合并，共同开口于十二指肠大乳头。在胰头上方有时可见一小管，行于胰管的上方，称**副胰管**，开口于十二指肠小乳头（图 2 - 13）。

2. **胰的位置** 胰位于胃的后方，位置较深，在第 1、2 腰椎体水平横贴于腹后壁，为腹膜外位器官。胰前面隔网膜囊与胃相邻，后方有下腔静脉、胆总管、肝门静脉和腹主动脉等重要结构。胰的上缘约平脐上 10cm，下缘约相当于脐上 5cm 处。由于胰的位置较深，前面有胃、横结肠和大网膜等遮盖，故胰病变时，在早期腹壁体征往往不明显，从而增加了诊断的困难性。

（二）胰的功能

胰是人体第二大腺体，重约 100g。由外分泌部和内分泌部组成。外分泌部分泌胰液，经胰管排入十二指肠，有分解蛋白质、糖类和脂肪的功能；内分泌部即胰岛，散在于胰的实质内，大多存在于胰尾，主要分泌胰岛素和胰高血糖素，直接进入血液，调节血糖的代谢。

第四节 腹 膜

一、腹膜的概念和配布

腹膜 peritoneum 是一层浆膜，由间皮和结缔组织构成，薄而光滑，呈半透明状，衬于腹、盆壁的内面和腹、盆腔脏器的表面。衬于腹、盆壁内面的部分，**称壁腹膜**；贴覆于腹、盆腔脏器表面的部分，**称脏腹膜**。脏、壁腹膜两层互相移行，共同围成一个潜在性腔隙，称**腹膜腔**。男性腹膜腔是一个完全封闭的囊，与外界不通。而女性腹膜腔则借输卵管、子宫和阴道与外界相通。

腹膜腔和腹腔在解剖学上是两个不同而又相关的概念。广义腹腔是指膈以下、盆膈以上、腹前壁和腹后壁之间的腔，腔内容纳所有腹、盆腔脏器，而这些脏器全部在腹膜腔之外。狭义腹腔是指小骨盆上口以上、膈以下之间的腔。腹膜腔则指脏腹膜与壁腹膜之间的潜在性腔隙，腔内仅含少量浆液。实际上，腹盆腔脏器均位于腹腔之内、腹膜腔之外。

腹膜可分泌少量浆液，减少脏器间的摩擦。在病理情况下，腹膜渗出液增加，可形成腹水。腹膜有广阔的表面，并有较强的吸收能力，特别是上腹部腹膜的吸收能力更强，故腹膜炎患者多采取半卧位，以减少对毒素的吸收。此外，腹膜对脏器还具有支持、固定、修复及防御功能。

二、腹膜与腹盆腔脏器的关系

根据腹膜覆盖脏器的程度不同，可分为三类（图 2 - 24、25、26）。

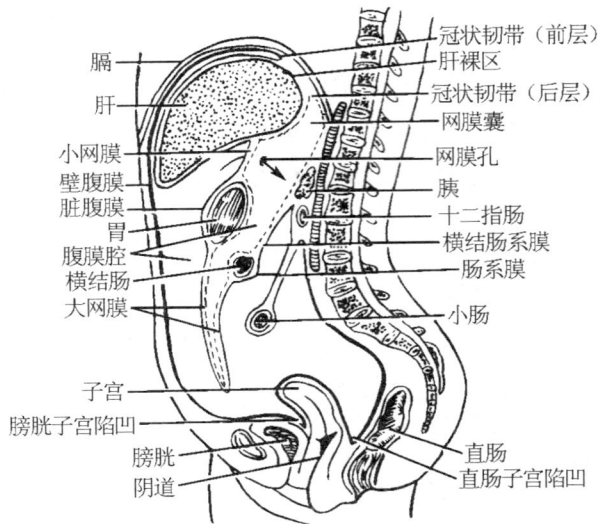

图 2 - 24 腹膜（正中矢状切面，女性）

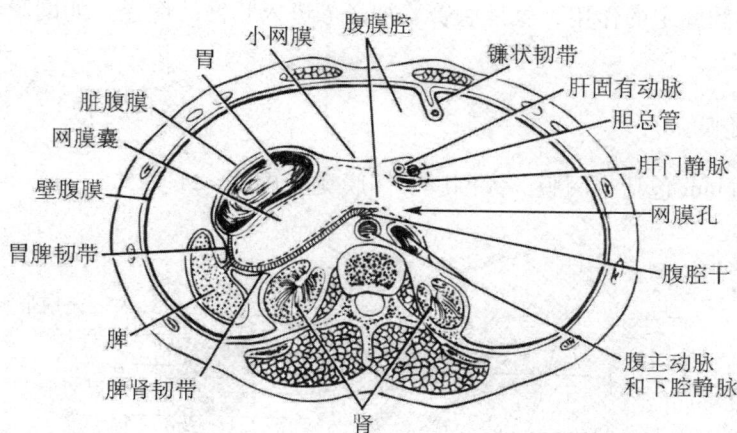

图 2-25 腹膜（通过网膜孔的水平切面）

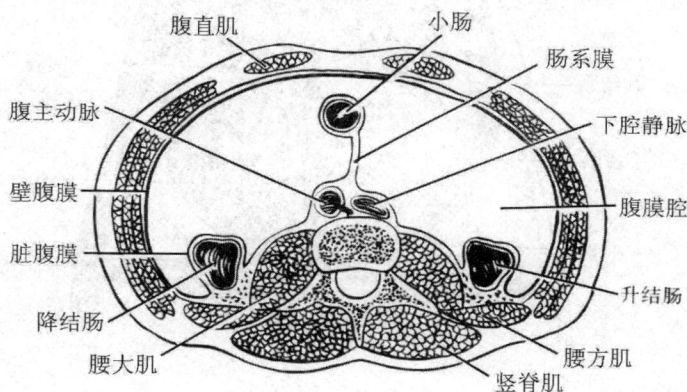

图 2-26 腹膜（通过腹下部的水平切面）

1. **腹膜内位器官** 凡脏器表面几乎完全被腹膜所覆盖者，称腹膜内位器官，如胃、十二指肠上部、空肠、回肠、盲肠、阑尾、横结肠、乙状结肠、脾、卵巢及输卵管等。这些器官的活动性较大。

2. **腹膜间位器官** 凡脏器的三个面或大部分由腹膜所覆盖者，称腹膜间位器官。如肝、胆囊、升结肠、降结肠、直肠上部、膀胱及子宫等。

3. **腹膜外位器官** 凡脏器仅有一面被腹膜所覆盖者，称腹膜外位器官。如肾、肾上腺、胰、十二指肠降部和水平部、输尿管及直肠下部。

了解脏器与腹膜的关系，有重要的临床意义，如腹膜内位器官的手术必须通过腹膜腔，而肾、输尿管等腹膜外位器官则不必打开腹膜腔便可进行手术，从而避免腹膜腔的感染和术后脏器粘连。

三、腹膜形成的结构

壁腹膜与脏腹膜之间或脏腹膜之间互相返折移行，形成许多结构，这些结构不仅对器官起着连接和固定的作用，也是血管、神经等进入脏器的途径。如网膜、系膜、韧带和陷凹等。

（一）网膜

网膜 omentum 包括小网膜、大网膜及网膜囊（图 2 – 24、25、27）。

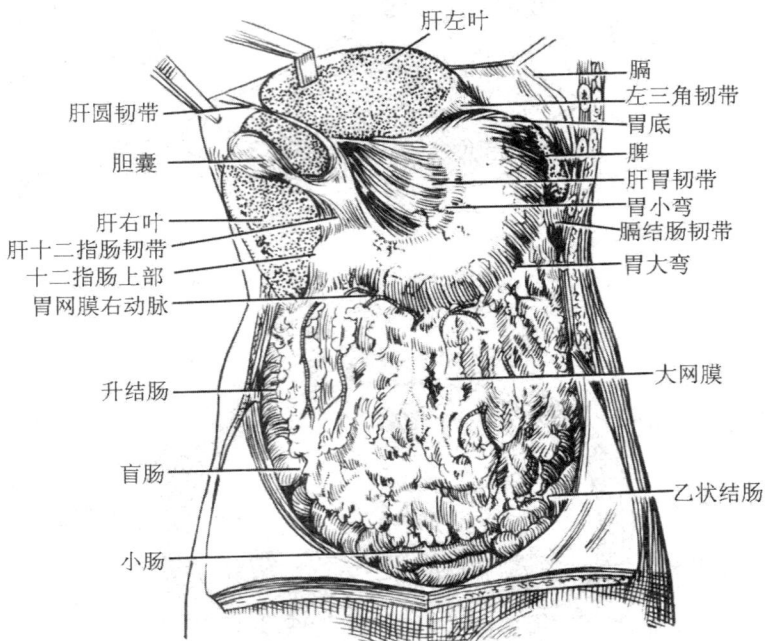

图 2 – 27　网膜

1. **小网膜** lesser omentum　是由肝门向下移行于胃小弯和十二指肠上部之间的双层腹膜结构。由肝门连于胃小弯的部分，称**肝胃韧带**；由肝门连于十二指肠上部的部分，称**肝十二指肠韧带**，其内有进入肝门的三个重要结构通过：胆总管位于右前方，肝固有动脉位于左前方，两者之间的后方为肝门静脉。小网膜的右缘游离，其后方为网膜孔，经此孔可进入网膜囊。

2. **大网膜** greater omentum　是由连于胃大弯和横结肠之间的四层腹膜构成，形似围裙，悬垂于横结肠、空肠和回肠的前面。前两层是来自胃前、后壁的腹膜，自胃大弯和十二指肠上部下垂而成；下垂至近骨盆缘时再急转向上，形成大网膜的后两层，向上包绕横结肠，且与横结肠系膜和腹后壁腹膜相续。大网膜具有重要防御功能。当腹内发生炎症（阑尾炎、胃穿孔等）时，它可向病灶处移动并将病灶包围，以限制炎症蔓延。手术时如一时找不到病灶部位，可寻大网膜的移动方向探查之，故大网膜又是外科医生的向导。

3. **网膜囊** omental bursa　是位于小网膜和胃、腹后壁之间扁窄的腹膜间隙，是腹膜腔的一部分，又称腹膜小囊（小腹膜腔）。

（二）系膜

系膜通常是指将肠管连于腹后壁的双层腹膜结构。两层之间夹有到达该器官的神经、血管、淋巴管、淋巴结和脂肪等。主要的系膜有**肠系膜** mesentery、**阑尾系膜** mesoappendix、**横结肠系膜** transverse mesocolon、**乙状结肠系膜** sigmoid mesocolon 等。其中以肠系膜最长，呈扇形，是空肠、回肠连于腹后壁的双层腹膜结构。它附着于腹后壁的部分，称**肠系膜根** radix of mesentery。肠系膜根始于第 2 腰椎体左侧的十二指肠空肠曲，斜向右下，止于右骶髂关节前方，长约 15cm。

（三）腹膜陷凹

腹膜陷凹为腹膜在脏器间形成的一些较大而恒定的凹陷。在男性，膀胱与直肠之间有**直肠膀胱陷凹**。在女性，子宫与膀胱之间有一较浅的**膀胱子宫陷凹**；直肠与子宫之间有**直肠子宫陷凹**，是腹膜腔的最低点，且与阴道穹后部相邻。当腹膜腔积液、积血或积脓时，可经阴道后穹作穿刺或引流（图 2 - 24）。

第三章　呼吸系统

第一节　概　　述

一、呼吸系统的组成

呼吸系统 respiratory system 由肺外呼吸道和肺组成（图3-1）。肺外呼吸道包括鼻、咽、喉、气管和主支气管。肺由肺内各级支气管以及肺泡等构成。肺外呼吸道和肺内各级支气管是气体进出的通道，肺泡则是进行气体交换的主要场所。临床上通常把鼻、咽、喉称上呼吸道，把气管和各级支气管称下呼吸道。

二、呼吸系统的主要功能

呼吸系统的主要功能是进行机体与外界环境间的气体交换，即吸入氧，呼出二氧化碳。机体利用呼吸系统从外界吸入的氧，经过生物氧化产生能量供新陈代

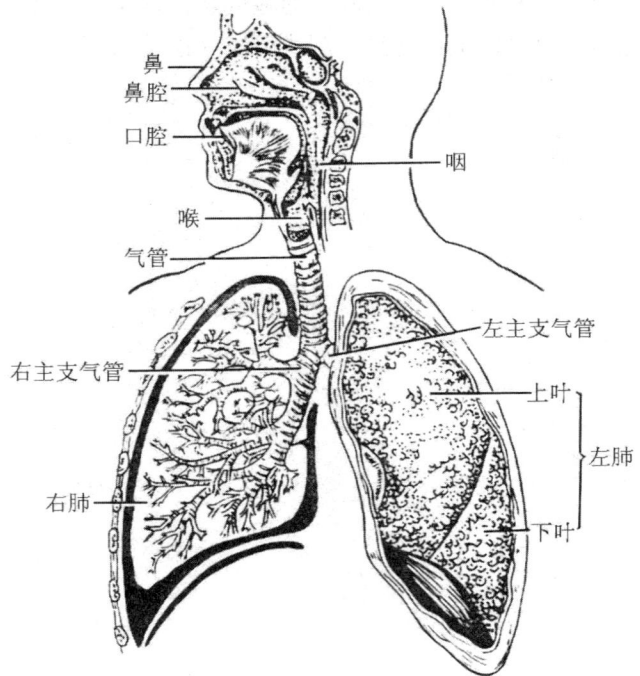

图3-1　呼吸系统模式图

谢所需，而在生物氧化过程中产生的二氧化碳则由呼吸系统排出体外，以保证机体生理活动的正常进行。此外，鼻兼有嗅觉功能，喉兼有发音功能。

第二节　肺外呼吸道

一、鼻

鼻 nose 是呼吸道的起始部，又是嗅觉器官，包括外鼻、鼻腔和鼻旁窦三部分。

（一）外鼻

外鼻 external nose 位于面部中央。上部狭窄，位于两眼之间，称**鼻根**，向下延伸为**鼻背**，下端突出形成**鼻尖**，鼻尖两侧弧形扩大为**鼻翼**，鼻翼下方的开口为**鼻孔**。平静呼吸时，鼻翼无显著活动；当呼吸困难时，可出现明显的鼻翼扇动。

（二）鼻腔

鼻腔 nasal cavity 是一前后狭长的腔隙，腔壁由骨和软骨作支架，衬以黏膜和皮肤而构成。鼻腔被鼻中隔分为左、右两腔，向前经鼻孔通外界，向后经鼻后孔通鼻咽。每侧鼻腔均分为鼻前庭和固有鼻腔两部分。

1. **鼻前庭**　为鼻翼所围成的空腔，内面衬以皮肤，并生有粗硬的鼻毛，可滤过空气中的灰尘。由于该处缺乏皮下组织，故发生疖肿时，疼痛较为剧烈。

2. **固有鼻腔**　位于鼻前庭后上方，是鼻腔的主要部分，临床上所称鼻腔常指该部而言。鼻腔底壁即口腔顶，由硬腭构成。鼻腔顶壁上方为颅前窝。外侧壁上有上、中、下 3 个平行排列的长形隆起，分别称**上鼻甲**、**中鼻甲**和**下鼻甲**。各鼻甲外下方被遮蔽的裂隙分别称**上鼻道**、**中鼻道**和**下鼻道**。上鼻道和中鼻道有鼻旁窦的开口，下鼻道的前部有鼻泪管的开口（图 3－2）。鼻中隔是两侧鼻腔的共同内侧壁，由骨性鼻中隔和鼻中隔软骨衬以黏膜而共同构成（图 3－3）。鼻中隔居正中位者较少，以偏向左侧者多见，所以两侧鼻腔常不对称，称鼻中隔偏曲，严重者可引起鼻塞、头痛或出血。

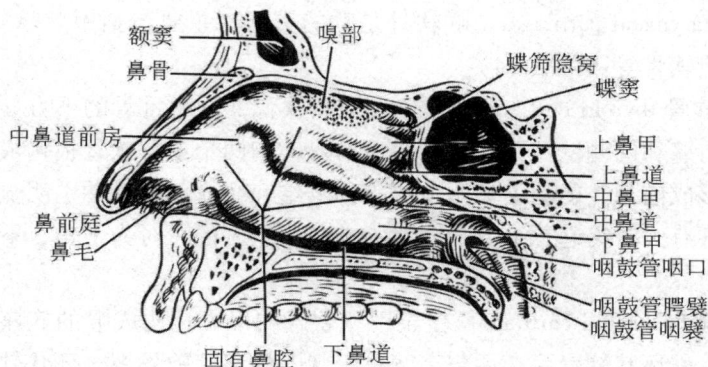

图 3－2　鼻腔外侧壁（右侧）

固有鼻腔的黏膜可根据其结构和功能的不同，分为嗅部和呼吸部两部分。**嗅部**为被覆于上鼻甲以及与其相对应的鼻中隔的黏膜，此部黏膜内含有嗅细胞，能感受嗅觉刺激；**呼吸部**为嗅部以外的部分，黏膜上皮有纤毛，黏膜内含有丰富的血管、黏液腺，对吸入的空气起加温、湿润和净化等作用。

（三）鼻旁窦

参见第一章第二节相关内容。

二、咽

参见第二章第二节相关内容。

三、喉

（一）喉的位置

喉 larynx 既是呼吸道，又是发音器官。喉位于颈前部正中，位置表浅，上借韧带和肌连舌骨，下接气管，前方被皮肤、浅筋膜、深筋膜和舌骨下肌群所覆盖，后方与喉咽相邻，两侧有颈部大血管、神经和甲状腺左、右叶。

成年人喉的上界约平对第 4、5 颈椎体之间，下界平对第 6 颈椎体下缘。喉的位置高低依性别、年龄不同而略有差异，女性高于男性，儿童高于成人。喉与舌骨和咽紧密连结，可随吞咽或发音动作而上下移动。

（二）喉的构造

喉是复杂的管状器官，由喉软骨、喉软骨的连结、喉肌和黏膜构成。

1. **喉软骨** laryngeal cartilages　喉软骨是喉的支架，主要包括甲状软骨、环状软骨、会厌软骨和杓状软骨等（图 3 -4）。

（1）**甲状软骨** thyroid cartilage　是最大的喉软骨，位于舌骨的下方、环状软骨的上方，构成喉的前壁和两侧壁。甲状软骨由左右对称的两个方形软骨板构成，两板前缘以直角互相愈着形成**前角**。前角上端向前突出称**喉结**，在成年男性特别明显。两板后缘游离，向上、下各有一对突起，上方的一对为**上角**，下方的一对为**下角**，下角与环状软骨构成环甲关节。

（2）**环状软骨** cricoid cartilage　位于甲状软骨的下方，构成喉的底座。环状软骨前部低窄呈弓形，称**环状软骨弓**；后部高宽呈板状，称**环状软骨板**。环状软骨是喉软骨中唯一完整的软骨环，对保持呼吸道的畅通有重要作用。

（3）**杓状软骨** arytenoid cartilage　位于环状软骨板上方，左右各一，呈三棱锥体形，尖朝上，底朝下，底与环状软骨板上缘构成环杓关节。杓状软骨底向前伸出的突起，称

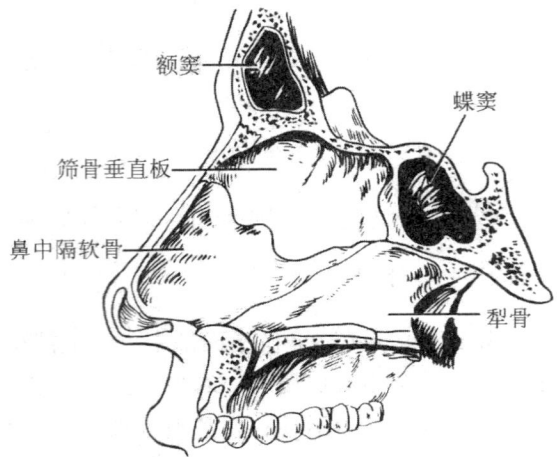

图 3 -3　鼻中隔

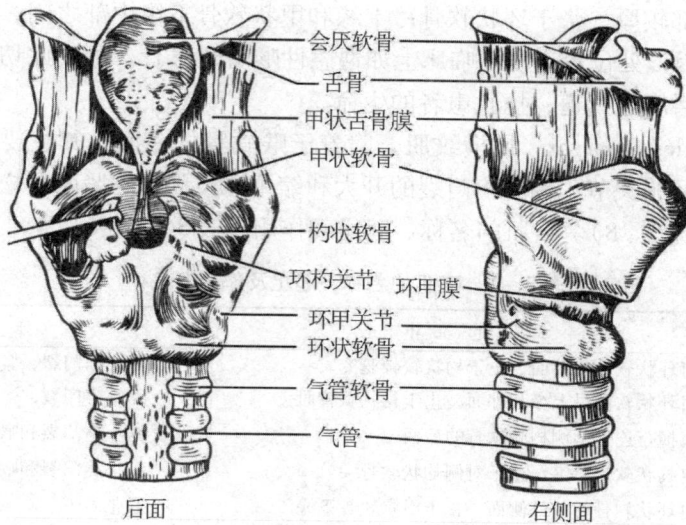

会厌软骨
舌骨
甲状舌骨膜
甲状软骨
杓状软骨
环杓关节
环甲膜
环甲关节
环状软骨
气管软骨
气管

后面　　　　　　　　右侧面

图 3 - 4　喉软骨及其连结

声带突，有声韧带附着；向外侧伸出的突起称**肌突**，是喉肌的附着处。

（4）**会厌软骨** epiglottic cartilage　形似树叶，其下端狭细，附着于甲状软骨前角的后面；其上端宽阔，构成喉口的前界，位于舌根的后方。

2. **喉软骨的连结**　喉软骨的连结包括关节和膜性连结两种。关节有环甲关节和环杓关节，膜性连结主要有弹性圆锥。

（1）**环甲关节**　由甲状软骨下角与环状软骨两侧的关节面构成，可使甲状软骨作前倾和复位的运动。环甲关节的运动与声带的紧张和松弛有关。

（2）**环杓关节**　由杓状软骨底与环状软骨板上缘的关节面构成，可使杓状软骨作旋转运动。环杓关节的运动与声门裂的开大和缩小有关。

（3）**弹性圆锥** conus elasticus　又称**环甲膜**，为圆锥形弹性纤维膜，其下缘附着于环状软骨上缘，其上缘游离，张于甲状软骨前角的后面与杓状软骨声带突之间，称**声韧带**，是发音的主要结构（图 3 - 5）。

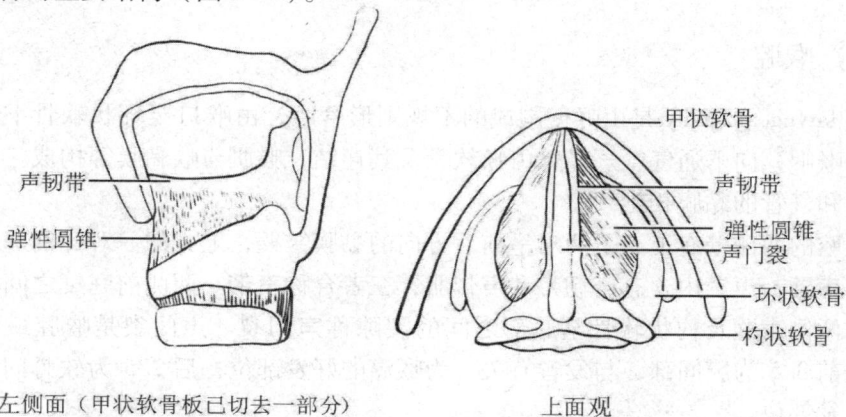

声韧带
弹性圆锥

甲状软骨
声韧带
弹性圆锥
声门裂
环状软骨
杓状软骨

左侧面（甲状软骨板已切去一部分）　　　　上面观

图 3 - 5　弹性圆锥

弹性圆锥前部较厚，张于环状软骨弓上缘和甲状软骨下缘中部之间，称**环甲正中韧带**（图 3 - 6）。因该处位置表浅，临床上如遇急性喉阻塞患者，可经此切开或直接插入粗针头，以建立暂时通气道，抢救患者的生命。

3. **喉肌** muscles of larynx　属横纹肌，附着于喉软骨的表面，其主要功能是通过作用于环甲关节和环杓关节，调节声门裂的开大和缩小、声韧带的紧张和松弛以及喉口的开合等（图 3 - 6、7、8）。喉肌的名称、起止和作用见表 3 - 1。

表 3 - 1　喉肌的名称、起止及作用简表

名　称	起　止	作　用
环杓后肌	起自环状软骨板后面，止于杓状软骨肌突	开大声门裂、紧张声带
环杓侧肌	起自环状软骨弓上缘和外面，止于杓状软骨肌突	缩小声门裂
杓横肌	肌束横行连于两侧杓状软骨的后面	缩小声门裂和喉口
杓斜肌	起自杓状软骨肌突，止于对侧杓状软骨尖	缩小声门裂和喉口
环甲肌	起自环状软骨弓前外侧面，止于甲状软骨下缘	紧张声带
甲杓肌	起自甲状软骨前角的后面，止于杓状软骨声带突至肌突	松弛声带、缩小声门裂

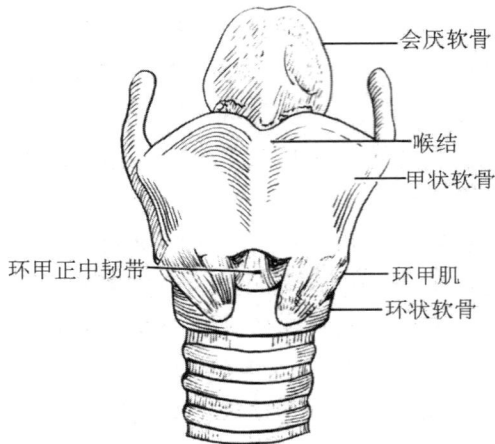

图 3 - 6　喉肌（前面）

（三）喉腔

喉腔 laryngeal cavity 是由喉壁围成的不规则形管腔，由喉口至环状软骨下缘，向上经喉口通喉咽，向下通气管。喉壁由喉软骨及其连结、喉肌与喉黏膜等构成。喉腔黏膜分别与咽和气管的黏膜相延续。

在喉腔的两侧壁有上、下两对呈前后方向的黏膜皱襞，上方的一对称**前庭襞**，下方的一对称**声襞**，声襞内含有声韧带和声带肌，三者合称**声带**。两侧前庭襞之间的裂隙称**前庭裂**，两侧声襞及杓状软骨基底部之间的裂隙称**声门裂**。声门裂是喉腔最狭窄的部位，此裂前 3/5 为膜间部，与发音有关，为喉癌的好发部位；后 2/5 为软骨间部，是喉结核的好发部位。

喉腔借前庭裂和声门裂分为三部分：前庭裂以上的部分称**喉前庭**；前庭裂和声门裂

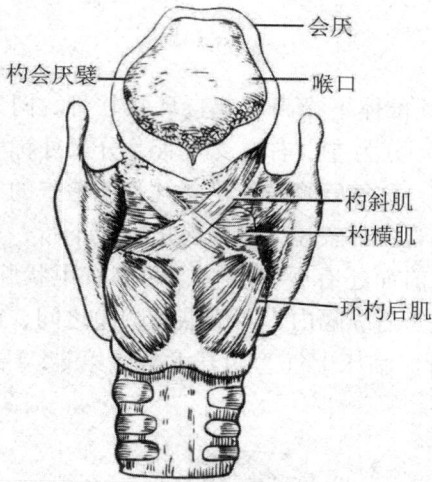

图 3 - 7 喉肌（后面）

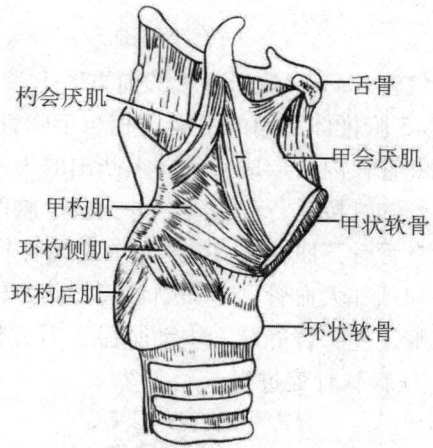

图 3 - 8 喉肌（右侧面，右侧甲状软骨板已切去）

之间的部分称**喉中间腔**，其向两侧突出的隐窝称**喉室**；声门裂以下的部分称**声门下腔**（图 3 - 9、10）。声门下腔的黏膜下组织较疏松，炎症时容易发生水肿。小儿的喉腔狭小，喉水肿容易引起喉阻塞，造成呼吸困难。

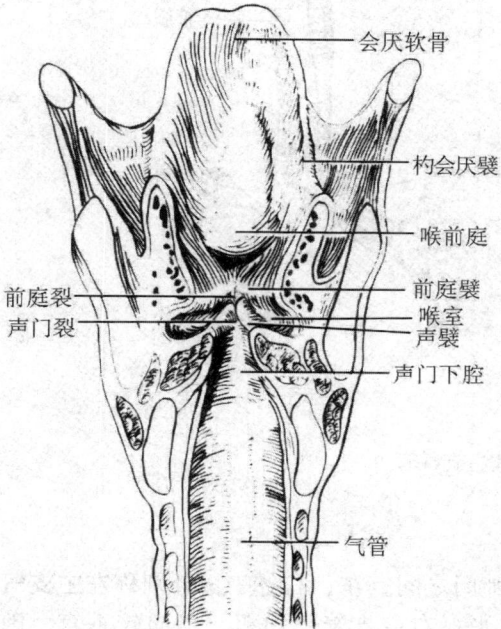

图 3 - 9 喉冠状切面

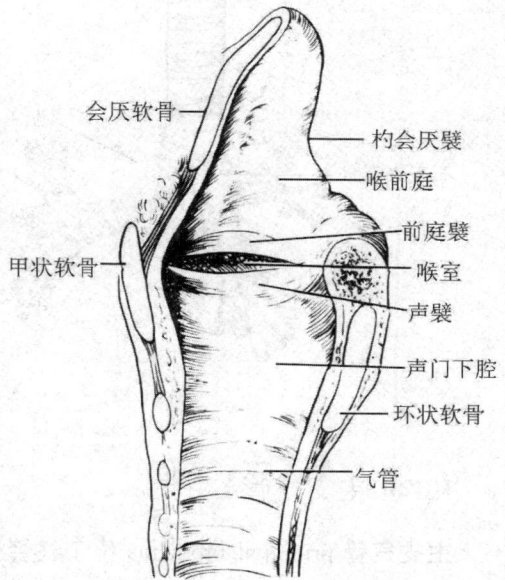

图 3 - 10 喉正中矢状切面

四、气管和主支气管

气管和主支气管是连接喉和肺之间的管道，由"C"字形的软骨环以及连接各软骨环的结缔组织和平滑肌构成，管腔内面衬以黏膜。它们的后壁缺少软骨，被由平滑肌和结缔组织构成的膜壁所封闭（图 3 - 11）。

（一）气管

气管 trachea 位于食管的前方，上端平第6颈椎体下缘高度起自环状软骨，向下至第4、5胸椎体之间的平面（相当于胸骨角平面）分为左、右主支气管，分叉处称**气管杈**，气管杈内面形成一个向上凸出的半月形纵嵴，称**气管隆嵴**，是支气管镜检查的定位标志。气管按其行程位置可分为颈、胸两部。气管颈部较短，沿颈前正中线下行，其前面除有舌骨下肌群外，在第2~4气管软骨环的前面还有甲状腺峡，两侧有甲状腺左、右叶和颈部大血管，后面贴食管。胸部较长，位于后纵隔内、两侧纵隔胸膜之间，前方有胸腺、左头臂静脉、主动脉弓，后方仍贴食管。临床上气管切开术常在第3、4或第4、5气管软骨处进行。

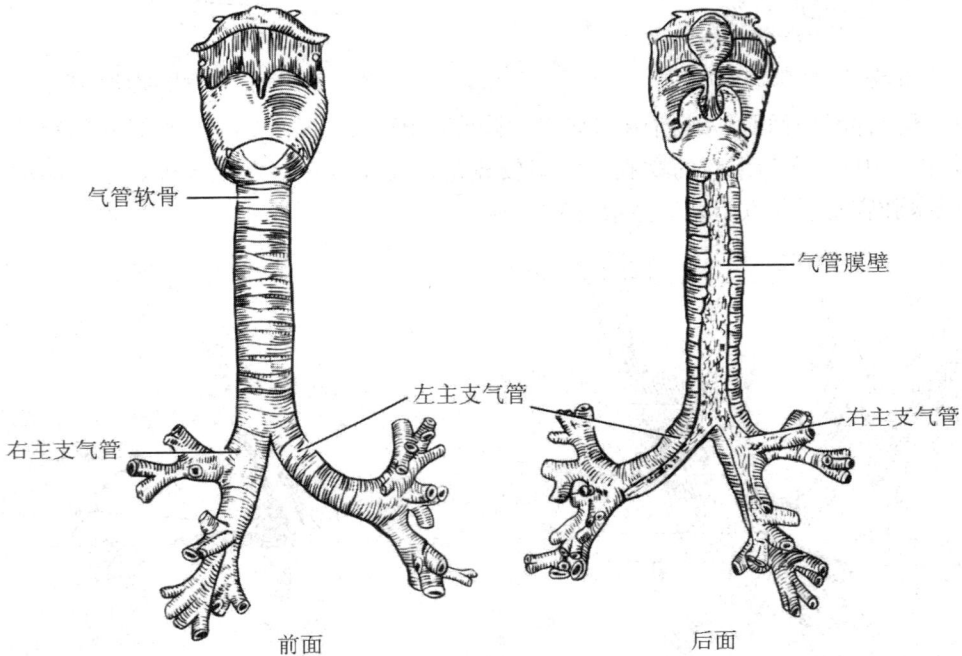

图3-11 气管和主支气管

（二）主支气管

主支气管 principal bronchus 位于气管杈与肺门之间，左、右各一，分别称**左主支气管和右主支气管**。左主支气管细长，走向较水平；右主支气管短粗，走向较垂直。因此，气管异物容易落入右主支气管。

第三节 肺

肺 lung 为呼吸系统最重要的器官，也是进行气体交换的场所。幼儿的肺呈淡红色，随着年龄的增长，吸入的灰尘沉积于肺内，因此成人的肺可变为暗红色，老年人的肺为蓝黑色。肺由于内含大量空气，质软而轻，故可浮于水中；而未经呼吸的肺质地坚实，则在水中下沉。法医可借此鉴别出生前死亡或出生后死亡的胎儿。

一、肺的位置

肺位于胸腔内，纵隔的两侧，膈的上方，左、右各一。

二、肺的形态和结构

肺的形态近似圆锥体，具有一尖、一底、两面、三缘（图3-12、13）。

肺尖钝圆，经胸廓上口向上突至颈根部，高出锁骨内侧段上方2~3cm，所以，在锁骨上方进针时，要避免刺伤肺尖造成气胸。**肺底**向上方凹陷，与膈相贴，又称**膈面**。外侧面广阔圆凸，贴近肋和肋间肌，又称**肋面**。内侧面贴近纵隔和脊柱，又称**纵隔面**。此面中央凹陷处称**肺门**，有主支气管、肺动脉、肺静脉、淋巴管和神经等出入。这些结构被结缔组织和胸膜包绕成束，称**肺根**。

肺的**前缘**锐薄，右肺前缘近于垂直，左肺前缘下半有一明显缺口，称**心切迹**，切迹下方有一向前内方的舌状突起，称**左肺小舌**。肺的**后缘**圆钝，贴于脊柱的两旁。肺的**下缘**也较锐薄，伸向膈与胸壁之间。

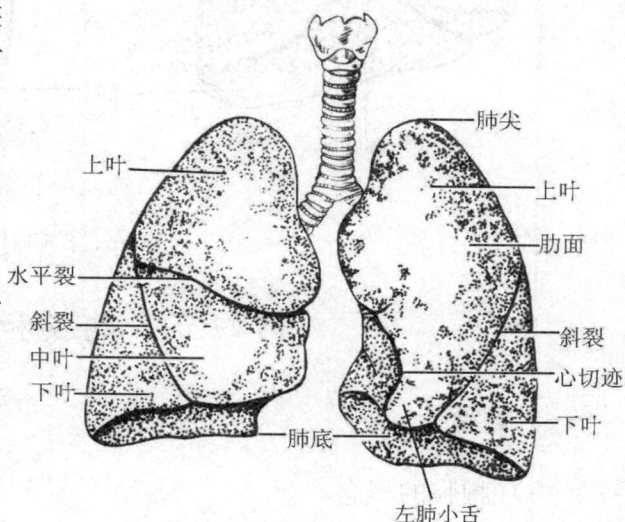

图3-12 气管、主支气管和肺

由于右肺因膈下有肝向上隆起，而左肺因心脏偏向左侧，故右肺宽而短，左肺窄而长。

左肺由自后上斜向前下的**斜裂**分为**左肺上叶**和**左肺下叶**两叶。右肺除有与左肺相应的斜裂外，尚有一**水平裂**。斜裂和水平裂将右肺分为**右肺上叶**、**右肺中叶**和**右肺下叶**三叶（图3-12、13）。

三、肺内支气管和肺段

左、右主支气管在肺门处首先分出**肺叶支气管**，肺叶支气管入肺叶后再分为**肺段支气管**，以后反复分支，越分越细，形似树枝，故称**支气管树**。支气管分支可达23~25级，最后连于肺泡。每一肺段支气管及其所属的肺组织构成一个支气管肺段，简称**肺段**。

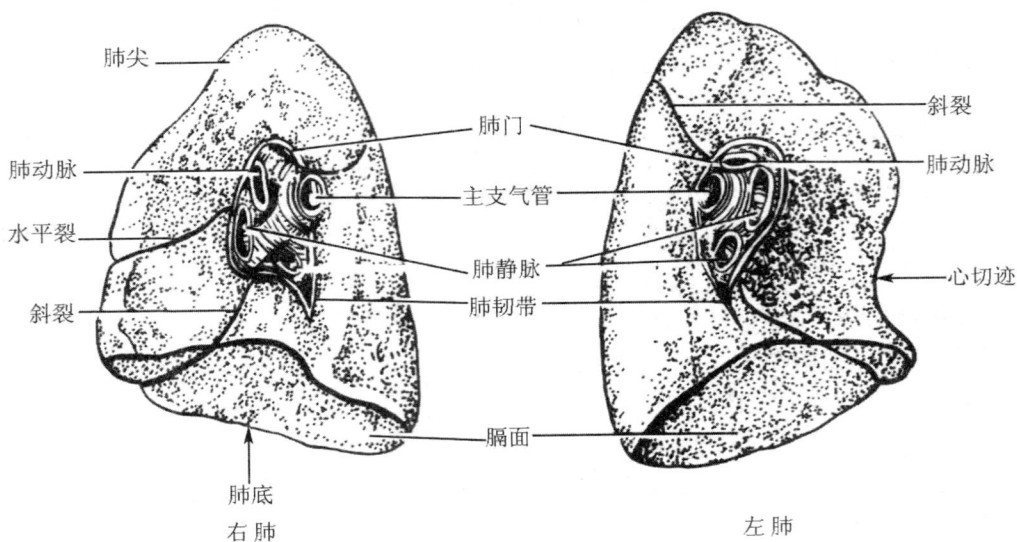

图 3 – 13 左、右肺内侧面

第四节 胸膜和纵隔

一、胸膜

(一) 胸膜的概念

胸膜 pleura 是一层薄而光滑的浆膜，可分为脏胸膜和壁胸膜两部分。**脏胸膜**紧贴于肺表面并伸入肺裂内，构成肺的外膜，故又称**肺胸膜**。**壁胸膜**衬于胸壁内面、纵隔侧面和膈上面。脏、壁胸膜在肺根处相互移行，在左、右两肺周围各形成一个完全封闭的潜在性间隙，称**胸膜腔** pleural cavity （图 3 – 14）。正常情况下，腔内呈负压，压力随呼吸运动而变动，是肺扩张的重要因素。胸膜腔内含少量浆液，可减少呼吸时胸膜间的摩擦。**胸腔** thoracic cavity 是由胸壁和膈围成的空腔，向上经胸廓上口通颈部，向下借膈与腹腔分隔。胸腔内容纳所有胸腔脏器，而这些脏器全部位于胸腔膜之外。

(二) 壁胸膜的分部

壁胸膜依其所在部位可分为四部分，即膈胸膜、肋胸膜、纵隔胸膜和胸膜顶（图 3 – 14）。**膈胸膜**覆盖于膈的上面；**肋胸膜**紧贴于胸壁内面；**纵隔胸膜**被覆于纵隔的两侧；**胸膜顶**是包围肺尖上方的部分，向下与肋胸膜和纵隔胸膜互相延续，向上突出于胸廓上口达颈根部，其最高点可高出锁骨内侧段上方 2 ~ 3cm。

在壁胸膜某些部分的转折处，可形成潜在的间隙，即使在深吸气时，肺缘也不会伸入其间。其中最重要的间隙为**肋膈隐窝**，由肋胸膜与膈胸膜返折而成，呈半环状，是胸膜腔最低的部位，胸膜炎的渗出液常积聚于此。该隐窝也可因胸膜粘连而消失。

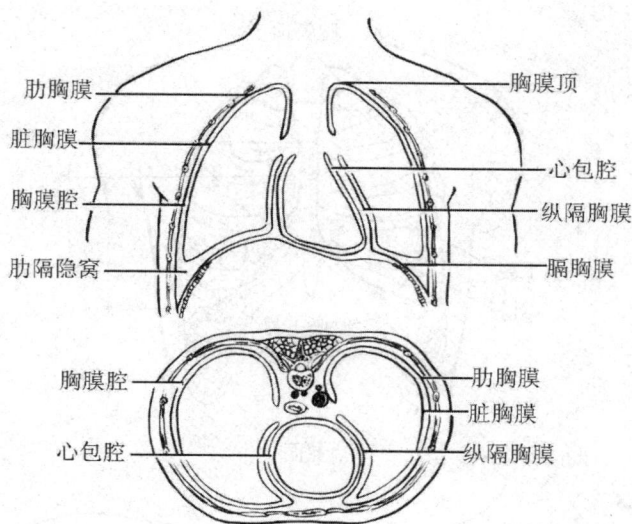

图 3 - 14　胸膜模式图

（三）肺和胸膜的体表投影

1. **肺的体表投影**　两肺尖和肺前缘的投影均起自锁骨内侧段上方 2 ~ 3cm 处，斜向下内，经胸锁关节后方至胸骨角中点处两肺前缘靠拢。右肺前缘由此垂直下行，至右侧第 6 胸肋关节处，移行于右肺下缘；左肺前缘垂直下行至第 4 胸肋关节处沿肺的心切迹弯向左下，至第 6 肋软骨中点处移行于左肺下缘（图 3 - 15）。

两肺下缘的体表投影大致相同。右侧起自第 6 胸肋关节后方，左侧起自第 6 肋软骨中点处，两侧均行向外下方，在锁骨中线处与第 6 肋相交，在腋中线上与第 8 肋相交，在肩胛线上与第 10 肋相交，在接近脊柱处则平第 10 胸椎棘突（表 3 - 2）。

2. **胸膜的体表投影**　两侧胸膜顶和胸膜前界的体表投影分别与肺尖和肺前缘的投影基本一致。两侧胸膜下界的体表投影左右一致，约比两肺下缘的投影位置低 2 个肋（图 3 - 15）。右侧起自第 6 胸肋关节后方，左侧起自第 6 肋软骨中点后方，两侧均斜向外下方，在锁骨中线上与第 8 肋相交，在腋中线上与第 10 肋相交，在肩胛线上与第 11 肋相交，在接近脊柱处则平第 12 胸椎棘突（表 3 - 2）。

表 3 - 2　肺下缘与胸膜下界的体表投影对照表

	锁骨中线	腋中线	肩胛线	接近脊柱处
肺下缘	第 6 肋	第 8 肋	第 10 肋	平第 10 胸椎棘突
胸膜下界	第 8 肋	第 10 肋	第 11 肋	平第 12 胸椎棘突

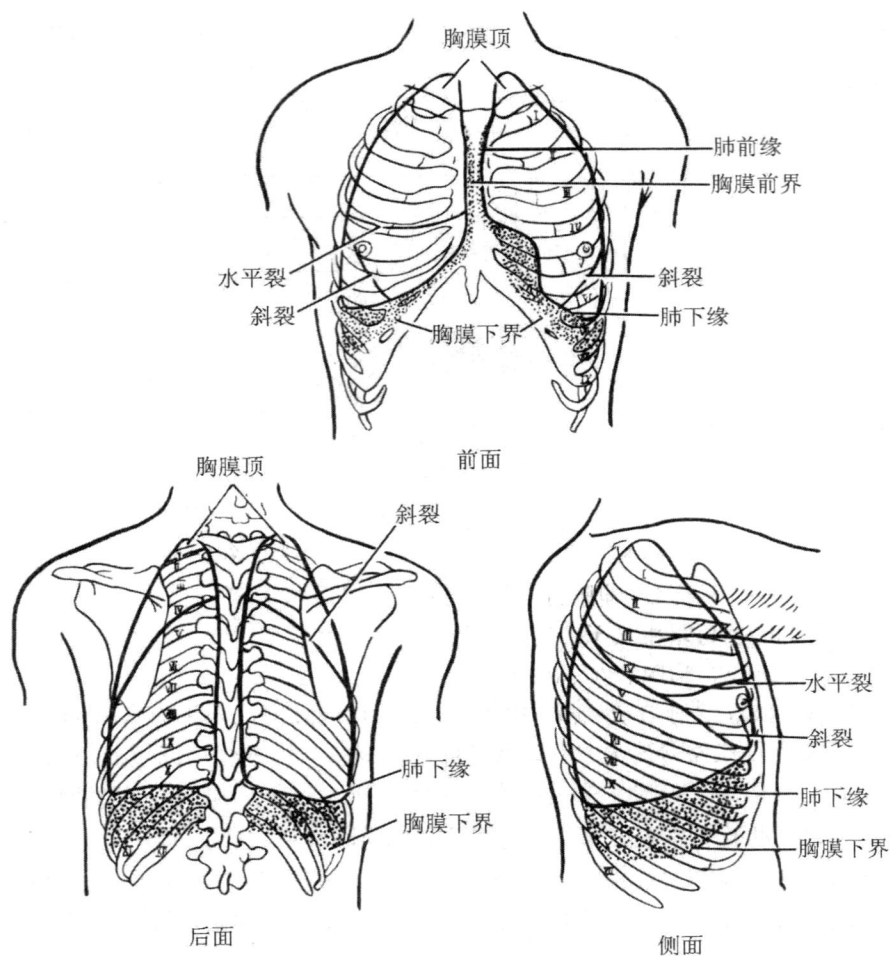

图 3 - 15　肺和胸膜的体表投影

二、纵隔

纵隔 mediastinum 是两侧纵隔胸膜之间所有器官和组织结构的总称。它又是分隔左、右胸膜腔的屏障。

（一）纵隔的位置

纵隔呈矢状位，上窄下宽，并偏向左侧，这是由于心偏左的缘故。纵隔的前界为胸骨，后界为脊柱胸段，两侧界为纵隔胸膜，上界达胸廓上口，下界为膈。当胸部器官病变时，可以引起纵隔移位或变形。

（二）纵隔的分部和内容

通常以通过胸骨角和第 4 胸椎下缘的平面将纵隔分为**上纵隔**和**下纵隔**。下纵隔再以心包为界分为前纵隔、中纵隔和后纵隔三部分。胸骨与心包前面之间为**前纵隔**；心包后面与脊柱胸段之间为**后纵隔**，前、后纵隔之间即相当于心包的位置为**中纵隔**（图3－16）。

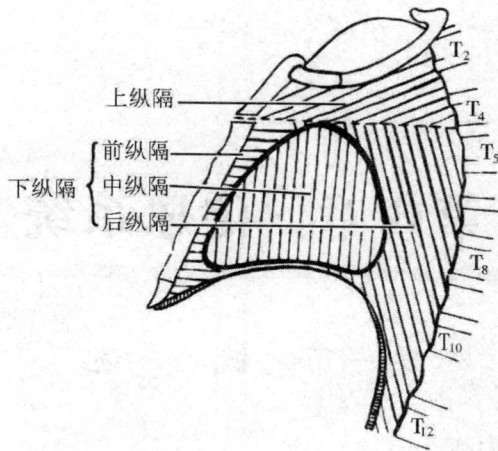

图 3－16　纵隔的分部示意图

上纵隔内主要含有胸腺、出入心的大血管、迷走神经、膈神经、气管、食管、胸导管等。

前纵隔含胸腺、少量结缔组织和淋巴结；中纵隔主要含心包、心及出入心的大血管根部；后纵隔含胸主动脉、奇静脉及其属支、主支气管、食管、胸导管、迷走神经、交感神经和淋巴结等。

第四章　泌尿系统

第一节　概　　述

一、泌尿系统的组成

泌尿系统 urinary system 由肾、输尿管、膀胱和尿道组成（图 4 - 1）。肾是产生尿液的器官，尿生成后，经输尿管入膀胱，暂时储存，最后经尿道排出体外。

二、泌尿系统的主要功能

泌尿系统的主要功能是排出机体在新陈代谢中产生的废物（如尿素、尿酸）和多余的水分等，保持机体内环境的平衡和稳定。此外，肾还有内分泌功能，如产生对血压有重要影响的肾素等物质。

第二节　肾

一、肾的形态

肾 kidney 为成对的实质性器官，呈红褐色，重 120 ~ 150g ，形似"蚕豆"，分上、

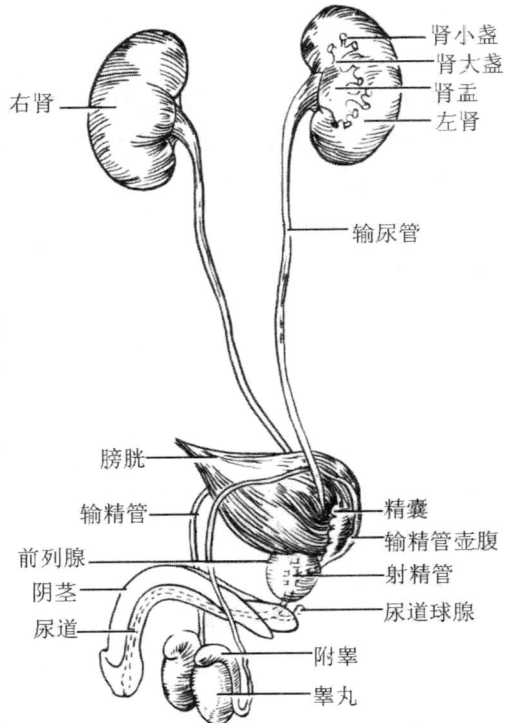

图 4 - 1　男性泌尿生殖器模式图

下两端，前、后两面和内、外侧两缘。上端宽而薄，下端窄而厚；前面较凸，后面较平；外侧缘隆凸，内侧缘中部凹陷，称**肾门** renal hilum，是肾静脉、肾动脉、肾盂、淋巴管和神经等出入的部位；它们被结缔组织包裹成束，称**肾蒂**。肾蒂内各结构的排列关系，由前向后依次为肾静脉、肾动脉、肾盂；由上到下依次为肾动脉、肾静脉、肾盂。右侧肾蒂较左侧肾蒂短，故临床上右肾手术难度较大。由肾门伸入肾内的腔隙称**肾窦**

renal sinus，窦内容纳肾盂、肾盏、肾血管及脂肪组织等（图 4 - 2）。

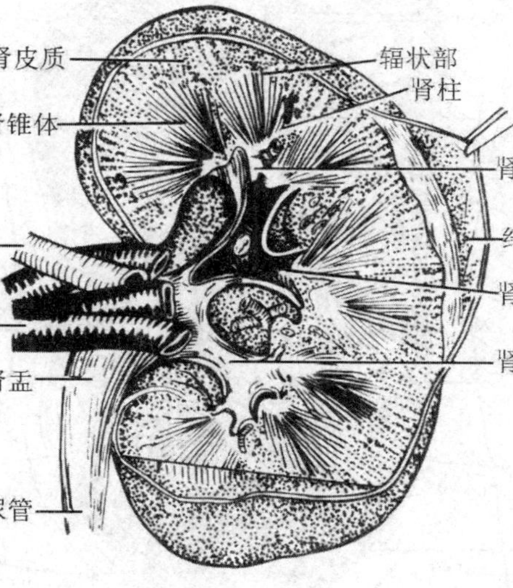

图 4 - 2　左肾冠状切面（前面观）

二、肾的内部结构

在肾的冠状切面上，肾实质可分为皮质和髓质两部分（图 4 - 2）。**肾皮质** renal cortex 位于肾实质的表层，新鲜标本呈红褐色，富含血管，密布红色小点状颗粒，主要由肾小体和肾小管组成。**肾髓质** renal medulla 位于肾实质的深部，血管较少，呈淡红色，由许多小的管道组成，故较致密而有条纹。肾髓质由 15 ~ 20 个**肾锥体**构成，肾锥体在切面上呈三角形，底朝向皮质，尖端钝圆，伸向肾窦，称**肾乳头**，有时 2 ~ 3 个肾锥体合成 1 个肾乳头。肾乳头的顶端有许多**乳头孔**，肾生成的尿由此流入肾小盏。伸入肾锥体之间的肾皮质称**肾柱** renal column。**肾小盏**为漏斗形的膜状小管，围绕肾乳头，接受由肾乳头孔排出的尿液。每肾有 7 ~ 8 个肾小盏，相邻的 2 ~ 3 个肾小盏合成 1 个**肾大盏**。每肾有 2 ~ 3 个肾大盏，由肾大盏合成一个扁平漏斗形的**肾盂** renal pelvis。肾盂出肾门后逐渐变细，移行为输尿管。

三、肾的位置

肾位于腹腔的后上部，脊柱的两侧，前面有腹膜覆盖（图 4 - 3）。左肾上端平第 11 胸椎体下缘，下端平第 2 腰椎体下缘；右肾上方因有肝，故比左肾约低半个椎体的高度。左侧第 12 肋斜过左肾后面的中部，右侧第 12 肋斜过右肾后面的上部（图 4 - 4）。**肾门**约平第 1 腰椎体平面，距正中线约 5cm。临床上常将竖脊肌外侧缘与第 12 肋之间的部位称**肾区**。当叩击或触压肾病患者该区时，常引起疼痛。

肾的位置因性别、年龄和个体差异而不同，女子一般略低于男子，儿童低于成人，新生儿肾的位置更低，有时可达髂嵴平面。

肾的毗邻：两肾的上方有肾上腺附着。内下方有肾盂和输尿管。左右肾前方的毗邻不同。左肾前方的上部邻接胃后壁，中部有胰横过，下部为空肠和结肠左曲；右肾前方的上部邻接肝右叶，下部为

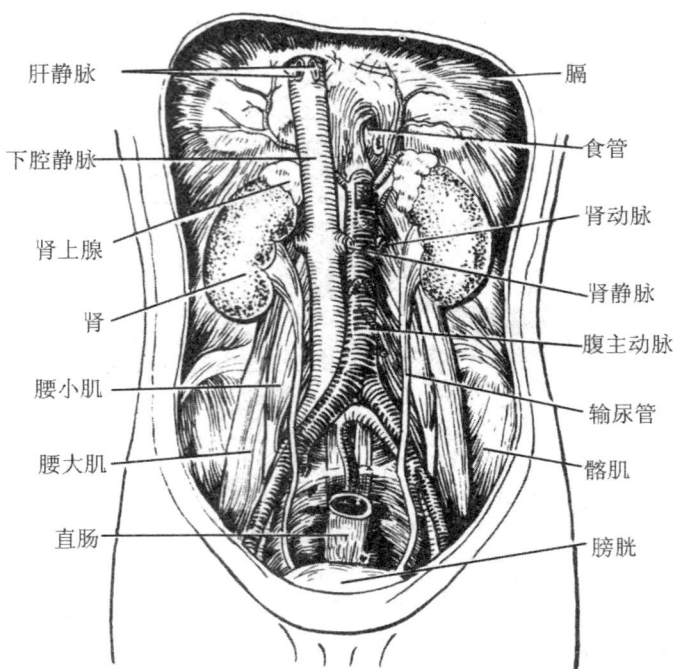

图 4 – 3　肾和输尿管

肝静脉　　　　　　　　　　　　　　　膈
下腔静脉　　　　　　　　　　　　　　食管
肾上腺　　　　　　　　　　　　　　　肾动脉
肾　　　　　　　　　　　　　　　　　肾静脉
腰小肌　　　　　　　　　　　　　　　腹主动脉
腰大肌　　　　　　　　　　　　　　　输尿管
直肠　　　　　　　　　　　　　　　　髂肌
　　　　　　　　　　　　　　　　　　膀胱

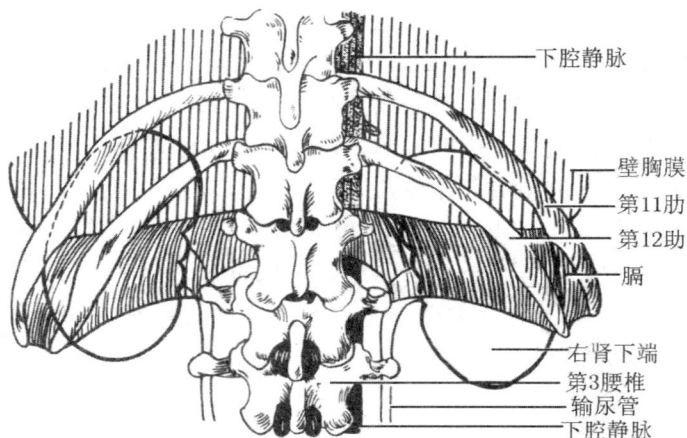

下腔静脉
壁胸膜
第11肋
第12肋
膈
右肾下端
第3腰椎
输尿管
下腔静脉

图 4 – 4　肾与肋骨、椎骨的位置关系（后面观）

结肠右曲，内侧为十二指肠降部。两肾后方第 12 肋以上的部分借膈与胸膜腔相邻。

四、肾的被膜

肾的表面包有三层被膜，由内向外依次为纤维囊、脂肪囊和肾筋膜（图 4 – 5）。

（一）纤维囊

纤维囊 fibrous capsule 为肾的固有膜，覆盖于肾实质的表面，由致密结缔组织及少量弹力纤维构成。在正常状态下，此膜容易从肾表面剥离。但在某些病理状态时，由于其与肾实质粘连，则不易剥离。在肾部分切除或肾损伤时，要缝合此膜。

（二）脂肪囊

脂肪囊 fatty renal capsule 又称肾床，位于纤维囊的外面，为肾周围的囊状脂肪层，包裹肾和肾上腺。脂肪囊对肾有保护和支持的作用。临床上肾囊封闭即将药液经腹后壁注入此囊内。

（三）肾筋膜

肾筋膜 renal fascia 包于脂肪囊外面，分为前、后两层。在肾上腺上方和肾的外侧缘，前、后两层互相融合，在肾的下方两层互相分离，其间有输尿管通过。肾筋膜向内侧，前层延至腹主动脉和下腔静脉的前面，与大血管周围的结缔组织及对侧肾筋膜前层相连续；后层与腰大肌筋膜相融合。如发生肾周围炎症或积脓时，脓液可沿肾筋膜向内侧和下方蔓延。自筋膜深面还发出许多结缔组织小束，穿过脂肪囊连至纤维囊，对肾起固定作用。

肾正常位置的固定主要靠肾的被膜，其次取决于腹压、肾血管、腹膜及邻近器官的承托。当肾的固定装置不健全时，肾可向下移位形成肾下垂或游走肾。

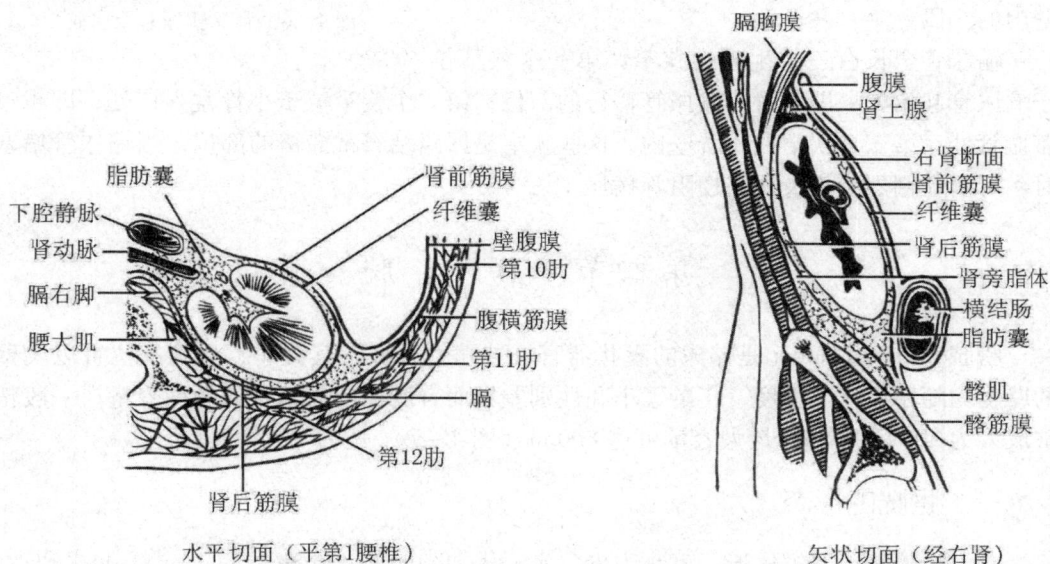

图 4-5　肾的被膜

第三节　输尿管

输尿管 ureter 是一对细长的管状器官。起自肾盂，终于膀胱，成人输尿管长 25～30cm，其管径平均 0.5～1cm（图 4-6）。

一、输尿管的位置

输尿管位于腹膜的后方，沿腰大肌前面下降，向内下方斜行，在小骨盆入口处，右输尿管越过右髂外动脉起始部的前方，左输尿管越过左髂总动脉末端的前方。入盆腔后，输尿管的行程男女各异。男性输尿管沿骨盆侧壁弯曲向前，与输精管交叉后转向前内，而后达膀胱底；女性输尿管行于子宫颈的两侧，距子宫颈约2cm处，从子宫动脉的后下方经过，而后至膀胱底。在膀胱底外上角处，输尿管向内下斜穿膀胱壁，开口于膀胱内面的输尿管口。

当膀胱充盈时，膀胱内压的升高可引起输尿管末端的管腔闭合，从而阻止尿液逆流入输尿管。

二、输尿管的分部和狭窄

根据输尿管的位置和走行，可将其分为三部：腹部为起始部至越过髂血管处的一段；盆部为越过髂血管处与膀胱壁之间的一段；壁内部为位于膀胱壁内的一段。

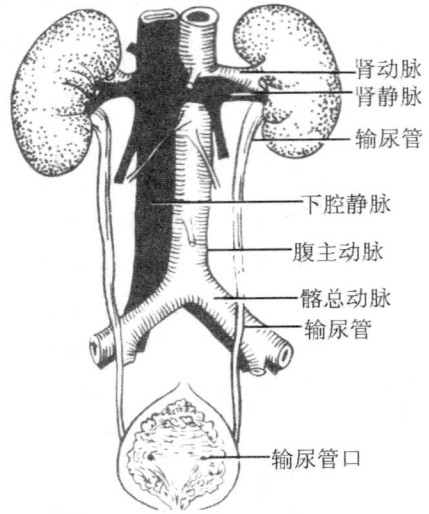

图4-6　肾、输尿管及膀胱

输尿管全长有三个生理性狭窄：第一个狭窄位于输尿管起始处，即肾盂与输尿管移行的部位；第二个狭窄位于小骨盆入口处，即越过髂血管处；第三个狭窄在膀胱壁内。这些狭窄是尿路结石常滞留的部位，当输尿管堵塞时，可引起剧烈绞痛及尿路梗阻等病症。

第四节　膀　　胱

膀胱 urinary bladder 是储尿的囊状器官，伸缩性很大，其大小、形状、位置以及壁的厚度均随尿液充盈程度、年龄大小和性别差异而有所不同。膀胱的平均容量，一般正常成人为300~500ml，最大容量可达800ml（图4-7）。

一、膀胱的形态

空虚的膀胱近似锥体形，可分为尖、底、体和颈四部。**膀胱尖** apex of bladder 细小，朝向前上方。**膀胱底** fundus of bladder 朝向后下方，呈三角形，其上外侧角有输尿管末端穿入膀胱壁内。膀胱尖和膀胱底之间的部分称**膀胱体** body of bladder。膀胱的最下部称**膀胱颈** neck of bladder，在男性与前列腺底相接，在女性与尿生殖膈相接。膀胱的出口称**尿道内口**，通尿道。膀胱各部之间无明显界限，当膀胱充盈时呈卵圆形（图4-8、9、10）。

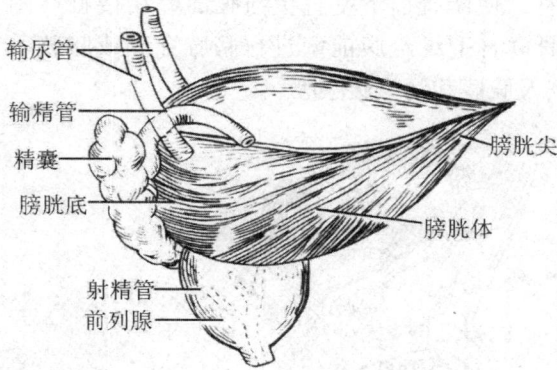

图 4-7 男性膀胱（右侧面观）

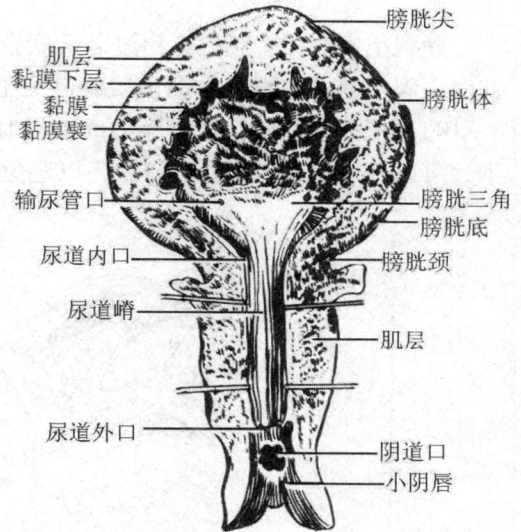

图 4-8 女性膀胱及尿道冠状切面（前面观）

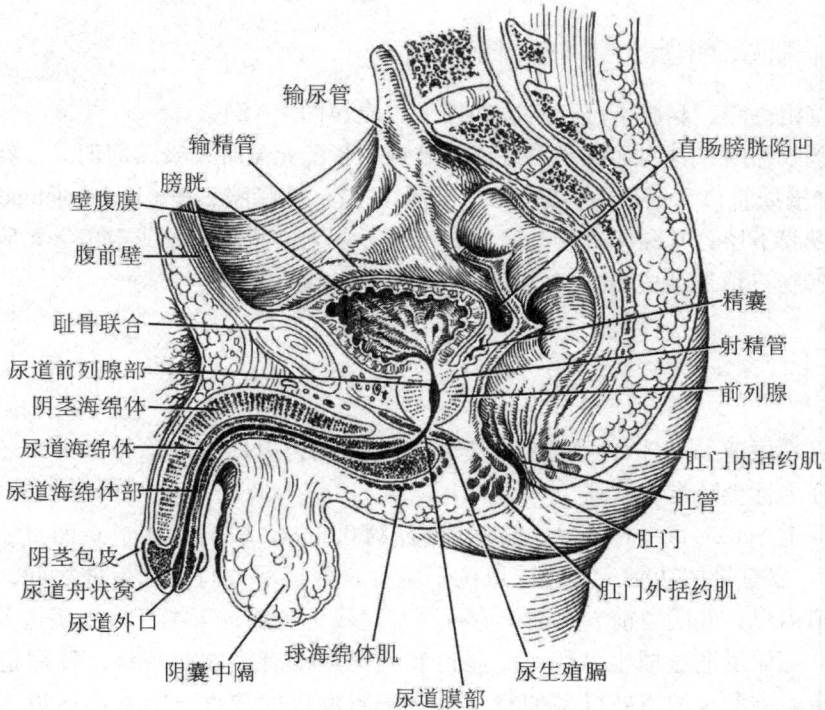

图 4-9 男性盆腔正中矢状切面

二、膀胱的位置

成人膀胱位于骨盆腔的前部、耻骨联合的后方（图 4-9）。膀胱底后方，男性有精囊、输精管壶腹和直肠，女性有子宫和阴道。膀胱下方，男性邻接前列腺，女性邻接尿生殖膈。

　　膀胱空虚时，膀胱尖不超过耻骨联合上缘；充盈时，膀胱尖可高出耻骨联合上缘，此时由腹前壁折向膀胱上面的腹膜随之上移，使膀胱前下壁直接与腹前壁相接触（图4-10）。因此，当膀胱极度充盈时，沿耻骨联合上缘经腹前壁进行膀胱穿刺或膀胱手术，可以不经腹膜腔而直达膀胱，以避免伤及腹膜和污染腹膜腔。

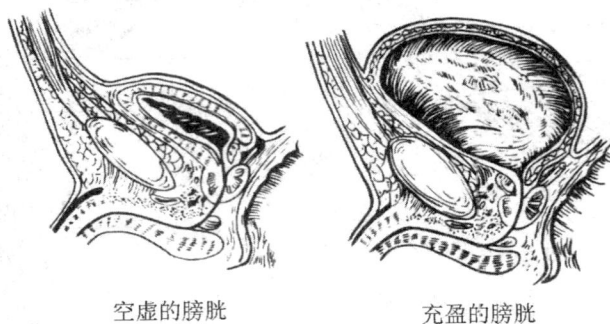

空虚的膀胱　　　　　　　　　充盈的膀胱

图4-10　膀胱与腹膜的关系

三、膀胱壁的构造

　　膀胱壁由黏膜、黏膜下层、肌层和外膜构成（图4-8）。

　　当膀胱收缩时，其内面黏膜形成许多皱襞。膀胱充盈时，皱襞即消失。在膀胱底的内面，2个输尿管口和尿道内口之间的三角形区域，称**膀胱三角** trigone of bladder，此区由于缺少黏膜下层，其黏膜直接与肌层紧密结合，无论膀胱充盈或空虚，黏膜均保持平滑状态。膀胱三角是结核和肿瘤的好发部位。

第五节　尿　　道

　　男、女性**尿道** urethra 的构造和功能不完全相同，男性尿道除排尿外，还兼有排精功能，故在男性生殖器中叙述。

　　女性尿道 female urethra 长3~5cm，直径约0.8cm，较男性尿道短而直，易于扩张（图4-8），仅有排尿功能。女性尿道位于耻骨联合后下方与阴道前壁之间，上端起自膀胱的尿道内口，经阴道前方向前下方行，穿过尿生殖膈，下端开口于阴道前庭，称**尿道外口**。女性尿道通过尿生殖膈时，尿道和阴道周围有横纹肌环绕，称**尿道阴道括约肌**，可受意志支配。尿道外口呈矢状位，位于阴道口的前方、阴蒂的后方，距阴蒂约2.5cm处。由于女性尿道较短直，所以女性较易引起尿路感染。

第五章　生殖系统

第一节　概　述

一、生殖系统的组成

生殖系统 reproductive system 分为男性生殖系统和女性生殖系统，它们都包括内生殖器和外生殖器两部分。内生殖器由生殖腺、生殖管道和附属腺组成，外生殖器则以两性交接的器官为主。

男性的生殖腺是睾丸，它是产生精子和分泌男性激素的器官；生殖管道（输精管道）包括附睾、输精管、射精管和尿道；附属腺包括精囊、前列腺和尿道球腺。精子由睾丸产生后先贮存于附睾内，当射精时经输精管、射精管和尿道排出体外。附属腺的分泌物与精子共同组成精液，并供给精子营养和有利于精子的活动。男性外生殖器为阴囊和阴茎，阴囊容纳睾丸和附睾，阴茎是男性的交接器官（图 5-1）。

女性的生殖腺是卵巢，它产生卵子和分泌女性激素；生殖管道（输送管道）包括输卵管、子宫和阴道；附属腺为前庭大腺。卵巢内卵泡发育成熟而破裂，排出卵子至腹膜腔，卵子经输卵管腹腔口进入输卵管，在输卵管内受精后移至子宫，植入子宫内膜发育成胎儿。分娩时，胎儿出子宫口经阴道娩出。女性外生殖器即女阴，包括阴阜、大阴唇、小阴唇和阴蒂等。

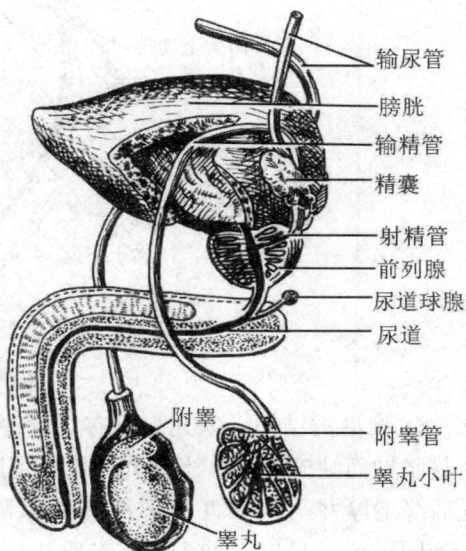

图 5-1　男性生殖系统概观

二、生殖系统的主要功能

生殖系统的主要功能是产生生殖细胞，繁殖后代，延续种族，分泌性激素以维持第二性征。

第二节　男性生殖系统

一、男性内生殖器

（一）睾丸

1. 睾丸的位置和形态　**睾丸** testis 位于阴囊内，左、右各一，一般左侧略低于右侧 1cm。睾丸呈扁卵圆形，表面光滑，分前、后两缘，上、下两端和内、外侧两面。其前缘游离；后缘有血管、神经和淋巴管出入，并与附睾和输精管的睾丸部相接触。上端和后缘为附睾头贴附，下端游离。外侧面较隆凸，内侧面较平坦。睾丸随性成熟而迅速生长，至老年随着性功能的衰退而萎缩变小（图 5 - 1、2）。

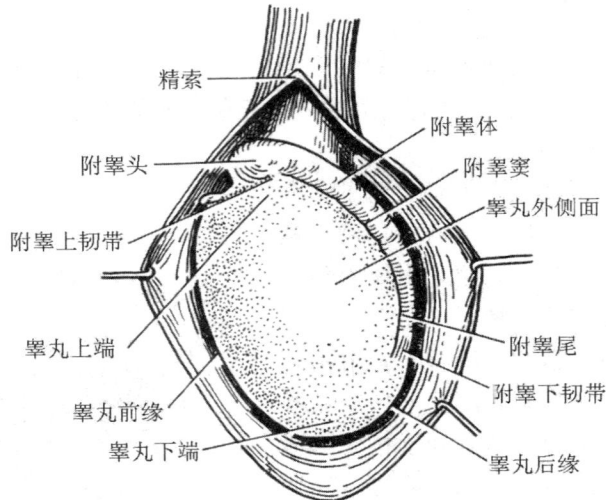

图 5 - 2　左侧睾丸和附睾（外侧面）

2. 睾丸的结构　睾丸表面有一层厚而致密的结缔组织膜，称**白膜** tunica albuginea。白膜坚韧而缺乏弹性，当睾丸急性发炎肿胀时，由于白膜的限制会产生剧痛。白膜在睾丸后缘增厚并凸入睾丸内形成**睾丸纵隔** mediastinum testis。从纵隔发出许多**睾丸小隔** septula testis，呈扇形伸入睾丸实质并与白膜相连，将睾丸实质分隔为许多锥形的**睾丸小叶** lobules of testis。每个小叶内含有 2～4 条盘曲的**精曲小管** contorted seminiferous tubules，它们在接近睾丸纵隔处变成短而直的**精直小管** straight seminiferous tubules，然后进入纵隔内互相交织成**睾丸网** rete testis。从睾丸网发出 15～20 条**睾丸输出小管** efferent ductules of testis，穿出睾丸后缘的上部，进入附睾头部（图 5 - 3）。精曲小管的上皮是产生精子的部位。精曲小管之间的结缔组织内有分泌男性激素的**间质细胞**。

（二）附睾

附睾 epididymis 呈新月形，紧贴睾丸的上端和后缘。上端膨大称附睾头，中部扁圆称附睾体，下端较细称附睾尾。睾丸输出小管进入附睾后，弯曲盘绕形成膨大的附睾头，各输出小管的末端汇合成一条**附睾管**。附睾管迂回盘曲构成附睾体和尾，附睾管的末端急转向后上移行为输精管（图 5 - 2、3）。

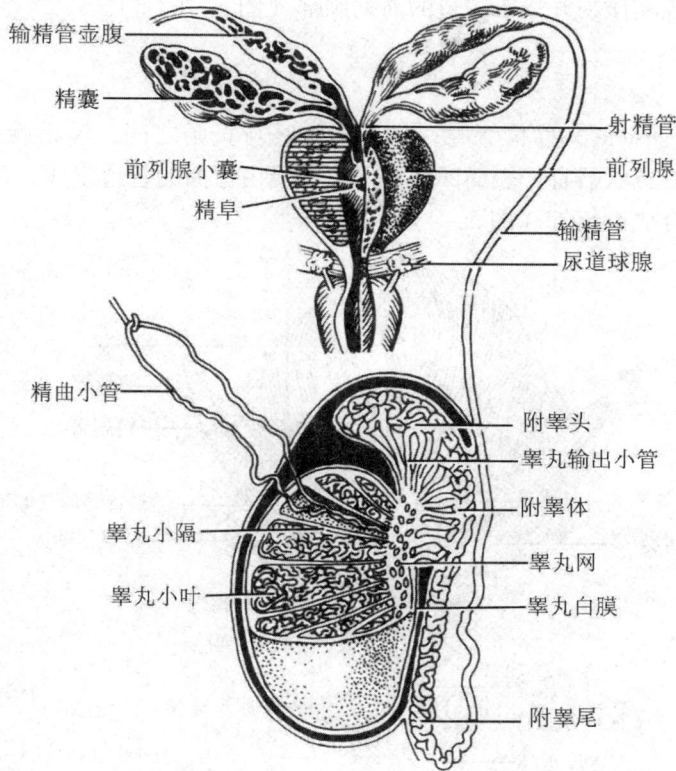

图 5 - 3　睾丸和附睾结构及排精径路

附睾为暂时贮存精子的器官，其分泌的附睾液给精子提供营养，促进精子进一步成熟。

（三）输精管和射精管

1. 输精管 ductus deferens　是附睾管的直接延续，长约 50cm，管壁较厚，肌层发达，而管腔细小。活体触摸时，呈坚实的圆索状。

输精管按行程可分为四部分：①**睾丸部**：最短，自附睾尾迂曲上行至睾丸上端。②**精索部**：位于睾丸上端与腹股沟管浅环之间。此段位于皮下，又称皮下部，为结扎输精管的部位。③**腹股沟管部**：位于腹股沟管内。在疝修补术时，应注意勿伤及输精管和血管。④**盆部**：最长，自腹股沟管深环弯向内下入盆腔，沿盆腔侧壁行向后下，再弯曲向内经输尿管末端前上方至膀胱底的后面，其末端膨大部分称**输精管壶腹** ampulla duc-tus deferentis。壶腹的末端变细，与精囊排泄管汇合成射精管（图 5 − 1、3、4）。

精索 spermatic cord 是柔软的圆索状结构，由腹股沟管深环延至睾丸上端。精索内主要结构有输精管、睾丸动脉、蔓状静脉丛、神经丛和淋巴管等，其表面包有三层被膜，从内向外依次为精索内筋膜、提睾肌和精索外筋膜。

2. 射精管 ejaculatory duct　由输精管壶腹末端与精囊排泄管汇合而成，长约 2cm，向前下穿经前列腺实质，开口于尿道的前列腺部（图 5 − 1、3）。

（四）精囊

精囊 seminal vesicle 又称精囊腺，位于膀胱底与直肠之间，输精管壶腹的下外侧，是一对长椭圆形的囊状器官，表面凹凸不平。精囊由迂曲的管道组成，其排泄管与输精管壶腹的末端汇合成射精管（图 5 − 4）。

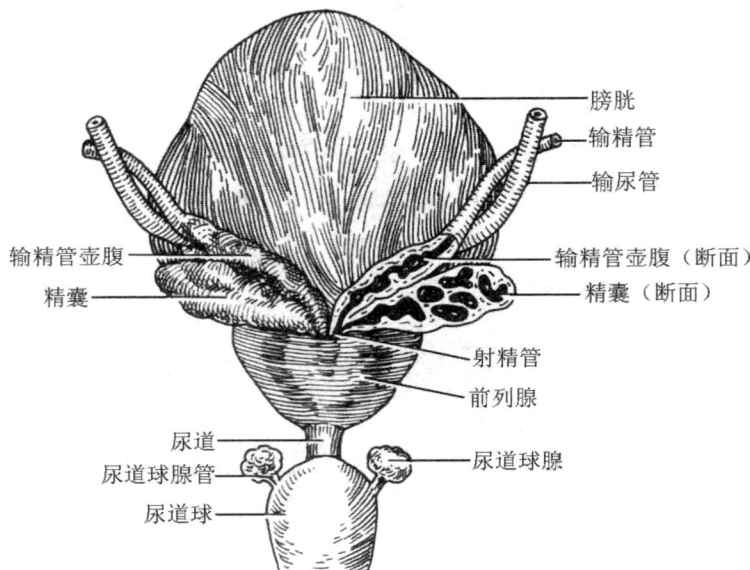

图 5 − 4　前列腺和精囊（后面）

（五）前列腺

前列腺 prostate 为不成对的实质性器官，位于膀胱与尿生殖膈之间，包绕尿道起始部，其大小和形状均似前后稍扁的栗子（图 5 − 4）。前列腺上端宽大，下端尖细，可分为底、体、尖三部分。体的后面平坦，紧贴直肠，正中有一纵行浅沟，称**前列腺沟**。活体直肠指诊可触及前列腺及前列腺沟，前列腺肥大时此沟消失。

前列腺由腺组织、平滑肌和结缔组织构成，表面包有筋膜鞘，称**前列腺囊**。小儿前列腺甚小，腺组织不发育，性成熟期腺组织迅速增长。老年以后腺组织逐渐退化，结缔组织增生，常形成前列腺肥大，可压迫尿道，引起排尿困难。

（六）尿道球腺

尿道球腺 bulbourethral gland 是一对豌豆大的球形腺体，位于会阴深横肌内，居尿道膜部后外侧。其排泄管细长，开口于尿道球部（图 5 - 1、3、4）。

精液由输精管道及附属腺的分泌物和大量精子组成，呈乳白色，弱碱性，适于精子的生存和活动。正常成年男性一次射精 2 ~ 5ml，含精子 3 亿 ~ 5 亿个。

二、男性外生殖器

（一）阴囊

阴囊 scrotum 是位于阴茎后下方的囊袋状结构，阴囊壁由皮肤和肉膜组成（图 5 - 5）。阴囊的皮肤薄而柔软，有少量阴毛，色素沉着明显。**肉膜** dartos coat 为浅筋膜，含有平滑肌纤维，可随外界温度的变化而舒缩，以调节阴囊内的温度，有利于精子的发育与生存。肉膜在正中线上向深部发出**阴囊中隔** septum of scrotum，将阴囊分为左、右两腔，分别容纳两侧的睾丸、附睾及精索一部分等。

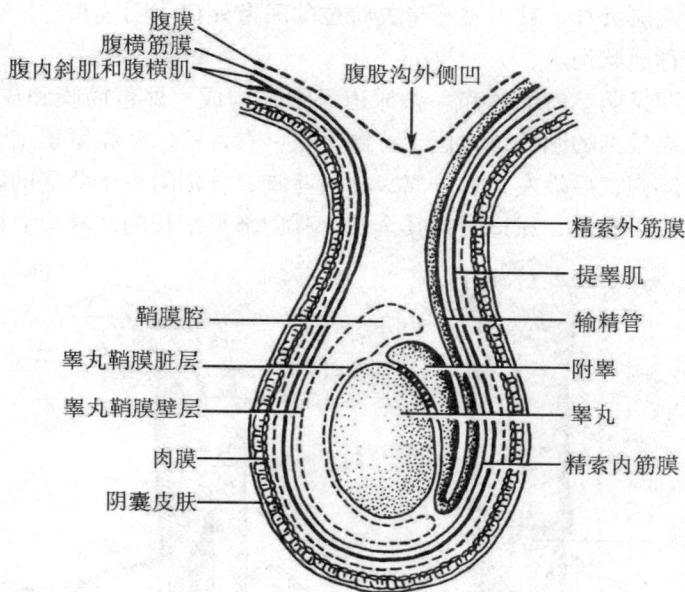

图 5 - 5　阴囊的结构

睾丸下降：在胚胎初期，睾丸和附睾位于腹后壁肾的下方，腹膜的后方。随着胚胎的生长，连接睾丸下端与阴囊的睾丸引带相对缩短，导致睾丸逐渐下移，到胚胎第 7 ~ 8 个月时穿过腹股沟管，出生前后才降入阴囊。当睾丸降至腹股沟管内口后，腹膜向阴囊内突出形成一个囊袋，称**腹膜鞘突**。腹膜鞘突和睾丸顶着腹前外侧壁各层下降至阴囊，遂形成腹股沟管以及包裹睾丸和精索的被膜（图 5 - 6）。出生后，若睾丸仍未降入阴囊而停滞于腹腔或腹股沟管等处，称隐睾。

阴囊壁的深面有包裹睾丸、附睾和精索的被膜，从外向内依次为：①**精索外筋膜** external spermatic fascia：为腹外斜肌腱膜的延续；②**提睾肌** cremaster：来自腹内斜肌和

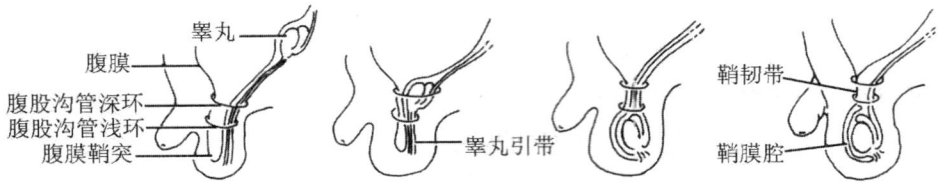

图 5-6 睾丸下降示意图

腹横肌，呈襻状包绕着精索、睾丸和附睾，可反射性地上提睾丸；③**精索内筋膜** internal spermatic fascia：为腹横筋膜的延续；④**睾丸鞘膜** tunica vaginalis of testis：来源于腹膜，分为壁层和脏层（图 5-5）。两层之间的腔隙称**鞘膜腔** vaginal cavity，内含少量浆液。

（二）阴茎

阴茎 penis 由前向后可分为头、体和根三部分。**阴茎根**藏于阴囊和会阴部皮肤的深面，固定于耻骨下支、坐骨支和尿生殖膈上；**阴茎体**呈圆柱状，悬于耻骨联合的前下方；**阴茎头**为前端膨大部，其尖端有呈矢状位的**尿道外口**。阴茎头与体交接处较细部分称**阴茎颈**，临床称冠状沟。

阴茎主要由两条阴茎海绵体和一条尿道海绵体构成，外包筋膜和皮肤（图 5-7）。**阴茎海绵体**为两端较细的圆柱体，位于背侧，左、右各一，互相紧密结合。其前端嵌入阴茎头后面的凹陷内；后端左、右分离，称**阴茎脚**，分别附着于两侧的耻骨下支和坐骨支。**尿道海绵体**位于腹侧，尿道贯穿其全长。其中部呈细长的圆柱形，前端显著扩大成

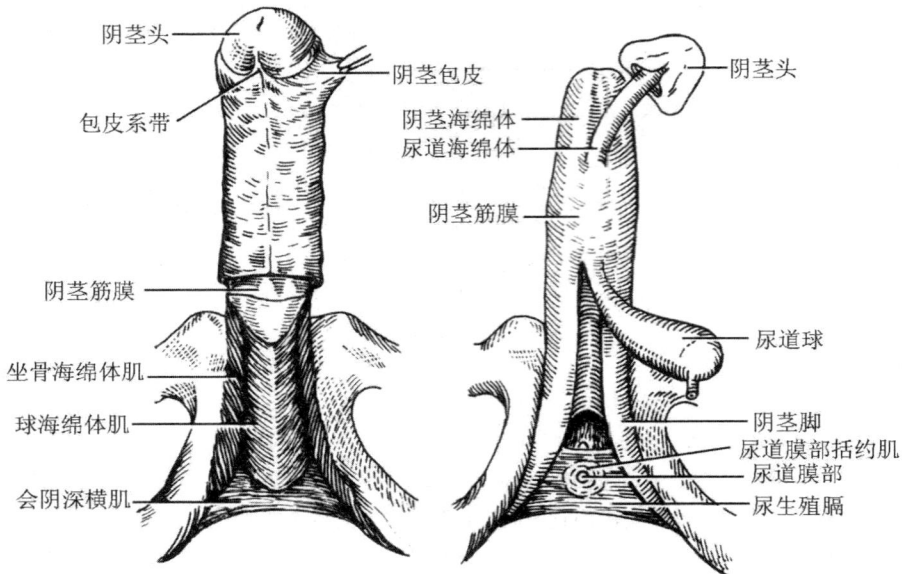

图 5-7 阴茎的外形和结构

阴茎头，后端稍膨大成**尿道球**，位于两阴茎脚之间，附着于尿生殖膈下筋膜上。每个海绵体的外面都包有一层坚厚的白膜，海绵体内部由许多海绵体小梁和腔隙构成，腔隙与血管相通。当腔隙充血时，阴茎即变粗变硬而勃起。

3个海绵体外面共同包有浅、深筋膜和皮肤（图5-8）。阴茎的皮肤薄而柔软，富有伸展性。它在阴茎颈处游离向前，然后向内后方反折再附于阴茎颈，形成双层环形皱襞，包绕阴茎头，称**阴茎包皮** prepuce of penis。包皮前端的游离缘围成包皮口。在阴茎头腹侧中线处，包皮与阴茎头之间连有一条皮肤皱襞，称**包皮系带** frenulum of prepuce。在行包皮环切术时应注意勿伤此系带，以免术后影响阴茎的勃起。

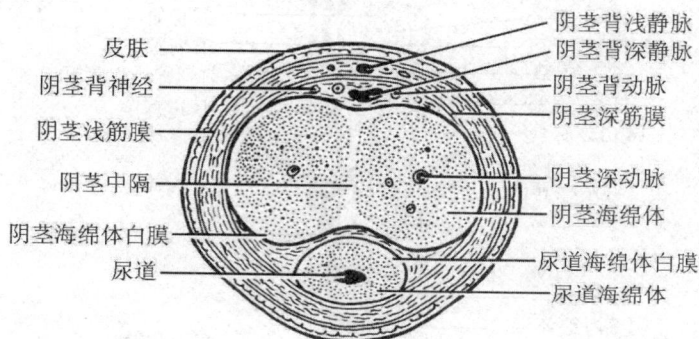

图5-8 阴茎横切面

幼儿的包皮较长，包着整个阴茎头，包皮口较小。随着年龄的增长，包皮逐渐向后退缩，包皮口逐渐扩大，阴茎头显露在外。如果成年以后，阴茎头仍被包皮大面积覆盖，或包皮口过小，包皮不能充分退缩以暴露阴茎头，则分别称包皮过长或包茎。在这两种情况下，包皮腔内易积存污物（包皮垢）而导致阴茎头发炎，也可能成为阴茎癌的诱发因素。因此，须及早行包皮环切术。

三、男性尿道

男性尿道 male urethra 兼有排尿和排精的功能，起自膀胱的尿道内口，终于阴茎头的尿道外口。成人尿道长16~22cm，管径平均为5~7mm，有一定的扩展性（图5-9）。

（一）尿道的分部

男性尿道可分三部分：前列腺部、膜部和海绵体部。临床上把前列腺部和膜部称**后尿道**，海绵体部称**前尿道**。

1. **前列腺部** prostatic part 为尿道穿过前列腺的部分，长约3cm，是尿道中管腔最宽的部分。此部后壁上有一对射精管口和许多前列腺排泄管的开口。

2. **膜部** membranous part 为尿道穿过尿生殖膈的部分，长约1.5cm，是三部中最短的一段。其周围有尿道膜部括约肌（又称尿道括约肌）环绕，该肌属横纹肌，受意志支配，有控制排尿的作用。膜部位置比较固定，当骨盆骨折时，易损伤此部。

3. **海绵体部** cavernous part 为尿道通过尿道海绵体的部分，是尿道最长的一段，在

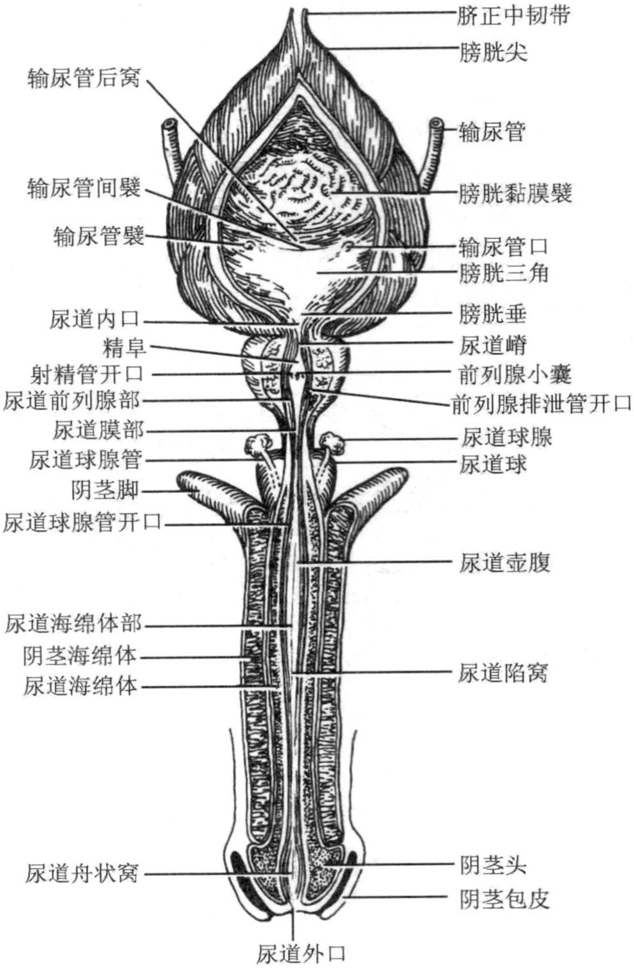

图 5-9　膀胱和男性尿道（前面）

成人长 12~17cm。尿道球内的尿道管腔较宽，称**尿道球部**。阴茎头内的尿道扩大成尿道舟状窝。

（二）尿道的狭窄和弯曲

男性尿道管径全长粗细不一，有 3 个狭窄处，分别位于尿道内口、尿道膜部和尿道外口，以外口最窄。尿道结石常易嵌顿在这些狭窄部位。

当阴茎松软下垂时，尿道有两个弯曲，即凸向下后方的耻骨下弯和凸向上前方的耻骨前弯。**耻骨下弯**较恒定，位于耻骨联合下方，由尿道前列腺部、膜部和海绵体部的起始段形成；**耻骨前弯**位于耻骨联合前下方，阴茎根与阴茎体之间，阴茎勃起或将阴茎向上提起时，此弯曲即可变直消失。临床上行膀胱镜检查或插入导尿管时，应注意上述解剖特点，以防损伤尿道。

第三节 女性生殖系统

一、女性内生殖器

（一）卵巢

卵巢 ovary 为女性生殖腺，是产生女性生殖细胞（卵子）和分泌女性激素的器官。位于盆腔内，紧贴小骨盆侧壁的卵巢窝（相当于髂内、外动脉的夹角处）。卵巢为成对的实质性器官，呈扁卵圆形。可分为内、外侧两面，上、下两端和前、后两缘。外侧面贴于盆腔侧壁，内侧面朝向子宫。上端与输卵管末端相接触，借卵巢悬韧带与盆腔壁相连，称输卵管端；下端借**卵巢固有韧带**连于子宫角，称子宫端。后缘游离；前缘有系膜附着，并有血管、淋巴管和神经等出入（图 5 – 10）。

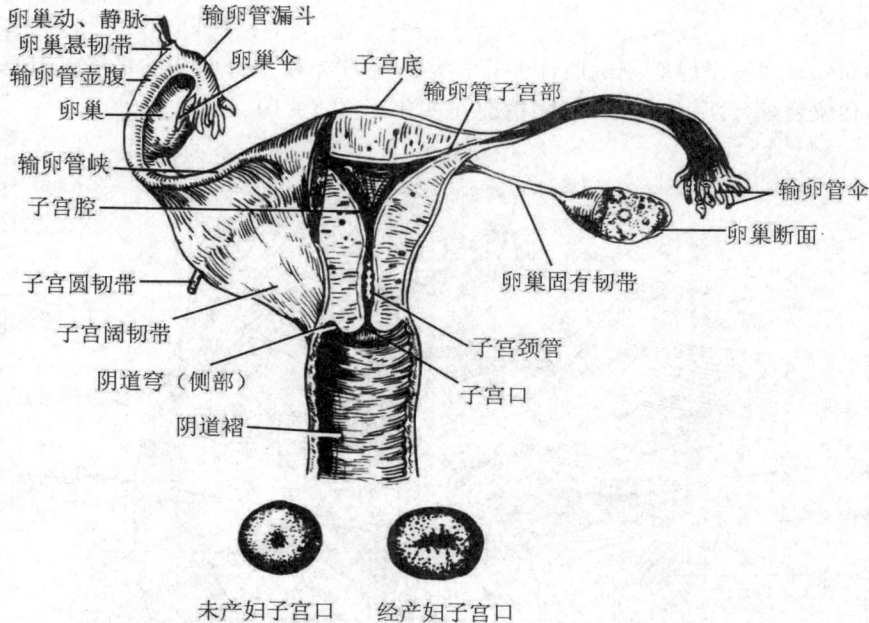

图 5 – 10 女性内生殖器（前面）

卵巢大小、形状随年龄而不同，幼年卵巢较小，表面光滑，性成熟期最大，以后由于多次排卵，表面留有瘢痕，故凹凸不平。35 ~ 40 岁卵巢开始缩小，50 岁左右随月经停止而逐渐萎缩。

（二）输卵管

输卵管 uterine tube 为一对细长弯曲的肌性管道，长 10 ~ 14cm，位于子宫底两侧和盆腔侧壁之间，包裹在子宫阔韧带上缘内。外侧端游离，末端开口于腹膜腔称**输卵管腹**

腔口，内侧端开口于子宫腔称**输卵管子宫口**，故女性腹膜腔经输卵管、子宫和阴道可与外界相通（图5-10、13）。输卵管由内侧向外侧分为四部分：

1. **输卵管子宫部** uterine part of uterine tube 为位于子宫壁内的一段，很短，直径最细，约1mm，内侧端以输卵管子宫口通子宫腔，外侧续于输卵管峡。

2. **输卵管峡** isthmus of uterine tube 短而狭窄，壁较厚，血管较少，水平向外移行为输卵管壶腹部。输卵管结扎术多在此部进行。

3. **输卵管壶腹** ampulla of uterine tube 此段管腔膨大成壶腹状，行程弯曲，约占输卵管全长的2/3。卵子通常在此部受精，与精子结合后的受精卵经输卵管子宫口入子宫。若受精卵未能移入子宫，而在输卵管或腹膜腔内发育，即成为宫外孕。

4. **输卵管漏斗** infundibulum of uterine tube 为输卵管的外侧端，管腔扩大成漏斗状，漏斗末端中央有输卵管腹腔口，与腹膜腔相通。卵子经腹腔口进入输卵管。漏斗的周缘形成许多细长的指状突起，称**输卵管伞**，是手术时识别输卵管的标志。

（三）子宫

子宫 uterus 为一壁厚腔小的肌性器官，是产生月经和孕育胎儿的场所。其形态、结构、大小和位置随年龄、月经和妊娠情况而变化（图5-10、11）。

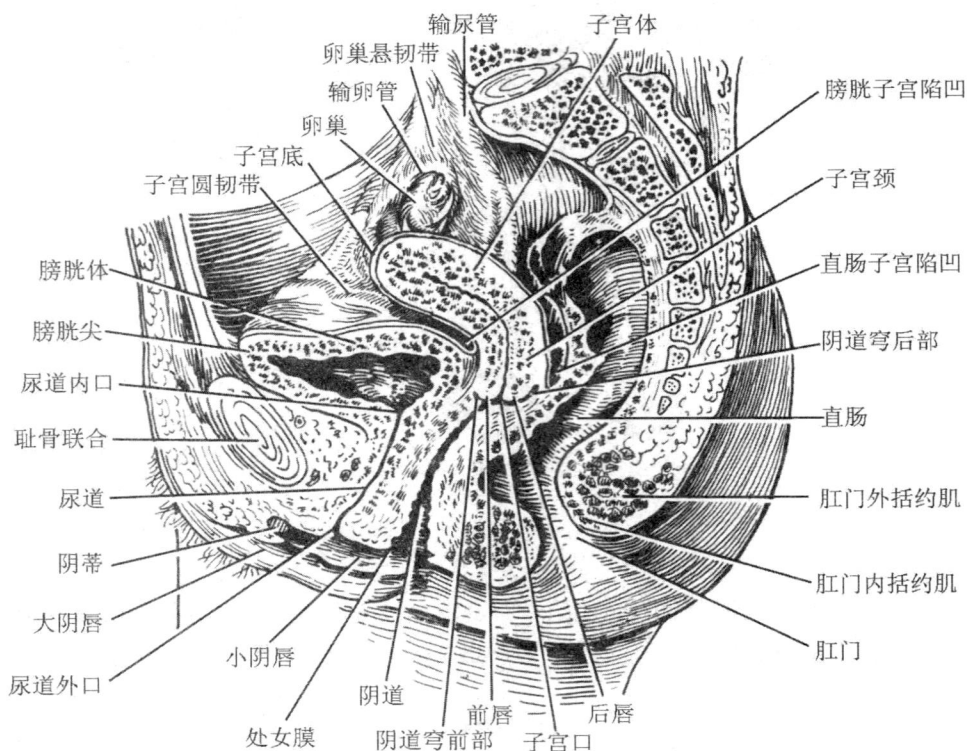

图5-11 女性盆腔正中矢状切面

1. 子宫的形态 成年未孕子宫呈前后略扁、倒置的梨形；长7~9cm，最大宽径4~5cm，厚2~3cm。子宫分底、体、颈三部。**子宫底**是两侧输卵管子宫口以上圆而凸的部分；**子宫颈**是下端呈圆柱状的部分，为癌的好发部位；子宫底与子宫颈之间的部分称**子宫体**。子宫颈在成年人长 2.5～3cm，分为两部：子宫颈伸入阴道内的部分，称**子宫颈阴道部**；阴道以上的部分，称**子宫颈阴道上部**。子宫颈与子宫体连接的部位，稍狭细，称**子宫峡**，在非妊娠期，此部不明显，长约 1cm；妊娠期，子宫峡逐渐伸展变长，形成子宫的下段，在妊娠末期此部可延长至 7～11cm，峡壁逐渐变薄，且无腹膜覆盖，产科常在此进行剖宫术（图 5-12）。子宫与输卵管相交的部位称**子宫角**。

　　子宫的内腔较为狭窄，分上、下两部：上部位于子宫体内，称**子宫腔**，呈前后略扁的倒三角形裂隙，其底两侧角通输卵管，尖端向下通子宫颈管；下部在子宫颈内，称**子宫颈管**，呈梭形，其上口通子宫腔，下口称子宫口，通阴道。未产妇的子宫口为圆形，边缘光滑整齐；分娩以后子宫口变为横裂状（图 5-10）。

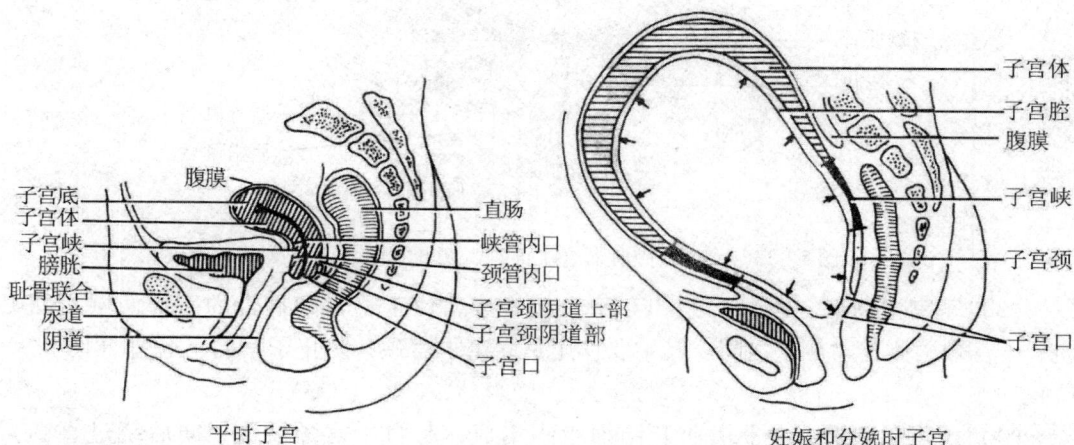

图 5-12　子宫的分部和位置

　　2. 子宫壁的构造　子宫壁分为三层：外层为浆膜，由脏腹膜构成；中间层为子宫肌层，很厚，由平滑肌构成；内层为黏膜，称**子宫内膜**，子宫底和体部的黏膜随月经周期而发生变化，呈周期性的增生和脱落，脱落后黏膜和血液由阴道流出而成月经，约 28 天一个周期。

　　3. 子宫的位置　子宫位于骨盆腔的中央，膀胱和直肠之间。成年女子，子宫的正常姿势为前倾和前屈位。前倾即整个子宫向前倾斜，子宫的长轴和阴道的长轴之间形成向前开放的直角。前屈是子宫体与子宫颈之间形成一个向前开放的钝角，约为 170°。子宫的活动性较大，随膀胱和直肠的充盈程度而影响其位置（图 5-11、12）。子宫的后方是直肠，故临床上可经直肠检查子宫的位置和大小。

　　4. 子宫的固定装置　子宫的正常位置主要依靠下列 4 对韧带维持。

　　（1）**子宫阔韧带**　由子宫前后面两层腹膜构成，呈冠状位，位于子宫的两侧。其内侧缘连于子宫，并移行为子宫前、后面的脏腹膜；外侧附于骨盆侧壁，再移行为盆腔的壁腹膜；上缘游离，内包有输卵管，其外侧缘移行为卵巢悬韧带；下缘附于盆底。子宫阔韧带的后层包被卵巢并形成卵巢系膜；前后两层之间包有输卵管、卵巢固有韧带、子宫圆韧带、血管、淋巴管、神经及结缔组织等。子宫阔韧带可限制子宫向侧方移位（图 5-10）。

（2）**子宫圆韧带** 是由平滑肌和结缔组织构成的一对长圆索状结构。起自子宫外侧缘，子宫角的下方，在子宫阔韧带前、后两层之间走向前外侧，达盆腔侧壁，经腹股沟管，止于阴阜和大阴唇的皮下。它是维持子宫前倾位的主要结构（图5-13）。

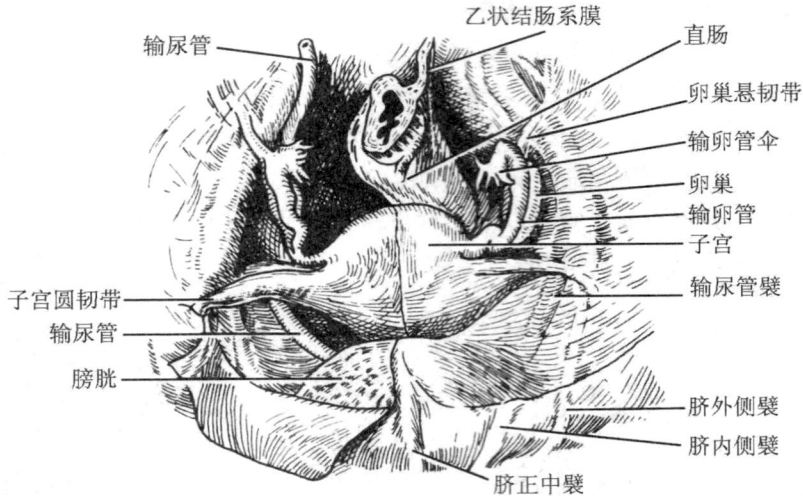

图5-13 女性盆腔脏器（上面观，切开右侧部分腹膜）

（3）**子宫主韧带** 由结缔组织和平滑肌构成，位于子宫阔韧带的下部两层之间，连于子宫颈两侧与盆侧壁之间。其主要作用是固定子宫颈，防止子宫向下脱垂（图5-14）。

（4）**子宫骶韧带** 由平滑肌和结缔组织构成，起自子宫颈后面，向后绕过直肠，止于骶骨前面。此韧带有牵引子宫颈向后上的作用，与子宫圆韧带协同，维持子宫的前屈位（图5-14）。

除上述韧带外，盆底肌和周围的结缔组织对子宫正常位置的维持也起很大作用。如果这些固定装置变薄弱或受损伤，可导致子宫位置的异常或不同程度的子宫脱垂。

（四）阴道

阴道 vagina 为前后略扁的肌性管道，富于伸展性，是导入精液、排出月经和娩出胎儿的通路（图5-10、11、15）。阴道的上端宽阔，围绕子宫颈阴道部，两者之间形成环状的腔隙，称**阴道穹** fornix of vagina。阴道穹可分为前、后部及侧部，以后部为最深，并与直肠子宫陷凹紧密相邻，阴道穹后部与该陷凹之间只隔以阴道后壁和一层腹膜。当直肠子宫陷凹有积液时，可经阴道穹后部穿刺或引流。阴道的下端以阴道口开口于阴道前庭。在处女，阴道口周缘有环状或半月状的黏膜皱襞称**处女膜**。

（五）前庭大腺

前庭大腺 greater vestibular gland，又称 Bartholin 腺，位于阴道口的两侧，左、右各一，形如豌豆，以细小的导管开口于阴道口与小阴唇之间的沟内，相当于小阴唇中1/3与后1/3

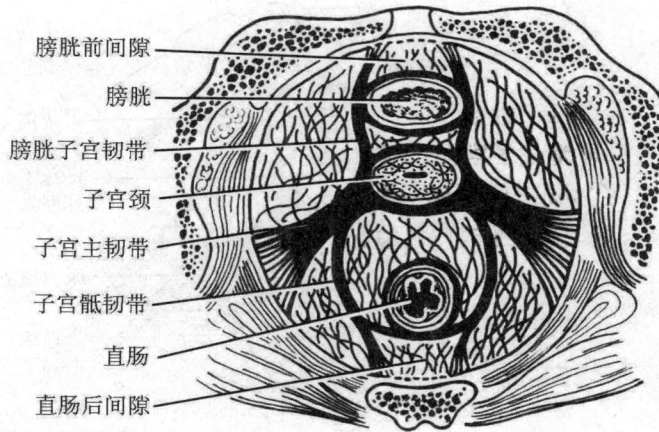

图 5 - 14　子宫固定装置模式图

交界处（图 5 - 16）。该腺相当于男性的尿道球腺，分泌物有润滑阴道口的作用。

二、女性外生殖器

女性外生殖器又称**女阴** female pudendum（图 5 - 15、16），包括以下结构：

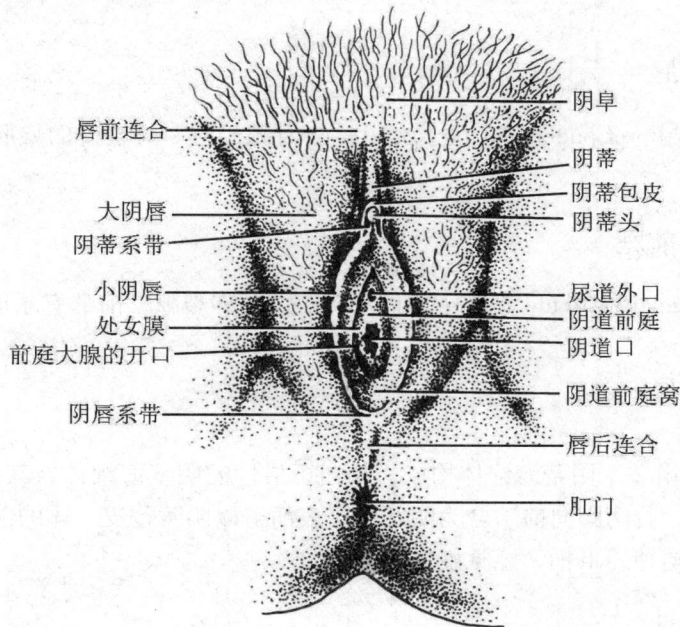

图 5 - 15　女性外生殖器

（一）阴阜

阴阜 mons pubis 为位于耻骨联合前面的皮肤隆起，皮下富有脂肪，性成熟期以后，皮肤生有阴毛。

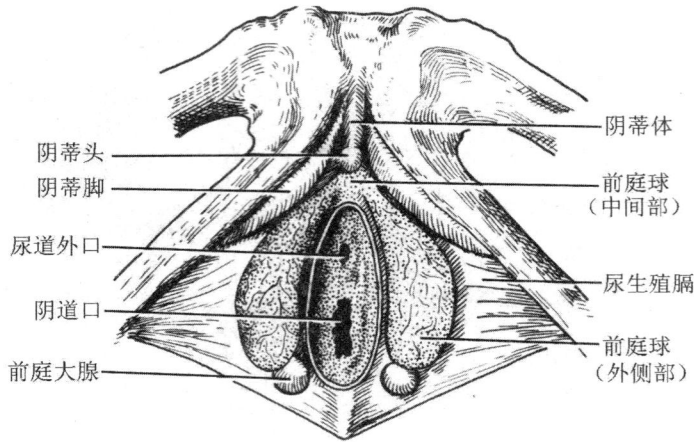

图 5 - 16　阴蒂、前庭球及前庭大腺

（二）大阴唇

大阴唇 greater lip of pudendum 是一对纵行隆起的皮肤皱襞，皮肤富有色素，并生有阴毛，两侧大阴唇之间围成女阴裂。在女阴裂前、后端，其左右互相连合，形成唇前连合和唇后连合。

（三）小阴唇

小阴唇 lesser lip of pudendum 位于大阴唇的内侧，为一对较薄的皮肤皱襞，表面光滑无毛。

（四）阴道前庭

阴道前庭 vaginal vestibule 是位于两侧小阴唇之间的裂隙，前部有尿道外口，后部有阴道口。

（五）阴蒂

阴蒂 clitoris 由 2 个阴蒂海绵体构成，相当于男性的阴茎海绵体，其后端为阴蒂脚，附于耻骨弓，左、右两脚向前结合为阴蒂体，表面盖以阴蒂包皮。体的前端露于表面为阴蒂头，富有感觉神经末梢，感觉敏锐。

（六）前庭球

前庭球 bulb of vestibule 相当于男性的尿道海绵体，呈马蹄铁形。外侧部较大，位于大阴唇的皮下；中间部细小，在尿道外口与阴蒂体之间的皮下。

［附一］女性乳房

乳房 mamma 为人类和哺乳动物所特有的器官，属于汗腺的特殊变形，构造上近似皮脂腺。人的乳房为成对的器官，男性乳房不发达，女性于青春期后开始发育生长，妊娠和哺乳期有分泌活动，老年妇女乳房萎缩。

1. 位置　乳房位于胸前部，在胸大肌和胸肌筋膜的表面，上起第 2、3 肋，下至第 6、7 肋，内侧至胸骨旁线，外侧可达腋中线。成年未妊娠妇女的乳头平对第 4 肋间隙或第 5 肋。

2. 形态　成年未哺乳女子的乳房呈半球形，紧张而富有弹性。乳房的中央有**乳头**，其表面有输乳管的开口。乳头周围有一颜色较深的环形区域，称**乳晕**。乳头和乳晕的皮肤较薄弱，易于损伤（图 5－17）。

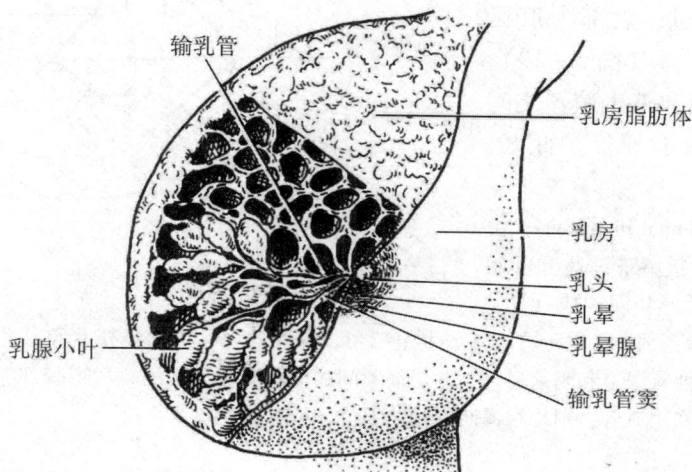

图 5－17　女性乳房（右半剥去皮肤）

3. 结构　乳房由皮肤、乳腺和脂肪组织等构成。乳腺被脂肪组织分隔为 15～20 个**乳腺叶**，以乳头为中心呈放射状排列。每个乳腺叶又分为若干个**乳腺小叶**。每一个乳腺叶的一条排泄管，称**输乳管**，由该腺叶中各乳腺小叶的导管汇合而成，开口于乳头。临床进行乳房浅部脓肿切开手术时，应尽量作放射状切口，以减少乳腺叶和输乳管的损伤。在乳房深部自胸肌筋膜发出结缔组织束穿过乳腺小叶之间连于皮肤，称**乳房悬韧带**或称 Cooper 韧带，对乳房有支持作用。乳腺癌侵入此韧带时，韧带缩短，牵引皮肤向内形成凹陷，是乳腺癌早期常有的一个体征（图 5－18）。

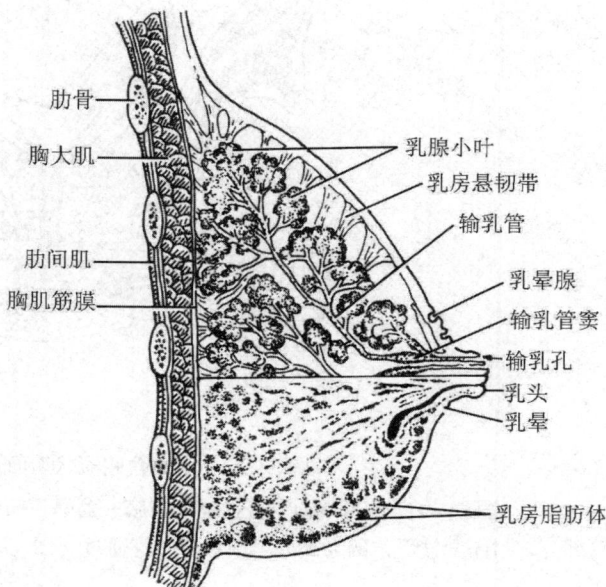

图 5－18　女性乳房矢状切面

［附二］ 会阴

1. 会阴的位置和分部

会阴 perineum 有广义和狭义之分。广义的会阴是指封闭骨盆下口的全部软组织。此区呈菱形，其境界：前为耻骨联合下缘；后为尾骨尖；两侧为耻骨、坐骨和骶结节韧带。经两坐骨结节之间的连线将会阴分为前、后两部分：前部为**尿生殖区**（尿生殖三角），男性有尿道通过，女性有阴道和尿道通过；后部为**肛区**（肛三角），有肛管通过（图 5 - 19）。狭义的会阴是指肛门和外生殖器之间的软组织。产妇分娩时要保护此区，以免造成会阴撕裂。

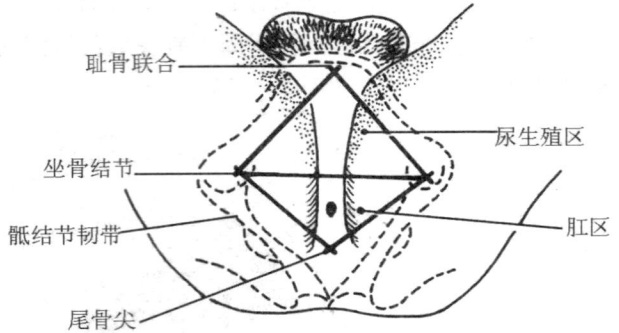

图 5 - 19　会阴的境界

（1）**尿生殖膈** urogenital diaphragm　由**尿生殖膈上筋膜**、**尿生殖膈下筋膜**和其间的横纹肌（会阴深横肌）共同构成（图 5 - 20），位于尿生殖区最深部，从前下方封闭尿生殖三角，加强盆底，协助承托盆腔脏器。尿生殖膈在男性有尿道通过，女性有尿道和阴道通过。两层筋膜间的横纹肌在男性围绕尿道膜部者，称**尿道括约肌**；在女性围绕尿道和阴道者，则称**尿道阴道括约肌**。

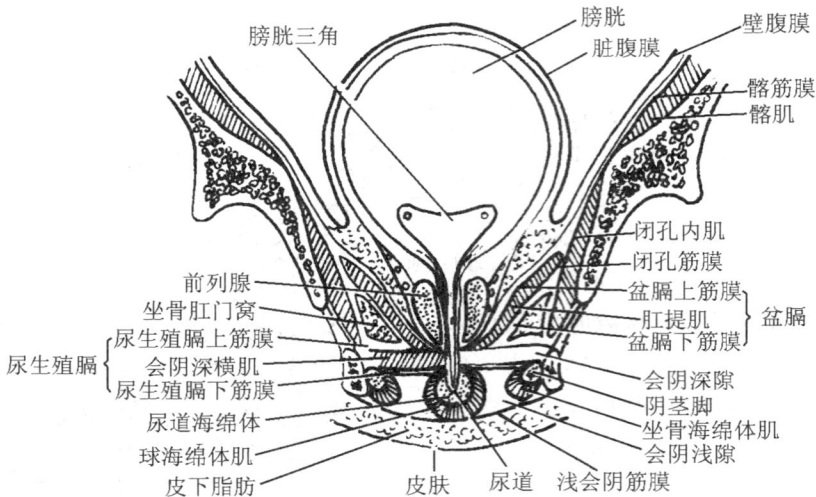

图 5 - 20　男性盆腔冠状切面（经尿生殖区）

（2）**盆膈** pelvic diaphragm　由**盆膈上筋膜**、**盆膈下筋膜**和其间的肛提肌等共同构成，位于肛区的深部分，封闭骨盆下口的大部分，中央有肛管通过（图 5 - 21）。

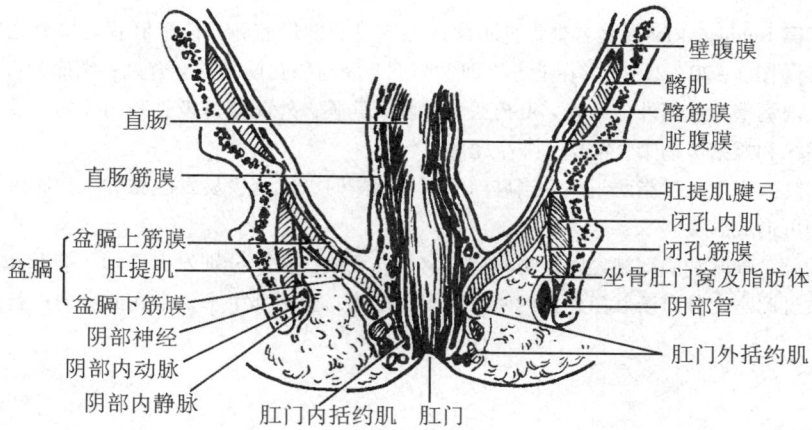

图 5 - 21　盆腔冠状切面（经肛区）

　　肛提肌 levator ani 为一对宽而薄的肌，左、右联合呈漏斗形，尖向下，封闭骨盆下口。它起自盆腔侧壁的筋膜，肌纤维向后内，紧密附着于前列腺或阴道、会阴中心腱和直肠壁，一部分在直肠后方左右交错，一部分止于尾骨（图 5 - 22）。在两侧肛提肌前内侧之间有三角形的盆膈裂孔，从下方被尿生殖膈封闭。肛提肌为盆膈的主要部分，具有支托和固定盆腔内器官的作用，并能协助肛门外括约肌紧缩肛门，在女性还有缩小阴道口的作用。

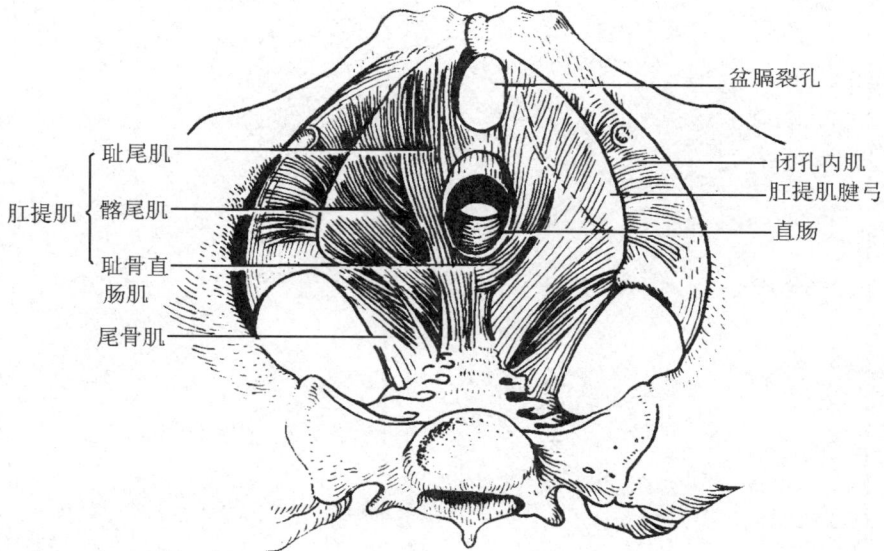

图 5 - 22　肛提肌（上面观）

　　尾骨肌 coccygeus 位于肛提肌后方，为一对三角形肌。

2. 坐骨肛门窝

坐骨肛门窝 ischioanal fossa 又名坐骨直肠窝，为成对的楔形腔隙，位于肛管与坐骨之间，在冠状面上呈三角形（图 5 - 20、21）。尖在上方，即盆膈下筋膜与闭孔筋膜的会合处；窝底为肛门两侧的皮肤和浅筋膜；内侧壁为肛门外括约肌、肛提肌和盆膈下筋膜；外侧壁为坐骨和闭孔内肌及其筋膜；后壁为臀大肌后缘和骶结节韧带；前壁为尿生殖膈。

坐骨肛门窝内充填大量脂肪组织。当肛门周围被感染时，此窝极易发生脓肿，如脓液穿入肛管或穿通皮肤，即可形成肛瘘。

阴部内动脉、静脉和阴部神经贴于坐骨肛门窝的外侧壁，在此分别发出肛动、静脉和肛神经，从外侧向内侧横过此窝，分布于肛门外括约肌及其附近结构。会阴部手术，常在此窝内进行阴部神经阻滞麻醉。

第六章　循环系统

第一节　概　述

一、循环系统的组成和主要功能

循环系统 circulatory system 是人体内一套密闭而相互连续的管道系统，包括心血管系统和淋巴系统两部分。

（一）心血管系统的组成和主要功能

心血管系统 cardiovascular system 由心、动脉、毛细血管和静脉组成，内有血液周而复始地循环流动。其主要功能是运输物质，即将消化管吸收的营养物质和肺吸入的氧运送到全身各器官、组织和细胞供其生理活动的需要；同时将它们的代谢产物如二氧化碳、尿素等运送到肺、肾、皮肤等器官排出体外，以保证机体新陈代谢的正常进行；运输内分泌系统产生的激素或其他体液因素，实现机体的体液调节。此外，在实现血液防御功能以及维持机体内环境稳态中起重要作用。

1. **心** heart　是中空的肌性器官。在神经、体液的调节下，心有节律地收缩和舒张，像泵一样不停地将血液从静脉吸入，由动脉射出，从而推动血液在血管内不停地循环流动。故心为血液循环的动力器官。

2. **动脉** artery　是运送血液离心的管道。动脉由心室发出，在行程中不断分支，可分为大动脉、中动脉和小动脉，越分越细，最后移行为毛细血管。

3. **静脉** vein　是引导血液回心的管道。静脉起自毛细血管，在回心的过程中不断接纳属支，逐渐汇合成中静脉、大静脉，最后注入心房。

4. **毛细血管** capillary　是连于小动脉与小静脉之间的微细血管。分布广泛，除软骨、角膜、晶状体、毛发、指甲和牙釉质等处无毛细血管外，几乎遍布全身。毛细血管数量多，管壁薄，血流慢，通透性大，是血液与组织、细胞间进行物质及气体交换的场所。

（二）淋巴系统的组成和主要功能

淋巴系统 lymphatic system 由淋巴管道、淋巴器官和淋巴组织组成。淋巴管道包括毛细淋巴管、淋巴管、淋巴干和淋巴导管；淋巴器官包括淋巴结、脾、胸腺和腭扁桃体等；淋巴组织为含有大量淋巴细胞的网状组织。

淋巴管道和淋巴结的淋巴窦内流动着无色透明的液体，称**淋巴**（液）。当血液流经毛细血管动脉端时，部分液体经毛细血管壁滤出，进入组织间隙，形成**组织液**。组织液与细胞进行物质交换后，大部分在毛细血管静脉端吸收进入静脉，小部分进入毛细淋巴管内形成淋巴。淋巴沿各级淋巴管向心流动，途中经过若干淋巴结的过滤，最后注入静脉。

淋巴系统的主要功能是心血管系统的辅助系统，协助静脉回流组织液。此外，淋巴器官和淋巴组织还具有产生淋巴细胞、滤过淋巴和参与免疫反应的功能。

二、血液循环的径路

血液由心室射出，经动脉、毛细血管和静脉返回心房，这种周而复始的循环流动称血液循环。依循环途径的不同，可分为相互衔接的体循环和肺循环两部分。这两个循环是同步进行的，彼此通过房室口相通（图6-1）。

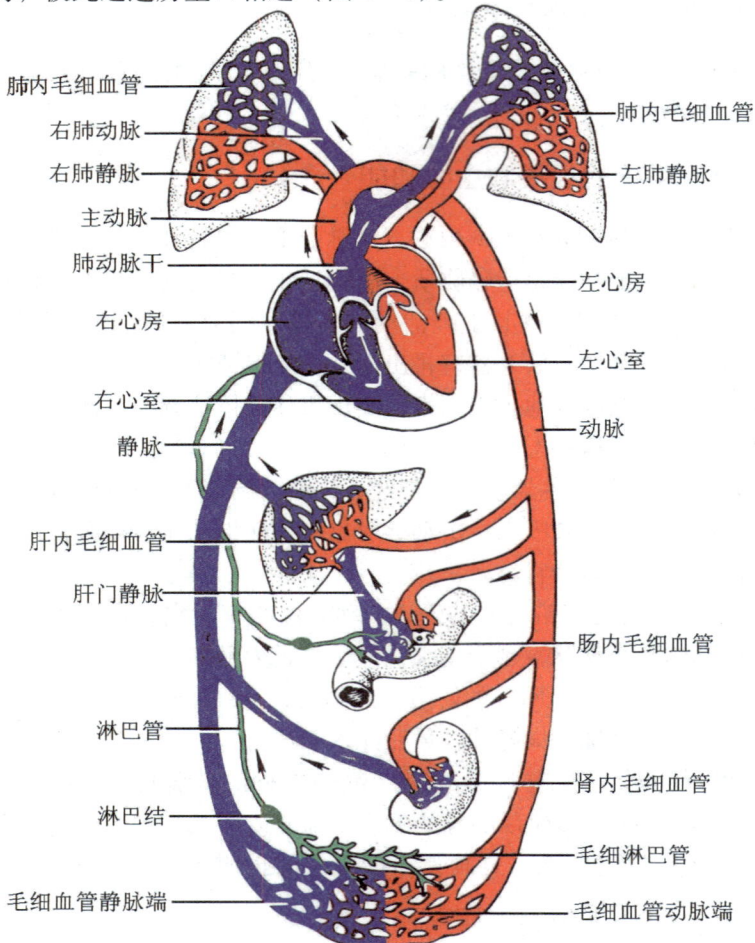

图6-1　血液循环示意图

1. 体循环（大循环） systemic circulation 左心室收缩时，动脉血由左心室射入主动脉，经主动脉的各级分支到达全身的毛细血管，血液在此与周围组织、细胞进行物质和气体交换，然后再经各级静脉，最后经上、下腔静脉和冠状窦返回右心房。体循环的特点是行程长、流经范围广，其主要功能是以含氧高和营养物质丰富的动脉血营养全身各部器官、组织和细胞，并将其代谢产物经静脉运回心。

2. 肺循环（小循环） pulmonary circulation 右心室收缩时，静脉血由右心室射入肺动脉，经肺动脉干及其各级分支到达肺泡毛细血管，血液在此进行气体交换，再经肺静脉进入左心房。肺循环的特点是行程短，血液只经过肺，其主要功能是使静脉血转变成含氧量高的动脉血。

三、血管吻合及侧支循环

人体的血管除动脉、毛细血管和静脉互相沟通外，还存在着广泛的多形式的**血管吻合** vascular anastomosis。毛细血管在组织内普遍吻合成网，称**毛细血管网**；动脉与动脉之间的吻合常见的有动脉网、动脉弓和动脉环等；静脉与静脉之间的吻合常见的有静脉网、静脉弓和静脉丛等；小动脉与小静脉之间借动静脉吻合直接连通。这些吻合对维持血液循环，保证器官的血液供应有着重要的作用（图6-2）。

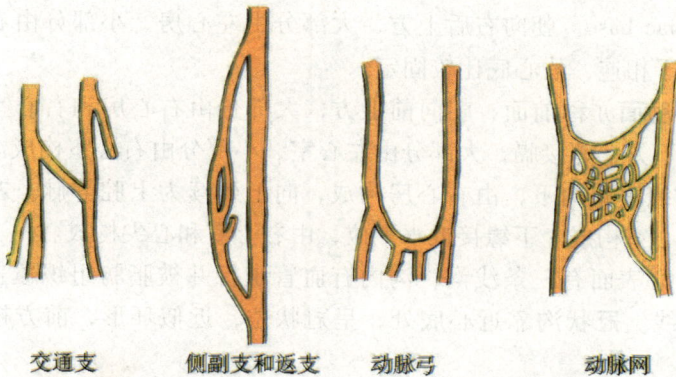

交通支　　侧副支和返支　　动脉弓　　动脉网

图6-2 血管吻合的形式

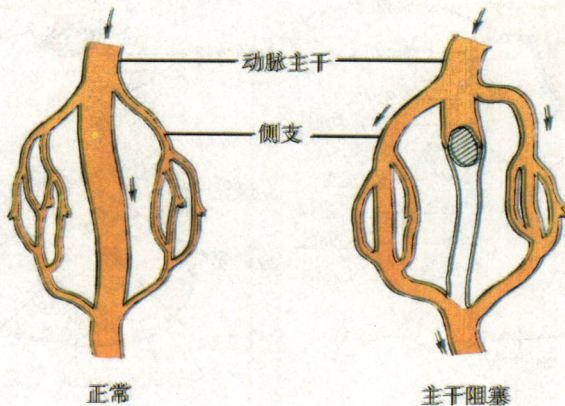

动脉主干 侧支 正常 主干阻塞

图6-3 侧支吻合与侧支循环

　　此外，较大的动脉还发出与主干平行的**侧副管**，它自主干近侧端发出，又汇合于主干的远侧端。在正常情况下，侧副管的管腔很小，血流量也很小，如果主干血流受阻（如结扎或血栓），侧副管即变粗大，代替主干发挥运血的作用，形成**侧支循环** collecteral circulation（图 6 – 3），对恢复血液供应具有重要作用。

第二节　心血管系统

一、心

（一）心的外形

　　心形似倒置、前后稍扁的圆锥体，大小与本人拳头相似。可分为一尖、一底、两面、三缘，表面尚有三条沟（图 6 – 4、5）。

　　1.**心尖** cardiac apex　朝向左前下方，由左心室构成，圆钝而游离。其体表投影位置在左侧第 5 肋间隙、锁骨中线内侧 1 ~ 2cm 处。活体上在此处可扪及心尖的搏动，也是心脏听诊最常用的部位。

　　2.**心底** cardiac base　朝向右后上方，大部分由左心房、小部分由右心房构成，与出入心的大血管干相连，故心底比较固定。

　　3.**两面**　胸肋面亦称前面，朝向前上方，大部分由右心房和右心室构成。**膈面**亦称下面，朝向后下方，邻接膈，大部分由左心室、小部分由右心室构成。

　　4.**三缘**　**右缘**垂直向下，由右心房构成，向上延续为上腔静脉。**左缘**钝圆，斜向左下，主要由左心室构成。**下缘**接近水平位，由右心室和心尖构成。

　　5.**三条沟**　心表面有三条浅沟，沟内有血管走行并被脂肪组织覆盖，可作为心腔在心表面的分界线。**冠状沟**靠近心底处，呈冠状位，近似环形，前方被肺动脉干所中

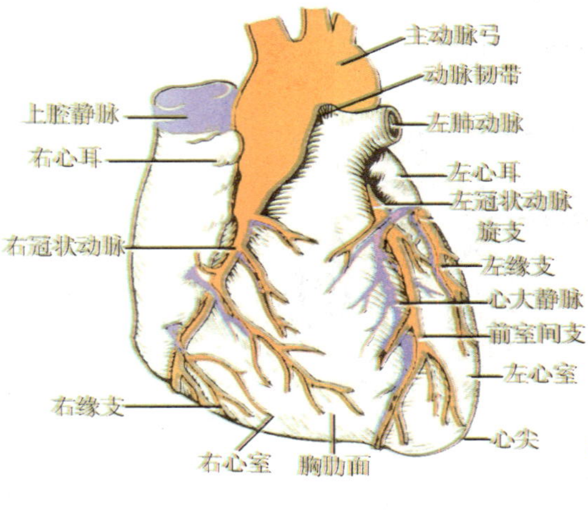

图 6 – 4　心的外形及血管（胸肋面） 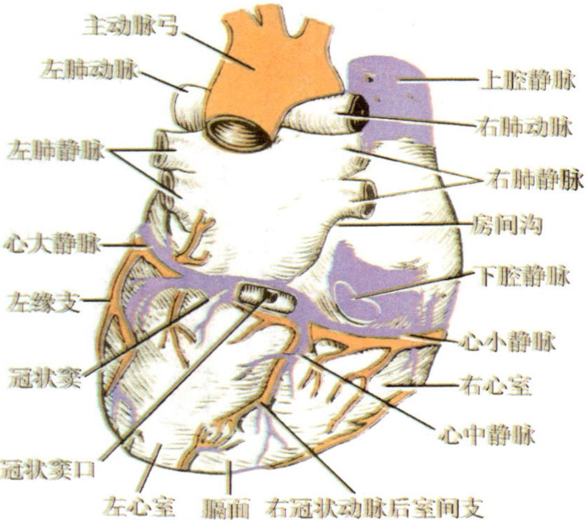　　　　图 6 – 5　心的外形及血管（膈面）

断，是心房与心室在心表面的分界线。在心室的胸肋面和膈面各有一条自冠状沟延伸至心尖右侧的浅沟，分别称为**前室间沟**和**后室间沟**，前、后室间沟是左、右心室在心表面的分界线。

（二）心的位置

心位于胸腔纵隔内，外裹以心包，约2/3居于身体正中矢状面的左侧，1/3在其右侧。上方与出入心的大血管相连；下方为膈；两侧借纵隔胸膜、胸膜腔与肺相邻（图6-6）；后方有食管、迷走神经和胸主动脉等，平对第5～8胸椎；前方平对胸骨体和第2～6肋软骨，大部分被肺和胸膜遮盖，只有左肺心切迹内侧的部分借心包与胸骨体下部左半及左侧第4～6肋软骨相邻。因此临床上作心内注射时，多在左侧第4肋间隙，紧贴胸骨左缘进针，将药物注入右心室内，可避免刺伤肺和胸膜。

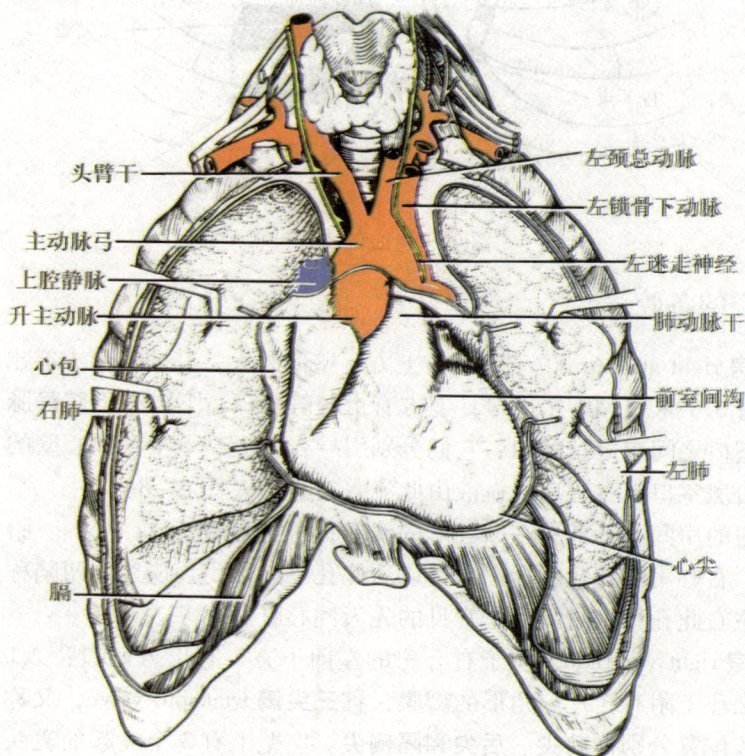

图6-6　心的位置

（三）心的体表投影

心在胸前壁的体表投影可用四点及其连线来确定（图6-7）。

1. **左上点**　在左侧第2肋软骨下缘，距胸骨左缘1.2cm处。
2. **右上点**　在右侧第3肋软骨上缘，距胸骨右缘1.0cm处。
3. **左下点**　在左侧第5肋间隙，距前正中线7～9cm（或左锁骨中线内侧1～2cm）处。
4. **右下点**　在右侧第6胸肋关节处。

左、右上点的连线为心的上界；左、右下点的连线为心的下界；右上、下点的连线为心的右界，略向右凸；左上、下点的连线为心的左界，略向左凸。了解心在胸前壁的体表投影，对叩诊时判断心界是否扩大有实用意义。

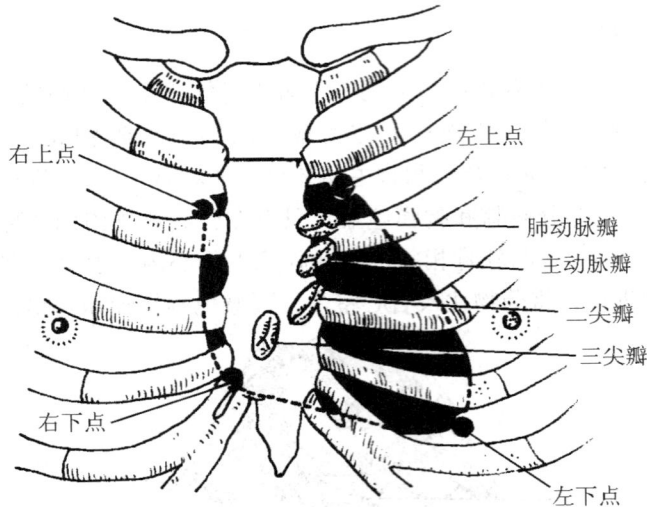

图6-7 心的体表投影

（四）心的各腔

1. **右心房** right atrium 位于心的右上方，壁薄腔大，其向左前方突出的部分称**右心耳**。右心房有3个入口和1个出口：上方有**上腔静脉口**，下方有**下腔静脉口**，在下腔静脉口与右房室口之间有**冠状窦口**，它们分别引导人体上、下半身和心壁的血液汇入右心房；出口是右房室口，右心房的血液由此流入右心室（图6-8）。

在右心房的房间隔下部有一卵圆形的浅窝，称**卵圆窝** fossa ovalis。胎儿时期此处为卵圆孔，左、右心房借此孔相通。出生以后此孔逐渐封闭，遗留的凹陷称卵圆窝。如果出生后1年左右此孔仍未封闭，是常见的先天性心脏病之一。

2. **右心室** right ventricle 位于右心房的左前下方，有出入两口：入口即**右房室口**，口周缘的纤维环上附有3片三角形的瓣膜，称**三尖瓣** tricuspid valve，又称**右房室瓣**，垂向右心室，按位置分别称**前尖**、**后尖**和**隔侧尖**。室壁上有3个突起的**乳头肌**，乳头肌尖端有数条**腱索**，分别连到相邻的两个瓣膜的边缘上（图6-9、10）。在功能上纤维环、三尖瓣、腱索和乳头肌是一个整体，称**三尖瓣复合体**。当心室收缩时，三尖瓣受血流推挤，封闭右房室口，由于腱索的牵引，瓣膜不致翻向右心房，可防止血液向右心房逆流。

右心室腔向左上方延伸的部分逐渐变细，形似倒置的漏斗，称**动脉圆锥**，其上端即右心室的出口，称**肺动脉口**，口周围附有3个袋口向上的半月形瓣膜，称**肺动脉瓣** pulmonary valve。当右心室收缩时，血流冲开肺动脉瓣，进入肺动脉；当右心室舒张时，瓣膜袋口被血液充盈而关闭，防止血液从肺动脉逆流入右心室。

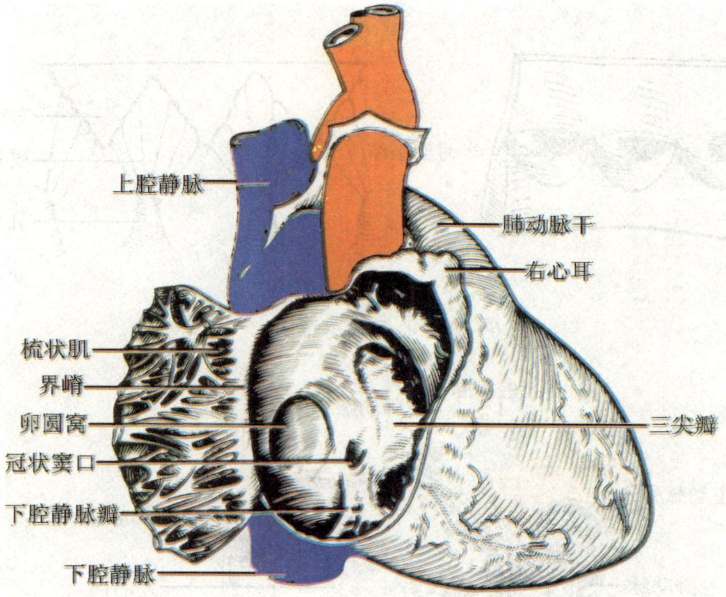

第六章 循环系统 149

图 6-8 右心房

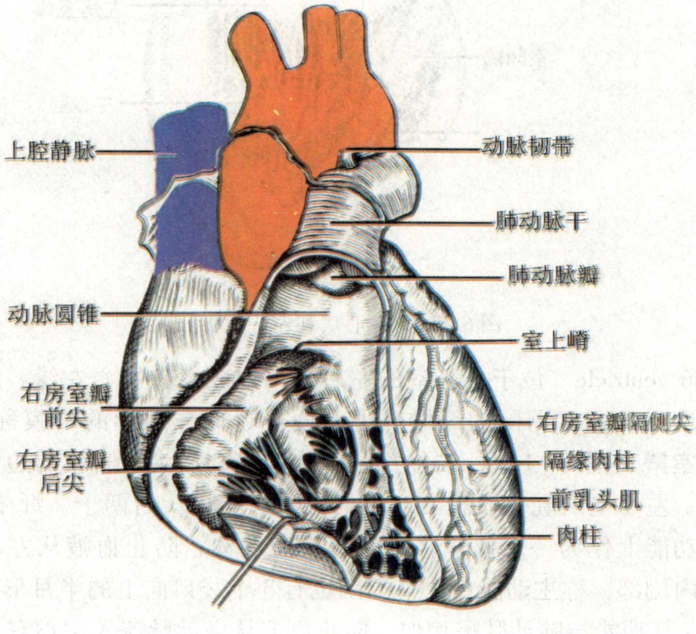

图 6-9 右心室

3. **左心房** left atrium 位于右心房的左后方，构成心底的大部，其向右前方突出的部分称**左心耳**。左心房有 4 个入口和 1 个出口：入口均为**肺静脉口**，即左上、左下肺静脉口和右上、右下肺静脉口；出口是前下方的**左房室口**，左心房的血液由此流向左心室（图 6-11）。

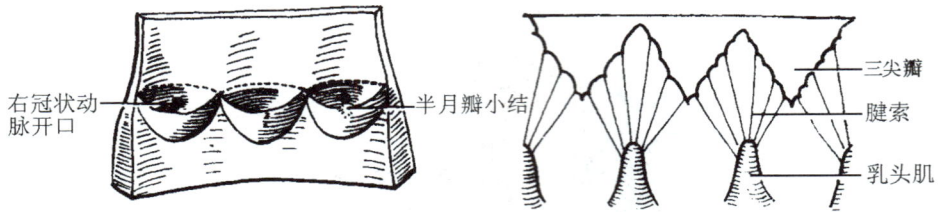

图 6-10　心瓣膜示意图

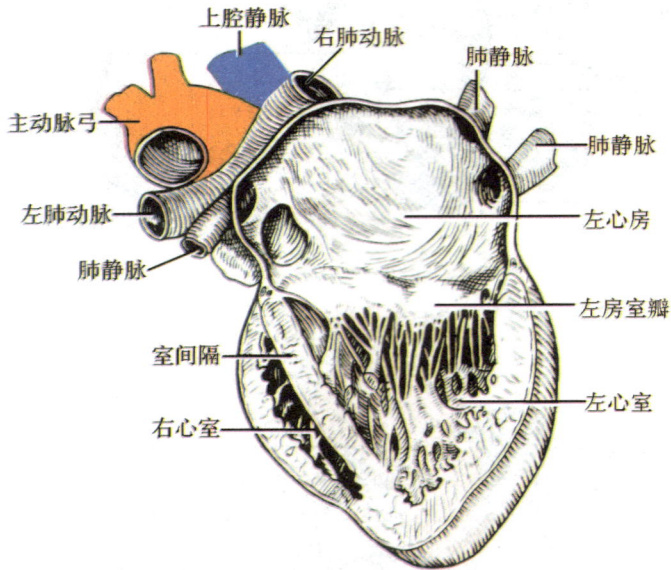

图 6-11　左心房和左心室

4. **左心室** left ventricle　位于右心室的左后方，构成心尖及心左缘。左心室有出入两口：入口即**左房室口**，口周围的纤维环上有两片近似三角形的瓣膜称**二尖瓣** mitral valve，又称**左房室瓣**（图 6-12），按位置分别称**前尖**和**后尖**。瓣膜的边缘也有数条腱索连到乳头肌上。左心室的乳头肌较右心室的强大，有前、后两个。纤维环、二尖瓣、腱索和乳头肌在功能上作为一个整体，称**二尖瓣复合体**，防止血液从左心室流入左心房。出口位于前内侧部，称**主动脉口**，口周围也有 3 个袋口向上的半月形瓣膜，称**主动脉瓣** aortic valve。其功能与肺动脉瓣相似，防止血流从主动脉流入左心室。

　　心像一个"血泵"，瓣膜类似闸门，保证了心内血液的定向流动。两侧的心房和心室分别是同步收缩与舒张，当心室收缩时，二尖瓣和三尖瓣关闭，主动脉瓣和肺动脉瓣开放，血液由心室射入动脉；当心室舒张时，二尖瓣和三尖瓣开放，主动脉瓣和肺动脉瓣关闭，血液由心房流入心室（图 6-13）。

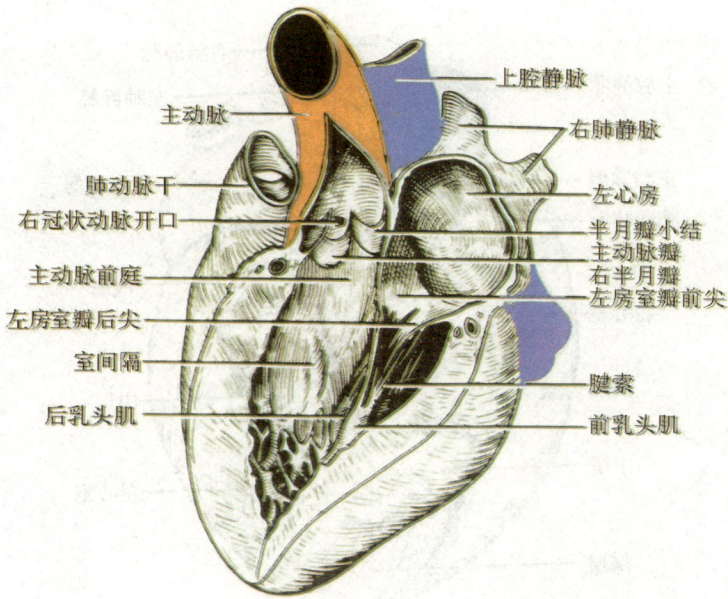

图 6 – 12　左心室

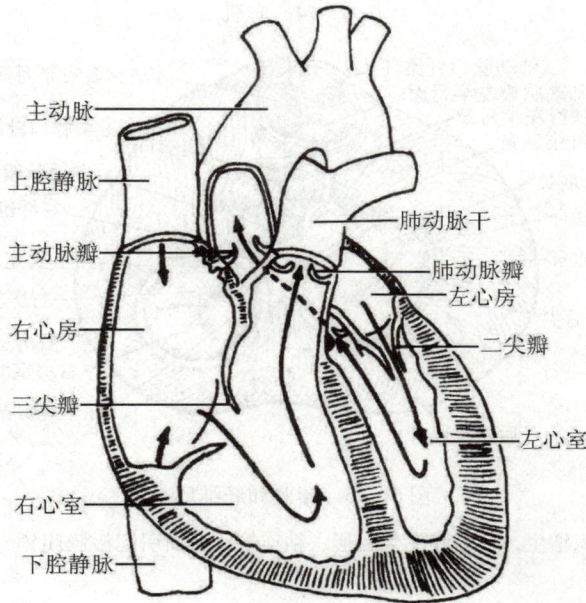

图 6 – 13　心各腔的血流方向

（五）心的构造

1. **心壁**　由心内膜、心肌和心外膜构成（图 6 – 14、15）。

（1）**心内膜** endocardium　是衬于心房和心室壁内面的一层光滑的薄膜，与血管的内膜相连续。心的各瓣膜就是由心内膜向心腔折叠并夹有一层致密结缔组织而构成的。心内膜为风湿性疾病易侵犯

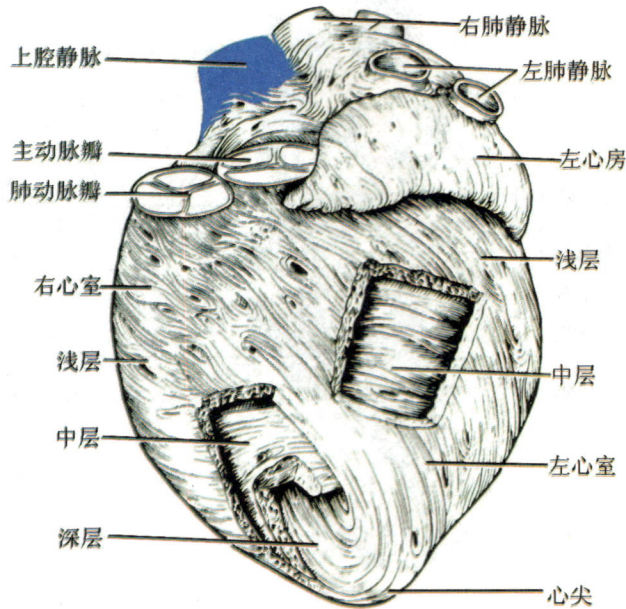

图 6 – 14 心肌

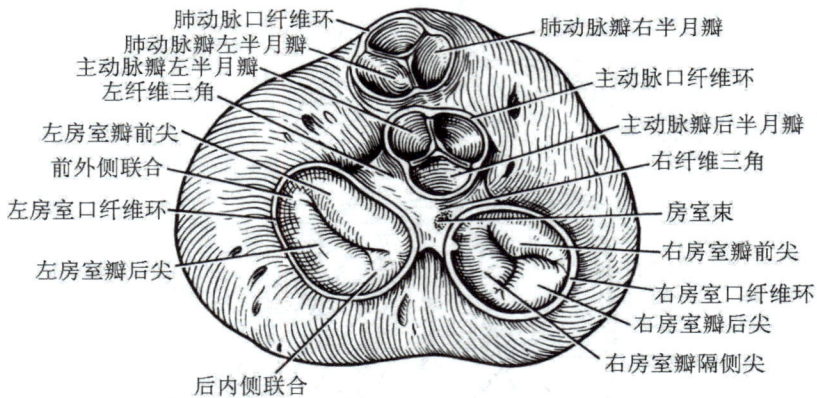

图 6 – 15 瓣膜和纤维环

的部位，易引起结缔组织增生，使瓣膜发生变形、粘连等，从而引起瓣膜闭锁不全、瓣膜间隙狭窄等病理变化。

（2）**心肌** myocardium 是构成心壁的主体，由心肌细胞（心肌纤维）构成，可分为**心房肌和心室肌**。心房肌较薄，心室肌较厚，尤以左心室最发达。心房肌与心室肌不相连续，它们被房室口周围的纤维环隔开，因此心房肌和心室肌可以分开收缩。

（3）**心外膜** epicardium 是包在心肌外面的一层光滑的浆膜，即浆膜心包的脏层。

2. **房间隔和室间隔**（图6–16） **房间隔**位于左、右心房之间，由两层心内膜中间夹心房肌纤维和结缔组织构成，厚1~4mm，卵圆窝处最薄，厚约1mm。**室间隔**位于左、右心室之间，可分为两部，其下方大部分是由心肌构成的肌部；上方紧靠主动脉口下方的一小部分缺乏肌质称膜部，此处是室间隔缺损的好发部位，室间隔缺损属于先天性心脏病之一。

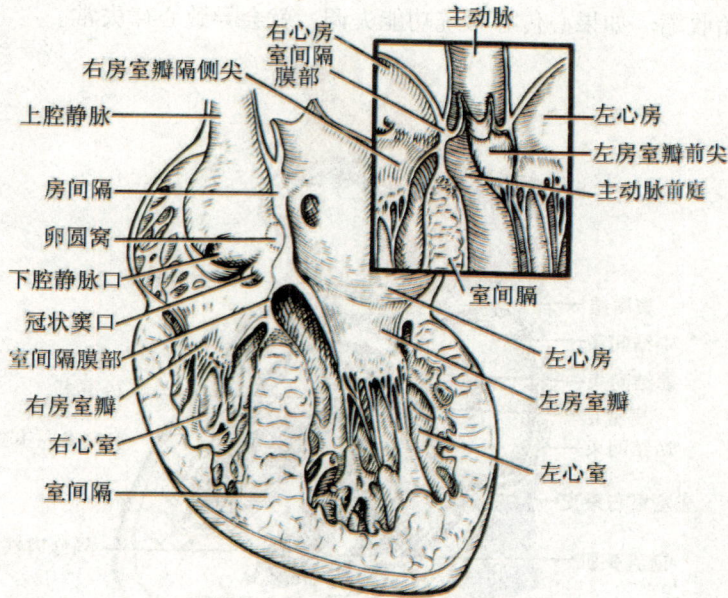

图 6 - 16 房间隔和室间隔

（六）心的传导系统

心的传导系统由特殊分化的心肌纤维构成，它的主要功能是产生兴奋、传导冲动和维持心正常节律性搏动，包括窦房结、房室结、房室束及其分支（图 6 - 17）。

1. **窦房结** sinuatrial node　位于上腔静脉与右心耳之间心外膜的深面，呈椭圆形，是心的正常起搏点。

2. **房室结** atrioventricular node　位于冠状窦口与右房室口之间心内膜的深面，呈扁椭圆形，它从前下方发出房室束入室间隔。房室结的主要功能是将窦房结传来的冲动传向心室，保证心房收缩后再开始心室的收缩。房室结是重要的次级起搏点，许多复杂的心律失常在该处发生。

关于窦房结产生的兴奋是如何传导到心房肌和房室结的问题至今尚无定论。近来有些学者认为窦房结与房室结之间有**结间束**相连，能将窦房结产生的冲动传至心房肌和房室结，并从生理学上证实有结间束的存在，但形态学上的证据尚不充分。通常认为结间束包括**前结间束**、**中结间束**和**后结间束**。

3. **房室束** atrioventricular bundle　又称**希氏**（**His**）束，自房室结发出后入室间隔膜部，至室间隔肌部上缘分为左、右束支。房室束是连接心房和心室的唯一重要通路。

4. **左、右束支**　分别沿室间隔左、右侧心内膜深面下行到左、右心室。左束支在下行中又分为前支和后支，分别分布到左心室的前壁和后壁。左、右束支在心室的心内膜深面分散成许多细小的分支，交织成网，称为**心内膜下支**（**Purkinje 纤维网**），与心室的普通心肌细胞相连。

心的自动节律性兴奋由窦房结开始，借纤维传到左、右心房，使心房肌收缩；同时兴奋又借结间束传到房室结，再经房室束、左束支、右束支、心内膜下支至心室肌，使心室肌也开始收缩。如果心传导系统功能失调，就会导致心律失常。

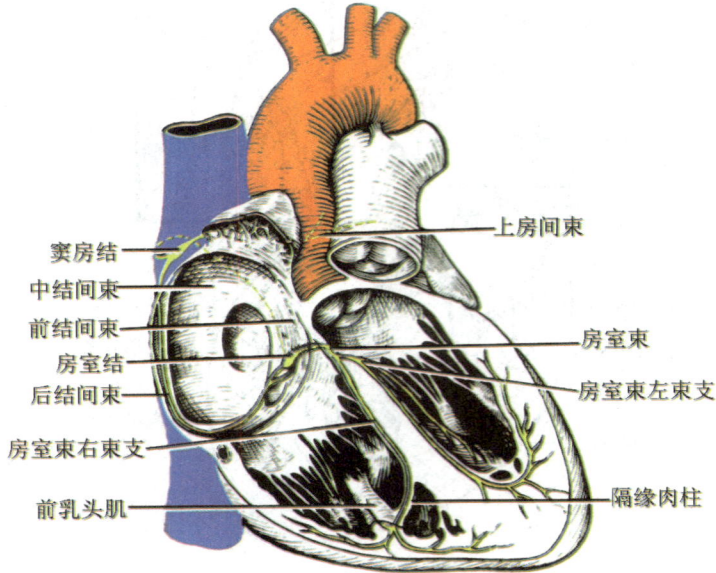

图 6-17   心的传导系统

（七）心的血管

1. **动脉**   心的动脉主要来自左、右冠状动脉（图 6-4、5）。

（1）**左冠状动脉** left coronary artery   起自升主动脉起始部的左侧壁，在肺动脉干与左心耳之间左行，随即分为前室间支和旋支。**前室间支**沿前室间沟下行，绕过心尖右侧，至后室间沟下部与右冠状动脉的后室间支吻合。**旋支**沿冠状沟左行，绕过心左缘至左心室膈面。左冠状动脉分支分布于左心房、左心室、室间隔前 2/3 和右心室前壁一部分。

（2）**右冠状动脉** right coronary artery   起自升主动脉起始部的右侧壁，经右心耳与肺动脉根部之间进入冠状沟向右行，绕过心右缘至冠状沟后部分为后室间支和右旋支。**后室间支**沿后室间沟下行，至其下部与前室间支末梢吻合。**右旋支**较细小，继续向左行。右冠状动脉分支分布于右心房、右心室、室间隔后 1/3 和左心室膈面一部分，此外还分支分布于窦房结和房室结。

2. **静脉**   心壁的静脉大部分都汇集于冠状窦，再经冠状窦口注入右心房；小部分直接注入心腔。**冠状窦** coronary sinus 位于心膈面的冠状沟内，左心房和左心室之间，其主要属支有三条（图 6-4、5）。

（1）**心大静脉**   起自心尖，沿前室间沟上行至冠状沟，向左行绕到心膈面，注入冠状窦的左端。

（2）**心中静脉**　起自心尖，沿后室间沟上行至冠状沟，注入冠状窦的右端。

（3）**心小静脉**　在冠状沟内与右冠状动脉伴行，向左注入冠状窦的右端。

（八）心包

心包 pericardium 为包裹心和出入心大血管根部的纤维浆膜囊，可分为纤维心包和浆膜心包两部分（图6-18）。

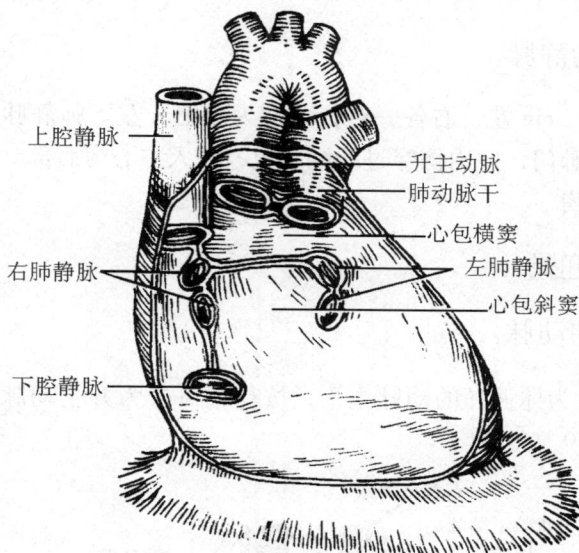

图6-18　心包

1. **纤维心包** fibrous pericardium　为心包外层，是坚韧的结缔组织囊，上方与出入心的大血管外膜相移行，下方与膈的中心腱愈着。纤维心包可防止心过度扩张，以保持血容量相对恒定。

2. **浆膜心包** serous pericardium　薄而光滑，位于纤维心包的内面，可分为脏、壁两层。脏层紧贴在心肌的表面，即心外膜；壁层贴在纤维心包的内面。脏、壁两层在出入心的大血管根部相互移行，两层之间的潜在性腔隙称**心包腔**，内含少量浆液，起润滑作用，可减少心搏动时的摩擦。

二、肺循环的血管

（一）肺循环的动脉

肺动脉干 pulmonary trunk 位于心包内，为一粗短的动脉干，起自右心室，在升主动脉前方向左后上方斜行，至主动脉弓下方分为左、右肺动脉。

左肺动脉 left pulmonary artery 较短，在左主支气管前方横行到左肺门处分为上、下两支，分别进入左肺上、下叶。

右肺动脉 right pulmonary artery 比左肺动脉稍长，经升主动脉和上腔静脉后方向右横行，到右肺门处分为三支，分别进入右肺上、中、下叶。

左、右肺动脉在肺内反复分支，与支气管的分支相伴行，最后在肺泡壁上形成毛细血管网。

在肺动脉干分叉处稍左侧，有一结缔组织索连于主动脉弓下缘，称**动脉韧带** arterial ligament（图6-4），它是胚胎时期动脉导管闭锁后的遗迹。动脉导管在胎儿时期将肺动脉中血流导向主动脉，出生后不久即闭锁，如出生6个月后仍未闭锁，则称动脉导管未闭，属于先天性心脏病之一。

（二）肺循环的静脉

肺静脉 pulmonary vein 左、右各一对，分别为左上、左下肺静脉和右上、右下肺静脉。这些静脉均起自肺门，向内侧穿过纤维心包，注入左心房后部。肺静脉将含氧量高的动脉血运送到左心房。

三、体循环的血管

（一）体循环的动脉

1. **主动脉** aorta 为体循环的动脉主干，按行程可分为升主动脉、主动脉弓和降主动脉三部分（图6-19、20）。

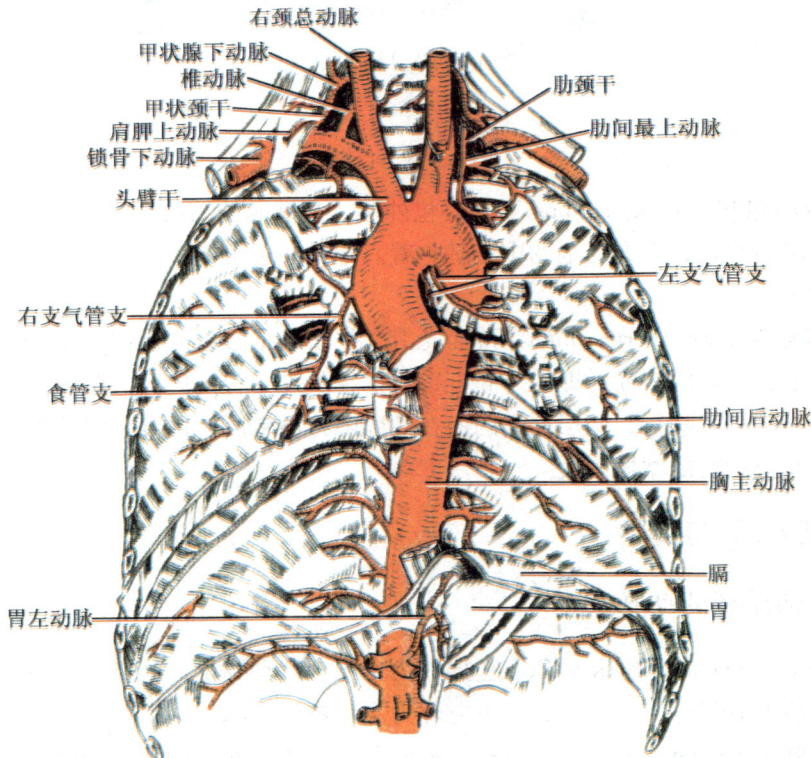

图6-19 胸主动脉及其分支

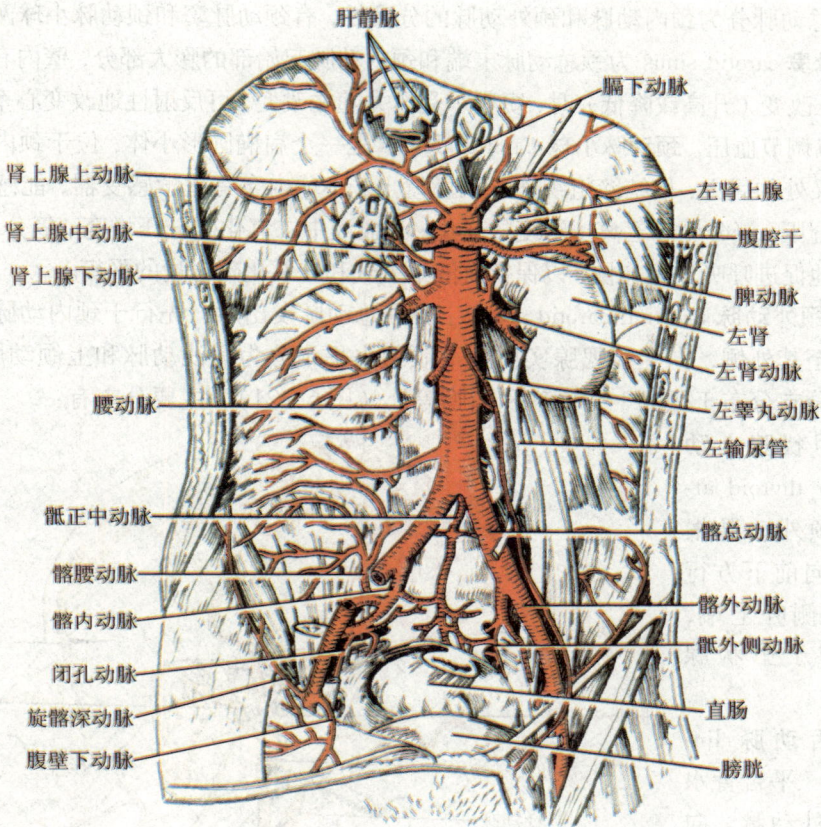

图 6 – 20　腹主动脉及其分支

（1）**升主动脉** ascending aorta　由左心室发出，向右上斜行，至右侧第 2 胸肋关节后方移行为主动脉弓。升主动脉起始部发出左、右冠状动脉。

（2）**主动脉弓** aorta arch　接升主动脉，在胸骨柄后方呈凸向上的弓形弯向左后方，至第 4 胸椎体下缘水平移行为降主动脉。在主动脉弓的凸侧由右向左依次发出头臂干、左颈总动脉和左锁骨下动脉三大分支。**头臂干** brachiocephalic trunk 为一粗短动脉干，向右上斜行至右胸锁关节后方，分为右颈总动脉和右锁骨下动脉。

（3）**降主动脉** descending aorta　为主动脉最长的一段，续于主动脉弓，沿脊柱左前方下行，穿膈的主动脉裂孔至腹腔，在脊柱前方下行，至第 4 腰椎体下缘水平，分为左、右髂总动脉。以膈为界，降主动脉位于主动脉裂孔以上的部分称**胸主动脉** thoracic aorta，位于主动脉裂孔以下的部分称**腹主动脉** abdominal aorta。

2. 头颈部的动脉

（1）**颈总动脉** common carotid artery　是头颈部的动脉主干，左右各一。左颈总动脉直接起自主动脉弓，右颈总动脉起自头臂干。均经胸锁关节后方，沿气管、喉两侧上升，至甲状软骨上缘水平分为颈内动脉和颈外动脉（图 6 – 21）。颈总动脉的外侧有颈内静脉，两者之间的后方有迷走神经，三者共同被包裹在颈动脉鞘中。

在颈总动脉分为颈内动脉和颈外动脉的分叉处，有颈动脉窦和颈动脉小球两个重要结构。**颈动脉窦** carotid sinus 为颈总动脉末端和颈内动脉起始部的膨大部分，壁内有压力感受器。当血压改变（升高或降低）时，窦壁承受压力随之改变，可反射性地改变心率和末梢血管口径，以调节血压。**颈动脉小球** carotid glomus 是一个扁椭圆形小体，位于颈内动脉与颈外动脉分叉处的后方，借结缔组织连于动脉壁上。小球内含有化学感受器，能感受血液中二氧化碳分压、氧分压和氢离子浓度的变化。当血液中二氧化碳分压增高、氧分压降低时，可反射性地促进呼吸加深加快，以保持血液中氧气和二氧化碳含量的平衡。

（2）**颈外动脉** external carotid artery　自颈总动脉发出后，先行于颈内动脉内侧，后从前方跨至其外侧，向上穿腮腺实质达下颌颈水平，分为颞浅动脉和上颌动脉两终支。颈外动脉分支分布于颈部、头面部和脑膜等处（图6-21），主要分支有：

1）**甲状腺上动脉** superior thyroid artery　自颈外动脉根部发出，向前下方行至甲状腺侧叶上端，分支分布于甲状腺和喉。

2）**舌动脉** lingual artery　平舌骨水平起自颈外动脉，向前内上方行至口腔底，进入舌，分支分布于舌、口腔底结构和腭扁桃体。

3）**面动脉** facial artery　在舌动脉稍上方起自颈外动脉，向

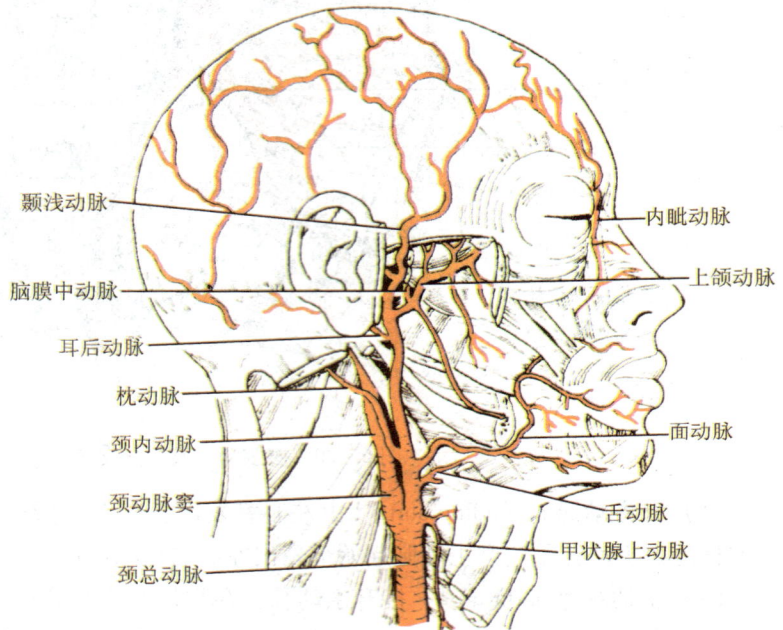

图6-21　颈外动脉及其分支

（图中标注：颞浅动脉、脑膜中动脉、耳后动脉、枕动脉、颈内动脉、颈动脉窦、颈总动脉、内眦动脉、上颌动脉、面动脉、舌动脉、甲状腺上动脉）

前上经下颌下腺深面，于咬肌前缘处绕过下颌骨下缘至面部后，沿口角、鼻翼外侧迂曲上行到内眦移行为**内眦动脉**。面动脉沿途分支分布于腭扁桃体、下颌下腺和面部的肌、皮肤。

4）**颞浅动脉** superficial temporal artery　在外耳门前方上行，跨颧弓根部至颞部，分支分布于腮腺和颞、顶、额部软组织。

5）**上颌动脉** maxillary artery　在下颌颈水平发出后，向前内行达上颌骨后面，沿途分支分布于牙及牙龈、鼻腔、腭、颊、咀嚼肌等处。上颌动脉的主要分支有**脑膜中动脉** middle meningeal artery。该分支向上穿棘孔进入颅腔，随即分为前、后两支分布于硬脑膜。其中脑膜中动脉前支在翼点内面紧贴骨面上行，翼点骨折时易受损伤，形成硬膜外血肿。

（3）**颈内动脉** internal carotid artery　由颈总动脉发出后，向上经颅底颈动脉管进入

颅腔（图6-21），分布于脑和视器（详见神经系统）。

（4）**锁骨下动脉** subclavian artery 左侧直接起自主动脉弓，右侧起自头臂干，分别沿肺尖内侧出胸廓上口到颈根部，斜越胸膜顶前上方，穿斜角肌间隙向外，横过第1肋上面，在第1肋外缘移行为腋动脉。锁骨下动脉的主要分支（图6-22）有：

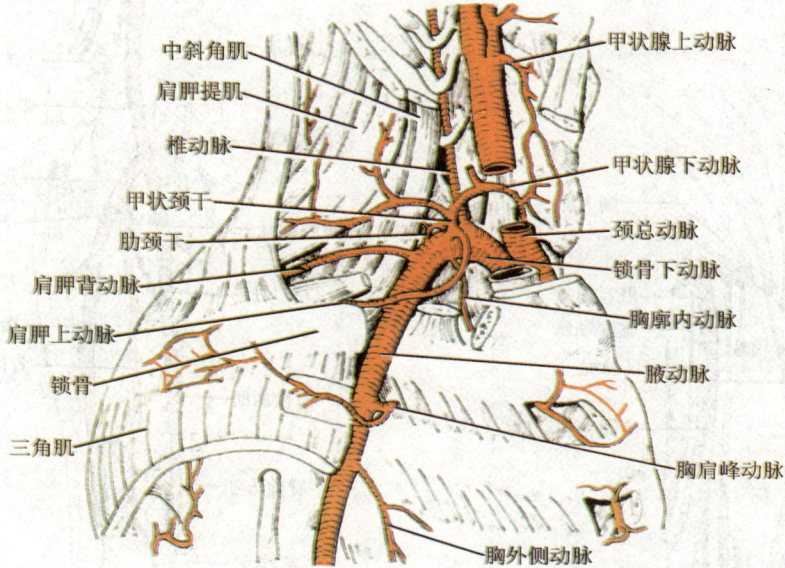

图6-22 锁骨下动脉及其分支

1）**椎动脉** vertebral artery 在前斜角肌内侧起自锁骨下动脉，向上穿第6~1颈椎横突孔，再经枕骨大孔入颅，分支分布于脊髓和脑（详见神经系统）。

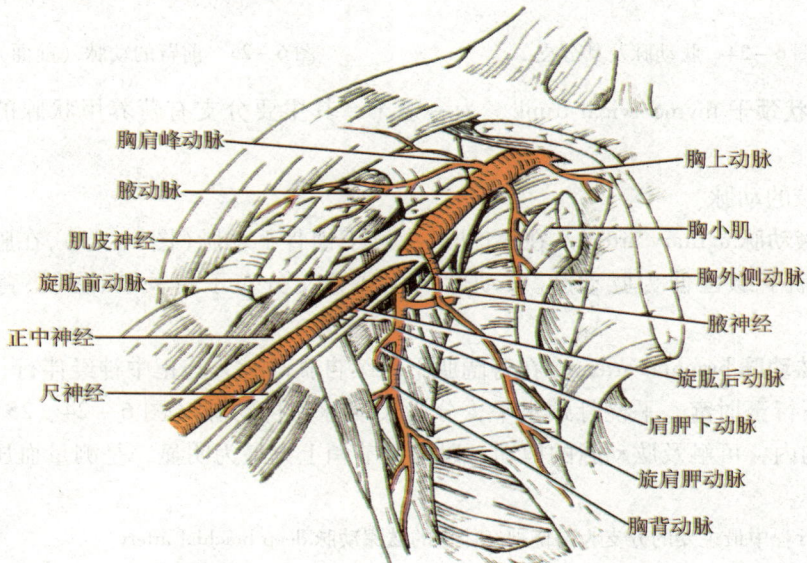

图6-23 腋动脉及其分支

2）**胸廓内动脉** internal thoracic artery 　起自锁骨下动脉，向下沿胸骨外侧缘约
1.25cm，贴第 1~7 肋软骨后面下行，行程中分支分布于胸前壁、心包等处。其末支继
续向下穿膈至腹前壁，移行为**腹壁上动脉** superior epigastric artery，分布于膈和腹直肌。

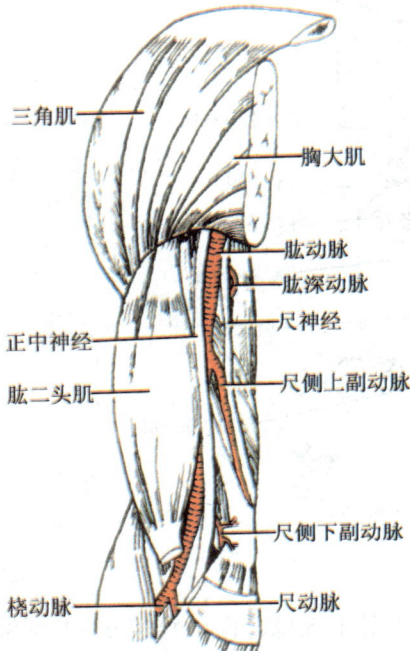

图 6-24　肱动脉及其分支

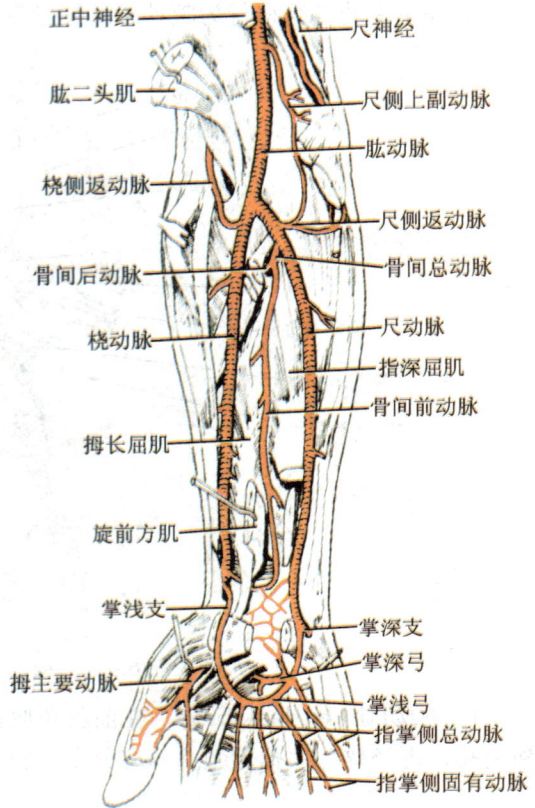

图 6-25　前臂的动脉（前面）

3）**甲状颈干** thyrocervical trunk 　为一短干，其主要分支有营养甲状腺的**甲状腺下
动脉**等。

3. 上肢的动脉

（1）**腋动脉** axillary artery 　在第1肋外缘续于锁骨下动脉（图6-23），在腋窝深部下
行，至背阔肌下缘延伸为肱动脉。腋动脉的主要分支分布于肩关节、胸肌、背阔肌和乳
房等。

（2）**肱动脉** brachial artery 　在背阔肌下缘续自腋动脉，与正中神经伴行，沿肱二头
肌内侧沟下行至肘窝，平桡骨颈水平，分为尺动脉和桡动脉（图 6-24、25）。在肱二
头肌内侧沟内，可触及肱动脉的搏动，以肘关节稍上方最为明显，是测量血压时的听诊
部位。

肱动脉行程中最主要的分支为与桡神经伴行的**肱深动脉** deep brachial artery。

（3）**桡动脉** radial artery 　自肱动脉发出，与桡骨平行下降，在前臂上部被肱桡肌
掩盖，在前臂下部行于肱桡肌腱和桡侧腕屈肌腱之间，位置表浅，可摸到搏动（图 6-

25)，为临床最常用的摸脉点。桡动脉在桡腕关节处绕桡骨茎突至手背，再经第 1 掌骨间隙入手掌深面（图 6 - 26），末端与尺动脉掌深支吻合成掌深弓。桡动脉在行程中除分支分布于前臂桡侧肌、桡骨外，还发出以下主要分支：

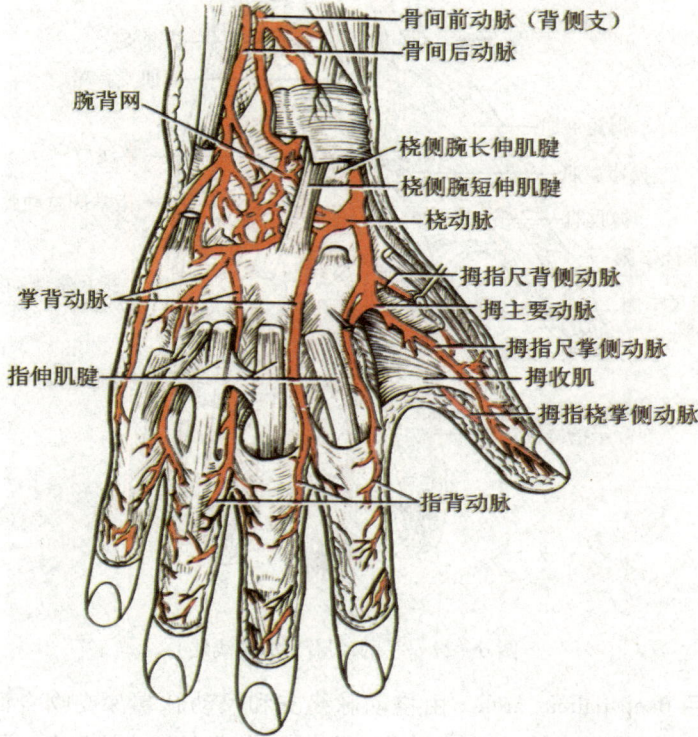

图 6 - 26 手的动脉（背侧）

1）**掌浅支** superficial palmar branch　在桡腕关节处发出，穿鱼际肌或沿其表面至手掌，与尺动脉终支吻合成掌浅弓（图 6 - 25、27）。

2）**拇主要动脉** principal artery of thumb　在第 1 掌骨间隙内由桡动脉发出，立即再分为 3 个分支，分布于拇指两侧和示指桡侧（图 6 - 28）。

桡动脉可出现行程异常，其主干在前臂中部绕到桡骨背面下行，中医学中的"反关脉"即为此异常桡动脉。

（4）**尺动脉** ulnar artery　自肱动脉发出后，先斜向内下，再在尺侧腕屈肌与指浅屈肌之间下行，最后经豌豆骨桡侧至手掌（图 6 - 25、27、28）。其终支与桡动脉掌浅支吻合成掌浅弓。尺动脉除在行程中分支分布于前臂尺侧肌、尺骨外，进入手掌后发出**掌深支** deep palmar branch，穿小鱼际肌至手掌深面与桡动脉终支吻合成掌深弓。

（5）**掌浅弓** superficial palmar arch　由尺动脉终支与桡动脉掌浅支吻合而成，位于屈指肌腱浅面。掌浅弓凸侧缘主要发出 3 条**指掌侧总动脉**，其下行至掌指关节附近，每支再分为 2 条**指掌侧固有动脉**，分别分布于第 2~5 指的相对缘（图 6 - 27）。

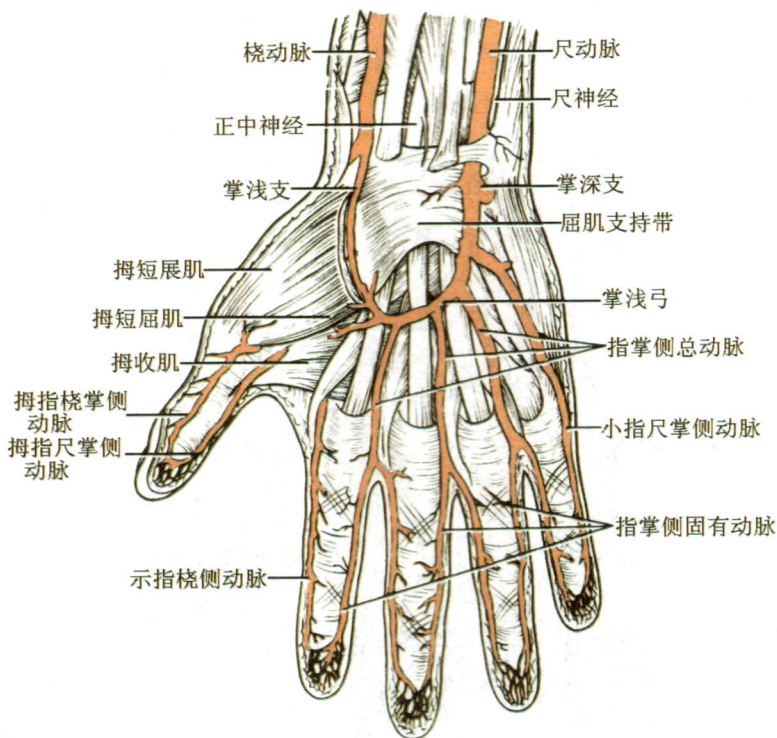

图 6 - 27　手的动脉（掌侧浅层）

（6）**掌深弓** deep palmar arch　由桡动脉终支和尺动脉掌深支吻合而成，位于屈指肌腱深面。掌深弓凸侧发出 3 条**掌心动脉**，分别与指掌侧总动脉吻合（图 6 - 28）。

4. 胸部的动脉　胸部的动脉主干为**胸主动脉** thoracic aorta，为主动脉弓的直接延续，于后纵隔内下行，渐由脊柱左侧转向脊柱前方，穿膈的主动脉裂孔后移行为腹主动脉（图 6 - 19）。胸主动脉的分支有壁支和脏支两类。

（1）壁支　有 9 对**肋间后动脉** posterior intercostal arteries 走行于第 3 ~ 11 肋间隙相应的肋沟内，还有 1 对**肋下动脉**沿第 12 肋下缘走行。第 1、2 肋间隙内的肋间后动脉来自锁骨下动脉的分支（图 6 - 19、29）。壁支主要分布于胸腹壁肌和皮肤。

（2）脏支　包括支气管支、食管支和心包支，分布于气管、支气管、肺、食管和心包。

5. 腹部的动脉　腹部的动脉主干是**腹主动脉** abdominal aorta，在主动脉裂孔处接胸主动脉，沿脊柱前方下降，其右侧有下腔静脉伴行，至第 4 腰椎体下缘水平分为左、右髂总动脉（图 6 - 20）。腹主动脉的分支有壁支和脏支两类。

（1）壁支　主要有腰动脉（4 对）、膈下动脉、骶正中动脉等，分布于腹后壁、脊髓、膈和盆腔后壁等处。

（2）脏支　有成对的肾上腺中动脉、肾动脉、睾丸动脉（男性）或卵巢动脉（女性）和不成对的腹腔干、肠系膜上动脉和肠系膜下动脉。

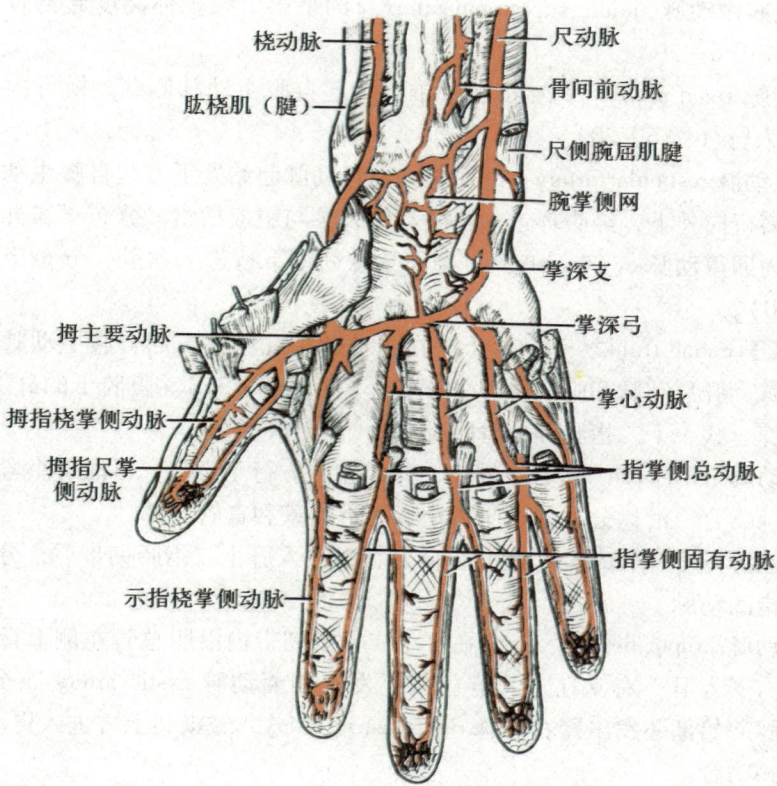

图 6 - 28　手的动脉（掌侧深层）

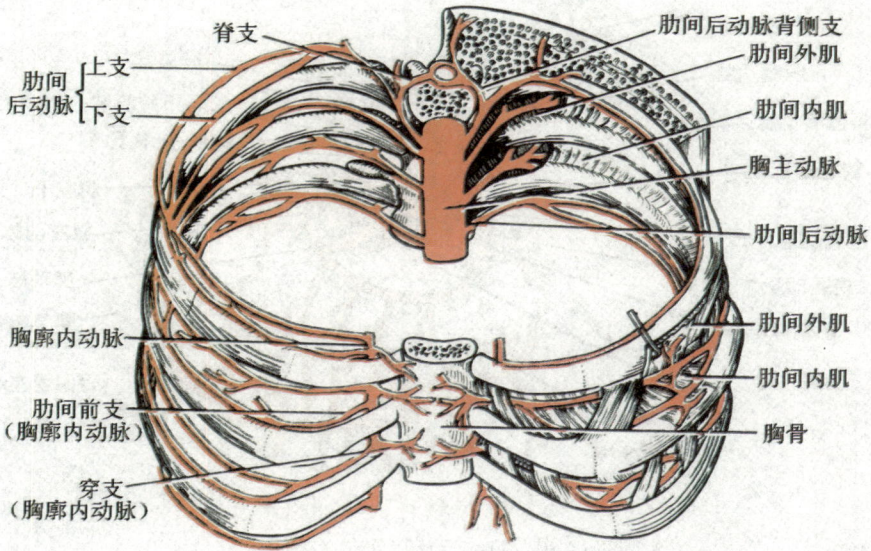

图 6 - 29　胸壁的动脉

1）**肾上腺中动脉** middle suprarenal artery　约平第 1 腰椎体高度起自腹主动脉，分布于肾上腺（图 6 - 20）。

2）**肾动脉** renal artery　约在第 1 腰椎下缘起自腹主动脉侧壁，横行向外，至肾门分为 4～5 支入肾（图 6 - 20）。

3）**睾丸动脉** testicular artery　细而长，在肾动脉起始处下方起自腹主动脉前壁，沿腰大肌表面斜行向外下，经腹环进入腹股沟管，参与组成精索，分布于睾丸和附睾。该动脉在女性为**卵巢动脉** ovarian artery，经卵巢悬韧带下行进入盆腔，分布于卵巢和输卵管（图 6 - 20）。

4）**腹腔干** celiac trunk　为一短干，在主动脉裂孔稍下方起自腹主动脉前壁，旋即分为胃左动脉、肝总动脉和脾动脉 3 个分支（图 6 - 30、31）。腹腔干的分支分布于胃、肝、胆囊、脾、胰、十二指肠和食管腹部。

①**胃左动脉** left gastric artery：较细，先向左上方行至贲门，再沿胃小弯向右行，最后与胃右动脉吻合，沿途分支分布于胃小弯附近胃壁和食管腹部。

②**肝总动脉** common hepatic artery：向右行，进入肝十二指肠韧带后，分为肝固有动脉和胃十二指肠动脉。

肝固有动脉 proper hepatic artery 在肝十二指肠韧带内沿胆总管左侧上行，至肝门附近分左支、右支入肝。右支在进入肝门前还发出**胆囊动脉** cystic artery，分布于胆囊。在肝固有动脉起始部还发出**胃右动脉** right gastric artery，经幽门上方进入胃小弯向左行，与胃左动脉相吻合。

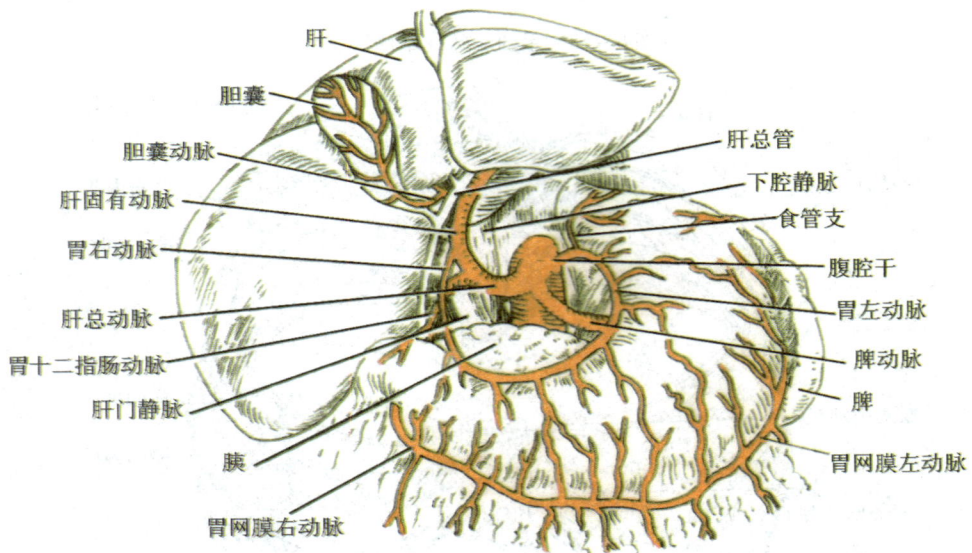

图 6 - 30　腹腔干及其分支（前面）

胃十二指肠动脉 gastroduodenal artery 经幽门后方至幽门下缘分为**胃网膜右动脉** right gastroepiploic artery 和**胰十二指肠上动脉**。前者沿胃大弯向左行，沿途分支分布于胃大弯侧胃壁和大网膜，末端与胃网膜左动脉吻合；后者行于十二指肠降部与胰头之间，分支分布于胰头和十二指肠。

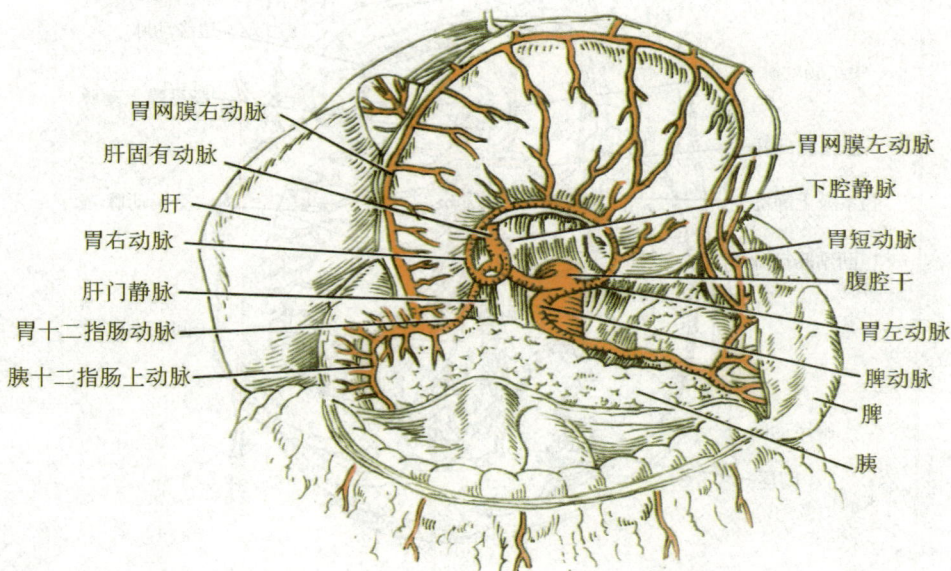

图6-31 腹腔干及其分支（胃翻向上）

③**脾动脉** splenic artery：较粗大，沿胰上缘向左行，到脾门处分数支入脾。行程中分支分布于脾体和胰尾。在进入脾门前还发出胃网膜左动脉和胃短动脉。**胃网膜左动脉** left gastroepiploic artery 沿胃大弯向右行，末端与胃网膜右动脉吻合。**胃短动脉**有3～5支，经脾胃韧带至胃底。

5）**肠系膜上动脉** superior mesenteric artery 在腹腔干稍下方，约平第1腰椎体高度起自腹主动脉前壁，经胰和十二指肠之间进入肠系膜根部，分支分布于胰、十二指肠、空肠、回肠、盲肠、阑尾、升结肠和横结肠（图6-32）。肠系膜上动脉的主要分支有：

①**胰十二指肠下动脉**：行于胰头与十二指肠水平部之间，分支分布于胰和十二指肠，并与胰十二指肠上动脉吻合。

②**空肠动脉** jejunal arteries 和**回肠动脉** ileal arteries 共有13～18支，由肠系膜上动脉左侧壁发出，行于肠系膜内，反复分支并吻合成多级动脉弓，最后一级弓发出直支进入肠壁，分布于空、回肠。

③**回结肠动脉** ileocolic artery：为肠系膜上动脉右侧壁发出的最下一条分支，斜向右下行至盲肠附近，分支分布于回肠末端、盲肠、阑尾和升结肠。其中至阑尾的分支称**阑尾动脉** appendicular artery，该分支经回肠后方进入阑尾系膜，分布于阑尾。

④**右结肠动脉** right colic artery：在回结肠动脉上方起自肠系膜上动脉右侧壁，右行分支分布于升结肠，并与回结肠动脉和中结肠动脉吻合。

⑤**中结肠动脉** middle colic artery：在胰下缘处起自肠系膜上动脉右侧壁，行于横结肠系膜内，分支分布于横结肠，并与右结肠动脉和左结肠动脉吻合。

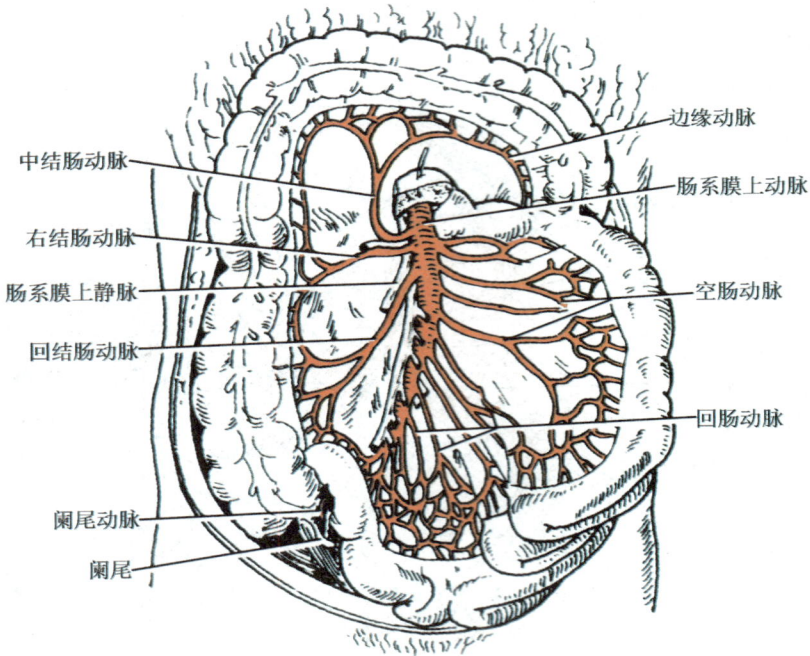

图 6 – 32 肠系膜上动脉及其分支

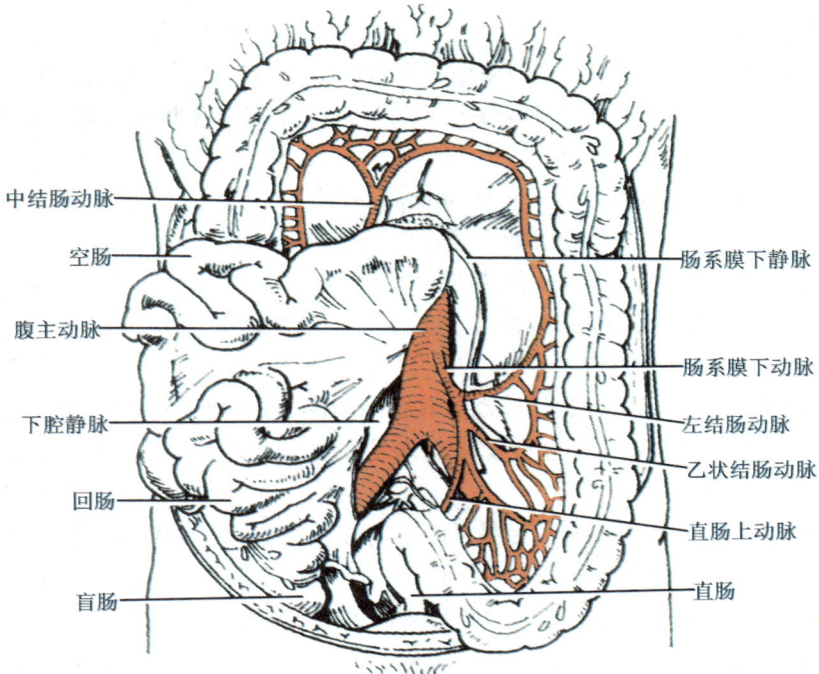

图 6 – 33 肠系膜下动脉及其分支

6）**肠系膜下动脉** inferior mesenteric artery 约在第 3 腰椎体水平起自腹主动脉前壁，

沿腹后壁行向左下，分支分布于降结肠、乙状结肠和直肠上部（图6-33）。肠系膜下动脉的主要分支有：

①**左结肠动脉** left colic artery：横行向左，至降结肠附近分支分布于降结肠，并与中结肠动脉和乙状结肠动脉吻合。

②**乙状结肠动脉** sigmoid arteries：有2~3支，斜向左下，进入乙状结肠系膜，分支分布于乙状结肠，并与左结肠动脉吻合。

③**直肠上动脉** superior rectal artery：为肠系膜下动脉的终支，经乙状结肠系膜下行入盆腔，行于直肠后面，分支分布于直肠上部，并与直肠下动脉吻合。

6. 盆部的动脉

（1）**髂总动脉** common iliac artery　左、右各一，自腹主动脉发出后，斜向外下，至骶髂关节的前方分为髂内动脉和髂外动脉（图6-34、35）。

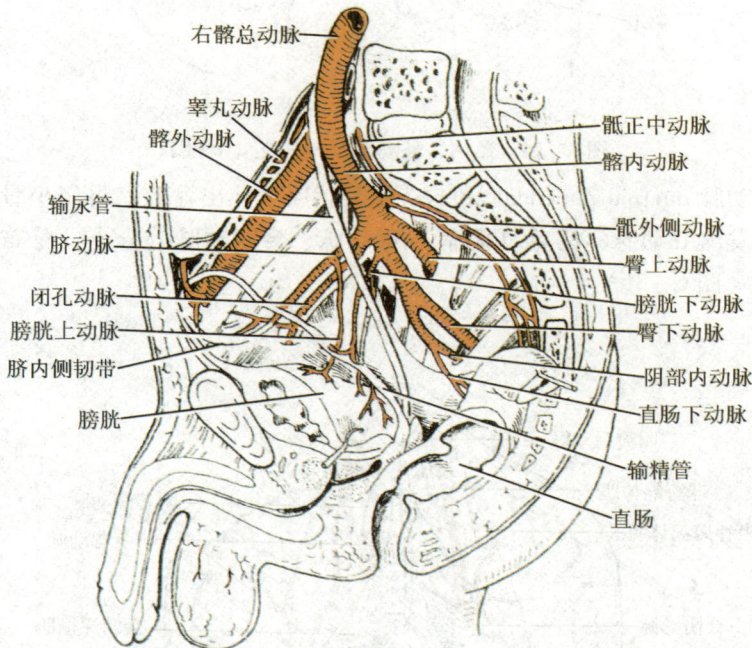

图6-34　髂内、外动脉及其分支（男性）

（2）**髂内动脉** internal iliac artery　为一短干，斜向内下行入盆腔，分为脏支和壁支（图6-34、35），分布于盆腔脏器和盆壁。

1）脏支　主要包括直肠下动脉、子宫动脉和阴部内动脉，分布于直肠、膀胱、子宫、输卵管、卵巢、会阴和外生殖器等（图6-34、35）。

①**直肠下动脉** inferior rectal artery：分布于直肠下部、肛管、前列腺（阴道）等处，并与直肠上动脉和肛动脉吻合。

②**子宫动脉** uterine artery：仅见于女性。自髂内动脉发出后，沿盆腔侧壁下行，进入子宫阔韧带，在子宫颈外侧约2cm处从前上方跨过输尿管，再沿子宫两侧迂曲上行，分支分布于子宫、输卵管、卵巢，并与卵巢动脉吻合。

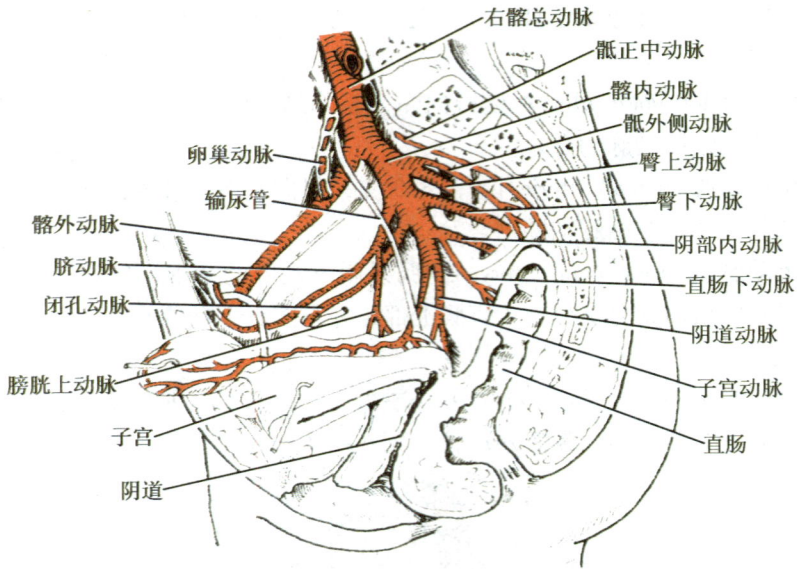

图 6 – 35　髂内、外动脉及其分支（女性）

③**阴部内动脉** internal pudendal artery：经梨状肌下孔出盆腔，再经坐骨小孔入坐骨肛门窝，旋即发出**肛动脉、阴茎（阴蒂）背动脉、会阴动脉**等分支，分布于肛门、会阴和外生殖器（图 6 – 36）。

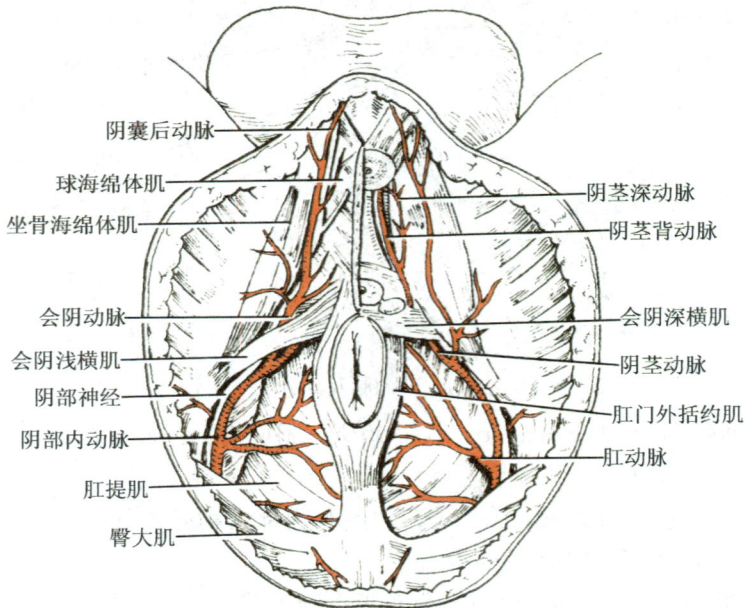

图 6 – 36　会阴部的动脉（男性）

2）壁支　包括闭孔动脉、臀上动脉和臀下动脉（图 6 – 34、35）。

①**闭孔动脉** obturator artery：沿骨盆侧壁前行，穿闭膜管出骨盆，分支分布于大腿内侧群肌和髋关

节。在穿闭膜管前，常发出一耻骨支，该分支可与腹壁下动脉的闭孔支吻合。

②**臀上动脉** superior gluteal artery 和**臀下动脉** inferior gluteal artery：分别经梨状肌上孔和梨状肌下孔出盆腔到臀部，分支分布于臀肌和髋关节。

（3）**髂外动脉** external iliac artery　自髂总动脉发出后，沿腰大肌内侧缘下行，经腹股沟韧带中点深面入股三角，移行为股动脉。髂外动脉在腹股沟韧带稍上方发出**腹壁下动脉** inferior epigastric artery，经腹环内侧上行，进入腹直肌鞘，分布于腹直肌，并与腹壁上动脉吻合。

7. 下肢的动脉

（1）**股动脉** femoral artery　在腹股沟韧带中点深面续自髂外动脉。在股三角底部，其内侧有股静脉，外侧有股神经伴行，向下经收肌管下行入腘窝，移行为**腘动脉**。股动脉的主要分支有**股深动脉** deep femoral artery，该分支自股动脉起始部下方 2 ~ 5cm 处发出，分支分布于大腿诸肌（图 6 - 37）。

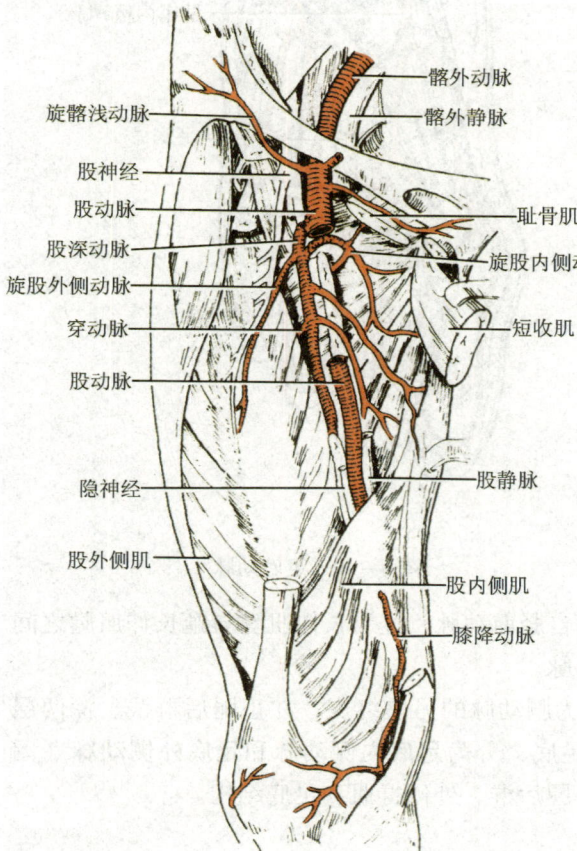

图 6 - 37　股动脉及其分支　　　　　图 6 - 38　小腿的动脉（后面）

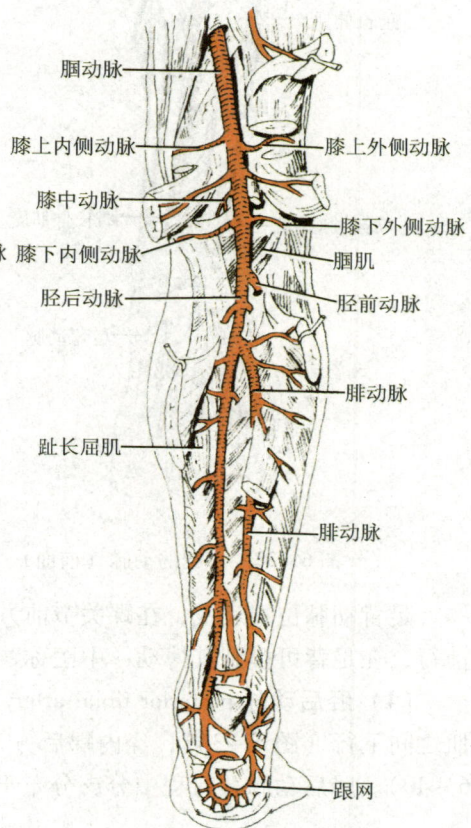

（2）**腘动脉** popliteal artery　在收肌腱裂孔处续自股动脉，在腘窝深面下行（图 6 - 38），至腘窝下角处分为胫前动脉和胫后动脉。腘动脉的分支主要分布于膝关节及附近肌。

（3）**胫前动脉** anterior tibial artery　为腘动脉的终支之一，穿小腿骨间膜上方至小腿前群肌深面下行，至踝关节前方移行为**足背动脉** dorsal artery of foot（图 6 - 39）。胫前动脉在行程中分支分布于小腿前群肌和足背结构。

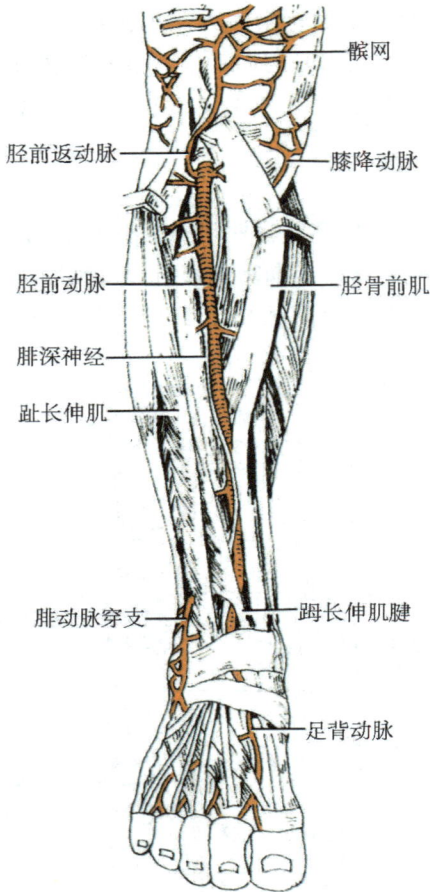

图 6 - 39　小腿的动脉（前面）　　　　图 6 - 40　足底动脉

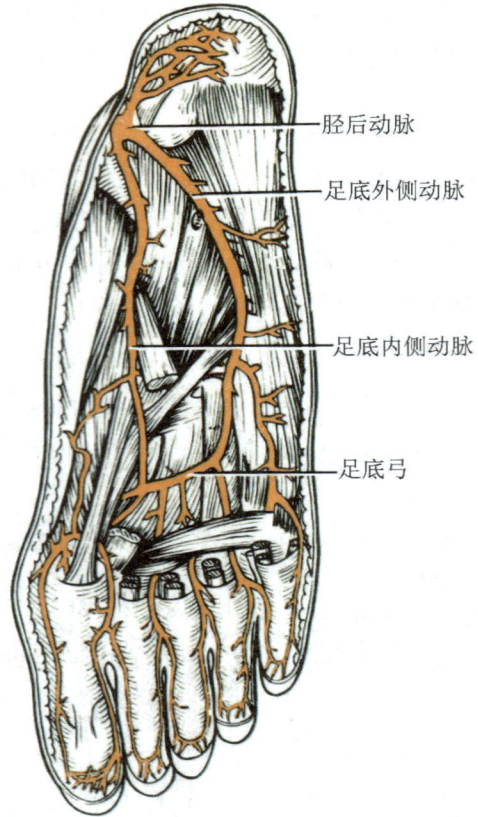

足背动脉位置表浅，在踝关节前方续自胫前动脉，经姆长伸肌腱与趾长伸肌腱之间前行，在足背可摸到其搏动，中医称跗阳脉。

（4）**胫后动脉** posterior tibial artery　为腘动脉的另一终支，在小腿后群浅、深两层肌之间下行（图 6 - 38），经内踝后方入足底，分为**足底内侧动脉**和**足底外侧动脉**（图 6 - 40）。胫后动脉在行程中分支分布于小腿后群、外侧群肌和足底结构。

[附一] 全身主要动脉的体表投影、摸脉点和止血部位

1. 颈总动脉和颈外动脉

（1）体表投影　取下颌角与乳突尖连线的中点，由此点至胸锁关节引一连线，为这两条动脉的投影。又以甲状软骨上缘为界，下方为颈总动脉，上方为颈外动脉。

（2）摸脉点和止血部位　于环状软骨外侧可摸到颈总动脉的搏动，将动脉向后内方压迫于第 6 颈椎横突上，可使一侧头部止血。

2. 面动脉

（1）体表投影　咬肌下端前缘至目内眦的连线。

（2）摸脉点和止血部位　在咬肌前缘下颌骨下缘处，可摸到搏动。将面动脉压向下颌骨，可使眼裂以下面部止血。

3. 颞浅动脉

摸脉点和止血部位　在外耳门前方，颧弓后端可摸到搏动，压迫该处可使颞部和头顶部止血。

4. 锁骨下动脉

（1）体表投影　胸锁关节到锁骨中点引一条凸向上的弧线，最高点在锁骨上缘 1.2cm。

（2）止血部位　于锁骨上窝中点向下压，将动脉压在第 1 肋上，可使肩和上肢止血。

5. 腋动脉和肱动脉

（1）体表投影　上肢外展 90°，手掌向上，由锁骨中点至肱骨内、外上髁连线中点稍下引一线，为这两条动脉的投影。背阔肌下缘以上为腋动脉，以下为肱动脉。

（2）摸脉点和止血部位　在肱二头肌内侧沟可摸到肱动脉的搏动；将其压向肱骨，可使压迫点以下的上肢止血。

6. 桡动脉

（1）体表投影　自肱骨内、外上髁连线中点稍下方至桡骨茎突的连线。

（2）摸脉点　在腕上方桡侧腕屈肌腱外侧，可摸到搏动，为主要摸脉点。中医在此切脉，此处也是计数脉搏的部位。

7. 尺动脉

（1）体表投影　自肱骨内上髁至豌豆骨桡侧缘连一线，该线的下 2/3 段为尺动脉下段的投影。自肱骨内、外上髁连线中点稍下方，向内下方引一条线至上述连线的上、中 1/3 交点处，为尺动脉上段的投影。

（2）止血部位　在腕横纹两端同时向深部压迫，可压住桡、尺动脉，使手部止血。

8. 指掌侧固有动脉

止血部位　在手指根部两侧压向指骨，可使手指止血。

9. 股动脉

（1）体表投影　大腿外展外旋，自腹股沟中点至股骨内侧髁上方连一线，该线的上 2/3 为股动脉的投影。

（2）摸脉点和止血部位　在腹股沟中点稍下方可摸到股动脉搏动。将动脉压向耻骨上支，可使下肢止血。

10. 腘动脉

止血部位　在腘窝中加垫，屈膝包扎，可压迫腘动脉，使小腿和足部止血。

11. 胫前动脉和足背动脉

（1）体表投影　自胫骨粗隆与腓骨头连线中点起，经足背内、外踝中点，至第1跖骨间隙近侧部连一线，此线在踝关节以上为胫前动脉，踝关节以下为足背动脉的投影。

（2）摸脉点和止血部位　跗长伸肌腱外侧可摸到搏动，中医称跌阳脉。向下压迫可减轻足背出血。

12. 胫后动脉

（1）体表投影　自腘窝稍下方至内踝和跟骨结节连线的中点。

（2）摸脉点和止血部位　在内踝与跟结节之间可摸到搏动。将该动脉压向深部，可减轻足底出血。

［附二］体循环的动脉流注表（以下"A"表示动脉）

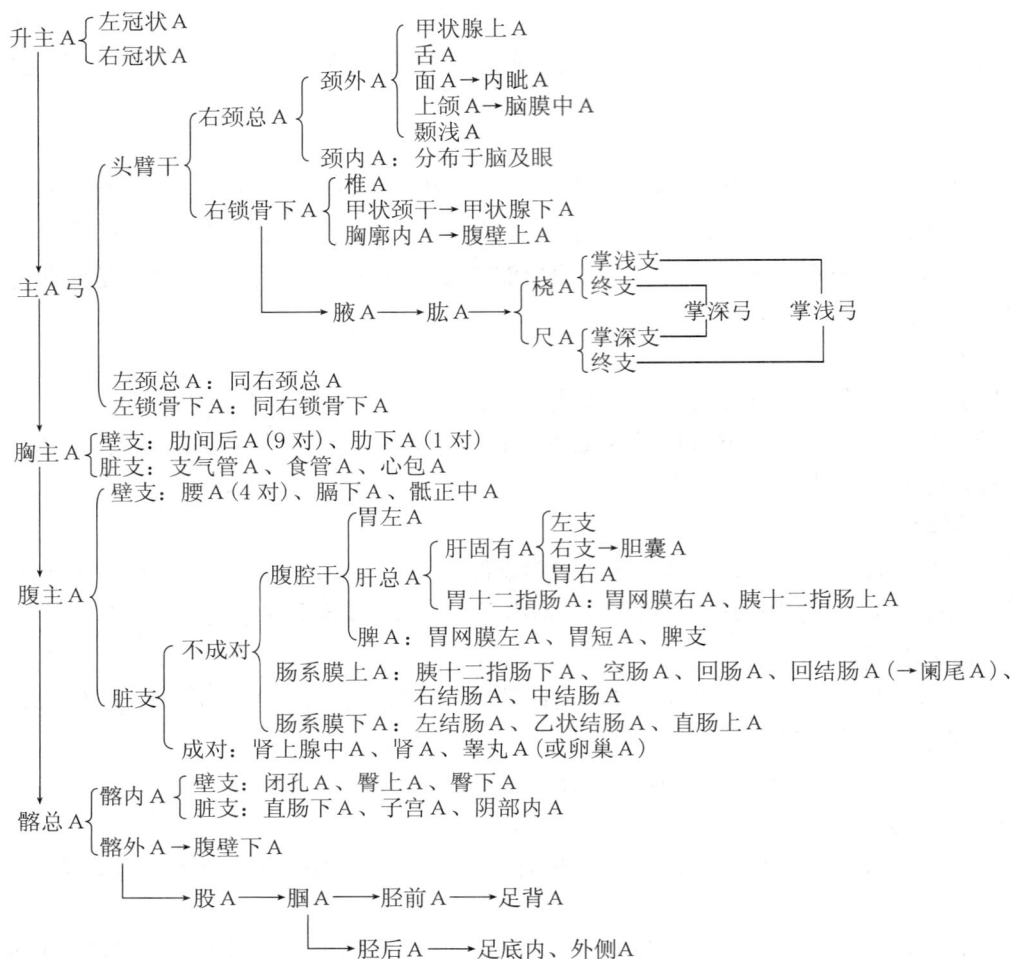

```
升主A ┬ 左冠状A
      └ 右冠状A

主A弓 ┬ 头臂干 ┬ 右颈总A ┬ 颈外A ┬ 甲状腺上A
      │        │          │        ├ 舌A
      │        │          │        ├ 面A→内眦A
      │        │          │        ├ 上颌A→脑膜中A
      │        │          │        └ 颞浅A
      │        │          └ 颈内A：分布于脑及眼
      │        │
      │        └ 右锁骨下A ┬ 椎A
      │                     ├ 甲状颈干→甲状腺下A
      │                     ├ 胸廓内A→腹壁上A
      │                     └ 腋A→肱A ┬ 桡A ┬ 掌浅支
      │                                │     └ 终支 ┐
      │                                │            掌深弓  掌浅弓
      │                                └ 尺A ┬ 掌深支 ┘
      │                                      └ 终支
      ├ 左颈总A：同右颈总A
      └ 左锁骨下A：同右锁骨下A

胸主A ┬ 壁支：肋间后A（9对）、肋下A（1对）
      └ 脏支：支气管A、食管A、心包A

腹主A ┬ 壁支：腰A（4对）、膈下A、骶正中A
      ├ 脏支 ┬ 不成对 ┬ 腹腔干 ┬ 胃左A
      │      │        │        ├ 肝总A ┬ 肝固有A ┬ 左支
      │      │        │        │       │          ├ 右支→胆囊A
      │      │        │        │       │          └ 胃右A
      │      │        │        │       └ 胃十二指肠A：胃网膜右A、胰十二指肠上A
      │      │        │        └ 脾A：胃网膜左A、胃短A、脾支
      │      │        ├ 肠系膜上：胰十二指肠下A、空肠A、回肠A、回结肠A（→阑尾A）、
      │      │        │           右结肠A、中结肠A
      │      │        └ 肠系膜下：左结肠A、乙状结肠A、直肠上A
      │      └ 成对：肾上腺中A、肾A、睾丸A（或卵巢A）

髂总A ┬ 髂内A ┬ 壁支：闭孔A、臀上A、臀下A
      │        └ 脏支：直肠下A、子宫A、阴部内A
      └ 髂外A→腹壁下A
              └ 股A→腘A ┬ 胫前A→足背A
                         └ 胫后A→足底内、外侧A
```

（二）体循环的静脉

体循环的静脉包括上腔静脉系、下腔静脉系和心静脉系（见前述）（图6-41）。

1. **上腔静脉系**　由上腔静脉及其属支组成，收纳头颈部、上肢、胸部（心除外）的静脉血。

上腔静脉 superior vena cava 由左、右头臂静脉在右侧第1胸肋结合处的后方汇合而成，沿升主动脉的右侧下行，平右侧第3胸肋关节处，注入右心房。在注入右心房之前，尚有奇静脉汇入（图6-41、45）。

头臂静脉 brachiocephalic vein 左、右各一，是收纳头颈部及上肢静脉血的主干，由颈内静脉和锁骨下静脉在同侧的胸锁关节后方汇合而成。两静脉汇合处形成的夹角称**静脉角** venous angle，是淋巴导管的注入处。头臂静脉还直接收纳椎静脉、胸廓内静脉、甲状腺下静脉的静脉血。

（1）**头颈部的静脉**　主要有颈内静脉、颈外静脉和锁骨下静脉等（图6-42、43）。

1）**颈内静脉** internal jugular vein 于颈静脉孔处续于乙状窦，在颈动脉鞘内沿颈内动脉、颈总动脉的外侧下行，至同侧胸锁关节的后方与锁骨下静脉汇合，形成头臂静脉，有颅内属支和颅外属支两种。

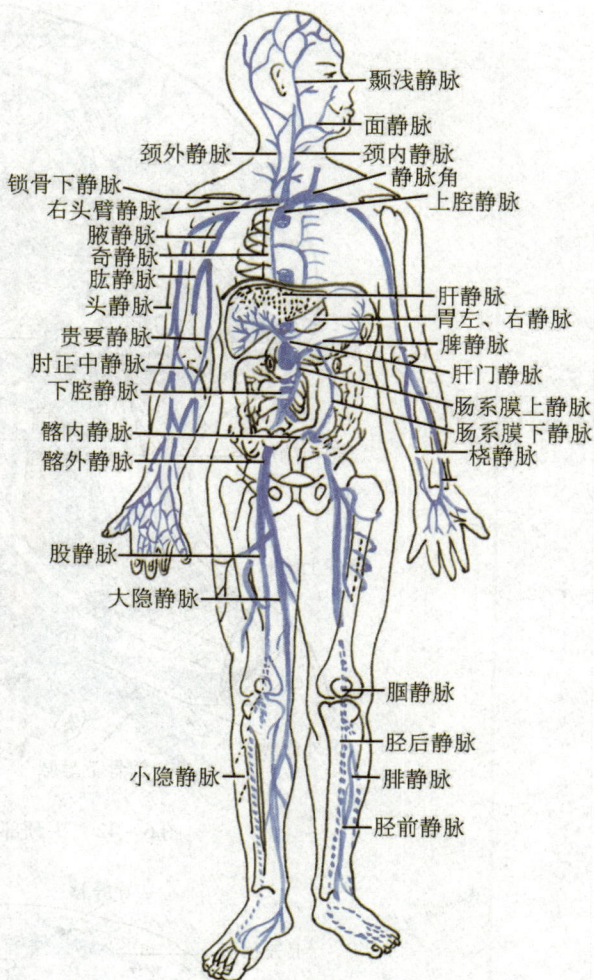

图6-41　全身静脉模式图

①颅内属支：通过硬脑膜窦收集脑、脑膜等部位的静脉血（见神经系统）。

②颅外属支：收纳咽、舌、甲状腺、面部和颈部的静脉血。这些静脉一部分直接注入颈内静脉，一部分先汇合成面静脉、下颌后静脉，再注入颈内静脉（图6-42、43）。

面静脉 facial vein 起自内眦静脉，伴面动脉下行，至下颌角下方与下颌后静脉前支汇成一短干，注入颈内静脉。面静脉经内眦静脉、眼静脉与颅内海绵窦相通，且缺乏静脉瓣。在面部，尤其是鼻根至两侧口角之间的三角形区内发生感染时，切忌挤压，以防细菌经上述途径进入颅内，引起颅内感染，故该三角被称为面部的"危险三角"。

下颌后静脉 retromandibular vein 由颞浅静脉和上颌静脉在腮腺内汇合而成。在下颌角附近分前、后两支，前支与面静脉汇合后注入颈内静脉；后支与耳后静脉、枕静脉等汇合成颈外静脉。

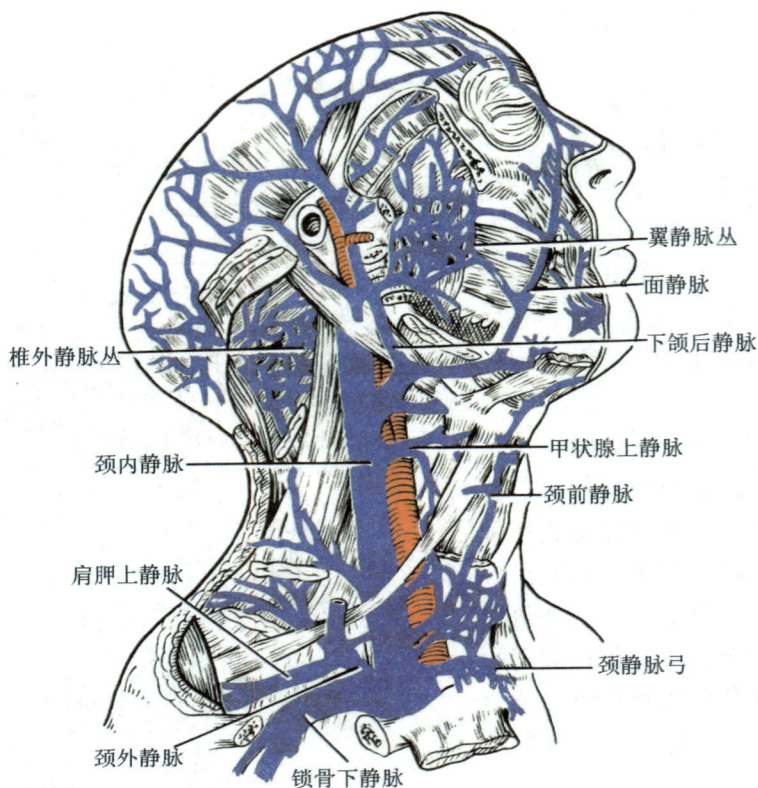

图 6 - 42　头颈部的静脉

翼静脉丛
面静脉
下颌后静脉
甲状腺上静脉
颈前静脉
颈静脉弓

椎外静脉丛
颈内静脉
肩胛上静脉
颈外静脉
锁骨下静脉

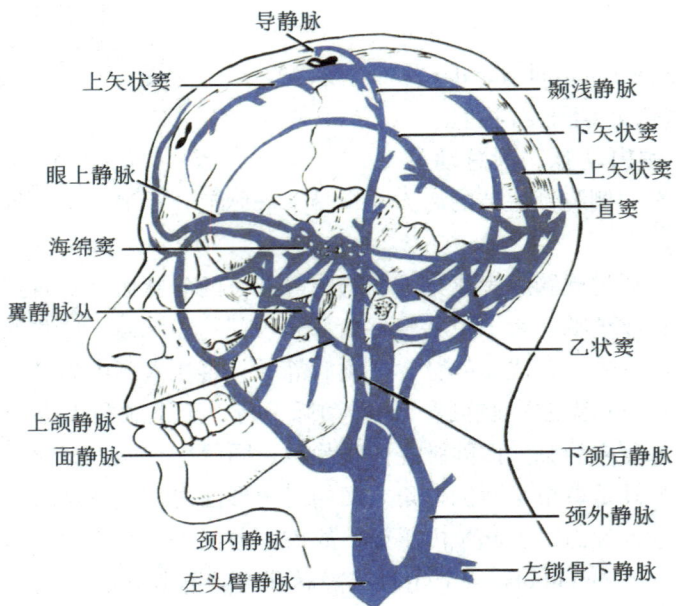

图 6 - 43　颅内、外静脉及其交通支

导静脉
上矢状窦
眼上静脉
海绵窦
翼静脉丛
上颌静脉
面静脉
颈内静脉
左头臂静脉

颞浅静脉
下矢状窦
上矢状窦
直窦
乙状窦
下颌后静脉
颈外静脉
左锁骨下静脉

2）**颈外静脉** external jugular vein 由下颌后静脉的后支与耳后静脉、枕静脉等汇合而成，在胸锁乳突肌表面下行注入锁骨下静脉。颈外静脉浅居皮下，属于浅静脉（图6-43）。右心衰竭的病人，上腔静脉压升高，可见颈外静脉怒张。

3）**锁骨下静脉** subclavian vein 由腋静脉越过第1肋外缘后延续而成，向内横过第1肋上面至胸锁关节的后方与颈内静脉汇合成头臂静脉。锁骨下静脉主要收纳上肢、颈部浅层结构的静脉血（图6-42、43）。

（2）**上肢的静脉** 分深、浅两种，富有静脉瓣，深、浅静脉之间有许多交通支吻合。

1）上肢的深静脉 与同名动脉伴行，臂以下的动脉有两条同名静脉伴行，到腋窝处合成一条腋静脉。腋静脉位于腋动脉前内侧，收纳上肢深、浅静脉的全部血液，在第1肋外缘延续成锁骨下静脉。

2）上肢的浅静脉 位于皮下，手背的浅静脉形成手背静脉网，再向上汇合成尺侧的贵要静脉和桡侧的头静脉（图6-44）。

①**贵要静脉** basilic vein：起自手背静脉网的尺侧，转至前臂前面，沿前臂尺侧、肱二头肌内侧沟上行至臂中点稍下方，穿过深筋膜，注入肱静脉或腋静脉。收纳手背和前臂尺侧浅层结构的静脉血。

②**头静脉** cephalic vein：起自手背静脉网的桡侧，转至前臂前面，沿前臂桡侧、肱二头肌外侧沟上行，经三角肌和胸大肌间沟，穿过深筋膜，注入腋静脉或锁骨下静脉。收纳手背和前臂桡侧浅层结构的静脉血。

③**肘正中静脉** median cubital vein：位于肘窝皮下，一般为一条，起自头静脉，斜向内上方连于贵要静脉，但该静脉变异较多。临床上常在此进行采血、输液或注射药物等。

（3）**胸部的静脉** 主要有胸廓内静脉和奇静脉等。

1）**胸廓内静脉** internal thoracic vein 由腹壁上静脉向上延续而成，与同名动脉伴行，向上注入头臂静脉，收纳同名动脉分布区的静脉血。

2）**奇静脉** azygos vein 由右腰升静脉向上穿过膈延续而成，沿椎体右侧上升，至第4胸椎体高度向前跨越右肺根上方注入上腔静脉。奇静脉收纳右肋间后静脉、半奇静脉、食管静脉、支气管静脉等（图6-45）。

①**半奇静脉** hemiazygos vein：由左腰升静脉向上穿过膈延续而成，沿椎体左侧上升至第8胸椎体高度，向右横过脊柱前方注入奇静脉。半奇静脉收纳左侧下

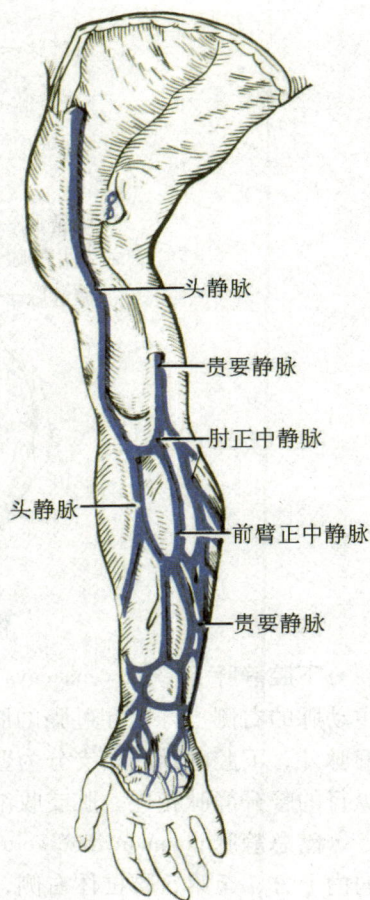

头静脉

贵要静脉

肘正中静脉

头静脉

前臂正中静脉

贵要静脉

图6-44 上肢的浅静脉

部的肋间后静脉和副半奇静脉。

②**副半奇静脉** accessory hemiazygos vein：收纳左侧中、上部的肋间后静脉，沿椎体左侧下行，注入半奇静脉或跨过椎体前方向右注入奇静脉。

2. **下腔静脉系**　由下腔静脉及其属支组成，收纳腹部、盆部和下肢的静脉血。

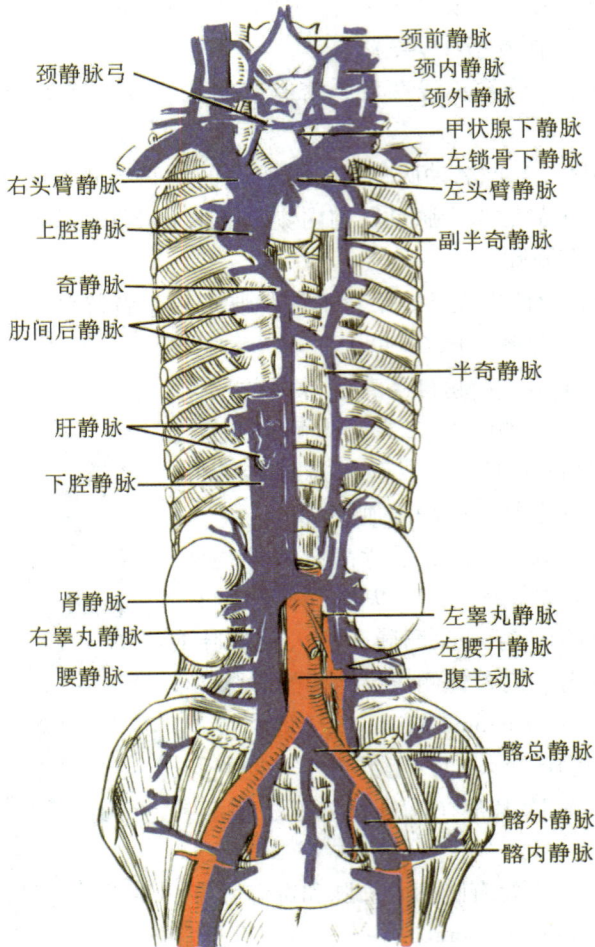

图 6 – 45　上腔静脉和下腔静脉

（图中标注）
颈静脉弓　颈前静脉　颈内静脉　颈外静脉
甲状腺下静脉　左锁骨下静脉
右头臂静脉　左头臂静脉
上腔静脉　副半奇静脉
奇静脉
肋间后静脉　半奇静脉
肝静脉
下腔静脉
肾静脉　左睾丸静脉
右睾丸静脉　左腰升静脉
腰静脉　腹主动脉
髂总静脉
髂外静脉
髂内静脉

　　下腔静脉 inferior vena cava 由左、右髂总静脉在第 5 腰椎体右前方汇合而成，沿腹主动脉的右侧上升，穿过膈的腔静脉孔，注入右心房（图 6 – 45、46）。除左、右髂总静脉外，下腔静脉的属支分为壁支和脏支。壁支有 4 对腰静脉，每侧 4 条腰静脉之间有纵行的腰升静脉相连。脏支收纳腹腔脏器的静脉血。

　　髂总静脉 common iliac vein 由髂内静脉和髂外静脉在骶髂关节的前方汇合而成，斜向内上方，至第 5 腰椎体右侧，左、右髂总静脉汇合成下腔静脉（图 6 – 45、46）。

　　（1）**下肢的静脉**　下肢的静脉均有丰富的静脉瓣，分为深、浅两种，深、浅静脉之间有许多交通支吻合。

1）下肢的深静脉　与同名动脉伴行，膝部以下一条动脉有两条同名静脉伴行，上行至腘窝汇合成为一条腘静脉。腘静脉向上延续成股静脉，股静脉经腹股沟韧带深面延续成髂外静脉。

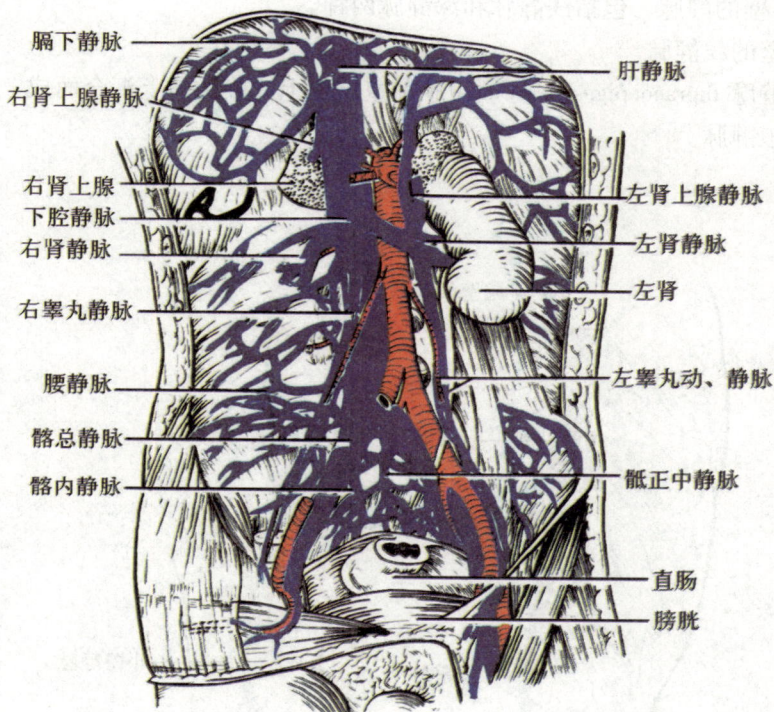

图6-46　下腔静脉及其属支

2）下肢的浅静脉　足背的皮下静脉汇合成足背静脉弓，由弓的两侧端向上分别延续成大隐静脉和小隐静脉（图6-47）。

①**大隐静脉** great saphenous vein：起自足背静脉弓的内侧端，经内踝前方，沿小腿内侧上行，经股骨内侧髁的后方，沿大腿前内侧上行，至耻骨结节外下方3~4cm处，穿隐静脉裂孔，注入股静脉。在注入股静脉前，还有腹壁浅静脉等5条属支注入。大隐静脉在内踝前方位置浅表而恒定，临床上常在此作静脉穿刺或切开。

②**小隐静脉** small saphenous vein：起自足背静脉弓的外侧端，经外踝的后方沿小腿后面中线上行，至腘窝中点穿深筋膜注入腘静脉。

（2）**盆部的静脉**　主要有髂内静脉和髂外静脉等。

1）**髂内静脉** internal iliac vein　其属支有壁支和脏支两种。

①壁支：与同名动脉伴行，收纳同名动脉分布区的静脉血。

②脏支：主要有**直肠下静脉**、**阴部内静脉**和**子宫静脉**，它们分别起自直肠静脉丛、阴部静脉丛、子宫阴道静脉丛。各静脉丛均位于脏器的周围，直肠静脉丛上部的血液经直肠上静脉注入肠系膜下静脉；直肠静脉丛下部的血液经直肠下静脉注入髂内静脉；肛管的血液经肛静脉、阴部内静脉注入髂内静脉（图6-48）。

2）**髂外静脉** external iliac vein　为股静脉经腹股沟韧带深面向上延续而成，行向内上与髂内静脉汇合成髂总静脉。髂外静脉收纳腹壁下静脉等。

（3）**腹部的静脉**

1）腹前壁的静脉　包括浅静脉和深静脉两种。

①腹前壁的浅静脉

胸腹壁静脉 thoracoepigastric vein 由腹前壁脐以上浅静脉向上汇合而成，向外上方行至腋窝注入腋静脉。

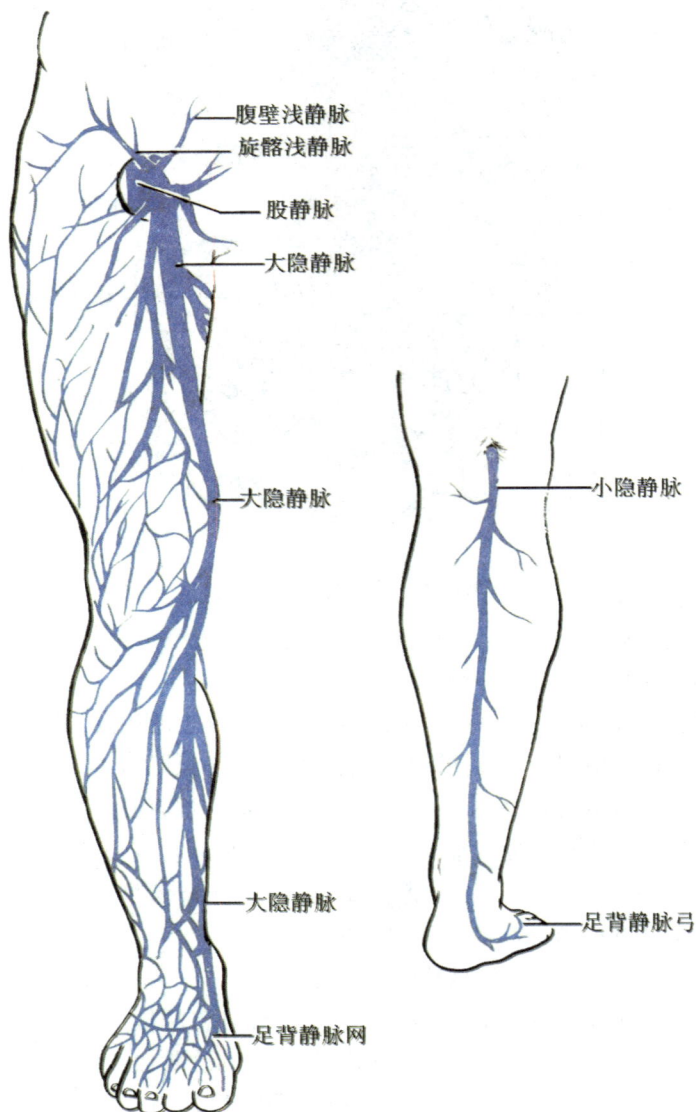

图 6-47　下肢的浅静脉

　　腹壁浅静脉 superficial epigastric vein 由腹前壁脐以下浅静脉汇合而成，向外下注入大隐静脉。

　　②腹前壁的深静脉

　　腹壁上静脉 superior epigastric vein 与同名动脉伴行，向上延续为胸廓内静脉，注入头臂静脉。

　　腹壁下静脉 inferior epigastric vein 与同名动脉伴行，向外下注入髂外静脉。

　　2）腹腔脏器的静脉　可分为成对的静脉和不成对的静脉两种。

　　①成对的静脉：为来自腹腔成对脏器的静脉，都直接或间接注入下腔静脉。

　　睾丸静脉 testicular vein 起自睾丸和附睾，呈蔓状缠绕睾丸动脉，称**蔓状静脉丛**，向上逐渐汇合成一条睾丸静脉，右侧以锐角直接注入下腔静脉，左侧以直角注入左肾静脉（图6-46）。左睾丸静脉的注入形式是男性精索静脉曲张多发生在左侧的原因之一。在女性为**卵巢静脉** ovarian vein，起自卵巢静脉丛，其回流途径与男性相似。

　　肾静脉 renal vein 起自肾门，经肾动脉前方横行向内侧注入下腔静脉。

　　肾上腺静脉 suprarenal vein 右侧直接注入下腔静脉，左侧注入左肾静脉。

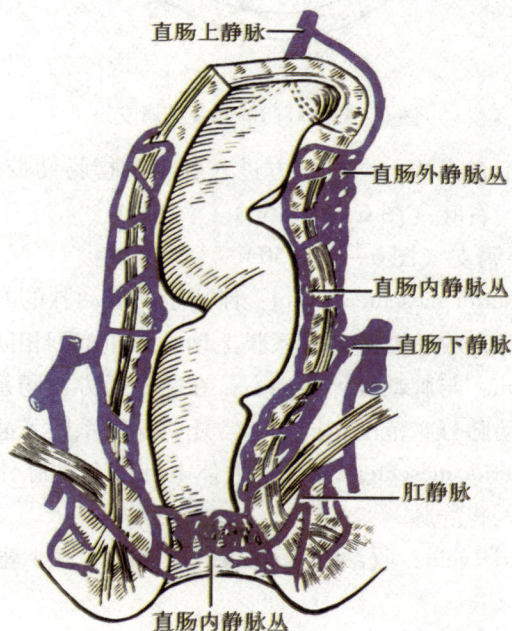

图6-48　直肠和肛管的静脉

　　②不成对的静脉：来自腹腔不成对脏器（肝除外）的静脉不直接注入下腔静脉，而是先汇合成肝门静脉，经肝门入肝，在肝内反复分支最后注入肝血窦，与肝固有动脉的血液混合，再汇合成2~3条肝静脉注入下腔静脉。

　　（4）**肝门静脉系**　由肝门静脉及其属支组成，收纳腹腔不成对脏器如胃、小肠、大肠（至直肠中部）、胆囊、胰和脾等的静脉血。

　　1）**肝门静脉** hepatic portal vein　是一条粗短的静脉干，长6~8cm，由肠系膜上静

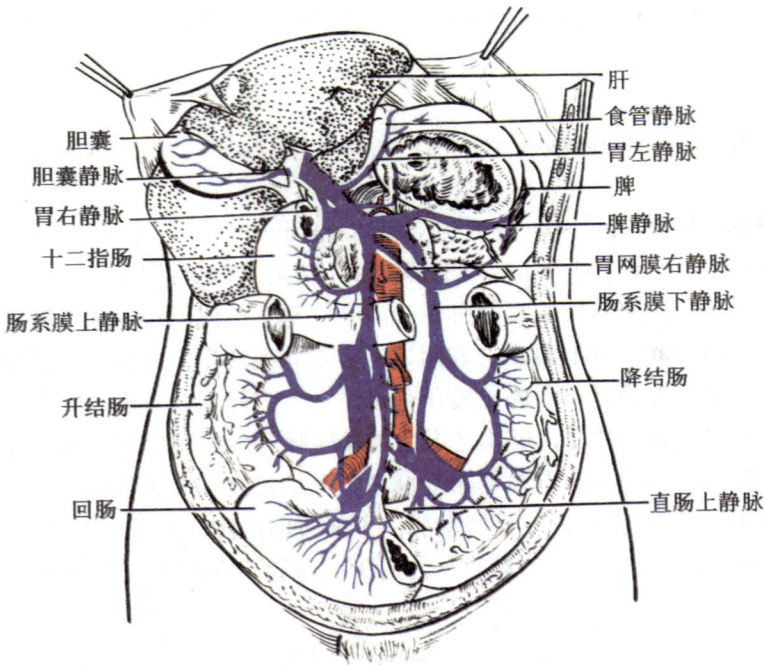

图 6 - 49　肝门静脉及其属支

脉和脾静脉在胰头后方汇合而成，向右上方进入肝十二指肠韧带内，到达肝门，分左、右两支分别进入肝的左、右叶（图 6 - 49、50）。

2）肝门静脉的主要属支（图 6 - 49、50）

①**肠系膜上静脉** superior mesenteric vein：伴行于同名动脉的右侧上行，在胰头后方与脾静脉汇合成肝门静脉，收纳范围与肠系膜上动脉分布范围相同。

②**脾静脉** splenic vein：与脾动脉伴行向右，在胰头后方与肠系膜上静脉汇合成肝门静脉，收纳范围与同名动脉分布范围相同，通常还收纳肠系膜下静脉的静脉血。

③**肠系膜下静脉** inferior mesenteric vein：大体上与同名动脉伴行，收纳范围与同名动脉分布范围相同，注入脾静脉。

④**胃左静脉** left gastric vein：收纳食管腹部、胃贲门、胃小弯的静脉血，注入肝门静脉。

⑤**胃右静脉** right gastric vein：与同名动脉伴行，向右汇入肝门静脉。

⑥**附脐静脉** paraumbilical veins：为数条细小的静脉，起自脐周静脉网，沿肝圆韧带走行，注入肝门静脉。

⑦**胆囊静脉** cystic vein：收集胆囊壁的静脉血，可注入肝门静脉或其右支。

3）肝门静脉的侧支循环　当肝门静脉的血液回流受阻（如肝硬化）时，肝门静脉的血液可经肝门静脉与上、下腔静脉之间的吻合支回流右心房，这种循环称肝门静脉的侧支循环。正常情况下肝门静脉与上、下腔静脉之间的吻合支很小，血流量很少，但当肝门静脉回流受阻，压力增高时，这些吻合支高度扩张，血流量增加，起疏导作用。

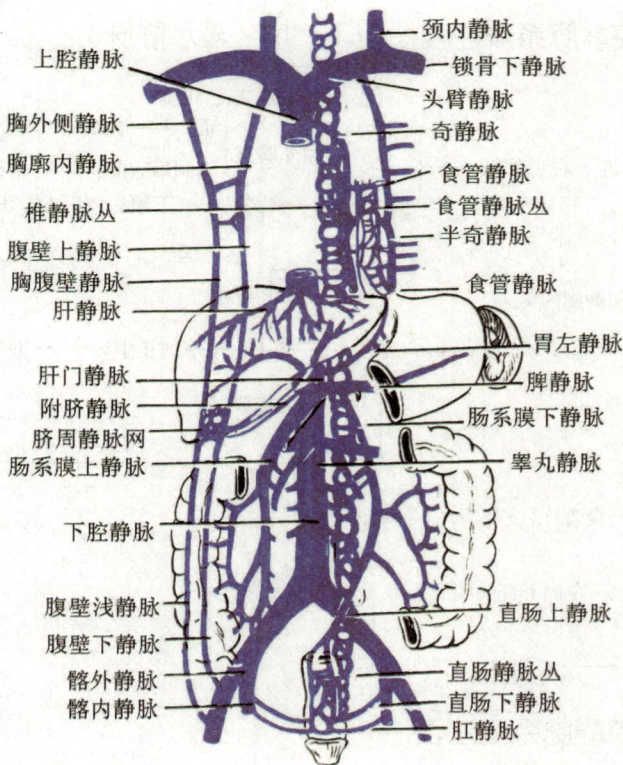

图 6-50　肝门静脉与上、下腔静脉间的交通支

肝门静脉的侧支循环主要有以下三条途径（图6-50）：

①通过食管静脉丛：肝门静脉→胃左静脉→食管静脉丛→食管静脉→奇静脉→上腔静脉。如肝门静脉血流受阻，经上述回流途径引起食管腹部的黏膜下静脉高度曲张，一旦破裂，会引起急性上消化道出血（呕血）。

②通过直肠静脉丛：肝门静脉→脾静脉→肠系膜下静脉→直肠上静脉→直肠静脉丛→直肠下静脉、肛静脉→髂内静脉→髂总静脉→下腔静脉。由于大量血液经上述途径回流，可引起直肠静脉丛曲张（痔），如破裂可引起便血。

③通过脐周静脉网：肝门静脉→附脐静脉→脐周静脉网→上、下两条途径回流：

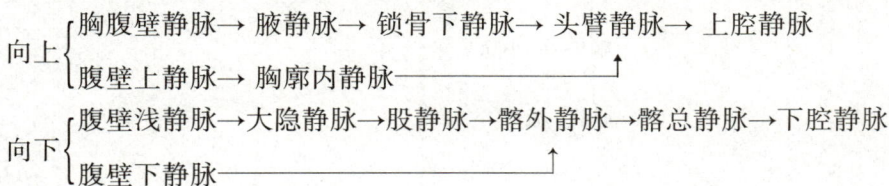

向上 {
胸腹壁静脉→ 腋静脉→ 锁骨下静脉→ 头臂静脉→ 上腔静脉
腹壁上静脉→ 胸廓内静脉——————————↑
}

向下 {
腹壁浅静脉→大隐静脉→股静脉→髂外静脉→髂总静脉→下腔静脉
腹壁下静脉————————————————↑
}

［附三］上腔静脉系流注表（以下"V"表示静脉）

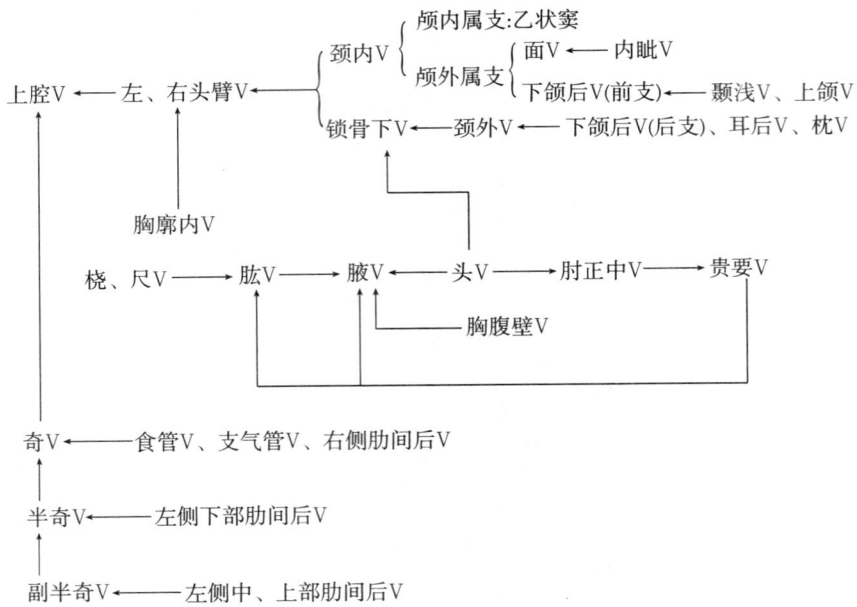

```
                                    ┌ 颅内属支:乙状窦
                       ┌ 颈内V ────┤                      ┌ 面V ←── 内眦V
上腔V ←── 左、右头臂V ←┤           └ 颅外属支 ──────┤
                       │                                  └ 下颌后V(前支) ←── 颞浅V、上颌V
                       └ 锁骨下V ←── 颈外V ←── 下颌后V(后支)、耳后V、枕V


胸廓内V


桡、尺V ───→ 肱V ───→ 腋V ───→ 头V ───→ 肘正中V ───→ 贵要V

                            ↑
                            └── 胸腹壁V


奇V ←── 食管V、支气管V、右侧肋间后V

半奇V ←── 左侧下部肋间后V

副半奇V ←── 左侧中、上部肋间后V
```

［附四］下腔静脉系流注表

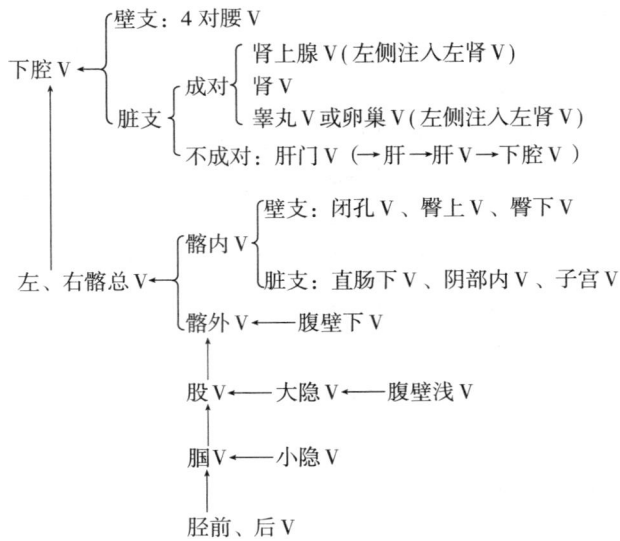

```
                       ┌ 壁支：4 对腰 V
                       │
                       │           ┌ 肾上腺 V ( 左侧注入左肾 V )
下腔 V ←────────────┤           │ 肾 V
                       │  ┌ 成对 ┤
                       └ 脏支┤      └ 睾丸 V 或卵巢 V ( 左侧注入左肾 V )
                          └ 不成对：肝门 V ( →肝→肝 V →下腔 V )


                          ┌ 壁支：闭孔 V 、臀上 V 、臀下 V
              ┌ 髂内 V ←┤
左、右髂总 V ←┤         └ 脏支：直肠下 V 、阴部内 V 、子宫 V
              └ 髂外 V ←── 腹壁下 V
                    ↑
股 V ←── 大隐 V ←── 腹壁浅 V

腘 V ←── 小隐 V

胫前、后 V
```

第三节 淋巴系统

一、淋巴管道

根据淋巴管道的结构和功能特点，可分为毛细淋巴管、淋巴管、淋巴干和淋巴导管（图6-51）。

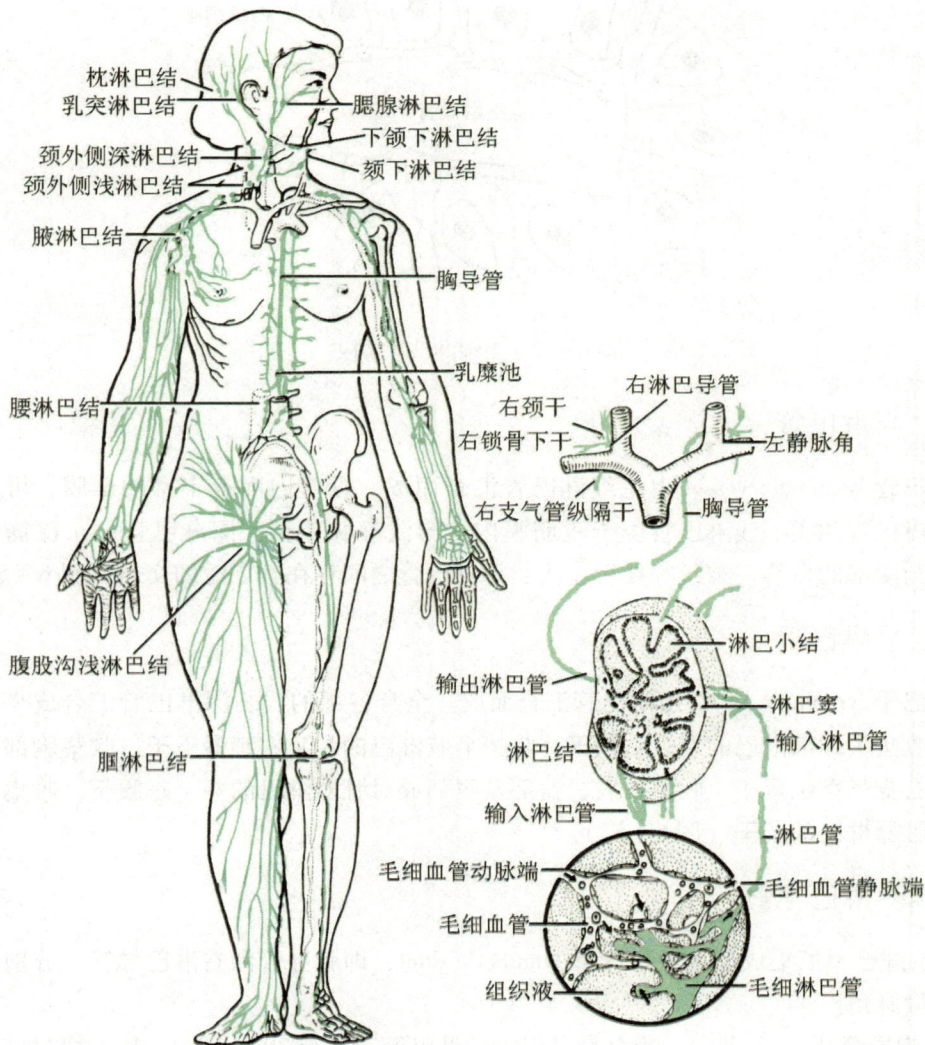

图6-51 全身浅、深淋巴管和淋巴结

（一）毛细淋巴管

毛细淋巴管 lymphatic capillary 是淋巴管道的起始部，以膨大的盲端起始于组织间隙。其管壁由单层内皮细胞构成，内皮细胞之间的间隙较大，无基膜和外周细胞，内皮细胞外面有纤维细丝牵拉，使毛细淋巴管处于扩张状态。因此毛细淋巴管壁的通透性较大，一些不易透过毛细血管的大分子物质，如蛋白质、细菌、异物、癌细胞等较易进入毛细淋巴管。毛细淋巴管分布广泛，除上皮、角膜、晶状体、牙釉质、软骨、脑和脊髓等处无毛细淋巴管外，遍及全身各处（图6－52）。

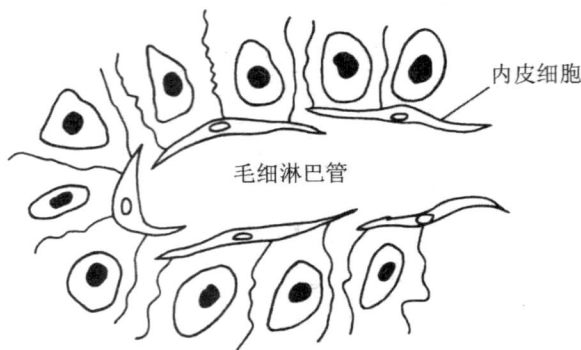

图6－52 毛细淋巴管结构

（二）淋巴管

淋巴管 lymphatic vessel 由毛细淋巴管汇合而成，管壁内面有丰富的瓣膜，可分为浅、深淋巴管两类。浅淋巴管位于浅筋膜内，与浅静脉伴行；深淋巴管位于深筋膜深面，多与深部的血管、神经等伴行。浅、深淋巴管之间存在着广泛的交通（图6－51）。

（三）淋巴干

淋巴干 lymphatic trunk 由淋巴管汇合而成。全身各部的浅、深淋巴管汇合成9条淋巴干：收集头颈部淋巴的左、右**颈干**，收集上肢淋巴的左、右**锁骨下干**，收集胸部淋巴的左、右**支气管纵隔干**，收集下肢、盆部及腹部成对脏器淋巴的左、右**腰干**，收集腹部不成对脏器淋巴的**肠干**（图6－53）。

（四）淋巴导管

9条淋巴干汇集成2条**淋巴导管** lymphatic duct，即胸导管和右淋巴导管，分别注入左、右静脉角。

1. **胸导管** thoracic duct 为全身最粗大的淋巴管道，长30～40cm。其下端起自乳糜池。**乳糜池** cisterna chyli 通常在第1腰椎体的前面，是由左、右腰干及肠干汇合而成的梭形膨大。胸导管起始后经主动脉裂孔入胸腔，沿脊柱右前方上行，至第5胸椎体高度向左侧斜行，然后沿脊柱左前方上行，出胸廓上口至左颈根部，呈弓形弯曲注入左静脉角。胸导管在注入静脉角之前还接纳左颈干、左锁骨下干和左支气管纵隔干。胸导管收集双下肢、盆部、腹部、左半胸部、左上肢和左半头颈部的淋巴，即全身3/4部位的淋

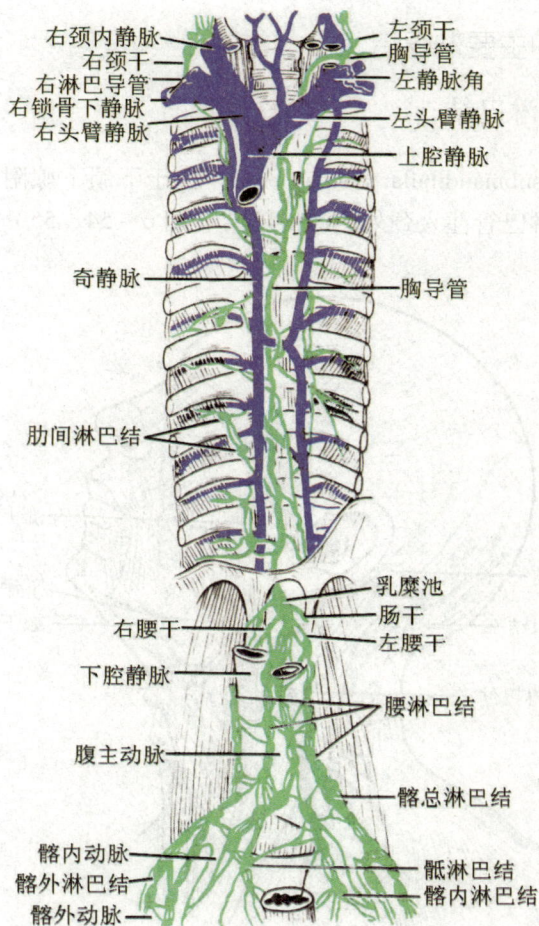

图 6-53 胸导管和右淋巴导管

巴（图6-51、53）。

2. **右淋巴导管** right lymphatic duct 为一短干，长约 1.5cm，由右颈干、右支气管纵隔干和右锁骨下干汇合而成，在右颈根部注入右静脉角。右淋巴导管收集右半头颈部、右上肢、右半胸部的淋巴，即全身 1/4 部位的淋巴（图6-51、53）。

二、淋巴结

淋巴在向心流动中要通过一系列的淋巴结。**淋巴结** lymph node 为圆形或椭圆形、大小不等的小体，一侧凸隆，另一侧凹陷，凹陷中央处为**淋巴结门**。与淋巴结凸侧相连的**淋巴管**称**输入淋巴管**，数目较多。出淋巴结门的淋巴管为**输出淋巴管**。淋巴结一般成群分布于较隐蔽的部位和胸、腹腔大血管附近。淋巴结的主要功能是滤过淋巴和参与免疫反应。了解局部淋巴结的位置、收集范围和引流去向，对临床诊断和治疗有一定意义。

三、全身各部的主要淋巴结

（一）头颈部的淋巴结

1. **下颌下淋巴结** submandibular lymph nodes 位于下颌下腺附近，收集面部和口腔器官的淋巴，其输出淋巴管注入颈外侧深淋巴结（图 6 - 54、55）。面部和口腔感染时，常引起该淋巴结肿大。

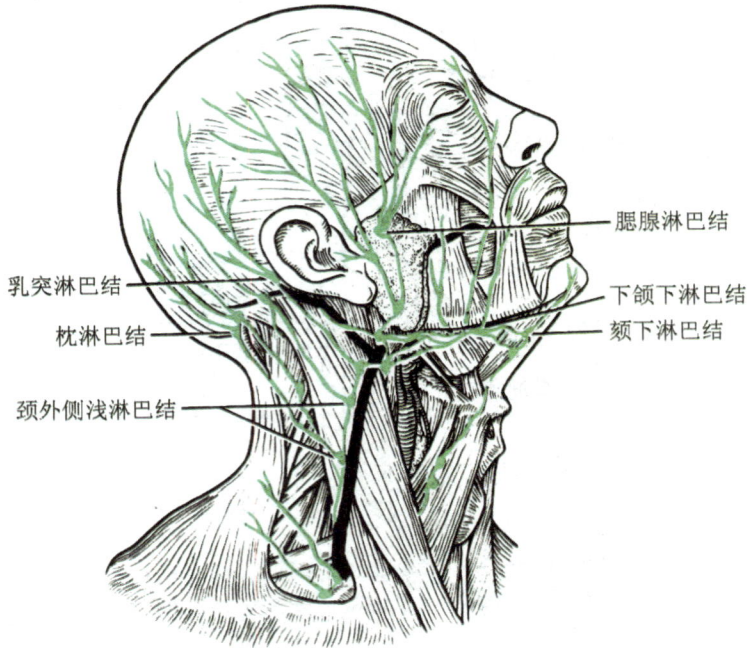

图 6 - 54 头颈部浅淋巴管和淋巴结

2. **颈外侧浅淋巴结** superficial lateral cervical lymph nodes 沿颈外静脉排列，收集枕部、耳后部、腮腺周围及颈外侧浅层结构的淋巴，其输出淋巴管注入颈外侧深淋巴结（图 6 - 54、55）。颈外侧浅淋巴结是淋巴结结核（中医称瘰疬）的好发部位。

3. **颈外侧深淋巴结** deep lateral cervical lymph nodes 为沿颈内静脉排列的一条纵行淋巴结链。该链上部的淋巴结位于鼻咽部及舌根后方，患鼻咽癌和舌根癌时，癌细胞首先转移至该淋巴结。该链下部的淋巴结除位于颈内静脉下段周围外，还延伸到锁骨上方，该部淋巴结又称**锁骨上淋巴结** supraclavicular lymph nodes。患胃癌或食道癌时，癌细胞经胸导管逆流转移到左锁骨上淋巴结。颈外侧深淋巴结收集头颈部淋巴结的输出淋巴管，其输出淋巴管汇合成颈干（图 6 - 55）。

（二）上肢的淋巴结

上肢的浅、深淋巴管分别与浅静脉和深血管伴行，直接或间接地注入腋淋巴结。

腋淋巴结 axillary lymph nodes 位于腋窝的疏松结缔组织内，有 15 ~ 20 个，按位置可

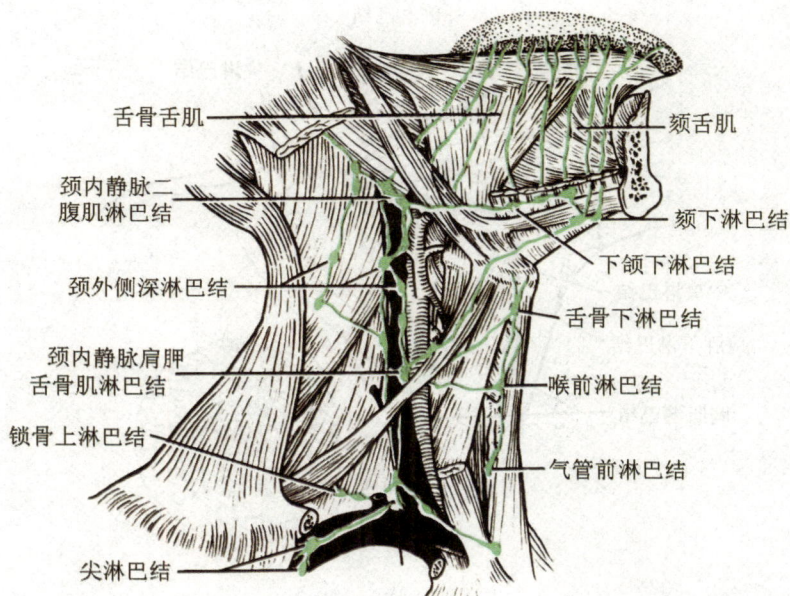

图 6-55 颈深部淋巴管和淋巴结

分为五群：胸肌淋巴结、外侧淋巴结、肩胛下淋巴结、中央淋巴结和尖淋巴结。它们收集胸前外侧壁、上肢的浅、深淋巴管和肩背部的淋巴管（图 6-56）。腋淋巴结的输出淋巴管汇合成锁骨下干。

（三）胸部的淋巴结

胸部的淋巴结（图 6-57、58）主要有**支气管肺淋巴结** bronchopulmonary lymph nodes，位于肺门处，又称**肺门淋巴结**，收集肺浅层和肺内的淋巴管，其输出淋巴管注入气管支气管淋巴结。**气管支气管淋巴结** tracheobronchial lymph nodes 位于气管杈上、下方，其输出淋巴管注入气管旁淋巴结。**气管旁淋巴结** paratracheal lymph nodes 位于气管的两侧，其输出淋巴管与胸壁、纵隔的淋巴管汇合成支气管纵隔干。

（四）下肢的淋巴结

下肢的浅、深淋巴管分别与浅静脉和深血管伴行，直接或间接地注入腹股沟浅、深淋巴结。

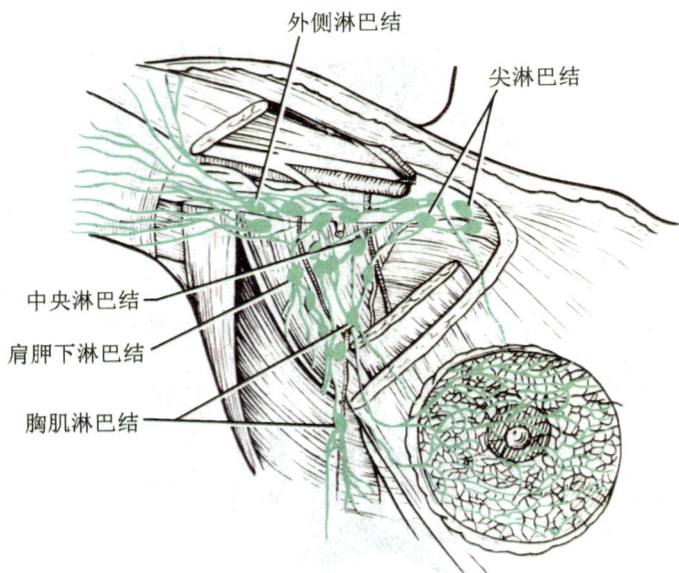

图 6 – 56　腋淋巴结和乳房淋巴管

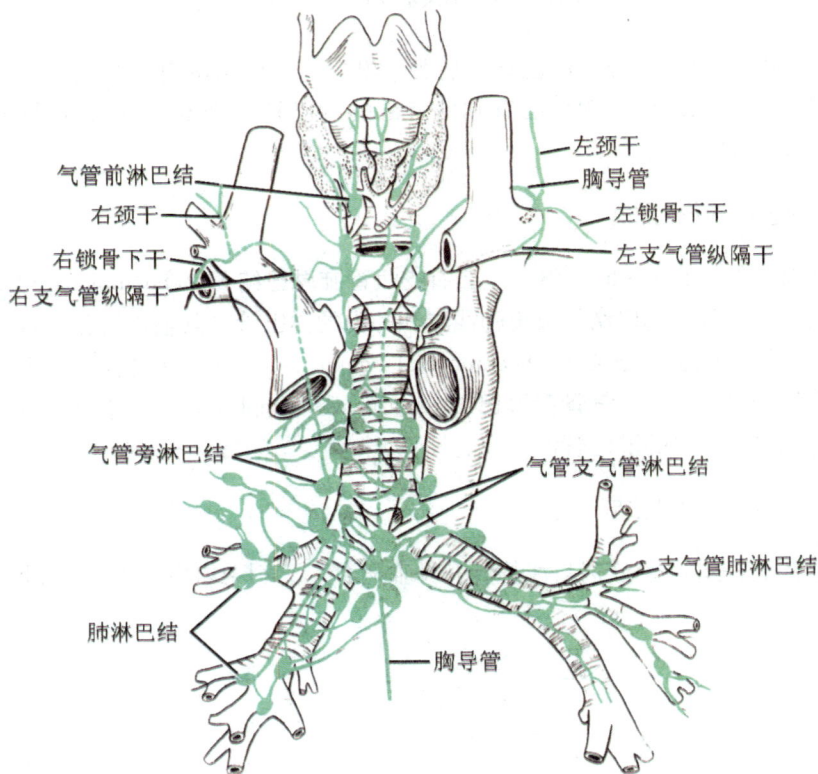

图 6 – 57　气管、支气管和肺的淋巴结

1. **腹股沟浅淋巴结** superficial inguinal lymph nodes　位于腹股沟韧带下方，大腿阔筋膜浅面，收集腹前外侧壁下部、外生殖器和下肢的浅淋巴管，其输出淋巴管注入腹股沟深淋巴结（图6-59）。

2. **腹股沟深淋巴结** deep inguinal lymph nodes　位于股静脉根部的周围，收集腹股沟浅淋巴结的输出淋巴管及下肢的深淋巴管，其输出淋巴管注入髂外淋巴结（图6-59）。

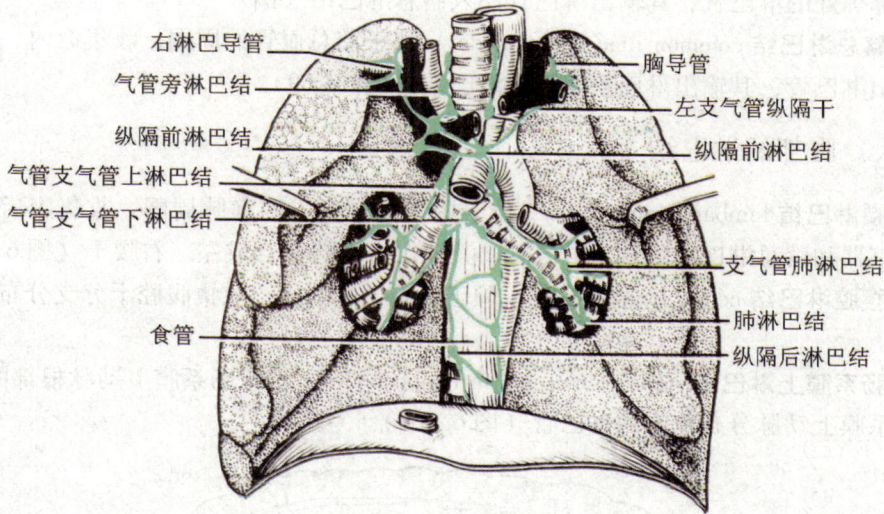

图6-58　胸腔脏器的淋巴结

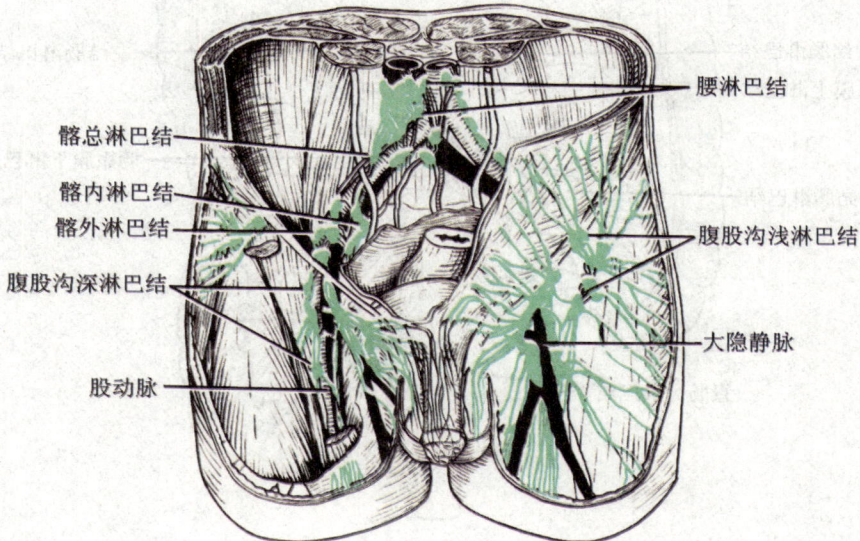

图6-59　腹股沟及盆部淋巴结

（五）盆部的淋巴结

1. **髂外淋巴结** external iliac lymph nodes　位于髂外血管的周围，收集腹股沟深淋巴结的输出淋巴管和腹前壁下部的深淋巴管，其输出淋巴管注入髂总淋巴结（图6-59）。

2. **髂内淋巴结** internal iliac lymph nodes　位于髂内血管的周围，收集盆腔脏器、会阴及臀部等处的淋巴管，其输出淋巴管注入髂总淋巴结（图6-59）。

3. **髂总淋巴结** common iliac lymph nodes　位于髂总血管的周围，收集髂内、外淋巴结的输出淋巴管，其输出淋巴管注入腰淋巴结（图6-59）。

（六）腹部的淋巴结

1. **腰淋巴结** lumbar lymph nodes　位于腹主动脉和下腔静脉周围，收集腹后壁、腹腔成对脏器和髂总淋巴结的输出淋巴管，其输出淋巴管汇合成左、右腰干（图6-53）。

2. **腹腔淋巴结** celiac lymph nodes　位于腹腔干的周围，收集腹腔干分支分布范围的淋巴管。

3. **肠系膜上淋巴结** superior mesenteric lymph nodes　位于肠系膜上动脉根部的周围，收集肠系膜上动脉分布范围的淋巴管（图6-60）。

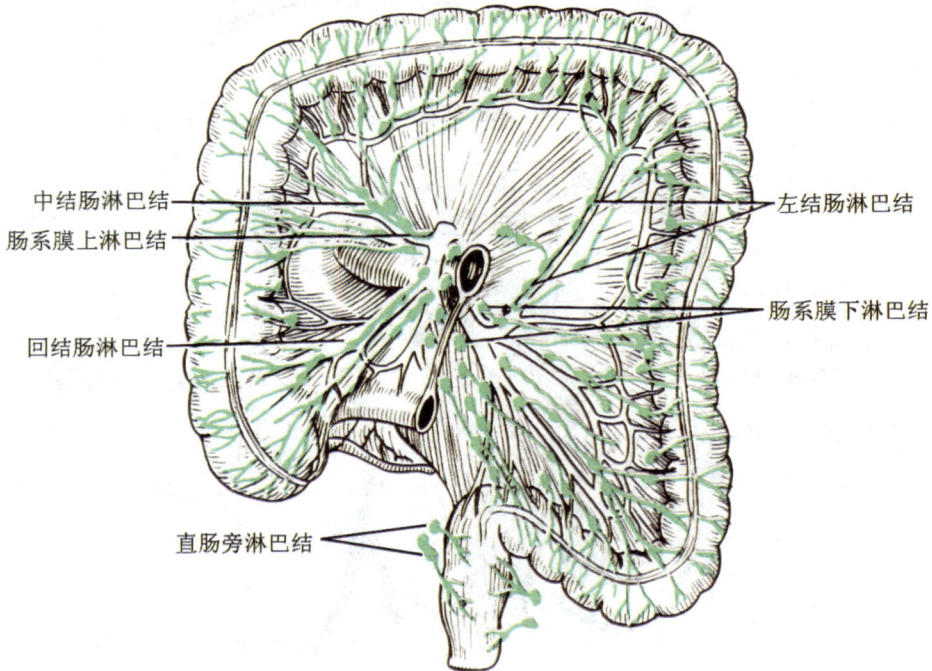

图6-60　沿肠系膜上、下动脉分布的淋巴结

4. **肠系膜下淋巴结** inferior mesenteric lymph nodes　位于肠系膜下动脉根部的周围，收集肠系膜下动脉分布范围的淋巴管（图6-60）。

腹腔淋巴结，肠系膜上、下淋巴结的输出淋巴管汇合成一条肠干。

四、脾

脾 spleen 是人体内最大的淋巴器官，位于左季肋区，与第 9 ~ 11 肋相对，脾的长轴与第 10 肋相一致，正常情况下脾在左肋弓下不能触及（图 6 - 61）。脾呈椭圆形，为暗红色，质软而脆，受暴力打击时易破裂。

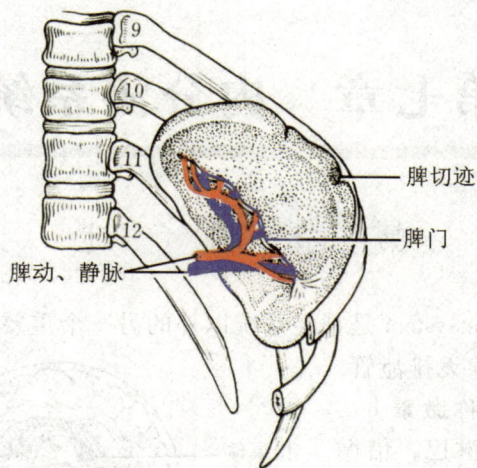

图 6 - 61　脾的位置

脾可分为膈、脏两面，前、后两端和上、下两缘。膈面凸隆光滑，对向膈。脏面凹陷，中央处有血管、神经等出入，称**脾门** splenic hilum。前端较宽，朝向前外方，达腋中线。后端钝圆，朝向后内方，距后正中线 4 ~ 5cm。上缘较锐利，有 2 ~ 3 个切迹，称**脾切迹** splenic notch，可作为触诊脾的标志。下缘较钝，朝向后下方。

脾的主要功能有造血、储血、清除衰老的红细胞和参与机体的免疫反应。

第七章　内分泌系统

第一节　概　述

内分泌系统 endocrine system 是神经系统以外的另一个重要调节系统，是由全身的内分泌腺构成。内分泌腺无排泄管，又称无管腺。其分泌物称**激素** hor-mone，直接进入血液或淋巴，借循环系统输送至全身。

一、内分泌系统的组成

内分泌系统按内分泌腺存在的形式，可分为两大类：①内分泌器官：为形态结构上独立存在的、肉眼可见的器官，如甲状腺、甲状旁腺、肾上腺、垂体、胸腺和松果体等；②内分泌组织：指分散在其他器官内的内分泌细胞团块，如胰腺内的胰岛、卵巢内的卵泡细胞和黄体细胞、睾丸内的间质细胞及胃肠道、肾等处的内分泌细胞和组织（图 7 - 1）。

本章只介绍内分泌器官，内分泌组织在组织学和生理学中叙述。

二、内分泌系统的主要功能

内分泌腺所分泌的激素对机体的新陈代谢、生长发育、生殖功能和维持机体内环境的稳定有重要的调节作用。

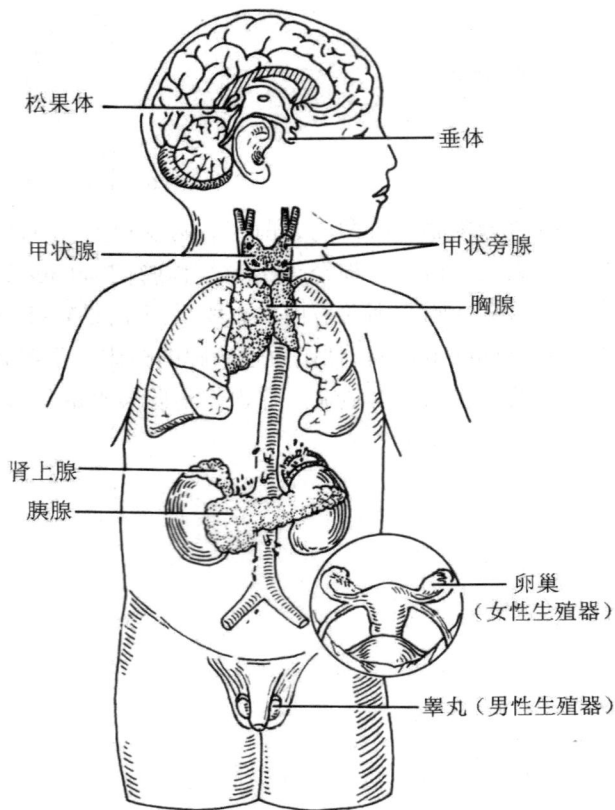

图 7 - 1　全身内分泌腺

松果体　垂体　甲状腺　甲状旁腺　胸腺　肾上腺　胰腺　卵巢（女性生殖器）　睾丸（男性生殖器）

第二节 内分泌器官

一、甲状腺

甲状腺 thyroid gland 呈 "H" 形，分左、右两叶和中间连接两叶的甲状腺峡。有时自甲状腺峡向上伸出一**锥状叶**。左、右叶贴于喉下部和气管上部的两侧。甲状腺峡多位于第 2~4 气管软骨环前面，临床急救行气管切开术时，应尽量避开甲状腺峡。甲状腺前面有舌骨下肌群等遮盖，后外侧有颈总动脉、迷走神经和颈内静脉等（图 7-2、3）。甲状腺借结缔组织和韧带连于喉和气管软骨，故吞咽时，甲状腺可随喉上下移动。

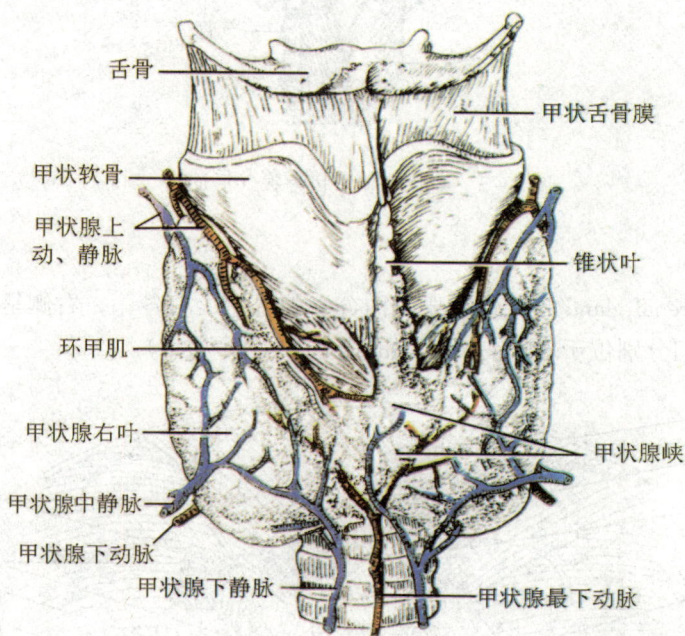

图 7-2 甲状腺（前面）

甲状腺分泌含碘的甲状腺素，其主要功能是促进机体的新陈代谢，维持机体的正常生长发育，尤其对骨骼和神经系统的发育极为重要。

二、甲状旁腺

甲状旁腺 parathyroid gland 为呈扁椭圆形、黄豆大的小腺体。一般有上、下两对，上甲状旁腺位置较稳定，一般在甲状腺左、右叶后方上、中 1/3 交界处的结缔组织内；下甲状旁腺多位于甲状腺左、右叶后下端甲状腺下动脉的附近（图 7-3）。

甲状旁腺分泌甲状旁腺素，其主要功能是参与调节体内钙、磷的代谢，维持血钙平衡。在行甲状腺切除术时，若误将甲状旁腺切除，则可引起血钙降低，出现手足抽搐等症状。

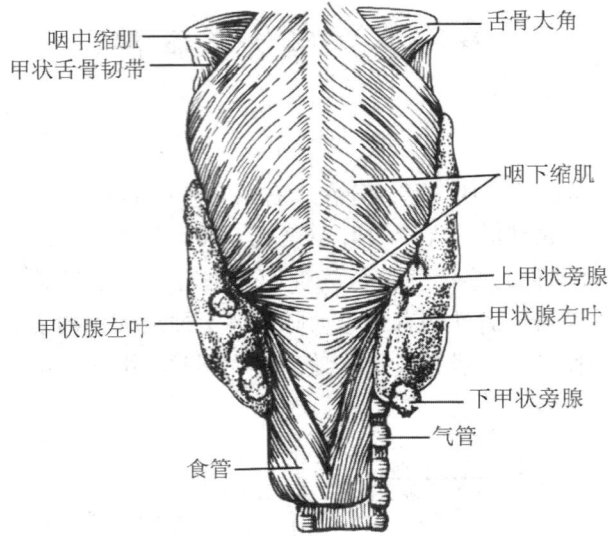

图 7－3　甲状腺和甲状旁腺（后面）

三、肾上腺

肾上腺 suprarenal gland 是人体重要的内分泌腺，左、右各一，右侧呈三角形，左侧近似半月形。它们分别位于左、右肾上端的内上方（图 7－4）。

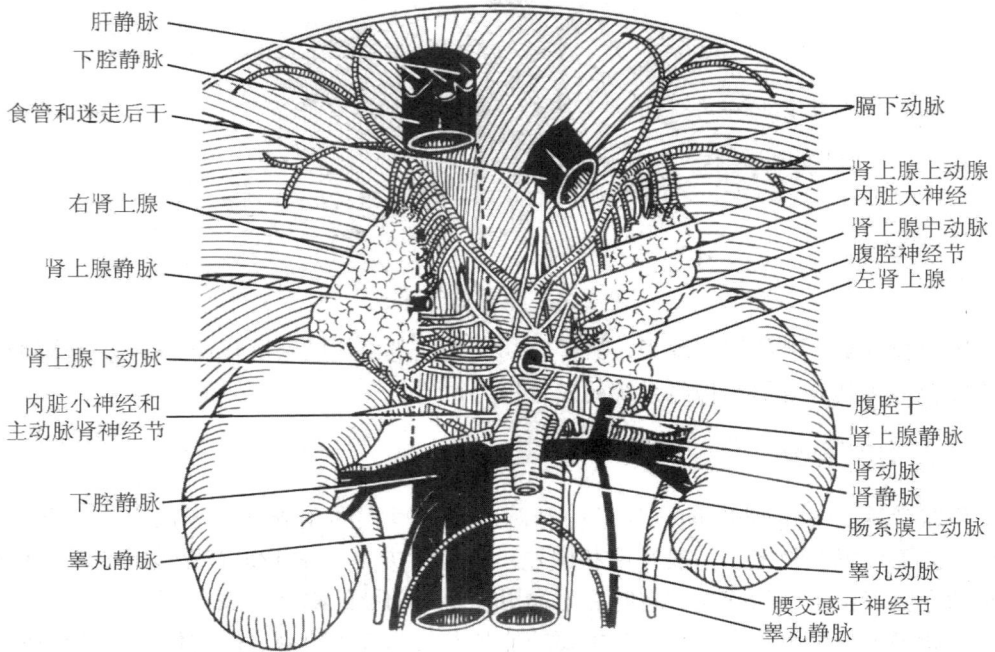

图 7－4　肾上腺

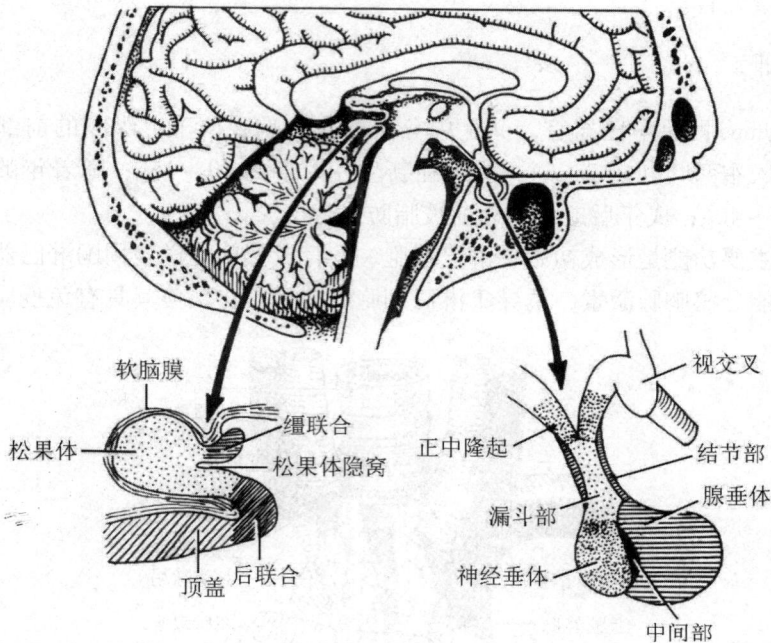

图 7 - 5　垂体和松果体

肾上腺实质可分为表面的皮质和内部的髓质两部分。

肾上腺皮质可分泌盐皮质激素、糖皮质激素和性激素，调节人体的水盐代谢、碳水化合物的代谢和影响性行为、副性特征。肾上腺髓质分泌肾上腺素和去甲肾上腺素，主要功能是使心跳加快、心肌收缩力加强、小动脉收缩，从而参与维持血压稳定和调节内脏平滑肌的活动。

四、垂体

垂体 hypophysis 为不成对的腺体，呈椭圆形；一般女性的垂体较男性的大，妊娠期更为明显。垂体位于颅中窝的垂体窝内，借漏斗连于下丘脑（图 7 - 1、5）。

垂体可分为腺垂体和神经垂体两部分。腺垂体可分为远侧部、结节部和中间部；神经垂体可分为神经部和漏斗。远侧部和结节部合称垂体前叶，中间部和神经部合称垂体后叶。

腺垂体能分泌多种激素，如生长激素、催乳激素、促甲状腺激素、促肾上腺皮质激素、促性腺激素及黑色素细胞刺激素等；神经垂体为储存和释放加压素（抗利尿激素）和催产素的场所。

五、松果体

松果体 pineal body 为位于背侧丘脑后上方的椭圆形小体（图 7 - 1、5）。在儿童期较发达，至 7~8 岁后逐渐萎缩退化，成年后可出现钙化。

松果体分泌的激素有抑制性成熟的作用，在小儿期如发生病变，则可出现性早熟或生殖系统过度发育。

六、胸腺

胸腺 thymus 既是淋巴器官，又是内分泌器官。胸腺位于上纵隔的前部，可分为大小不等的左、右两叶（图 7-6）。胸腺在新生儿时期为 10~15g；随着年龄而增大，至青春期重 25~40g；成年后退化并逐渐被脂肪代替。

胸腺的主要功能是形成初始 T 淋巴细胞，发育成熟后运送至周围淋巴器官，参与细胞免疫；还能分泌胸腺激素，诱导 T 淋巴细胞分裂和分化，使其具有免疫应答能力。

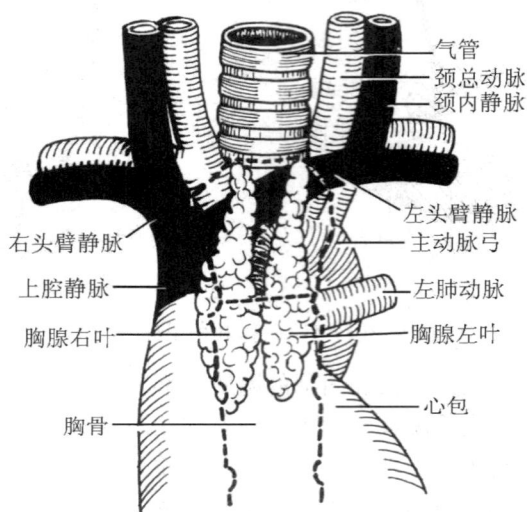

图 7-6　胸腺

第八章　感觉器

第一节　概　述

一、感觉器的组成

感觉器 sensory organs 是感受器及其副器的总称。

感受器 receptor 是机体接受内、外环境各种刺激的结构。感受器的种类繁多，结构简繁不一。有的感受器结构简单，如位于皮肤内接受痛觉刺激的游离神经末梢。有些感受器则极为复杂，具有各种对感受器起保护、支持、运动等作用的副器，称为**特殊感受器**，如视器和前庭蜗器等。

二、感觉器的功能

感觉器的功能是接受机体内、外环境的刺激，并将相应刺激转变为神经冲动，该神经冲动经过感觉神经传入中枢神经，在大脑皮质产生相应的感觉，从而建立机体与内、外界环境之间的联系。感受器是机体探索世界、认识世界的基础。

根据感受器的部位和接受刺激的来源不同，将感受器分为三类：

1. **外感受器**　分布在皮肤、嗅黏膜、味蕾、视器和蜗器等处，接受来自外界环境的刺激，如触、压、痛、温度、光、声、嗅、味等刺激。

2. **内感受器**　分布在内脏和血管等处，接受来自内脏和血管的刺激，如压力、渗透压、温度和化合物浓度等刺激。

3. **本体感受器**　分布在肌、肌腱、关节和前庭器等处，接受运动和平衡时产生的刺激。

第二节　视　器

视器 visual organ 即**眼** eye，由眼球和眼副器共同构成。眼球的功能是接受光的刺激，将感受的光波刺激转变为神经冲动，经视神经传入大脑视觉中枢，产生视觉。眼副器包括眼睑、结膜、泪器和眼球外肌等，对眼球起支持、保护和运动作用。

一、眼球

眼球 eyeball 为视器的主要部分，位于眶的前部，其后端借视神经连于间脑。眼球由眼球壁和眼球内容物组成。

（一）眼球壁

眼球壁 wall of eyeball 由外向内依次为眼球纤维膜、眼球血管膜和视网膜三层（图8-1）。

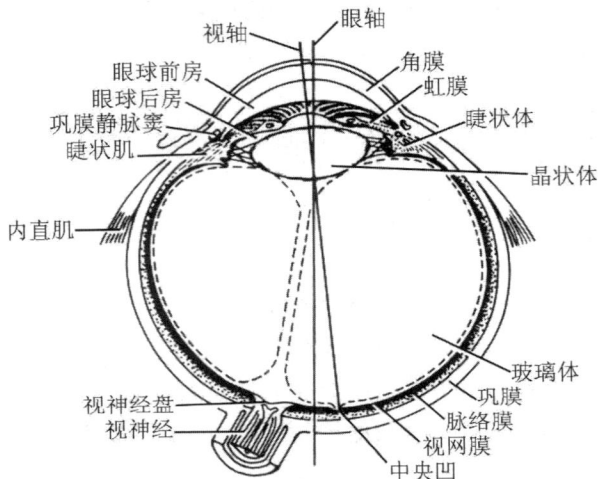

图 8-1 眼球的水平切面（右侧）

1. **眼球纤维膜** fibrous tunic of eyeball 即外膜，位于眼球壁的最外面，由致密结缔组织构成，对维持眼球外形和保护眼球内容物起重要作用。可分为角膜和巩膜两部分。

（1）**角膜** cornea 位于眼球正前方，占眼球纤维膜的前1/6，无色透明，曲度较大，有屈光作用。角膜无血管，但有大量的感觉神经末梢，感觉极为敏锐。

（2）**巩膜** sclera 占眼球纤维膜的后5/6，呈乳白色，不透明，厚而坚韧，有保护眼球内容物的作用。巩膜与角膜交界处深面有一环形的**巩膜静脉窦**，是房水回流的通道。巩膜后方有视神经穿出，并与视神经的鞘膜相延续。

2. **眼球血管膜** vascular tunic of eyeball 即中膜，位于眼球纤维膜内面，含有大量的血管和色素细胞。此膜自前向后可分为虹膜、睫状体和脉络膜三部分。

（1）**虹膜** iris 位于眼球血管膜的最前部（图8-2），呈圆盘状，中央有一孔，称**瞳孔** pupil，可随光线强弱而缩小和散大。虹膜的颜色，与虹膜所含色素细胞多少有关，故有明显的种族差异。黄种人虹膜色素较多，故呈棕褐色。

虹膜内有两种排列方向不同的平滑肌纤维，一种环绕于瞳孔周围，称**瞳孔括约肌**，收缩时使瞳孔缩小，受副交感神经支配；另一种以瞳孔为中心呈放射状排列，称**瞳孔开大肌**，收缩时使瞳孔开大，受交感神经支配。

（2）**睫状体** ciliary body（图 8－2） 位于巩膜与角膜移行部的内面，虹膜后外方的环形增厚部分。其后部平坦光滑，称**睫状环**；前部有许多向内突出的皱襞，**称睫状突**，睫状突借**睫状小带**与晶状体相连。睫状体内的平滑肌称**睫状肌**，受副交感神经支配。睫状体具有产生房水和参与调节视力的作用。

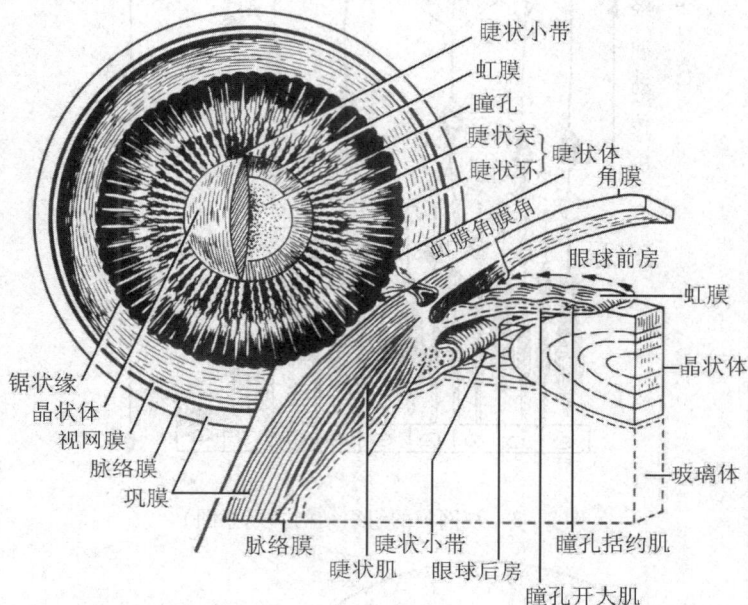

图 8－2 虹膜和睫状体

（3）**脉络膜** choroid 占眼球血管膜的后 2/3，前端连于睫状体，后方有视神经通过。此膜富有血管和色素细胞，外面与巩膜疏松相连，内面与视网膜的色素上皮层紧密相贴，有营养眼球内组织并吸收眼内分散光线的作用。

3. **视网膜** retina 即内膜，衬于血管膜的内面，可分为虹膜部、睫状体部和视部三部分。虹膜部和睫状体部衬于虹膜和睫状体的内面，无感光作用，称**视网膜盲部**。**视网膜视部**衬于脉络膜内面，有感光作用。视部的组织结构复杂（图 8－3），分内、外两层：外层为色素上皮层，紧贴脉络膜；内层为神经细胞层，由三层神经细胞组成，其中最外层为接受光刺激的**感光细胞**（视杆细胞和视锥细胞），中层为传递神经冲动的双极细胞，内层为神经节细胞。神经节细胞的轴突在视网膜后部汇集成束，并形成圆盘状白色隆起，称**视神经盘**，其中央有视网膜中央血管穿过，无感光作用，故又称**生理盲点**，在视神经盘的颞侧约 0.35cm 处，有一黄色小区，称**黄斑**，黄斑的中央凹陷称**中央凹**，是感光最敏锐的地方（图 8－4）。视网膜内、外两层之间连结疏松，在病理情况下两层分离，便形成视网膜剥离症。

（二）眼球内容物

眼球内容物包括房水、晶状体和玻璃体。这些结构和角膜一样，透明而无血管，具有屈光作用，合称眼的**屈光系统**或屈光装置，对维持正常视力有重要作用。

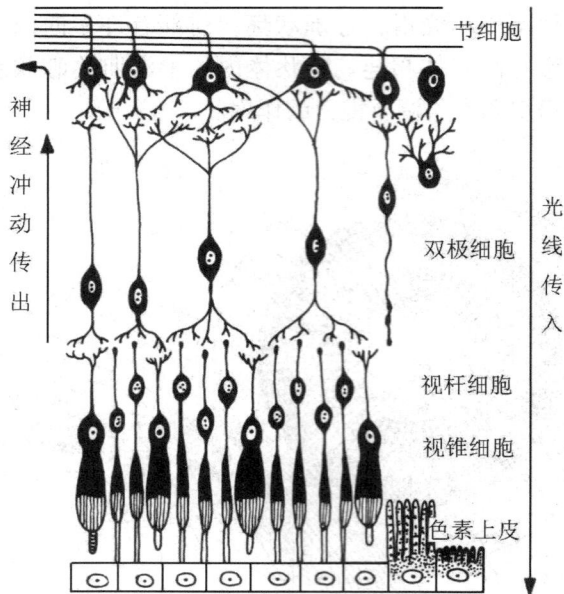

图 8 - 3　视网膜的组织结构（示意图）

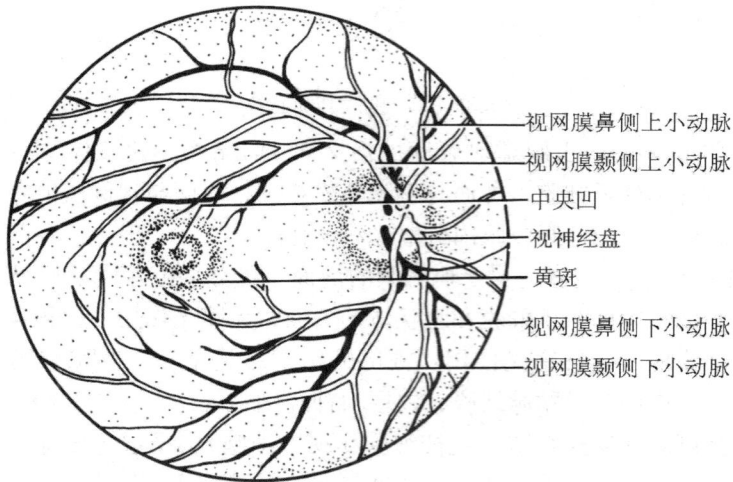

图 8 - 4　右侧眼底

1. **房水** aqueous humor　为无色透明的液体，由睫状体产生，充满于眼球房内。**眼球房** chamber of eyeball 是眼球内角膜和晶状体之间的空隙，被虹膜分为**眼球前房**和**眼球后房**，两房借瞳孔相通。眼球房内充满**房水**，在眼球前房的周缘，虹膜与角膜交界处的环形间隙称**虹膜角膜角**，又称**前房角**。虹膜角膜角的前外侧壁有小梁网连于巩膜与虹膜之间，是房水循环的必经之路（图 8 - 2）。房水除有屈光作用外，还有营养角膜和晶状体以及维持眼内压的作用。

　　房水由睫状体产生后，自眼球后房经瞳孔至眼球前房，然后经虹膜角膜角入巩膜静脉窦，最后汇入眼静脉。房水不断循环更新，若房水产生过多或回流受阻，可造成眼内压增高，压迫视网膜，影响视力，临床上称青光眼。

　　2. **晶状体** lens 位于虹膜和玻璃体之间，呈双凸透镜状，后面较前面隆凸，透明而富弹性，无血管和神经分布。晶状体外面包着一层透明而富有弹性的被膜，称**晶状体囊**，其周缘借睫状小带连于睫状突上。当视近物时，在瞳孔缩小和两眼会聚的同时，睫状肌收缩，向前内牵引睫状突使之变厚，睫状小带松弛，此时晶状体依靠其本身的弹性变凸，曲度增大，屈光能力增强，使物像清晰聚焦于视网膜上。视远物时，则与上述情况相反。中年以后，晶状体逐渐硬化而弹性减退，睫状肌也逐渐萎缩，调节功能减低，看近物时模糊不清，看远物时则较清晰，此称"老花眼"。若晶状体混浊，影响视力，临床上称之为白内障。

　　3. **玻璃体** vitreous body 是无色透明的胶状体，充满于晶状体与视网膜之间，除有屈光作用外，还有支撑视网膜的作用。若支撑作用减弱，则易导致视网膜剥离。若玻璃体发生混浊，可造成不同程度的视力障碍。

二、眼副器

　　眼副器 accessory organs of eye 包括眼睑、结膜、泪器、眼球外肌和眶内结缔组织等。

（一）眼睑

　　眼睑 eyelids （图 8 – 5、6）为一能活动的皮肤皱襞，俗称眼皮，可分为**上睑**和**下睑**，两眼睑之间的裂隙称**睑裂**。睑裂的外侧端称**外眦**，较锐利；内侧端称**内眦**，较圆钝。眼睑的游离缘称**睑缘**。上、下睑缘均生有睫毛，睫毛根部有睫毛腺。此腺若发生急性炎症，称麦粒肿，是眼科的常见症之一。

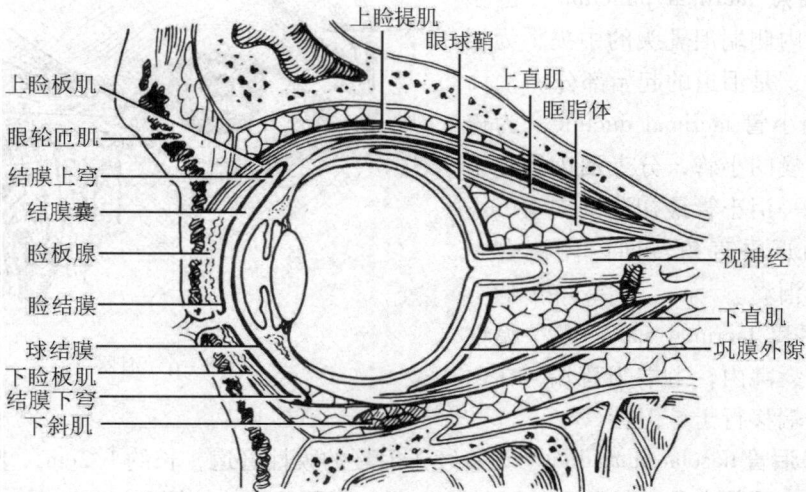

图 8 – 5　眶（矢状切面）

眼睑由浅入深分为皮肤、皮下组织、肌层、睑板和结膜5层。眼睑的皮肤细薄，皮下组织疏松。肌层主要为眼轮匝肌和上睑提肌。睑板由致密结缔组织构成，呈半月形，**分上睑板和下睑板**。睑板内有许多**睑板腺**与睑缘成垂直排列，并开口于睑缘。睑板腺分泌物有润滑睑缘，防止泪液外流的作用。若睑板腺管阻塞，可发生囊肿，称霰粒肿。

（二）结膜

结膜 conjunctiva（图8-5）是一层薄而透明的黏膜，覆盖在眼球的前面和眼睑的内面，富含血管，表面光滑。按其所在部位可分为三部分：

1. **睑结膜** palpebral conjunctiva　为起自睑缘，覆盖于上、下睑内面的部分，与睑板紧密连结。

2. **球结膜** bulbar conjunctiva　为覆盖于巩膜前面，止于角膜缘的部分。球结膜与巩膜连结疏松，故易发生球结膜下水肿与结膜下出血。

3. **结膜穹隆** conjunctival fornix　位于睑结膜与球结膜互相移行处，其返折处分别形成**结膜上穹**和**结膜下穹**。上、下睑闭合时，整个结膜形成的囊状腔隙，**称结膜囊**，通过睑裂与外界相通。沙眼和结膜炎是临床眼科常见的结膜疾病。

（三）泪器

泪器 lacrimal apparatus 由分泌泪液的泪腺和排泄泪液的泪道组成（图8-6）。

1. **泪腺** lacrimal gland　位于眼眶的外上方，其排泄小管开口于结膜上穹。泪腺分泌的泪液具有冲洗结膜囊内异物、维持眼球表面洁净、保持角膜湿润、抑制细菌生长的作用。

2. **泪道** lacrimal duct　由泪点、泪小管、泪囊和鼻泪管组成。

（1）**泪点** lacrimal punctum　位于上、下睑缘内侧端泪乳头的中央，为泪小管的开口，是泪道的起始部分。

（2）**泪小管** lacrimal ductule　为连接泪点与泪囊的小管，**分上泪小管和下泪小管**。每一泪小管最初分别向上、下走行，继而近乎直角转向内侧汇合一起，开口于泪囊。

（3）**泪囊** lacrimal sac　为一膜性囊，位于泪囊窝内，上端为盲端，在内眦上方，下端移行于鼻泪管。

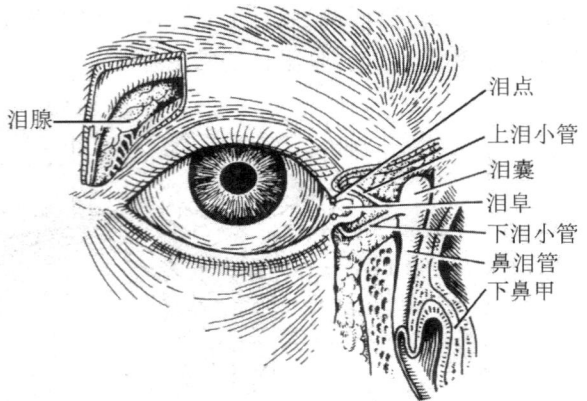

图8-6　泪器

（4）**鼻泪管** nasolacrimal duct　为一续于泪囊的膜性管道，长约1.2cm，上部位于骨性鼻泪管内，下部在鼻腔外侧壁的黏膜内，开口于下鼻道的外侧壁。

（四）眼球外肌

眼球外肌 ocular muscles 为视器的运动装置，包括运动眼球和眼睑的肌，均属骨骼肌（图 8 - 7）。

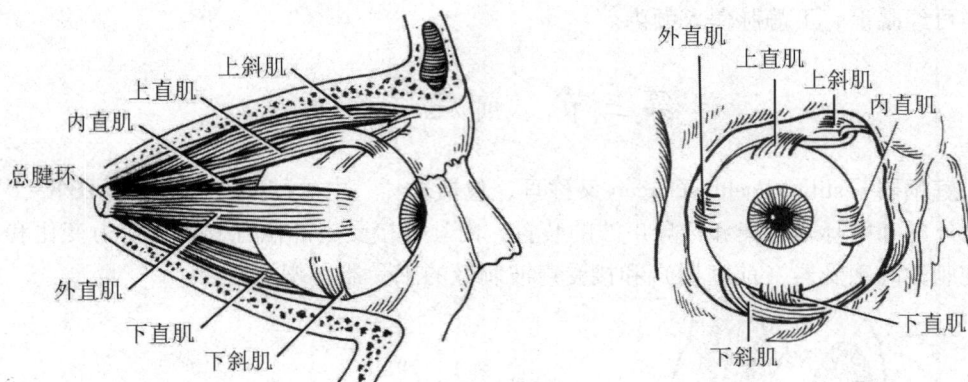

图 8 - 7 眼球外肌（右眼）

运动眼球的肌有四块直肌和两块斜肌。直肌是**上直肌**、**下直肌**、**内直肌**和**外直肌**，斜肌是**上斜肌**和**下斜肌**，它们共同起自视神经管周围的总腱环，沿眼球壁向前行，各肌分别止于巩膜的上、下、内侧、外侧。上直肌使瞳孔转向上内；下直肌使瞳孔转向下内；内直肌使瞳孔转向内侧；外直肌使瞳孔转向外侧；上斜肌使瞳孔转向下外；下斜肌使瞳孔转向上外。

眼球运动灵活多样，而且任何一种运作，都是两眼同时协调的作用。如向右侧视物时，是右眼的外直肌和左眼的内直肌同时收缩。当运动眼球的某一肌肉瘫痪而引起作用力不平衡时，可出现斜视或复视现象。

运动眼睑的肌是**上睑提肌**，起自视神经管前上方的眶壁，在上直肌上方前行，前端以腱膜止于上睑的皮肤和上睑板。其作用是上提上睑，开大睑裂。

三、眼的血管

（一）眼动脉

眼的血液供应，主要来自眼动脉。

眼动脉 ophthalmic artery 自颈内动脉发出后，在视神经下方经视神经管入眶，先行于视神经外侧，然后转至其上方，沿上斜肌和上直肌之间前行，至内眦附近终于**额动脉**。在眶内发出分支营养眼球、眼球外肌、泪腺和眼睑等，其主要分支为视网膜中央动脉。

视网膜中央动脉在眼球后方穿入视神经内，行于视神经中央，经视神经盘穿出，分成 4 支（图 8 - 4）：**视网膜鼻侧上、下小动脉**和**视网膜颞侧上、下小动脉**，营养视网膜的内层。临床常用眼底镜直接观察此动脉，以帮助诊断某些疾病。

（二）眼静脉

眼静脉 ophthalmic vein 有**眼上静脉**和**眼下静脉**。收集包括眼球和眼副器的静脉血，向后经眶上裂进入颅腔注入**海绵窦**。眼静脉无瓣膜，向前与面部的面静脉有吻合，故面部感染可经眼上、下静脉侵入颅内。

第三节　前庭蜗器

前庭蜗器 vestibulocochlear organ 又称**耳**，包括外耳、中耳和内耳三部分（图8-8）。其中，外耳和中耳是收集和传导声波的装置，内耳有接受头部位置变动、重力变化和运动速度刺激的感受器（前庭器）和接受声波刺激的感受器（蜗器）。

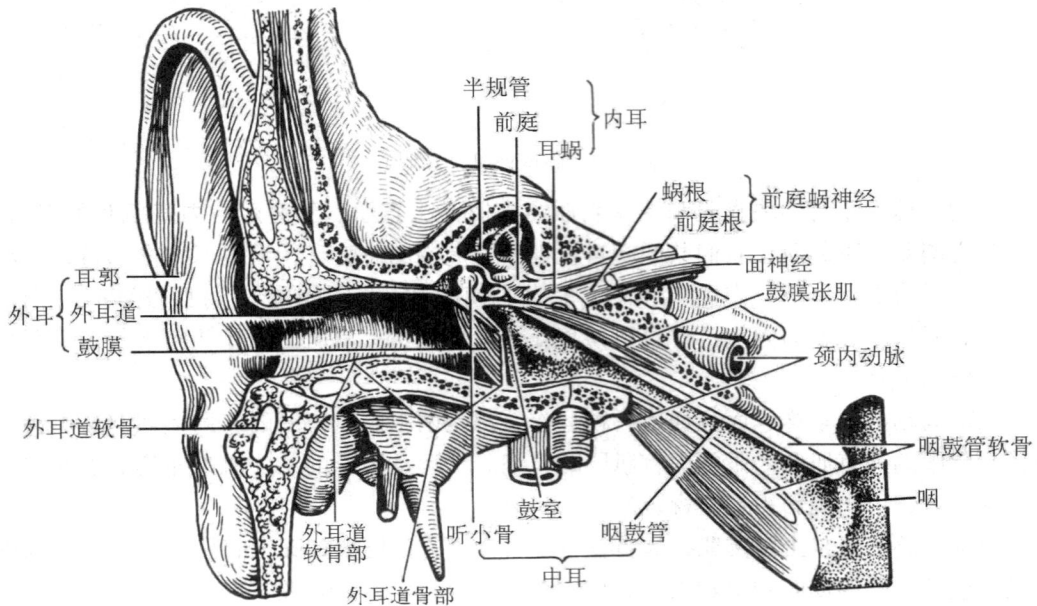

图8-8　前庭蜗器全貌

一、外耳

外耳 external ear 包括耳郭、外耳道和鼓膜三部分。

（一）耳郭

耳郭 auricle 位于头部的两侧，分前外和后内两面。前外面凹陷，有一大孔为**外耳门**，后内面隆凸。耳郭的上方大部分以弹性软骨为支架，外覆皮肤及少量皮下组织，下方的小部分无软骨，由结缔组织、脂肪及皮肤组成，称**耳垂**，为临床常用采血部位。耳郭有收集声波的作用。

耳郭的游离缘卷曲，称**耳轮**，以**耳轮脚**起于外耳门的上方，其下端连于耳垂。耳轮前方有一与其平行的弓状隆起，称**对耳轮**。对耳轮向上分两脚，分别称**对耳轮上脚**和**对耳轮下脚**，两脚之间的浅窝称**三角窝**。在耳轮与对耳轮之间的弧形浅沟，称**耳舟**。在对耳轮的前方有一深凹，称**耳甲**，它被耳轮脚分为上、下两部，上部称**耳甲艇**，下部称**耳甲腔**。耳甲腔的前方有一突起，称**耳屏**，耳屏对侧，在对耳轮下端的突起，称**对耳屏**。耳屏与对耳屏之间有**耳屏间切迹**。耳甲腔向内经外耳门通外耳道（图8-9）。

（二）外耳道

外耳道 external acoustic meatus 是自外耳门至鼓膜之间的弯曲管道，成人长约2.5cm。可分为外侧1/3的软骨部和内侧2/3的骨部（图8-8）。由于外耳道软骨部指向后内上方，骨部弯向前内下，且外耳道软骨部可以牵动，故作外耳道检查时，可将耳郭拉向后上方，使外耳道变直，观察鼓膜。

外耳道的皮肤较薄，含有毛囊、皮脂腺及耵聍腺。**耵聍腺**分泌黏稠液体为耵聍，干燥后形成痂块。外耳道皮下组织少，皮肤与软骨膜及骨膜结合紧密，不易移动，同时感觉神经末梢丰富，所以外耳道疖肿时疼痛剧烈。

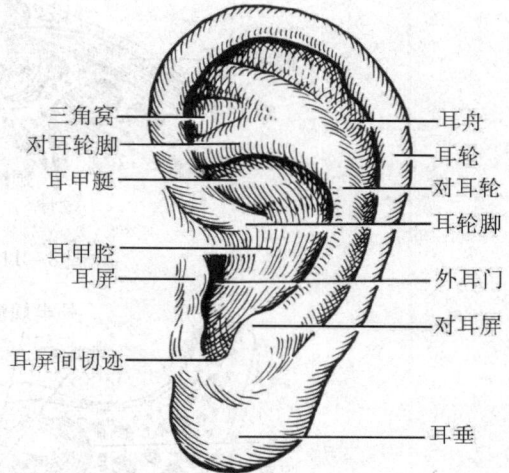

图8-9　耳郭（示前外面）

（三）鼓膜

鼓膜 tympanic membrane 为椭圆形半透明的薄膜，位于外耳道底与鼓室之间，其位置向前外下倾斜，与外耳道底约成45°角（图8-8）。鼓膜的上1/4薄而松弛，呈淡红色，称**松弛部**；下3/4坚实紧张，呈灰白色，称**紧张部**。鼓膜形似漏斗，其中心向内凹陷，称**鼓膜脐**，其前下方有一三角形反光区，称**光锥**（图8-10）。

二、中耳

中耳 middle ear 主要包括鼓室、咽鼓管、乳突窦和乳突小房。位于外耳与内耳之间，是声波传导的主要部分（图8-8）。

（一）鼓室

鼓室 tympanic cavity 是颞骨岩部内含气的不规则小腔，为中耳最主要的部分，位于鼓膜与内耳外侧壁之间，借鼓膜与外耳道分隔，通过前庭窗和蜗窗与内耳相连，并经咽鼓管通鼻咽部，经乳突窦与乳突小房相通。鼓室有6个壁，内有听小骨。

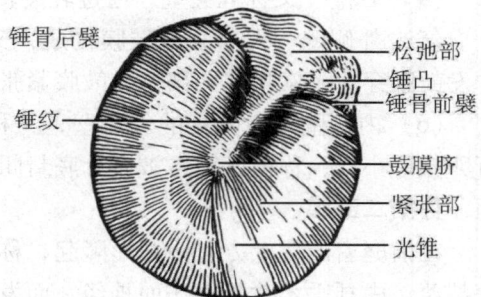

图8-10　鼓膜

1. 鼓室的壁（图 8 – 11、12）

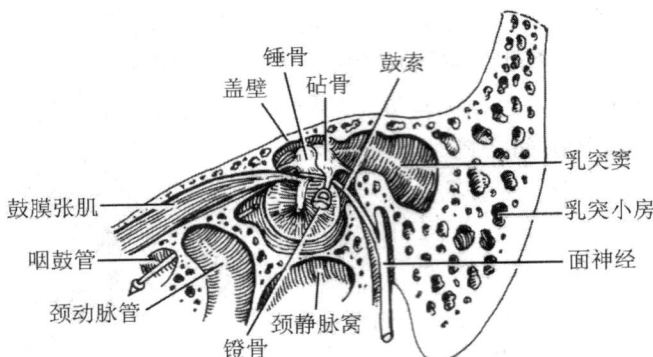

图 8 – 11　鼓室外侧壁

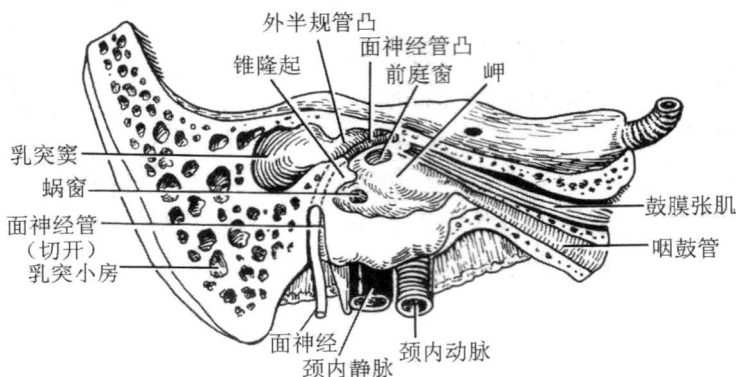

图 8 – 12　鼓室内侧壁

（1）上壁　又称鼓室盖壁，借一薄骨板与颅中窝相隔。

（2）下壁　又称颈静脉壁，借一薄骨板与颈内静脉起始部分隔。

（3）前壁　又称颈动脉壁，即颈动脉管的后壁。

（4）后壁　又称乳突壁，通过乳突窦与乳突小房相通。

（5）外侧壁　大部分由鼓膜构成，又称**鼓膜壁**，以鼓膜与外耳道相隔。中耳炎可并发鼓膜穿孔，常见穿孔部位在鼓膜紧张部的下半。

（6）内侧壁　为内耳的外侧壁，又称**迷路壁**。此壁中部隆凸，称**岬**。岬的后上方有卵圆形小孔，称**前庭窗**，被镫骨底封闭。岬的后下方有一圆形小孔，称**蜗窗**，有膜封闭，称**第二鼓膜**。

在前庭窗的后上方有一弓形隆起，称**面神经管凸**，内有面神经通过。面神经管的管壁甚薄，中耳手术时易损伤面神经，而发生面神经瘫痪。

2. 鼓室的内容物（图 8 – 13）　主要有 3 块听小骨，由外侧至内侧为**锤骨、砧骨**和**镫骨**，三骨借关节相连而成**听骨链**。锤骨柄附着于鼓膜的内面，镫骨底封闭前庭窗。当声波振动鼓膜时，通过听小骨的杠杆系统，使镫骨底在前庭窗上来回摆动,将声波的振动传入内耳。

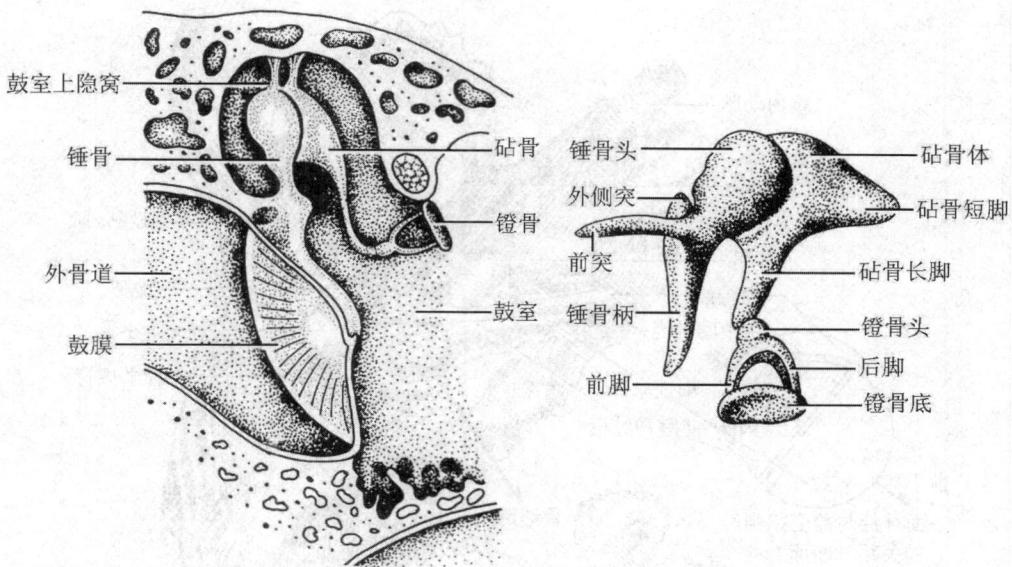

图 8 – 13　听小骨

（二）咽鼓管

咽鼓管 auditory tube 是连通鼓室和鼻咽部的管道。咽鼓管以咽鼓管咽口开口于鼻咽部侧壁，以咽鼓管鼓室口开口于鼓室前壁（图 8 –8）。平时咽鼓管咽口处于关闭状态，仅在用力张口或吞咽时暂时开放，维持鼓膜内、外的压力平衡。由于小儿咽鼓管短而宽，近似水平位，故咽部感染可经咽鼓管侵入鼓室而引起中耳炎。

（三）乳突窦和乳突小房

乳突窦 mastoid antrum 和**乳突小房** mastoid cells 是鼓室向后的延伸部。乳突窦是鼓室后上方的较大腔隙，向前开口于鼓室，向后与乳突小房交通。乳突小房为颞骨乳突部内的许多含气小腔隙，腔内覆盖着黏膜，且与乳突窦和鼓室的黏膜相延续，故中耳炎症可经乳突窦侵入乳突小房而引起乳突炎（图 8 –11、12）。

三、内耳

内耳 internal ear 位于颞骨岩部的骨质内，在鼓室与内耳道底之间（图 8 – 14）。由构造复杂的管腔组成，故又称**迷路**，是前庭蜗器的主要部分，内有位、听觉感受器。迷路分为骨迷路和膜迷路两部分。骨迷路为颞骨岩部内的骨性隧道，膜迷路是套在骨迷路内的膜性囊管。膜迷路内含有内淋巴，膜迷路与骨迷路之间的间隙内充满外淋巴。内、外淋巴互不相通。

（一）骨迷路

骨迷路 bony labyrinth 由骨密质构成，由前内向后外沿颞骨岩部的长轴排列，可分为

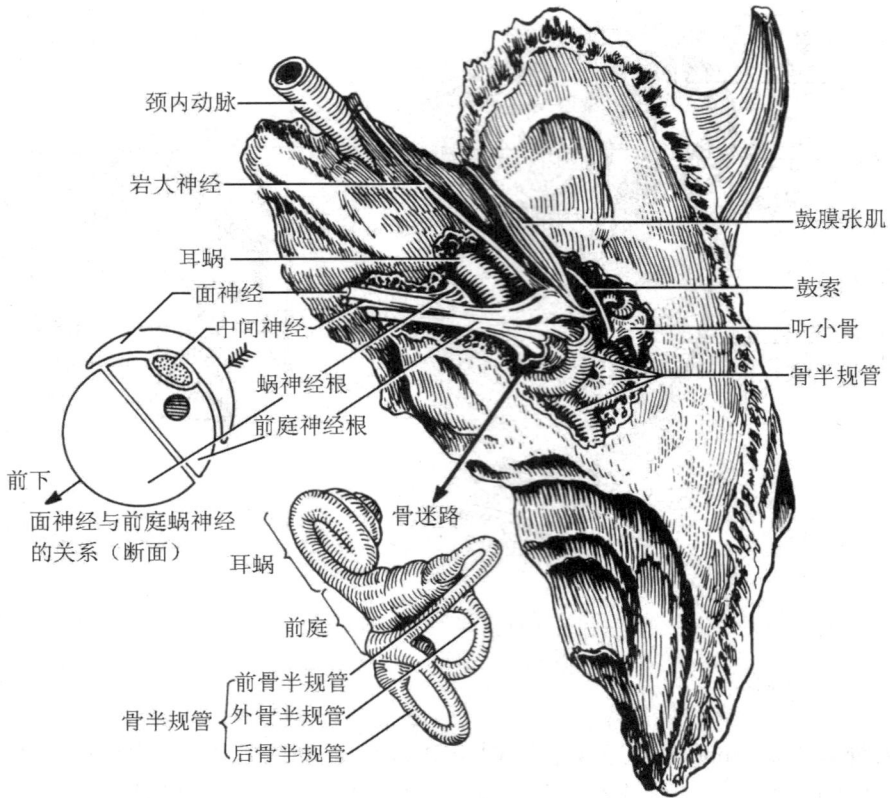

图 8-14　内耳

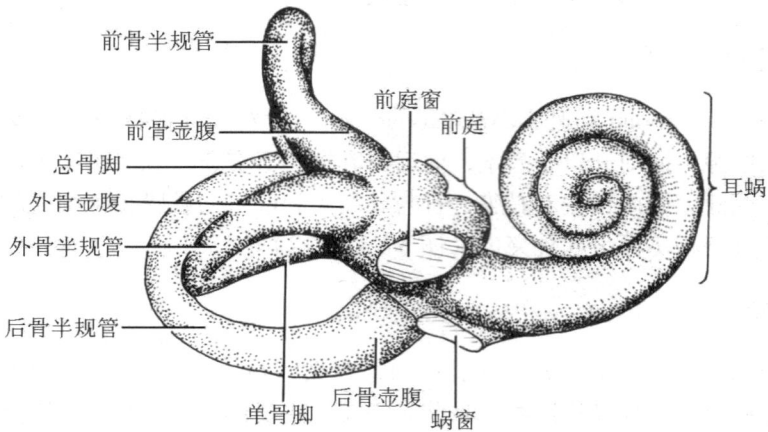

图 8-15　骨迷路

耳蜗、前庭和骨半规管三部分。三者形状各异，但彼此相通（图 8-15）。

1. **前庭** vestibule　位于骨迷路的中部，为近似椭圆形的腔隙。前庭的后上方有 5 个小孔与 3 个骨半规管相通，前下方有一大孔通耳蜗。前庭的外侧壁即鼓室的内侧壁，有靠上方的前庭窗和靠下方的蜗窗。前庭的内侧壁即内耳道底，有神经穿入的许多小孔。

2. **骨半规管** bony semicircular canals 位于前庭的后部，为 3 个呈 "C" 形互相垂直的骨管，即**前骨半规管**、**后骨半规管**和**外骨半规管**。每个半规管有两个骨脚，其中一个骨脚膨大称**骨壶腹**；另一个骨脚细小称**单骨脚**。但前、后骨半规管的单骨脚合成一个**总骨脚**，因此 3 个骨半规管只有 5 个开口通于前庭。

3. **耳蜗** cochlea 位于前庭的前方，是一卷曲的骨管，形似蜗牛壳。耳蜗的顶端称蜗顶，朝向前外方。底端称蜗底，朝向后内方，对着内耳道底。耳蜗由**蜗螺旋管**环绕蜗轴卷两圈半构成。**蜗轴**位于耳蜗的中央，为蜗顶至蜗底之间锥体形的骨松质，有血管和神经穿行其间。自蜗轴发出**骨螺旋板**突入蜗螺旋管，与蜗管基底膜一起将蜗螺旋管分隔为上、下两半。上半称**前庭阶**，下半称**鼓阶**。前庭阶通向前庭窗，鼓阶通蜗窗。前庭阶与鼓阶在蜗顶处借蜗孔彼此相通（图 8 - 16）。

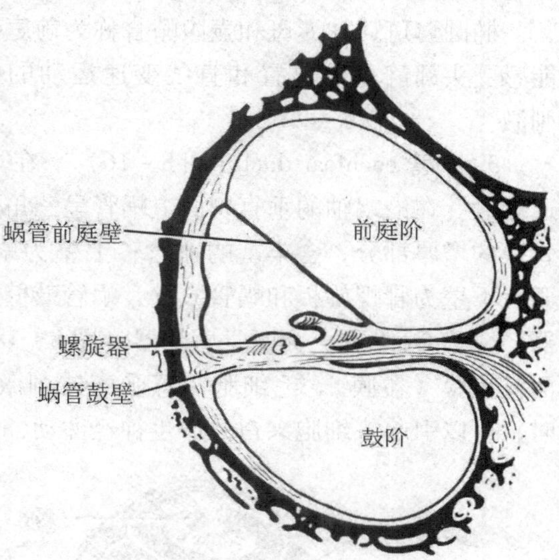

图 8 - 16 蜗管的轴切面

（二）膜迷路

膜迷路 membranous labyrinth 是套在骨迷路内的膜性囊管。膜迷路可分为椭圆囊、球囊、膜半规管和蜗管（图 8 - 17）。它们之间相互连通，其内充满了内淋巴。

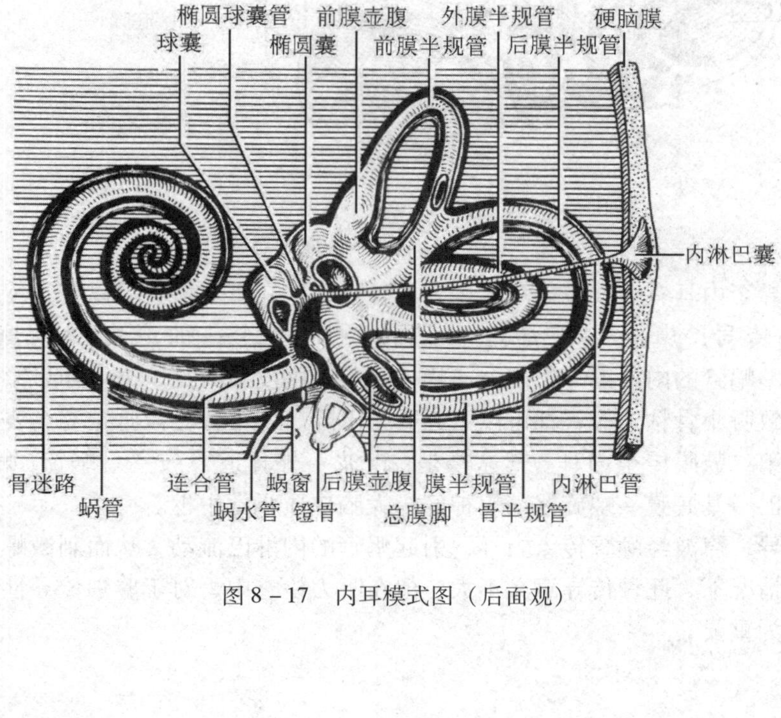

图 8 - 17 内耳模式图（后面观）

1. **椭圆囊** utricle 和**球囊** saccule　位于前庭内，椭圆囊在后上方，球囊在前下方。椭圆囊后壁有5个开口与膜半规管相通，前壁有椭圆球囊管连通球囊。椭圆囊底部有**椭圆囊斑**。球囊较椭圆囊小，下端以连合管连通蜗管，球囊的前壁有**球囊斑**。

2. **膜半规管** semicircular ducts　套在骨半规管内，形似骨半规管。在3个骨壶腹内也有相应的3个**膜壶腹**，在每个膜壶腹壁上各有一隆起称**壶腹嵴**。

椭圆囊斑、球囊斑和壶腹嵴合称为**前庭器**，是位觉感受器。其中椭圆囊斑和球囊斑能感受头部静止的位置和直线变速运动的刺激，壶腹嵴能感受头部旋转变速运动的刺激。

3. **蜗管** cochlear duct（图8-16）　在耳蜗内。蜗管的顶端为盲端，下端借连合管通球囊。在沿蜗轴的垂直切面上蜗管呈三角形，有3个壁。其外侧壁为蜗螺旋管内表面骨膜的增厚部分，含丰富的血管；上壁为蜗管前庭壁（前庭膜），把前庭阶和蜗管隔开；下壁为骨螺旋板和蜗管鼓壁，蜗管鼓壁又称**基底膜**，与鼓阶相隔，基底膜上有**螺旋器**，又称 **Corti 器**，为听觉感受器（图8-18）。螺旋器由支持细胞和毛细胞组成，其上面有盖膜（覆膜）。毛细胞为感受声波刺激的细胞。当蜗管内淋巴流动引起盖膜震动时，可以引起毛细胞兴奋并产生神经冲动，经蜗神经传于大脑皮质，形成听觉。

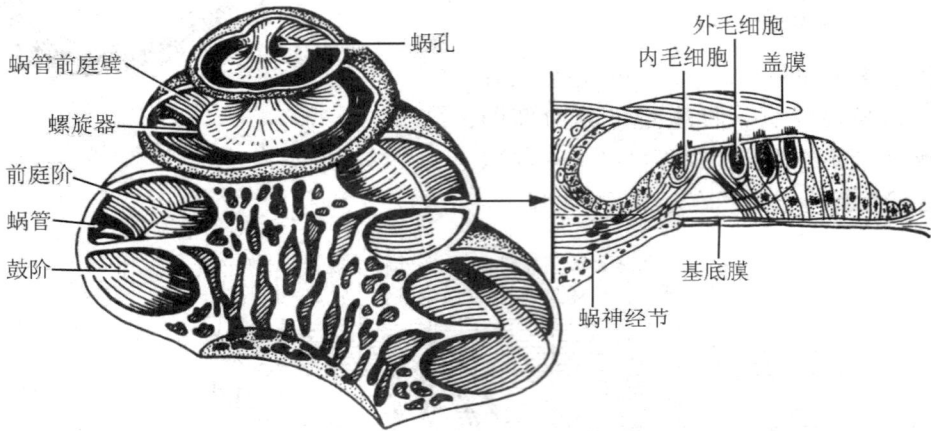

图8-18　耳蜗的轴切面示意图

声波传导至内耳有空气传导和骨传导两种途径，在正常情况下以空气传导为主。

①**空气传导**：声波→外耳道→鼓膜→听骨链→前庭窗→前庭阶的外淋巴→前庭膜→蜗管的内淋巴→螺旋器→蜗神经→大脑皮质听觉中枢。如果第一鼓膜穿孔或中耳炎导致听小骨粘连等，都可以引起听力下降，但不会导致听觉完全丧失，因为声波还可以经第二鼓膜传至内耳。其途径是：声波→外耳道→鼓室→蜗窗（第二鼓膜）→鼓阶的外淋巴→基底膜→螺旋器→蜗神经→大脑皮质听觉中枢。

②**骨传导**：声波经颅骨传入内耳，引起蜗管的内淋巴流动，从而刺激螺旋器产生听觉。在正常情况下，此种传导意义不大，但在听力检查中，对于鉴别传导性耳聋与神经性耳聋则极为重要。

第九章 神经系统

第一节 概 述

一、神经系统的组成和主要功能

神经系统 nervous system 由脑、脊髓以及与其相连的脑神经和脊神经组成。神经系统是人体内主要的功能调节系统，其主要功能是调节和控制人体各系统的功能活动，并在各系统功能活动的协调中发挥重要作用，使机体成为一个有机的整体。例如，当进行剧烈运动时，骨骼肌活动加强，耗氧量增加，因而呼吸加深加快以增加供氧，同时心跳加快、血液循环加速以促进氧的运输。由此可见，当运动系统功能加强时，呼吸系统和循环系统的功能也随之发生相应的变化，这些变化都是在神经系统的协调下完成的。神经系统通过调整机体功能活动，使机体适应外界环境的变化。例如，当环境温度变化时，神经系统可通过调节骨骼肌的活动、周围小血管的舒缩、汗腺的分泌等方式增加或减少热量的散发，以维持体温在正常水平。

人类在长期的进化发展过程中，神经系统特别是大脑皮质得到了高度的发展，产生了语言和思维功能，人类不仅能被动地适应外界环境的变化，而且能主动地认识客观世界，改造客观世界，使自然界为人类服务。

二、神经系统的区分

神经系统无论在结构和功能上都是一个不可分割的整体，为了学习方便，可从不同角度将其区分。

（一）按位置和功能区分

按位置和功能的不同可将神经系统分为中枢神经系统和周围神经系统（图9-1）。

1. **中枢神经系统** central nervous system 包括脑和脊髓。脑位于颅腔内，脊髓位于椎管内。脑和脊髓含有各级各类神经中枢，在神经系统的调节功能中起主导作用。

2. **周围神经系统** peripheral nervous system 包括与脑相连的12对脑神经和与脊髓相连的31对脊神经。脑神经和脊神经在中枢神经系统与感受器或效应器之间起神经冲动传导作用。

（二）按分布对象区分

按分布对象的不同可将神经系统分为**躯体神经系统** somatic nervous system 和**内脏神经系统** visceral nervous system（又称**自主神经系统** autonomic nervous system），它们的中枢部都在脑和脊髓，周围部则根据其分布对象不同分为躯体神经和内脏神经。

1. **躯体神经** somatic nerves　主要分布于皮肤和运动系统（骨、骨连结和骨骼肌）。躯体神经又可分为**躯体感觉神经**和**躯体运动神经**，前者主要传导皮肤和运动系统的感觉冲动，后者支配骨骼肌运动。

2. **内脏神经** visceral nerves　主要分布于内脏、心血管和腺体。内脏神经又可分为**内脏感觉神经**和**内脏运动神经**。前者传导内脏、心血管和腺体的感觉冲动，后者支配心肌、平滑肌的运动和腺体的分泌。内脏运动神经又根据其功能不同分为**交感神经**和**副交感神经**。

躯体神经和内脏神经的感觉神经又称为传入神经，运动神经又称为传出神经。

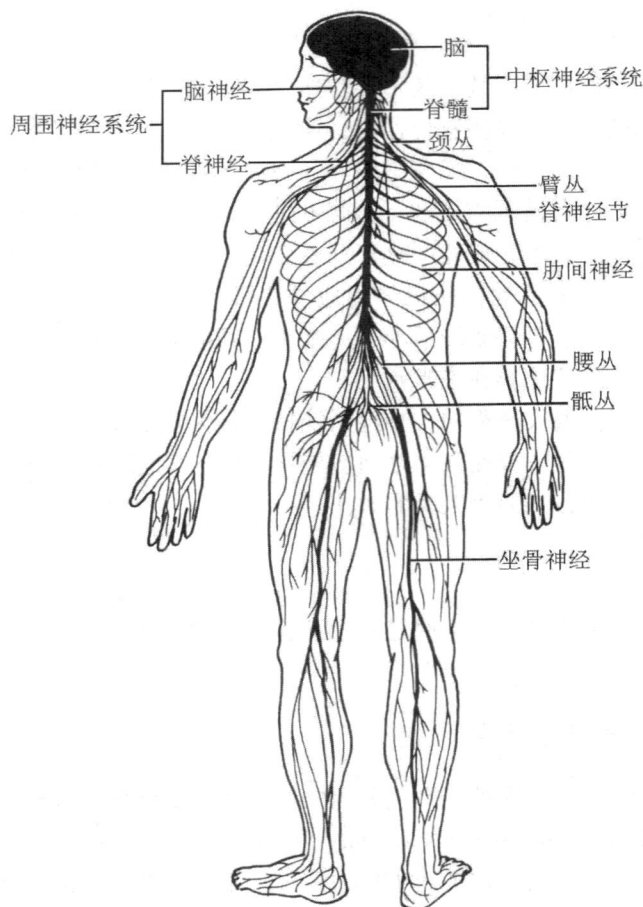

图 9 - 1　人的神经系统

三、神经组织

神经系统主要由神经组织构成，神经组织由神经细胞和神经胶质组成。

（一）神经细胞

神经细胞 nerve cell 又称**神经元** neuron，是神经系统结构和功能的基本单位，具有感受刺激和传导神经冲动的作用。分化成熟的神经元不再分裂增殖，因此中枢神经系统损伤所导致的功能障碍往往是不可逆的。

1. 神经元的构造　每个神经元都可分为胞体和突起两部分（图9-2）。

（1）**胞体**　为神经元的代谢中心，与其他细胞一样，由细胞膜、细胞核和细胞质组成。胞质内除含有一般细胞器外，还有神经细胞所特有的**尼氏体** Nissl body 和**神经原纤维** neurofibril。胞体的形态和大小有很大差异，形态有圆形、梭形、锥体形等，直径5~150μm。胞体主要位于中枢神经系统的灰质和周围神经系统的神经节内。

（2）**突起**　分为**树突** dendrite 和**轴突** axon，每个神经元可有一个或多个树突，而轴突只有一个。树突的功能是将感受器接受的刺激或上一级神经元的神经冲动传入胞体。轴突的功能是将冲动由胞体传出至下一级神经元或效应器。因此，神经冲动是由神经元单向传导的。

2. 神经元的分类　神经元的分类方法有多种。根据突起的数目不同，可将神经元分为假单极、双极和多极神经元三类（图9-3）：①**假单极神经元**：其胞体只发出一个突起，但该突起很快分为两支：一支至周围（皮肤、运动系统器官、内脏等处）的一般感受器，称**周围突**；另一支进入脑或脊髓，称**中枢突**。假单极神经元胞体主要位于脑神经节或脊神经节内。②**双极神经元**：其胞体的两端各发出一个突起，其中一个为树突，另一个为轴突。双极神经元胞体主要位于视网膜、鼻腔黏

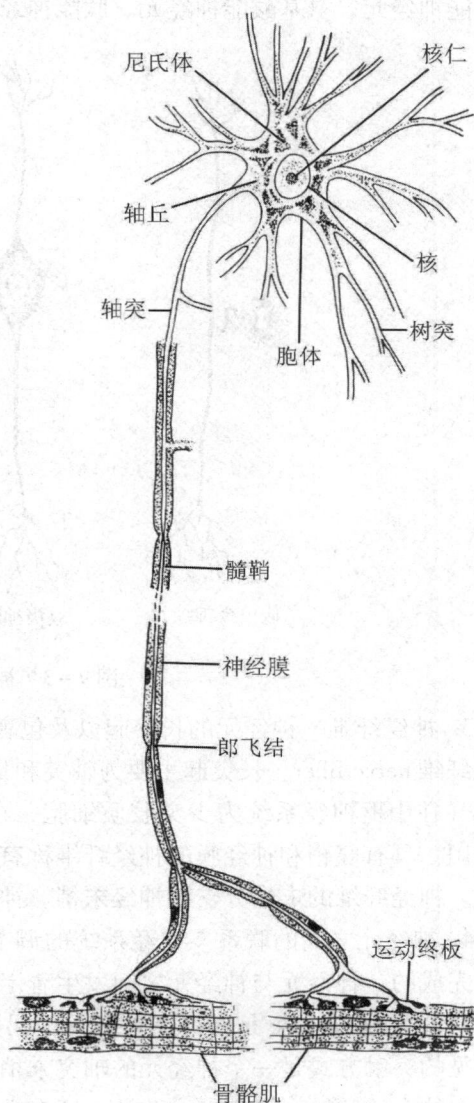

图9-2　神经元

膜嗅部和前庭蜗器神经节等处。③**多极神经元**：有多个树突和一个轴突，其胞体主要位于脑和脊髓内，部分存在于内脏神经节内。

　　根据功能的不同，可将神经元分为感觉、运动和联络神经元三类：①**感觉神经元**（也称**传入神经元**）：将机体内、外环境刺激引起的神经冲动传入中枢。前述的假单极和双极神经元属于此类神经元。②**运动神经元**（也称**传出神经元**）：将神经冲动从中枢传到外周的效应器（肌、腺体），支配它们的活动。③**联络神经元**（也称**中间神经元**）：在感觉神经元与运动神经元之间起联络作用，其胞体和突起均在中枢内。联络神经元的数量很多，约占神经元总数的99%。运动和联络神经元为多极神经元。

　　此外，还可根据神经元合成、分泌的神经递质不同，将神经元分为胆碱能神经元、单胺能神经元、氨基酸能神经元、肽能神经元等。

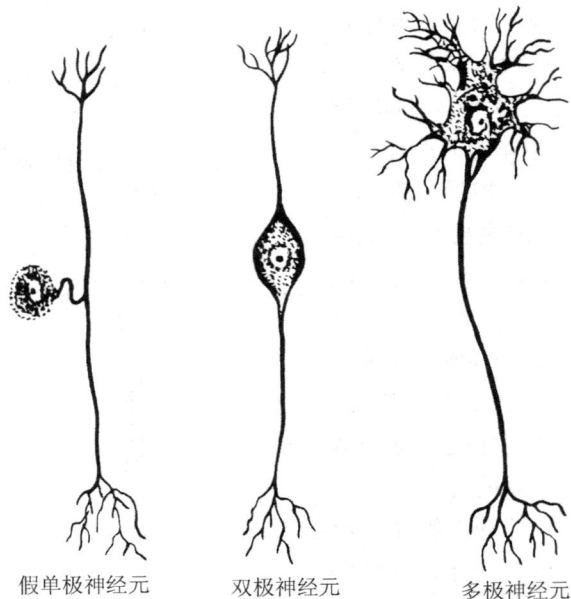

假单极神经元　　双极神经元　　多极神经元

图9-3　神经元的分类

　　3. 神经纤维　神经元的长突起以及包裹在其外面的**髓鞘** myelin sheath 和神经膜构成**神经纤维** nerve fiber。长突起主要为轴突和长树突（周围突）。髓鞘和神经膜由神经胶质细胞（在中枢神经系统为少突胶质细胞，在周围神经系统为施万细胞）构成，具有绝缘作用。具有髓鞘和神经膜的神经纤维称**有髓纤维**，仅有神经膜包裹的神经纤维称**无髓纤维**。神经纤维的末端分支称**神经末梢**。神经纤维和神经末梢均有感觉和运动之分。

　　4. 神经元之间的联系　神经系统的调节和控制功能是通过许多神经元相互联系而共同完成的，神经元与神经元之间发生着定向的信息传递，这种信息传递通过突触来完成。所谓**突触** synapse 是指一个神经元与另一个神经元之间特殊的接触点（图9-4）。最多见的突触方式是一个神经元的轴突末梢与另一个神经元的胞体或树突接触，分别称为轴-体突触和轴-树突触。此外，还有轴-轴、树-树突触等。一般而言，突触的结构包括**突触前膜**、**突触间隙**和**突触后膜**三部分。当神经冲动传到轴突末梢时，此处突触小泡内的神经递质经突触前膜释放到突触间隙，神经递质作用于突触后膜，使其电位发生变化而产生神经冲动。

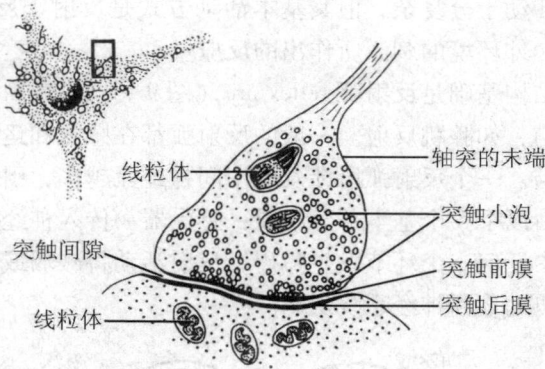

线粒体————————轴突的末端
————————突触小泡
突触间隙————
————————突触前膜
线粒体————————突触后膜

图9-4 突触的电子显微镜构造模式图

（二）神经胶质

神经胶质 neuroglia 又称**神经胶质细胞** glial cell，是神经组织中的另一大类细胞。这类细胞没有传递神经冲动的功能，广泛分布于中枢神经系统和周围神经系统，是神经系统的间质或支持细胞，对神经元具有支持、营养、保护、修复和形成髓鞘等作用。神经胶质细胞具有增殖功能，中枢神经系统损伤时可由神经胶质增生形成神经组织瘢痕。神经胶质细胞一般较小，但数量众多，包括星形胶质细胞、少突胶质细胞、小胶质细胞、室管膜细胞和施万细胞等（图9-5）。

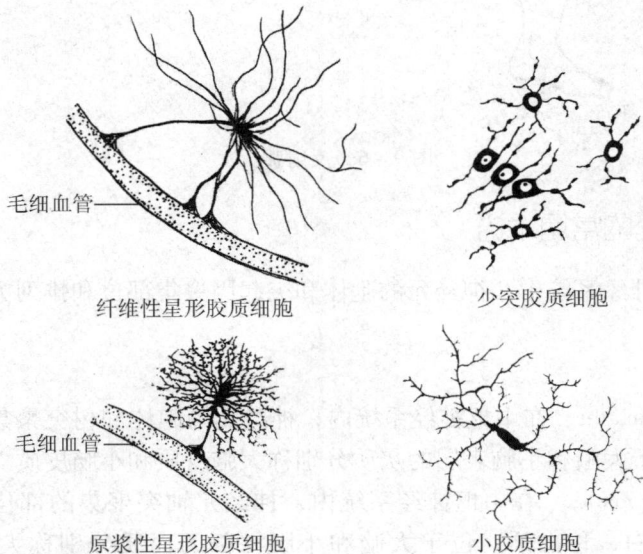

毛细血管————
纤维性星形胶质细胞

少突胶质细胞

毛细血管————
原浆性星形胶质细胞

小胶质细胞

图9-5 神经胶质细胞

四、神经系统的活动方式

神经系统的功能活动十分复杂，但其基本活动方式是反射。**反射** reflex 是机体在神经系统的调节下对内、外环境的刺激所作出的反应。

反射活动的形态结构基础是**反射弧** reflex arc（图 9 – 6）。最简单的反射弧只有感觉和运动两级神经元参与，如膝跳反射。一般的反射弧都在感觉和运动神经元之间有不同数目的中间神经元参与。一个反射弧所涉及的中间神经元越多，引起的反射越复杂。但无论反射多复杂，都由以下 5 个基本部分组成：感受器→传入神经→反射中枢→传出神经→效应器。反射弧中任何一个环节发生障碍，反射活动将减弱或消失。临床上常通过一些检查反射的方法协助诊断神经系统疾病。

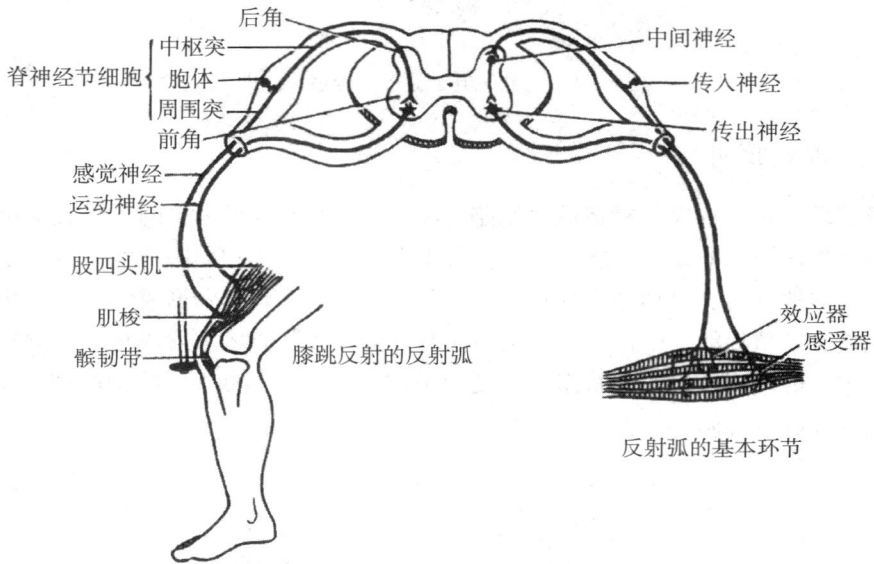

图 9 – 6　反射弧

五、神经系统的常用术语

在中枢和周围神经系统中，神经元的胞体和突起因聚集部位和排列方式不同而有不同的术语。

1. 灰质和白质

（1）**灰质** gray matter　在中枢神经系统内，神经元的胞体和树突聚集的部位，色泽灰暗，称灰质。位于大脑和小脑表层的灰质分别称大脑皮质和小脑皮质。

（2）**白质** white matter　在中枢神经系统内，神经元轴突聚集的部位，因多数轴突具有髓鞘，色泽亮白，称白质。位于大脑和小脑深部的白质分别称大脑髓质和小脑髓质。

2. 神经核和神经节

（1）**神经核** nucleus 在中枢神经系统内，形态和功能相同的神经元胞体聚集而成的灰质团块，称神经核。

（2）**神经节** ganglion 在周围神经系统中，神经元胞体聚集的地方，外形略膨大，称神经节，如脑神经节、脊神经节等。

3. 纤维束和神经

（1）**纤维束** fasciculus 在中枢神经系统内，起止、行程和功能相同的神经纤维集聚成束，称纤维束或传导束。

（2）**神经** nerve 在周围神经系统中，神经纤维集合成大小、粗细不等的集束，由不同数目的集束再集合成一条神经。在每条神经纤维、每个集束及整条神经的周围，都包有结缔组织被膜，分别称神经内膜、神经束膜和神经外膜。

第二节 脊髓和脊神经

一、脊髓

（一）脊髓的位置和外形

1. 脊髓的位置 **脊髓** spinal cord 位于椎管内，其上端在枕骨大孔处与延髓相连，下端在成人一般平第 1 腰椎体下缘，在新生儿平第 3 腰椎。脊髓下端与终丝相连（图 9 - 7、8）。**终丝** filum terminale 由软脊膜延续而成，已无神经组织，向下终止于尾骨后面的骨膜，有稳定脊髓的作用。

2. 脊髓的外形 脊髓呈前后稍扁的圆柱形，外包被膜，成人脊髓全长约 45cm。脊髓表面有 6 条纵沟。前面正中的沟较深称**前正中裂** anterior median fissure，后面正中的沟较浅称**后正中沟** posterior median sulcus。前后正中两条纵沟把脊髓分为对称的两半。在前正中裂两侧各有一条前外侧沟，为脊神经前根根丝穿出处；后正中沟两侧各有一条后外侧沟，为脊神经后根根丝穿入处。经前外侧沟穿出的根丝形成 31 对**前根** anterior root，经后外侧沟穿入的根丝形成 31 对**后根** posterior root。在后根上有膨大的**脊神经节** spinal ganglia。前、后根在椎间孔处汇合成脊神经，由椎间孔出椎管（图 9 - 6、9、10）。

与每对脊神经前、后根相连的一段脊髓，称一个**脊髓节段** segments of spinal cord。脊髓共分为 31 个节段：8 个颈段（$C_{1\sim8}$）、12 个胸段（$T_{1\sim12}$）、5 个腰段（$L_{1\sim5}$）、5 个骶段（$S_{1\sim5}$）和 1 个尾段（Co）（图 9 - 8）。

脊髓全长粗细不等，有两个膨大部，上方的称**颈膨大** cervical enlargement，相当于第 4 颈髓节段到第 1 胸髓节段（$C_4 \sim T_1$）；下方的称**腰骶膨大** lumbosacral enlargement，相当于第 2 腰髓节段到第 3 骶髓节段（$L_2 \sim S_3$）。脊髓在腰骶膨大以下变细，呈圆锥状，称**脊髓圆锥** conus medullaris（图 9 - 7、9）。

在胚胎 3 个月以前，脊髓和椎管的长度大致相等，所有脊神经根几乎都呈直角伸向相应的椎间

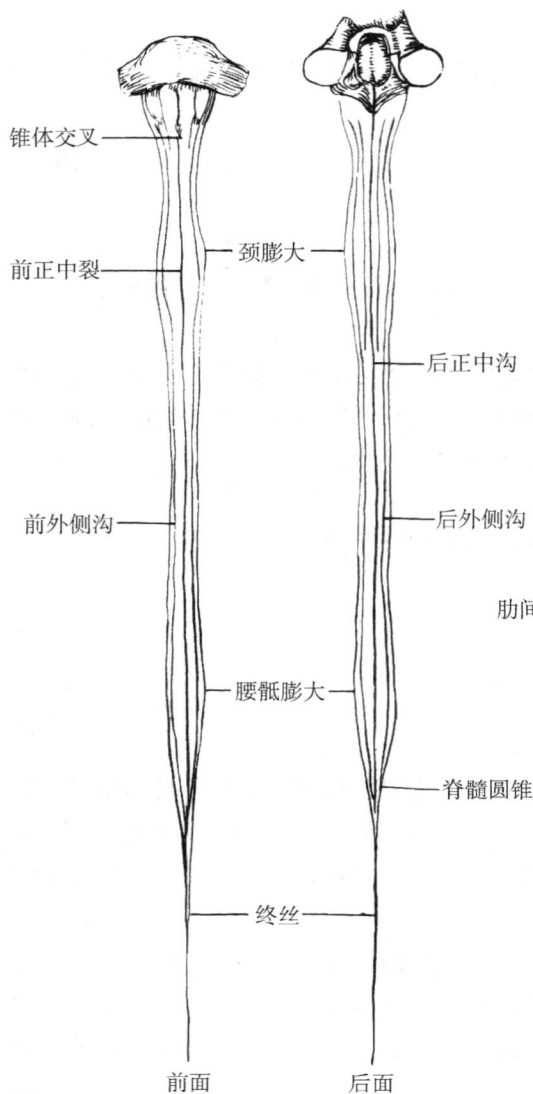

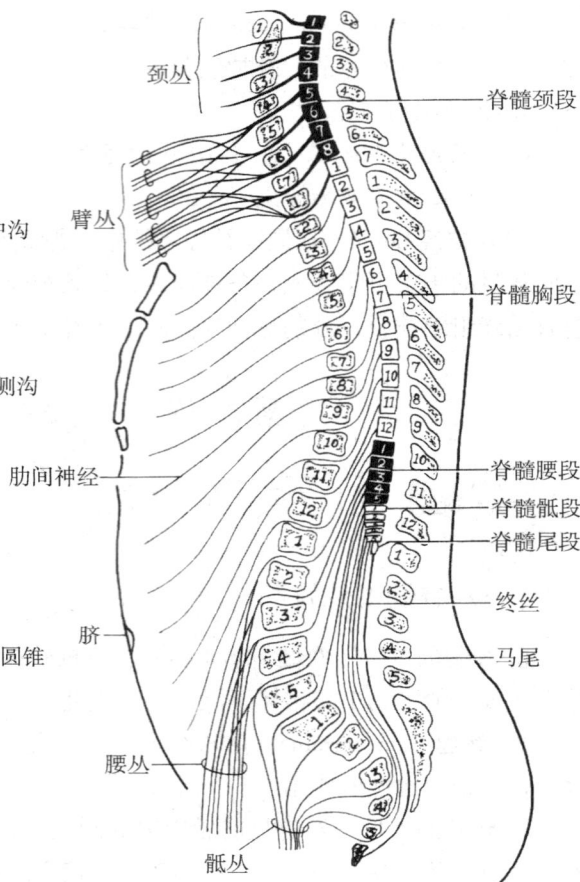

图 9-7　脊髓的外形　　　　　　　　图 9-8　脊髓节段与椎骨序数的关系

孔。从胚胎第 4 个月起，脊髓的生长速度比脊柱缓慢，脊髓长度短于椎管，而其上端连接脑处位置固定，结果使脊髓节段的位置由上向下逐渐高出相应的椎骨，神经根向下斜行一段才达相应的椎间孔。腰、骶、尾段的神经根在未出相应的椎间孔之前，在椎管内垂直下行，围绕终丝形成**马尾** cauda equina（图 9-7、8）。成年人一般在第 1 腰椎以下已无脊髓，只有浸泡在脑脊液中的马尾和终丝，故临床上常在第 3、4 腰椎棘突之间进行腰椎穿刺。

3. 脊髓节段与椎骨的对应关系　脊髓和脊柱的长度不等，脊髓的节段和脊柱的椎骨不完全对应。了解某段脊髓平对某节椎骨的相应位置，具有临床实用意义。脊髓节段与椎骨的对应关系大致如下：在成人颈髓上部（$C_{1\sim4}$）大致与同序数椎骨相对，颈髓下部（$C_{5\sim8}$）和胸髓上部（$T_{1\sim4}$）与同序数椎骨的上 1 个椎体平对，如第 6 颈髓平对第 5 颈椎体。胸髓中部（$T_{5\sim8}$）与同序数椎骨的上 2 个椎体平对。胸髓下部（$T_{9\sim12}$）与同序数椎骨的上 3 个椎体平对。腰髓平对第 10～12 胸椎体。骶髓和尾髓平对第 1 腰椎体（图 9-8）。

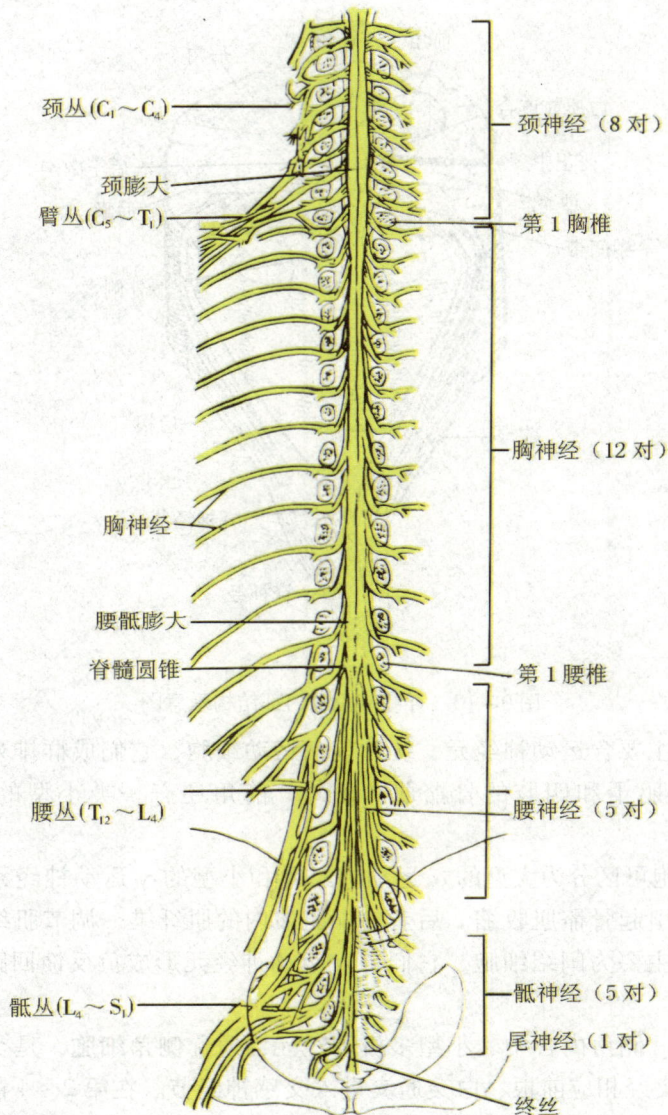

颈丛（C_1~C_4）

颈膨大

臂丛（C_5~T_1）

胸神经

腰骶膨大

脊髓圆锥

腰丛（T_{12}~L_4）

骶丛（L_4~S_1）

颈神经（8 对）

第 1 胸椎

胸神经（12 对）

第 1 腰椎

腰神经（5 对）

骶神经（5 对）

尾神经（1 对）

终丝

图 9 - 9　脊髓及脊神经

（二）脊髓的内部结构

脊髓由灰质和白质两部分构成。灰质在内部，白质在周围（图 9 - 10）。

1. **灰质** gray matter　在水平切面上呈"H"形，其中间横行部分称**灰质连合** gray commissure，其中央有**中央管** central canal，纵贯脊髓全长。每侧灰质前部扩大，称**前角** anterior horn。后部狭细，称**后角** posterior horn。前、后角之间称**中间带** intermediate zone。从第 1 胸髓节段到第 3 腰髓节段，中间带向外侧突出，称**侧角** lateral horn。前、后、侧角在脊髓内上下连续纵贯成柱，又分别称前柱、后柱和侧柱。

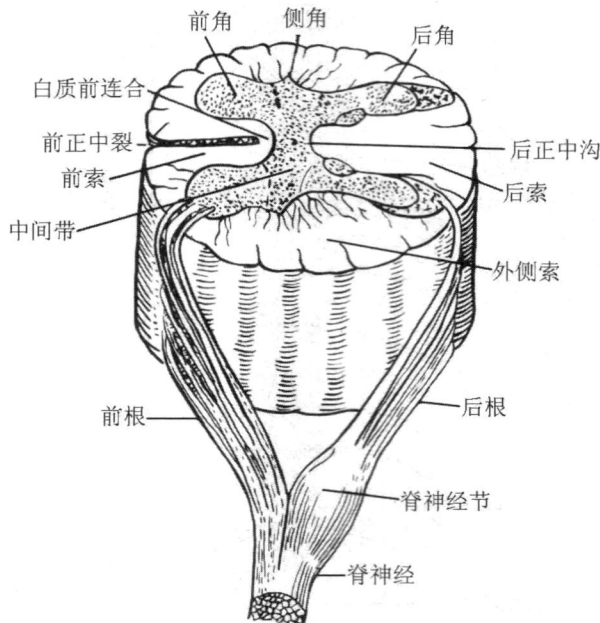

图 9 - 10   脊髓节段及内部结构示意图

（1）**前角**   主要含运动神经元，统称**前角运动细胞**，它们成群排列，其轴突经前根和脊神经直达躯干和四肢的骨骼肌。此外，前角还有一类小型的抑制性中间神经元。

前角运动细胞可区分为大型的 α 运动神经元和小型的 γ 运动神经元。前者支配肌梭外的肌纤维，引起骨骼肌收缩。后者支配肌梭内的肌纤维，调节肌纤维的张力。抑制性中间神经元主要为闰绍细胞，它们与 α 运动神经元形成负反馈回路，对其起抑制作用。

（2）**中间带**   侧角内含中、小型多极神经元，通称**侧角细胞**，是交感神经的低级中枢，它们的轴突经相应前根、白交通支进入交感神经节。在第 2 ~ 4 骶髓节段的中间带外侧部有骶副交感核，属副交感神经的低级中枢，是至盆腔脏器的副交感节前神经元胞体所在的地方。

（3）**后角**   内含多极神经元，组成较复杂，分群较多，统称**后角细胞**。后角细胞主要接受后根的各种感觉纤维，其轴突主要有两种去向：一些后角细胞的轴突进入对侧或同侧的白质形成上行纤维束，将后根传入的感觉神经冲动传导到脑；一些后角细胞的轴突在脊髓内形成固有束，起节段内或节段间的联络作用。

（4）**Rexed 脊髓灰质板层**   Rexed 依据猫脊髓灰质的细胞构筑，将灰质分为 10 个板层。Rexed 分层模式已被广泛应用于对人和其他高等哺乳动物脊髓灰质构筑的描述（图 9 - 11、12）。

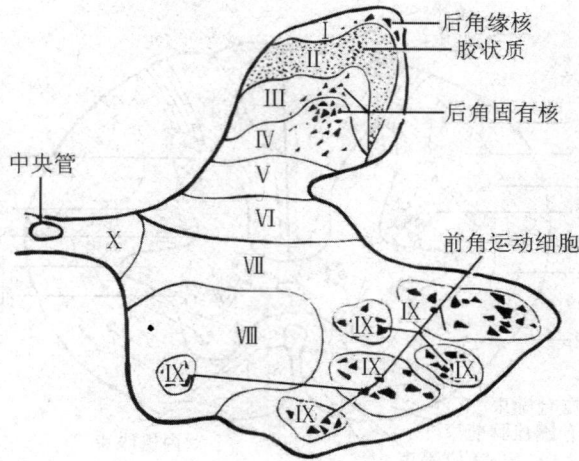

图 9-11 人类脊髓的灰质板层（颈髓）

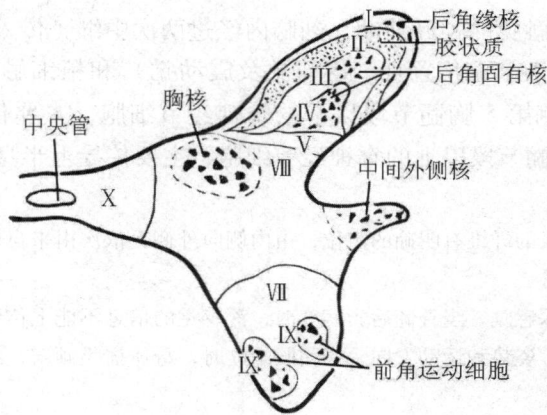

图 9-12 人类脊髓的灰质板层（胸髓）

2. **白质** white matter 在灰质周围，每侧白质借脊髓的纵沟分成 3 个索。前正中裂与前外侧沟之间称**前索** anterior funiculus；前、后外侧沟之间称**外侧索** lateral funiculus；后外侧沟与后正中沟之间称**后索** posterior funiculus。灰质连合与前正中裂底之间的白质，称**白质前连合** anterior white commissure，由左右纤维交叉组成（图 9-10）。脊髓白质主要由许多纤维束（传导束）构成，纤维束可分为长距离的上、下行纤维束及短的固有束。

（1）上行纤维束（感觉传导束）

1）**薄束** fasciculus gracilis 和**楔束** fasciculus cuneatus 位于脊髓后索内，薄束在后正中沟两旁，纵贯脊髓全长，楔束在薄束的外侧，仅见于第 4 胸髓节段以上（图 9-13）。两束都由脊神经节内假单极神经元的中枢突经后根入同侧后索上延而成。这些脊神经节细胞的周围突，随脊神经到肌、腱、关节和皮肤等处的感受器。薄、楔束传导来自肢体

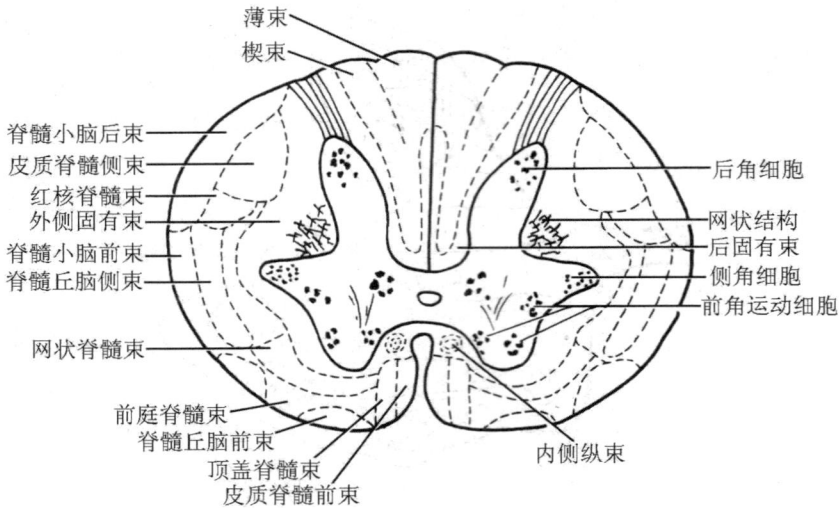

图 9 – 13　脊髓的内部结构

同侧的本体觉和精细触觉的神经冲动，到脑内经过两次中继，传入到对侧大脑皮质，引起本体觉（肌、腱、关节的位置觉、运动觉及震动觉）和精细触觉（两点辨别觉和实体觉）。薄束起自同侧第 5 胸髓节段以下的脊神经节细胞，主要传导下半身来的冲动；楔束起自同侧第 4 胸髓节段以上的脊神经节细胞，主要传导上半身（头部除外）来的冲动。

薄、楔束来自各节段的纤维有明确的定位，由内侧向外侧，依次由来自骶、腰、胸和颈段的纤维排列而成。

本体觉临床上又称深感觉。当脊髓后索病变时，深感觉的信息不能上传到大脑皮质。闭目时，不能确定患侧肢体的位置、姿势和运动方向。当闭眼站立时，身体摇晃倾斜，站立不稳，走路如踩棉花状。精细触觉也丧失。

2）**脊髓丘脑束** spinothalamic tract　　位于脊髓外侧索前部和前索，分别称**脊髓丘脑侧束** lateral spinothalamic tract 和**脊髓丘脑前束** anterior spinothalamic tract（图 9 – 13），分别传导躯干、四肢的痛觉、温度觉及粗触觉、压觉。脊髓丘脑束主要起自对侧的后角细胞，这些细胞发出的轴突上升 1～2 节段后经白质前连合交叉（或经白质前连合交叉后上升 1～2 节段）到对侧外侧索及前索上行，传导痛、温觉的纤维组成脊髓丘脑侧束，传导粗触觉、压觉的纤维组成脊髓丘脑前束，经脑干止于背侧丘脑，中继后上行终止于大脑皮质。

全身皮肤和面部黏膜的痛觉、温度觉和触觉、压觉，临床上称浅感觉。一侧脊髓丘脑束受损，受损平面下 1～2 节段以下对侧皮肤的痛觉和温度觉丧失，而触觉影响不大，因后索完好，故触觉无明显障碍。

脊髓丘脑束的纤维也有明确定位，由外侧向内侧、由浅入深依次为来自骶、腰、胸、颈部的纤维。因此，当髓内病变并不断进展时，浅感觉障碍自身体上部向下逐渐扩展。反之，髓外病变引起的浅感觉障碍自身体下部向上逐步扩展。

3）**脊髓小脑束** spinocerebellar tract　　包括**脊髓小脑后束** posterior spinocerebellar tract 和**脊髓小脑前**

束 anterior spinocerebellar tract，分别位于脊髓外侧索周边的后部及前部（图9-13），传导下肢和躯干下部的本体觉至小脑，参与协调下肢的运动和姿势。

（2）下行纤维束（运动传导束）

1）**皮质脊髓束** corticospinal tract 包括皮质脊髓侧束和皮质脊髓前束，分别位于脊髓外侧索和前索（图9-13），管理骨骼肌的随意运动。它们起自大脑皮质躯体运动区的运动神经元，纤维下行至延髓下端的锥体交叉处，其中大部分纤维交叉到对侧的脊髓外侧索，成为**皮质脊髓侧束** lateral corticospinal tract，下行可达骶髓，沿途陆续分支，间接或直接止于脊髓各节段的前角运动细胞；小部分不交叉的纤维，沿同侧脊髓前索下行，形成**皮质脊髓前束** anterior corticospinal tract，其中大部分纤维陆续经白质前连合交叉到对侧，小部分纤维不交叉，间接或直接止于颈部和上胸部的脊髓前角运动细胞。

皮质脊髓束的纤维排列同样有明确定位，由浅入深依次为至骶、腰、胸、颈段的纤维。一侧皮质脊髓侧束损伤时，受损平面以下同侧肢体可出现痉挛性瘫痪。

2）**红核脊髓束** rubrospinal tract 位于脊髓外侧索，皮质脊髓侧束的前方（图9-13）。此束起自中脑红核，纤维发出后立即交叉下行至脊髓，经灰质的中间神经元中继至前角运动细胞。其功能主要是兴奋屈肌运动神经元，抑制伸肌运动神经元。

3）**前庭脊髓束** vestibulospinal tract 位于脊髓前索（图9-13），起自脑干前庭神经核，大部分纤维终止于脊髓灰质的中间神经元，再至前角运动细胞。其功能主要是兴奋伸肌运动神经元，抑制屈肌运动神经元。

4）**网状脊髓束** reticulospinal tract 位于脊髓外侧索和前索（图9-13），起自脑干网状结构，下行终止于脊髓灰质的中间神经元，对脊髓前角α、γ运动神经元产生易化或抑制影响。

（3）**固有束** fasciculus proprius 脊髓固有束位于脊髓白质最内侧紧靠灰质的边缘处，由灰质各层中间神经元的轴突组成。这些神经元的轴突向同侧或对侧走出灰质，并分叉形成升支和降支，在白质内上升或下降若干节段后再进入灰质，联系本节段或邻位几个节段的运动神经元，是参与节段内反射或节段间反射的结构基础（图9-14）。

（三）脊髓的功能

脊髓具有传导和反射功能。

1. **传导功能** 脊髓是感觉和运动神经冲动传导的重要通路，其结构基础即脊髓内的上、下行纤维束。除头、面部外，全身的浅、深感觉和大部分内脏感觉冲动，都须经脊髓白质的上行纤维束才能传导到脑。由脑发出的冲动也要通过脊髓白质的下行纤维束才能支配躯干、四肢骨骼肌以及部分内脏的活动。如果脊髓白质损伤，将导致损伤平面以下出现运动和感觉的功能障碍（详见传导通路）。

2. **反射功能** 脊髓内有多种低级反射中枢，可执行一些简单的反射活动，包括躯体反射和内脏反射等。

（1）**躯体反射** 即引起骨骼肌收缩的反射，由于感受器部位不同，又分为浅反射和深反射。

1）**浅反射** 是刺激皮肤、黏膜的感受器，引起骨骼肌收缩的反射，如腹壁反射。临床上常用的浅反射见表9-1。

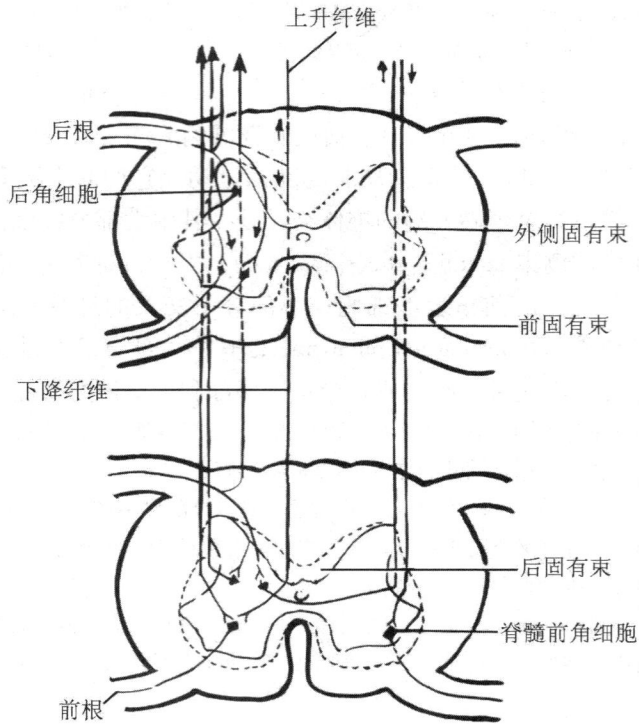

图 9 - 14 脊髓固有束

表 9 - 1 浅反射

反射名称	检查法	反 应	传入神经	中 枢	传出神经	效应器
腹壁反射	划腹壁皮肤	腹肌收缩	肋间神经和肋下神经	$T_{7\sim12}$	肋间神经和肋下神经	腹肌
提睾反射	划大腿内侧皮肤	睾丸上提	闭孔神经	$L_{1\sim2}$	生殖股神经	提睾肌
足底反射	划足底皮肤	足趾跖屈	胫神经和坐骨神经	$S_{1\sim2}$	坐骨神经和胫神经	趾屈肌

2）**深反射** 是刺激肌、腱的感受器，引起骨骼肌收缩的反射。因为这一刺激使肌、腱受到突然的牵拉而引起被牵拉肌的反射性收缩，所以又称牵张反射。如膝跳反射，就是叩击髌韧带引起股四头肌收缩产生伸小腿动作，其反射弧主要是由感觉和运动两个神经元组成。其反射过程：当髌韧带内感受器受到刺激时，兴奋沿股神经的传入纤维至脊髓 $L_{2\sim4}$ 节段内的前角运动细胞，最后再经股神经的运动纤维传至股四头肌，引起股四头肌收缩。临床上常用的深反射见表 9 - 2。

表 9 - 2 深反射

反射名称	检查法	反 应	传入神经	中 枢	传出神经	效应器
肱二头肌反射	叩击肱二头肌腱	屈肘	肌皮神经	$C_{5\sim6}$	肌皮神经	肱二头肌
肱三头肌反射	叩击肱三头肌腱	伸肘	桡神经	$C_{6\sim8}$	桡神经	肱三头肌
膝跳反射	叩击髌韧带	伸小腿	股神经	$L_{2\sim4}$	股神经	股四头肌
跟腱反射	叩击跟腱	足跖屈	胫神经和坐骨神经	$L_5\sim S_2$	坐骨神经和胫神经	小腿三头肌

肌张力反射 人体在安静状态时，骨骼肌不是完全松弛，而是始终有肌纤维轻度收缩，使肌保持一定的紧张度，称肌张力。肌张力可通过脊髓反射活动来维持，也属牵张反射（深反射）。即肌的感

受器（肌梭）经常由于重力牵拉受到刺激，通过脊髓节段反射使被牵拉肌紧张性收缩，保持肌张力。

（2）**内脏反射** 脊髓的中间带内有交感神经和副交感神经的低级中枢，如瞳孔开大中枢（$T_{1\sim2}$），血管运动和发汗中枢（$T_1\sim L_3$）以及排尿、排便中枢（$S_{2\sim4}$）等。这些中枢所执行的内脏反射活动也是通过脊髓反射弧完成的，并受到大脑皮质的控制。如排尿反射，当排尿反射弧任一部分被中断时，可出现尿潴留；当脊髓颈、胸段横贯性损伤后，可引起反射性排尿亢进而出现尿失禁。

二、脊神经

脊神经 spinal nerves 共 31 对，即颈神经 8 对，胸神经 12 对，腰神经 5 对，骶神经 5 对，尾神经 1 对。第 1～7 对颈神经在相应椎骨上方的椎间孔出椎管。第 8 对颈神经在第 7 颈椎与第 1 胸椎之间的椎间孔出椎管。胸、腰神经均分别在同序数椎骨下方的椎间孔穿出。第 1～4 对骶神经在相应的骶前、后孔穿出。第 5 对骶神经和尾神经由骶管裂孔穿出（图 9-9）。

每对脊神经都是由前根和后根在椎间孔处合并而成。脊神经前根含有躯体运动和内脏运动两种纤维，属于运动性的；脊神经后根含有躯体感觉和内脏感觉两种纤维，属于感觉性的。所以脊神经是混合性的，均含有 4 种纤维成分（图 9-15）。

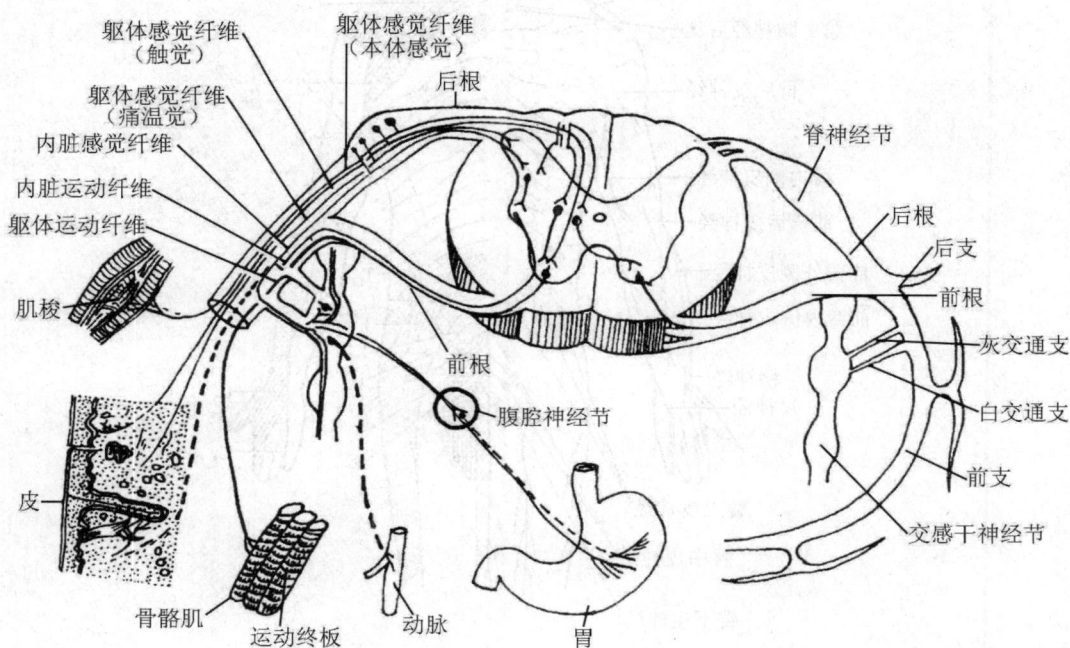

图 9-15 脊神经的纤维成分

（1）**躯体感觉纤维** 来源于脊神经节内的假单极神经元，其周围突分布于躯干和四肢的皮肤、骨骼肌、肌腱和关节，其中枢突经脊神经后根进入脊髓，将浅感觉和深感觉冲动传入中枢。

（2）**内脏感觉纤维** 来源于脊神经节内的假单极神经元，其周围突分布于内脏、心血管和腺体，其中枢突经脊神经后根进入脊髓，将这些结构的感觉冲动传入中枢。

（3）**躯体运动纤维** 来源于脊髓前角运动细胞，支配躯干和四肢骨骼肌的运动。

（4）**内脏运动纤维** 来源于脊髓侧角细胞或骶副交感核，支配平滑肌、心肌的运动和控制腺体的分泌。

脊神经出椎间孔后立即分为前支和后支。前支和后支都是混合性的。

（一）后支

后支 posterior branch 一般较相应的前支细而短，经相邻椎骨横突之间或骶后孔向后走行，呈节段性地分布于枕、项、背、腰、臀部的皮肤及脊柱两侧深部的骨骼肌（图9-16）。脊神经后支形成的皮神经主要有：

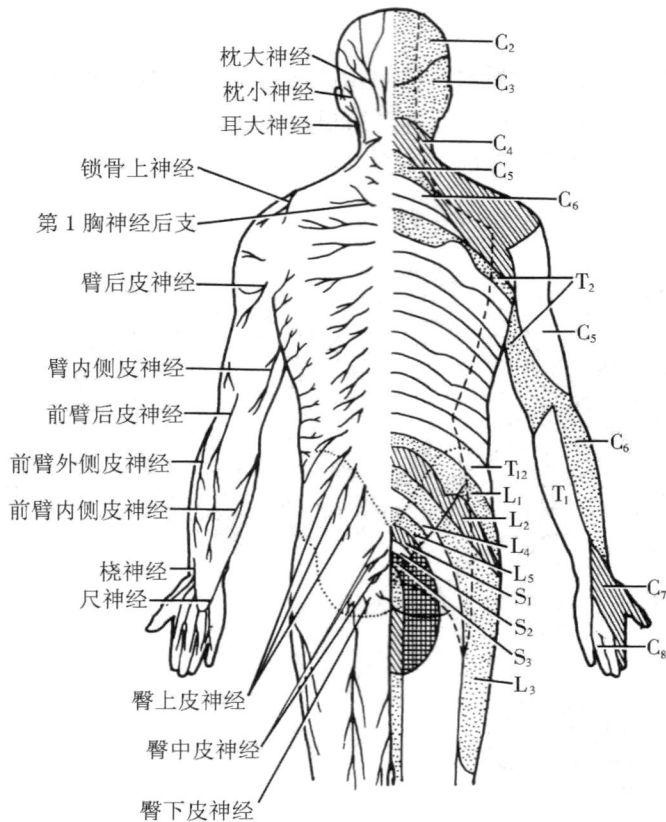

图 9-16 脊神经的皮支

1. **枕大神经** greater occipital nerve 为第2颈神经后支，较粗大，穿斜方肌腱至皮下，分布于枕部的皮肤。

2. **臀上皮神经** superior clunial nerves 为第1～3腰神经后支，在髂嵴上方竖脊肌外侧缘处穿至皮下，分布于臀上部皮肤。

3. **臀中皮神经** middle clunial nerves 为第1～3骶神经后支，穿过臀大肌起始部达皮下，分布于臀中部的皮肤。

（二）前支

前支 anterior branch 粗大，分布于躯干前外侧和四肢的骨骼肌和皮肤。除胸神经前支保持明显的节段性外，其余各部脊神经的前支分别交织成**丛**，由丛再分支分布于相应的区域。脊神经前支形成的神经丛有颈丛、臂丛、腰丛和骶丛。

1. **颈丛** cervical plexus　由第 1~4 颈神经的前支组成，位于胸锁乳突肌上部的深面（图 9-17），发出皮支和肌支。

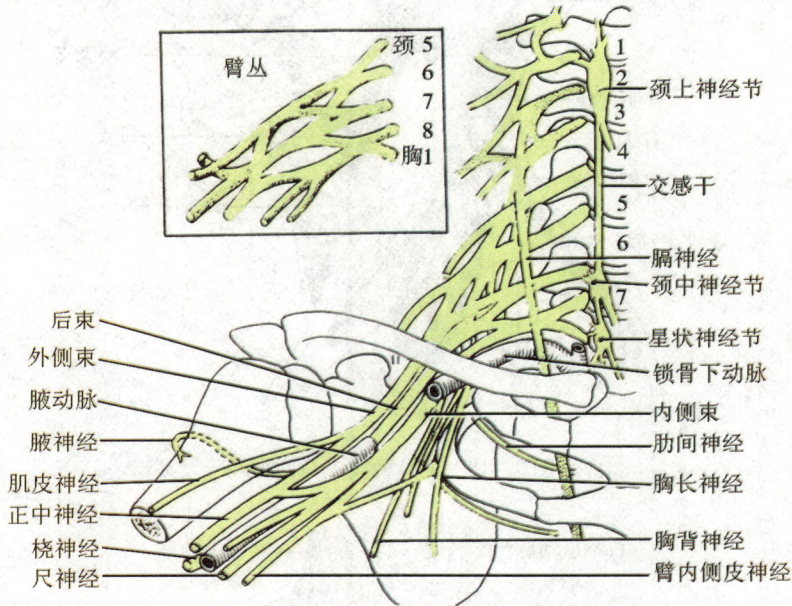

图 9-17　颈丛和臂丛

（1）**皮支**　均在胸锁乳突肌后缘中点附近穿出，位置表浅，行向各方，其穿出部位是颈部皮肤浸润麻醉的一个阻滞点。主要皮支有：**枕小神经** lesser occipital nerve、**耳大神经** great auricular nerve、**颈横神经** transverse nerve of neck 和**锁骨上神经** supraclavicular nerves （图 9-18），它们分布于枕部、耳部、颈前区和肩部的皮肤。

（2）**肌支**

1）**膈神经** phrenic nerve　是颈丛中最重要的分支，沿前斜角肌前面下行，在锁骨下动、静脉之间经胸廓上口入胸腔，沿肺根前方、心包的两侧下行至膈。膈神经中的运动纤维支配膈肌；感觉纤维主要分布于胸膜、心包及膈下面的部分腹膜。右侧膈神经的感觉纤维还分布到肝和胆囊表面的浆膜等处（图 9-19）。

膈神经损伤可引起同侧半膈肌瘫痪，导致腹式呼吸减弱或消失，严重者有窒息感。膈神经受刺激时可发生呃逆。肝胆疾病患者可出现右肩痛，这与膈神经受到刺激有关，此为牵涉痛。

2）**颈丛深支**　主要支配颈部深肌，如椎前肌和斜角肌群。

2. **臂丛** brachial plexus　由第 5~8 颈神经前支和第 1 胸神经前支的大部分组成。在颈根部先经斜角肌间隙穿出，行于锁骨下动脉的后上方，再经锁骨后方进入腋窝

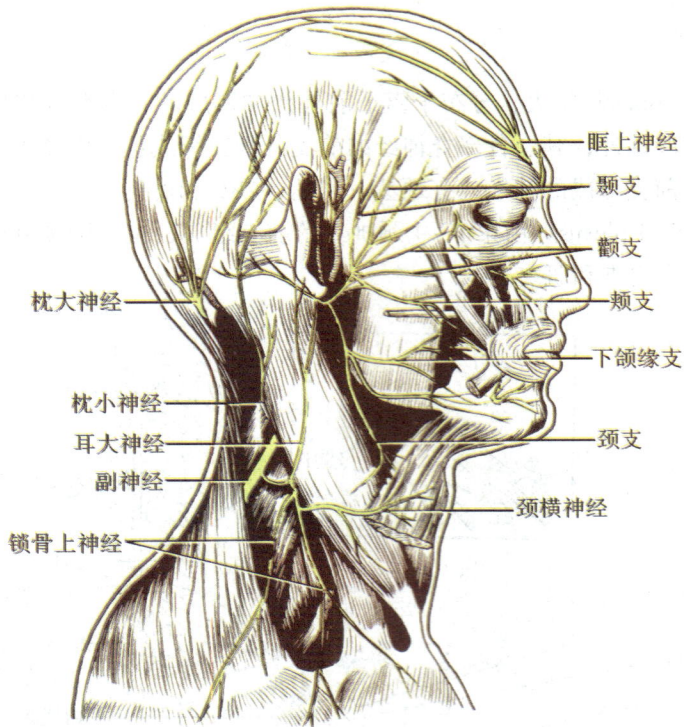

图 9－18　颈丛的皮支及面神经

眶上神经
颞支
额支
颧支
颊支
下颌缘支
枕大神经
颈支
枕小神经
耳大神经
副神经
颈横神经
锁骨上神经

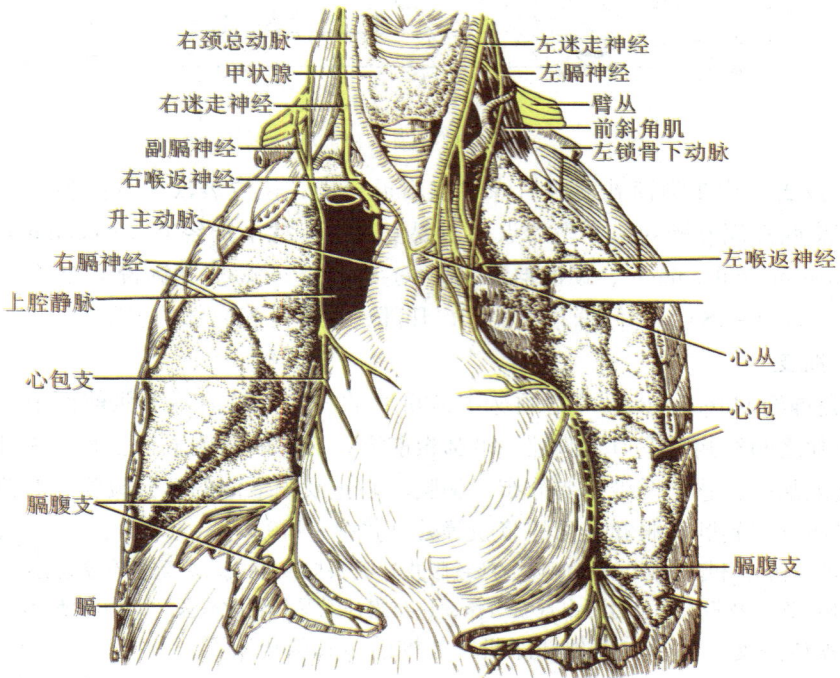

图 9－19　膈神经

右颈总动脉
左迷走神经
甲状腺
左膈神经
右迷走神经
臂丛
前斜角肌
副膈神经
左锁骨下动脉
右喉返神经
升主动脉
右膈神经
左喉返神经
上腔静脉
心丛
心包支
心包
膈腹支
膈腹支
膈

（图 9 – 17）。因此臂丛可以锁骨为界分为锁骨上部和锁骨下部。锁骨上部分支是一些短的肌支，分布于颈部、胸壁及肩部的肌。锁骨下部在腋窝内围绕腋动脉，并形成内侧束、外侧束和后束，再由束发出分支。主要分支如下（图 9 – 20、21）：

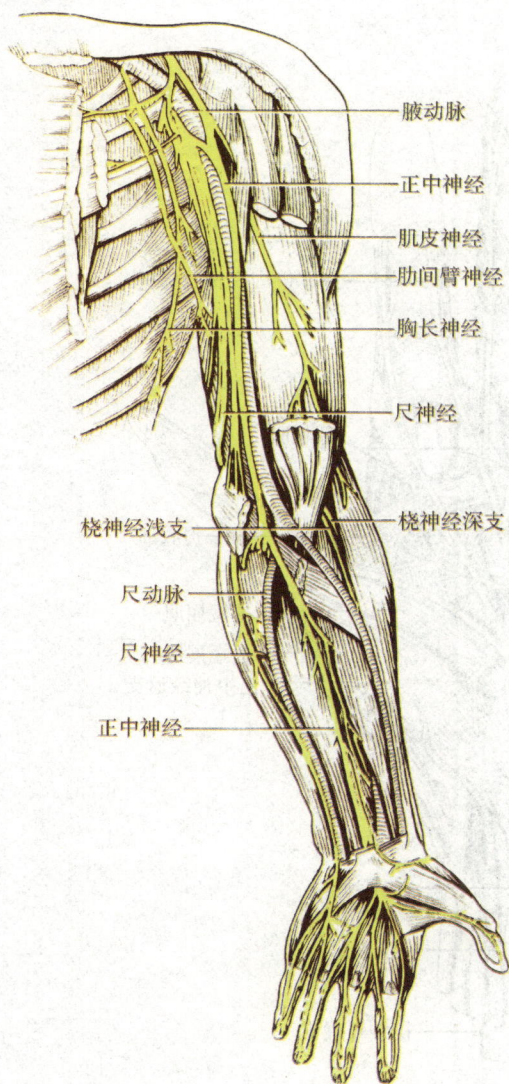

図 9 – 20　上肢前面的神经

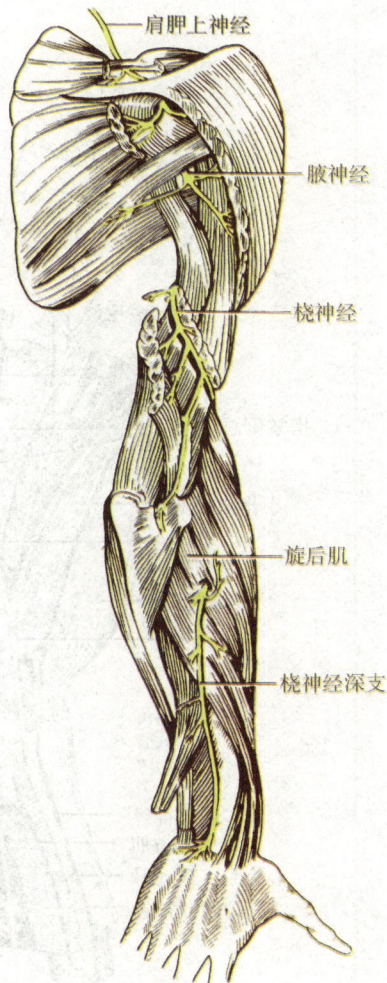

图 9 – 21　上肢后面的神经

（1）**肌皮神经** musculocutaneous nerve　发自外侧束，向外斜穿喙肱肌，在肱二头肌与肱肌之间下行，发出肌支支配肱二头肌、喙肱肌和肱肌；其皮支在肘关节稍上方穿出深筋膜延续为**前臂外侧皮神经**，分布于前臂外侧皮肤。

（2）**正中神经** median nerve　由内侧束和外侧束的内、外侧根夹持腋动脉向下汇合而成。在臂部沿肱二头肌内侧沟随肱动脉下行至肘窝。从肘窝向下行于前臂的正中，位于指浅、深屈肌之间，继而在桡侧腕屈肌腱和掌长肌腱之间的深面进入腕管，经掌腱膜深面达手掌。在腕关节上方，正中神经位置浅表，易发生切割伤。

1）正中神经的分支　①**肌支**支配除肱桡肌、尺侧腕屈肌、指深屈肌尺侧半以外的所有前臂前群肌以及手肌外侧大部分（除拇收肌以外的鱼际肌和第1、2蚓状肌）。②**皮支**分布于手掌桡侧2/3区、桡侧3个半手指掌面以及其中、远节指背面的皮肤（图9－22、24）。

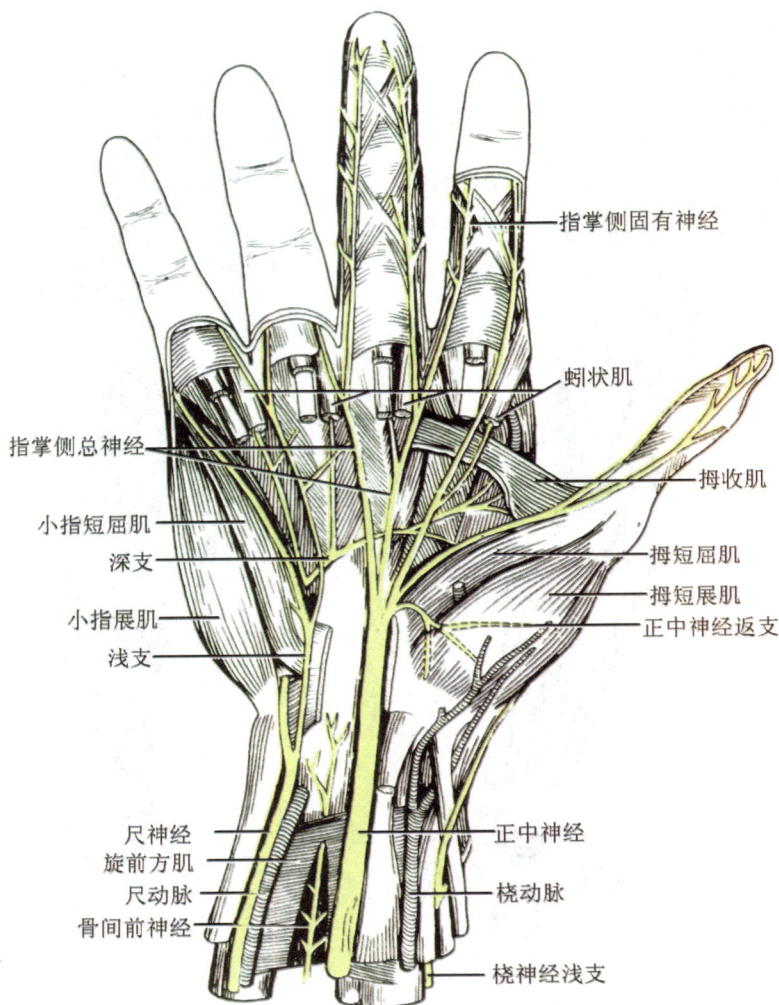

图9－22　手掌面的神经

2）正中神经的体表投影　自肱动脉的始端搏动点至肘部肱骨内、外上髁间连线中点稍内侧，再由此向下至腕掌侧横纹中点。

正中神经损伤时，运动障碍表现为前臂不能旋前（旋前肌瘫痪），屈腕能力减弱，拇、示指不能屈曲（屈腕屈指肌瘫痪），形似手枪，故称"手枪手"，拇指不能对掌，鱼际肌萎缩（鱼际肌瘫痪）。感觉障碍以桡侧3指远节最明显（图9－25）。

（3）**尺神经** ulnar nerve　发自内侧束，沿肱二头肌内侧沟随肱动脉下行，至臂中部离开此动脉转向后下，经肱骨内上髁后方的尺神经沟至前臂，在尺侧腕屈肌深面随尺动脉内侧下行，于豌豆骨外侧入手掌。

1）尺神经的分支 ①**肌支**支配前臂尺侧腕屈肌和指深屈肌的尺侧半以及手肌内侧大部分（小鱼际肌、拇收肌、骨间肌和第3、4蚓状肌）。②**皮支**在手掌面，分布于手掌尺侧1/3区和尺侧1个半手指的皮肤。在手背面，分布于手背尺侧1/2区及尺侧2个半手指的皮肤（第3、4指毗邻侧只分布于近节指背皮肤）（图9－22、23、24）。

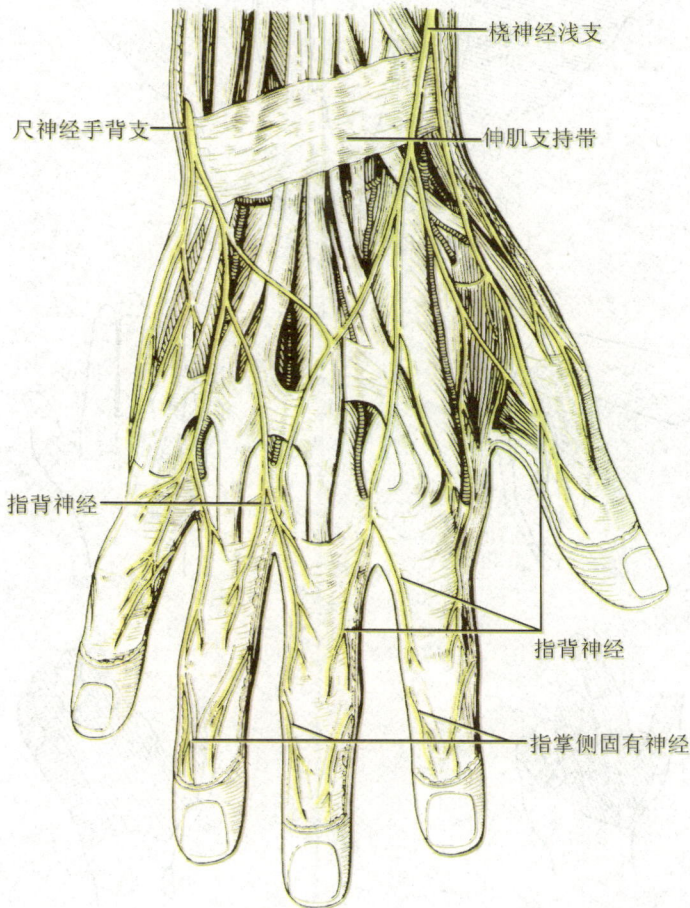

图9－23 手背面的神经

2）尺神经的体表投影 自肱动脉始端搏动点至肱骨内上髁后方，再由此至豌豆骨外侧缘。

尺神经损伤主要表现为屈腕能力减弱（屈腕、屈指肌瘫痪），拇指不能内收（拇收肌瘫痪），各指不能互相并拢，第4、5指的掌指骨关节过伸而指骨间关节屈曲（骨间肌，第3、4蚓状肌瘫痪）形似鹰爪，故称"爪形手"，小鱼际肌萎缩平坦。尺神经与正中神经合并损伤时，由于小鱼际肌和鱼际肌、骨间肌、蚓状肌均萎缩，手掌更显平坦，类似"猿手"。尺神经损伤感觉障碍以手的内侧缘为主（图9－25）。

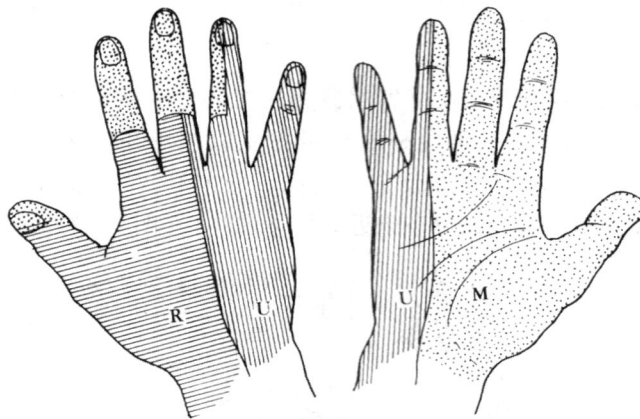

图 9 - 24　手皮肤的神经分布

U. 尺神经；R. 桡神经；M. 正中神经

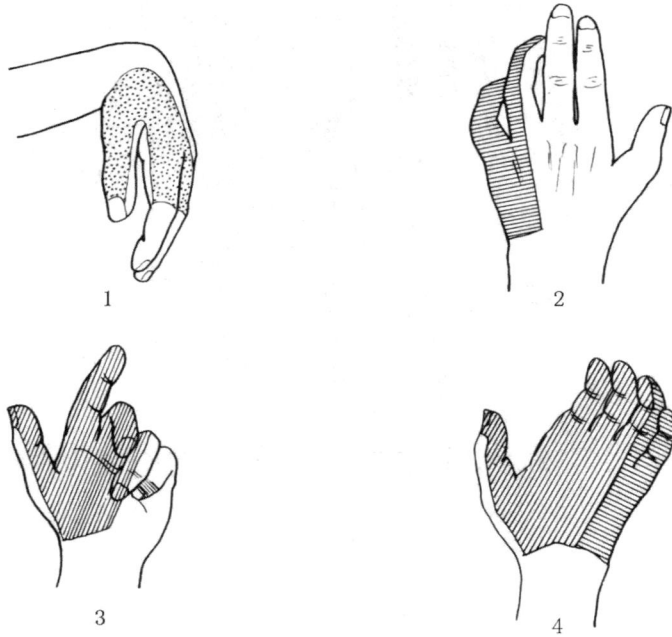

1

2

3

4

图 9 - 25　桡、尺、正中神经损伤时的手形及皮肤感觉丧失区

1. 垂腕（桡神经）；2. "爪形手"（尺神经）；3. "手枪手"（正中神经）；
4. "猿手"（正中神经与尺神经合并损伤）

（4）**桡神经 radial nerve**　发自后束，先位于腋动脉的后方，后经肱三头肌深面紧贴肱骨体中部后面沿桡神经沟行向外下，下行过程中在臂部发出肌支支配肱三头肌和肱桡肌，在腋窝发出臂后皮神经分布于臂后面皮肤，在臂中份外侧发出前臂后皮神经分布于前臂后面的皮肤，至肱骨外上髁前方分为浅、深两支。

1）**桡神经浅支 superficial radial branch**　为皮支，与桡动脉伴行，至前臂下 1/3 转

向手背，分布于手背桡侧半和桡侧 2 个半手指的近节指背皮肤。

2）**桡神经深支** deep radial branch　为肌支，穿旋后肌至前臂后面，改名为骨间后神经，分支支配前臂后群肌。

桡神经本干损伤时，主要表现为不能伸腕、伸指，呈垂腕姿态。感觉障碍以手背第 1、2 掌骨之间的皮肤最明显（图 9-25）。

（5）**腋神经** axillary nerve　发自后束，绕过肱骨外科颈行向后外，支配三角肌和小圆肌，分布于肩部和臂外侧区上部的皮肤。

腋神经损伤后，三角肌瘫痪，上肢不能外展，肩部失去圆隆状而呈"方形肩"；肩部和臂外侧区上部皮肤感觉障碍。

（6）**胸背神经** thoracodorsal nerve　发自后束，循肩胛骨外缘下降，支配背阔肌。

（7）**臂内侧皮神经** medial brachial cutaneous nerve　发自内侧束，分布于臂内侧皮肤。

（8）**前臂内侧皮神经** medial antebrachial cutaneous nerve　发自内侧束，支配前臂内侧的皮肤。

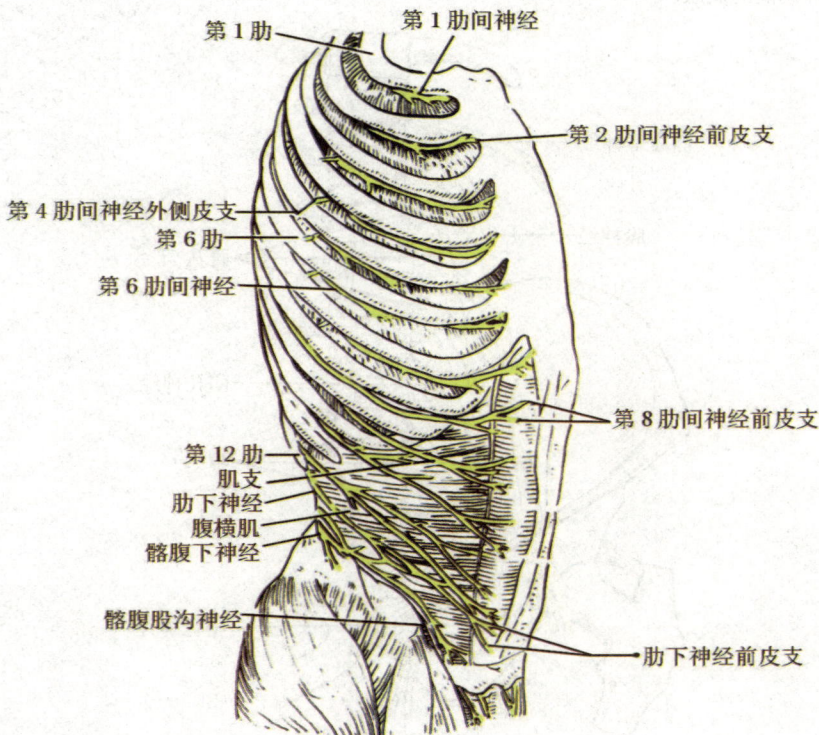

图 9-26　胸神经

3. **胸神经前支** anterior branch of thoracic nerves　共 12 对。除第 1 对的大部分和第 12 对的小部分分别参加臂丛和腰丛外，其余皆不成丛。第 1 至第 11 对胸神经前支各自位于相应的肋间隙内，称**肋间神经** intercostal nerves。第 12 对胸神经前支位于第 12 肋的下方，故称**肋下神经** subcostal nerve。肋间神经在肋间内肌深面与肋间血管一起沿肋沟走行，自上而下按静脉、动脉、神经的次序并列。上 6 对肋间神经分支分布于相应的肋间肌、胸壁皮肤和壁胸膜。第 7~11 对肋间神经除分布于相应的肋间肌、胸壁皮肤和壁胸膜外，并斜向前下和肋下神经一起行于腹内斜肌和腹横肌之间，分布于腹前外侧群肌和腹壁皮肤及壁腹膜（图 9－26）。

4. **腰丛** lumbar plexus　由第 12 胸神经前支的一部分、第 1~3 腰神经前支和第 4 腰神经前支的一部分组成，位于腰大肌深面，腰椎横突的前方（图 9－27）。其主要分支如下：

（1）**髂腹下神经** iliohypogastric nerve　在髂嵴上方入腹内斜肌与腹横肌之间至腹前壁，在腹股沟管浅环上方穿腹外斜肌腱膜达皮下，沿途发出肌支支配腹壁肌，并发出皮支分布于附近皮肤（图 9－26）。

（2）**髂腹股沟神经** ilioinguinal nerve　在髂腹下神经下方并行，进入腹股沟管伴随精索或子宫圆韧带出浅环。其肌支支配腹壁肌，皮支分布于腹股沟部、阴囊或大阴唇皮肤（图 9－26）。在腹股沟疝修补术中，应避免损伤上述两神经。

（3）**股外侧皮神经** lateral femoral cutaneous nerve　至髂前上棘内侧，经腹股沟韧带深面达股部，分布于大腿外侧面的皮肤。

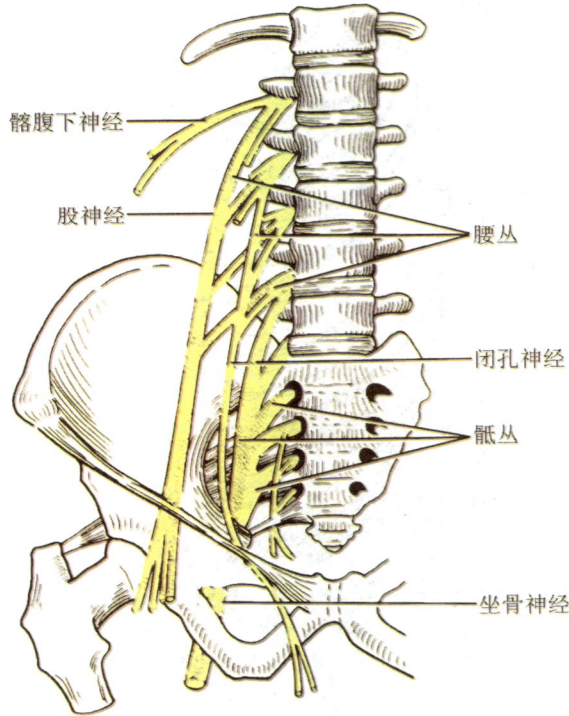

图 9－27　腰丛和骶丛

（4）**股神经** femoral nerve　是腰丛最大的分支（图 9－27、28），自腰大肌外侧缘穿出，继而沿腰大肌和髂肌之间下行，经腹股沟韧带深面至大腿前面股三角内，位于股动脉外侧，分出数支，其肌支支配大腿前群肌，皮支分布于大腿和膝关节前面的皮肤，最长的皮支为**隐神经** saphenous nerve，与大隐静脉伴行，向下分布于小腿内侧面及足内侧缘的皮肤。

股神经
股动脉
闭孔神经
股直肌
股薄肌

缝匠肌

隐神经
腓深神经
腓浅神经

臀上神经
梨状肌
股后皮神经
坐骨神经

腓总神经

胫神经

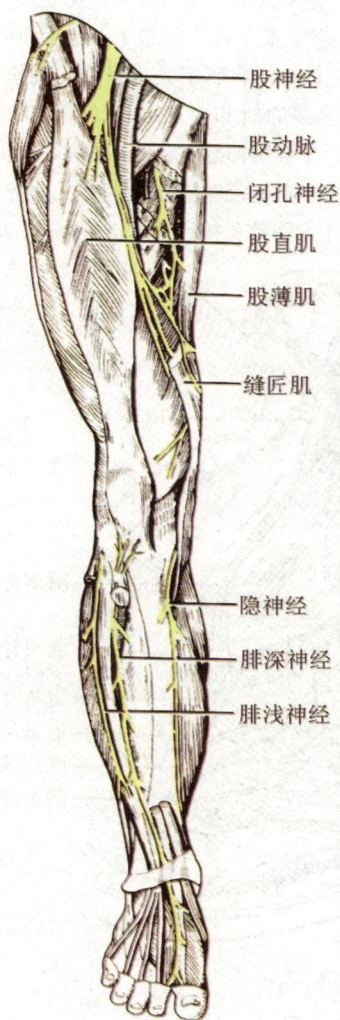

图 9-28　下肢前面的神经　　　图 9-29　下肢后面的神经

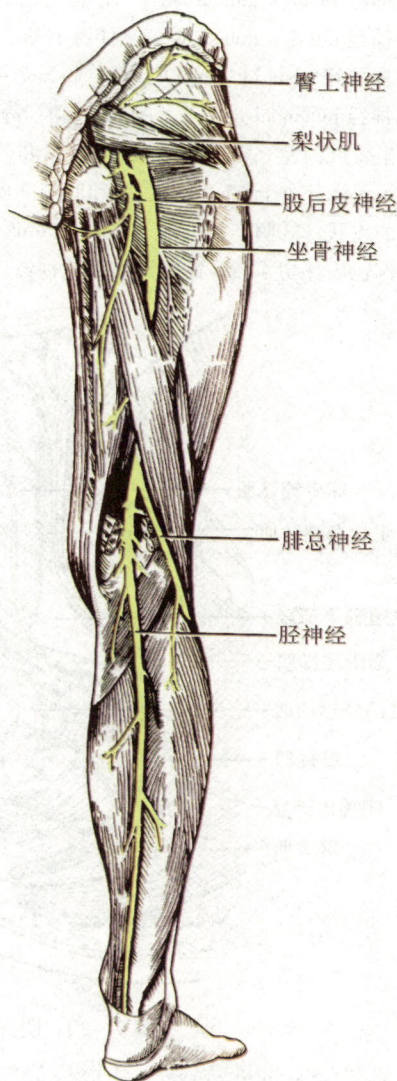

股神经损伤后表现为不能伸小腿（因股四头肌瘫痪），行走困难，膝反射消失，大腿前面和小腿内侧面等处皮肤感觉障碍。

（5）**闭孔神经** obturator nerve　　自腰大肌内侧缘穿出，伴闭孔动脉沿小骨盆腔侧壁向前下行，穿闭膜管出骨盆至大腿内侧，分布于大腿内侧群肌和大腿内侧面的皮肤（图9-27、28）。

5. **骶丛** sacral plexus　　由第4腰神经前支的一部分和第5腰神经前支以及全部骶、尾神经前支组成，位于骨盆腔内，在骶骨和梨状肌的前面（图9-27）。其主要分支如下（图9-29）：

（1）**臀上神经** superior gluteal nerve   伴臀上动、静脉经梨状肌上孔出骨盆，支配臀中肌、臀小肌。

（2）**臀下神经** inferior gluteal nerve   伴臀下动、静脉经梨状肌下孔出骨盆，支配臀大肌。

（3）**股后皮神经** posterior femoral cutaneous nerve   出梨状肌下孔，分布于大腿后面的皮肤。

（4）**阴部神经** pudendal nerve   与阴部内动、静脉一起经梨状肌下孔出骨盆，绕坐骨棘后面，再经坐骨小孔入坐骨肛门窝，分支分布于会阴部和外生殖器的肌和皮肤（图 9 - 30）。主要分支有：①**肛神经** anal nerves 分布于肛门外括约肌和肛门部皮肤；②**会阴神经** perineal nerves 分布于会阴诸肌和阴囊或大阴唇的皮肤；③**阴茎背神经** dorsal nerve of penis 沿阴茎背侧前行达阴茎头，分布于阴茎的海绵体及皮肤。作包皮环切术时，需阻滞麻醉此神经。女性为**阴蒂背神经** dorsal nerve of clitoris。

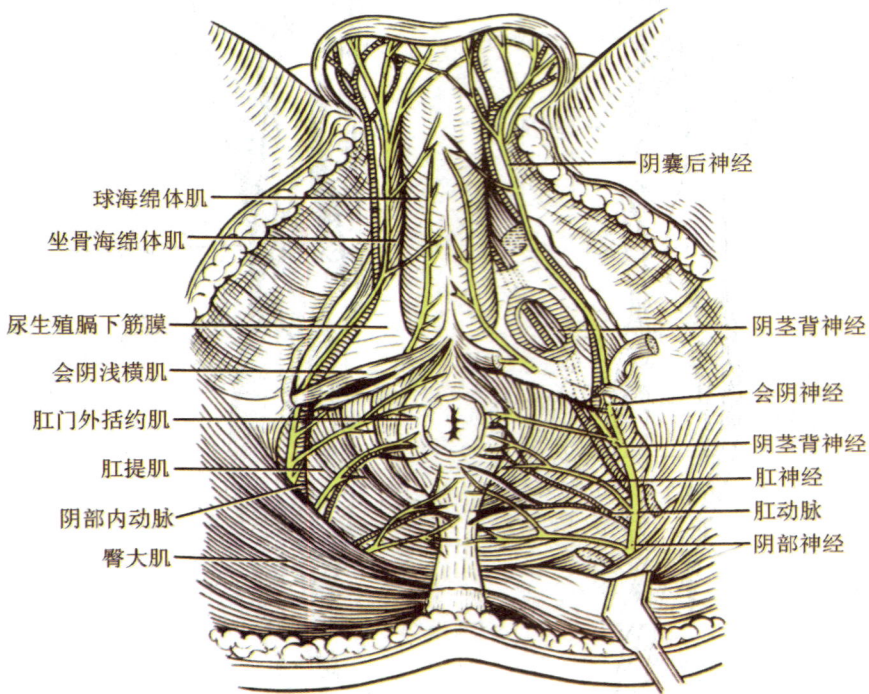

图 9 - 30   阴部神经（男性）

（5）**坐骨神经** sciatic nerve   是全身最粗大、最长的神经。经梨状肌下孔出骨盆至臀大肌深面，经大转子与坐骨结节之间至大腿后面，在股二头肌长头深面继续下行，多在腘窝上角附近分为胫神经和腓总神经。坐骨神经干发出分支支配大腿后群肌（图 9 - 29）。

坐骨神经干的体表投影：自坐骨结节与大转子之间的中点稍内侧到股骨内、外侧髁之间的中点，其上 2/3 为坐骨神经干。坐骨神经痛时，常在此线上出现压痛。

1）**胫神经** tibial nerve   为坐骨神经干的直接延续，沿腘窝中线下行，继而在小腿三头肌深面伴胫后动脉下行，经内踝后方至足底，分为**足底内侧神经** medial plantar nerve 和**足底外侧神经** lateral plantar nerve（图 9 - 31）。胫神经分支主要分布于小腿后群肌和足底肌，以及小腿后面和足底的皮肤（图 9 - 29、31）。

胫神经损伤后的运动障碍主要表现为足不能跖屈，不能以足尖站立，足底内翻力弱。由于拮抗肌的牵拉，出现背屈和外翻位，呈"钩状足"畸形。感觉障碍主要在足底。

2）**腓总神经** common peroneal nerve　自坐骨神经发出后，沿腘窝上外侧缘向外下方行，绕腓骨颈至小腿前面，分为腓浅神经和腓深神经（图9-28、29）。

①**腓浅神经** superficial peroneal nerve：在小腿外侧群肌与前群肌之间下行，于小腿中、下1/3交界处穿至皮下。沿途发支支配腓骨长肌和腓骨短肌，并分布于小腿前外侧面下部和足背、趾背的皮肤（图9-31）。

②**腓深神经** deep peroneal nerve：在小腿前群肌之间伴胫前动脉下行，分支支配小腿前群肌和足背肌，其末支为皮支，分布于第1~2趾相邻缘背面皮肤。

腓总神经损伤后的运动障碍主要表现为足不能背屈，不能外翻，不能伸趾。由于重力和后群肌的过度牵拉，足下垂并内翻，呈"马蹄"内翻足畸形，患者走路时呈跨阈步态。感觉障碍在小腿前外侧面下部和足背明显。

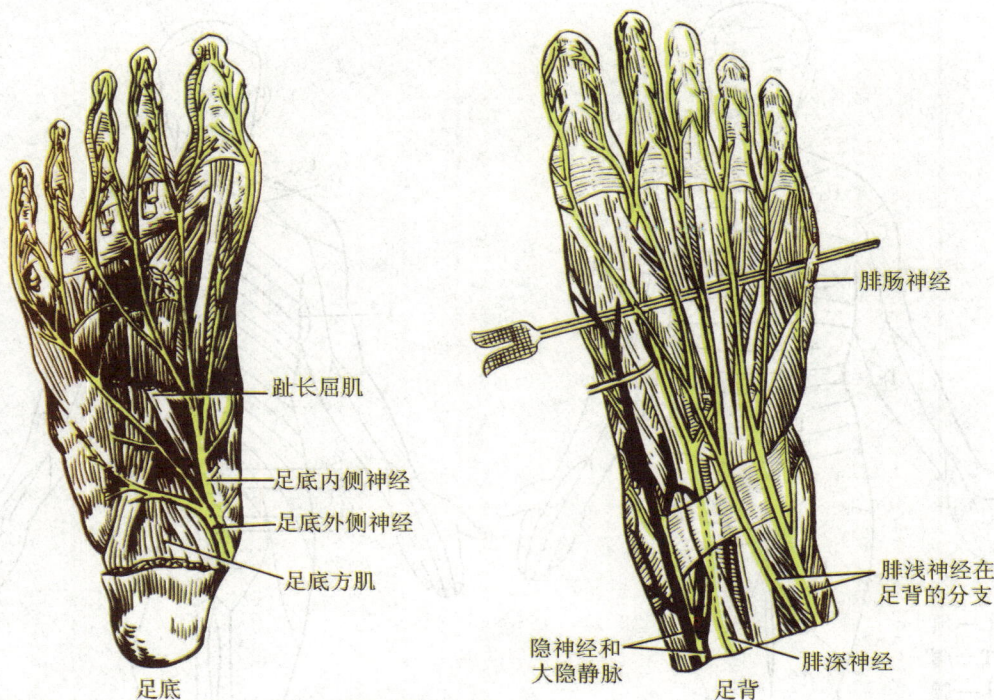

趾长屈肌
足底内侧神经
足底外侧神经
足底方肌
足底

腓肠神经
腓浅神经在足背的分支
隐神经和大隐静脉
腓深神经
足背

图9-31　足的神经

三、脊髓的节段性支配

脊髓分31个节段，每一节段前角发出的躯体运动纤维，经相应的前根和脊神经，支配躯体一定部位的骨骼肌运动。同样，每一节段的后角，通过相应的后根及脊神经的传入纤维，管理躯体一定部位的皮肤感觉。

（一）脊髓对肌的节段性支配

脊髓对肌的节段性支配，概括地说，第1颈髓节段到第4颈髓节段支配颈肌及膈肌；第5颈髓节段到第1胸髓节段支配上肢肌；第2胸髓节段到第1腰髓节段支配躯干肌；第2腰髓节段到第2骶髓节段支配下肢肌；第 3 骶髓节段到第 5 骶髓节段及尾髓节段主要支配会阴肌。每块肌多由相邻几个脊髓节段共同支配，见表 9-3。

表 9-3　脊髓对主要肌的节段性支配

肌 肉	神经丛	周围神经	脊髓节段
膈	颈丛	膈神经	$C_{3\sim5}$
肱二头肌	臂丛	肌皮神经	$C_{5\sim6}$
肱三头肌	臂丛	桡神经	$C_{6\sim8}$
肋间肌、腹前外侧群肌		肋间神经和肋下神经	$T_{1\sim12}$
股四头肌	腰丛	股神经	$L_{2\sim4}$
小腿三头肌	骶丛	胫神经	$L_5\text{-}S_2$

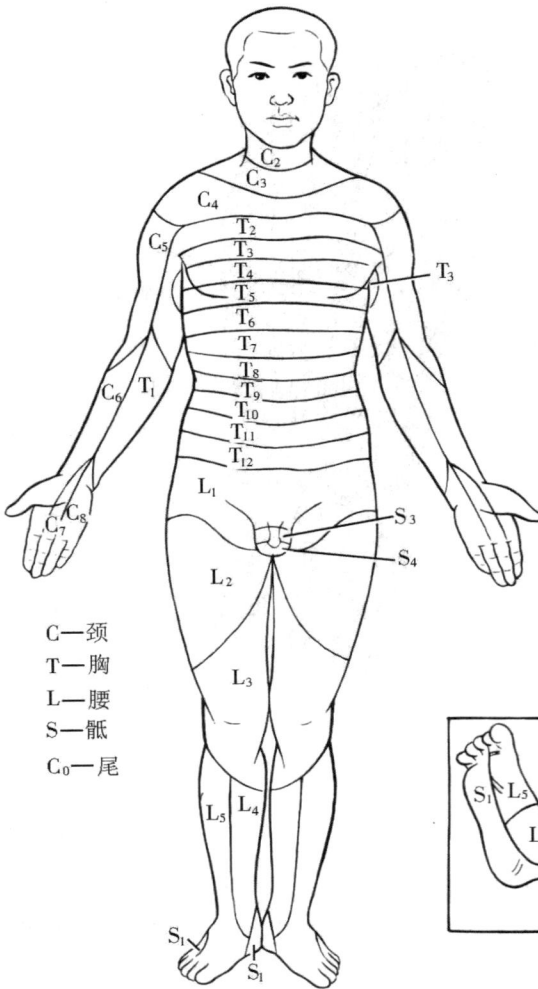

C—颈
T—胸
L—腰
S—骶
C₀—尾

图 9-32　皮肤的节段性支配（前面）　　　图 9-33　皮肤的节段性支配（后面）

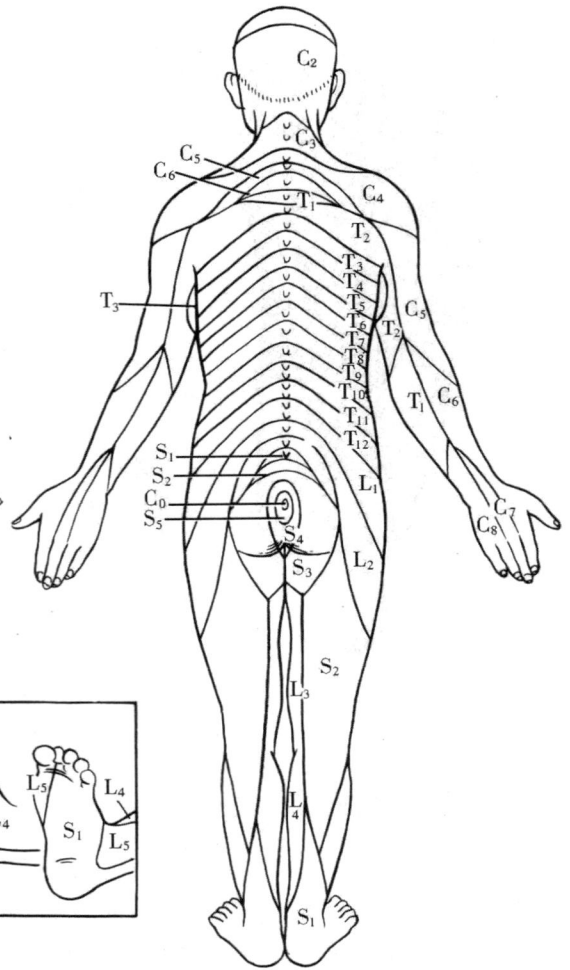

（二）脊髓对皮肤的节段性支配

脊髓对皮肤的节段性支配，以躯干部最为典型，自背侧中线至腹侧中线较有规律地形成连续横行的环带。例如第 2 胸髓节段支配胸骨角平面皮肤，第 4 胸髓节段支配（男性）乳头平面皮肤，第 6 胸髓节段支配剑突平面皮肤，第 10 胸髓节段支配脐平面皮肤（图 9 - 32、33，表 9 - 4）。了解皮肤的节段性支配有助于对脊髓损伤的定位诊断。

表 9 - 4　脊髓对皮肤的节段性支配

脊髓节段	皮肤区域	脊髓节段	皮肤区域
C_2	枕部及颈部	T_8	季肋部平面
$C_{3\sim4}$	颈部及肩部	T_{10}	脐平面
C_5	臂外侧面	$T_{12}\sim L_1$	耻骨部及腹股沟部平面
$C_{6\sim7}$	前臂和手的外侧面	$L_{2\sim3}$	大腿前面
$C_8\sim T_1$	手和前臂的内侧面	$L_{4\sim5}$	小腿内、外侧面和足的内侧半
T_2	臂内侧面，腋窝及胸骨角平面	$S_{1\sim3}$	足外侧半和大、小腿后面
T_4	乳头平面（男性）	$S_{4\sim5}$	会阴部
T_6	剑突平面		

第三节　　脑和脑神经

一、脑

脑 brain 位于颅腔内，成人的脑平均重量约为 1400g。脑由端脑、间脑、中脑、脑桥、延髓和小脑六个部分组成。通常将中脑、脑桥和延髓合称为脑干。

（一）脑干

脑干 brain stem 位于颅后窝的斜坡上，自下向上依次为延髓、脑桥和中脑。延髓下部在平枕骨大孔处与脊髓相续，中脑上部紧接间脑。延髓和脑桥的背面与小脑相连，其间的腔隙为第四脑室。第四脑室向上经中脑水管与第三脑室相通，向下与延髓及脊髓的中央管相续（图 9 - 34、35）。

1. 脑干外形

（1）延髓的外形（图 9 - 35、36、37）　　**延髓** medulla oblongata 形似倒置的圆锥体，上缘在腹侧面以延髓脑桥沟与脑桥分界，在背侧面以第四脑室底横行的髓纹与脑桥为界。延髓下部的外形与脊髓相似，脊髓表面所有的纵沟都延伸到延髓。

在延髓腹侧面，前正中裂的两旁有纵行的隆起称**锥体** pyramid，由大脑皮质发出的锥体束构成。在锥体下端锥体束的纤维大部分左、右交叉，形成发辫状的**锥体交叉** decussation of pyramid。在锥体外侧的卵圆形隆起称**橄榄** olive，其内有下橄榄核。橄榄与锥体之间的前外侧沟内附有舌下神经根丝。在橄榄的背侧，自上而下依次排列有舌咽神经、迷走神经和副神经根丝。

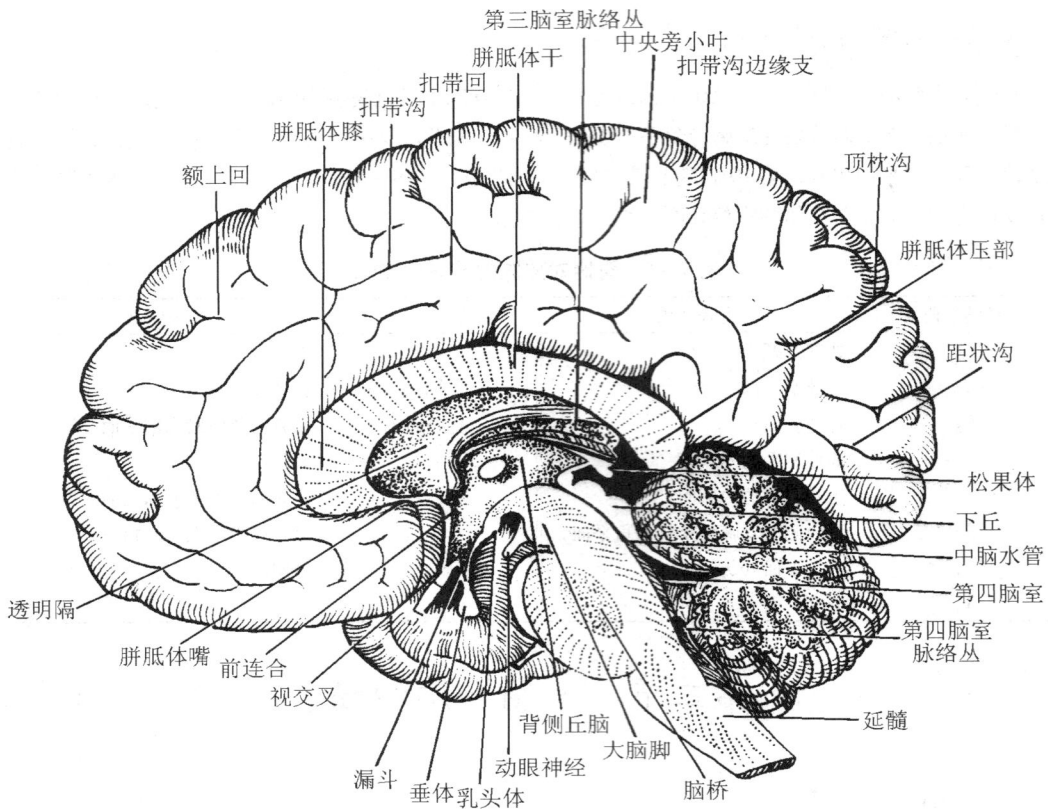

图 9 - 34　脑的正中矢状切面

在延髓背侧面，下部形似脊髓，上部构成第四脑室底的下部。在后正中沟的两侧各有两个隆起，内侧的为**薄束结节** gracile tubercle，外侧的为**楔束结节** cuneate tubercle，其深面分别有薄束核和楔束核，分别是薄束和楔束的终止核。楔束结节外上方有稍隆起的**小脑下脚** inferior cerebellar peduncle，主要由脊髓和延髓进入小脑的纤维束构成。

（2）脑桥的外形（图 9 - 36、37）　**脑桥** pons 腹侧面膨隆宽阔，称**基底部**，其正中线上有一浅沟，称**基底沟** basilar sulcus。脑桥基底部向两侧逐渐变窄，移行为**小脑中脚** middle cerebellar peduncle，主要由脑桥进入小脑的纤维束构成。在基底部与小脑中脚交界处有粗大的三叉神经根。在延髓脑桥沟中，从内侧向外侧依次排列有展神经、面神经和前庭蜗神经根。延髓脑桥沟外侧部与小脑的结合处称**脑桥小脑三角**，为前庭蜗神经瘤好发部位。

脑桥背侧面形成第四脑室底的上部，此处的外侧缘分别为左、右**小脑上脚** superior cerebellar peduncle，主要由小脑进入中脑的纤维束构成。

菱形窝 rhomboid fossa 即第四脑室底，呈菱形凹陷。它由延髓上部背面和脑桥背面共同构成。其上外侧界为小脑上脚，下外侧界为薄束结节、楔束结节和小脑下脚。

（3）中脑的外形（图 9 - 36、37）　**中脑** midbrain 腹侧面有一对纵行粗大的柱状隆

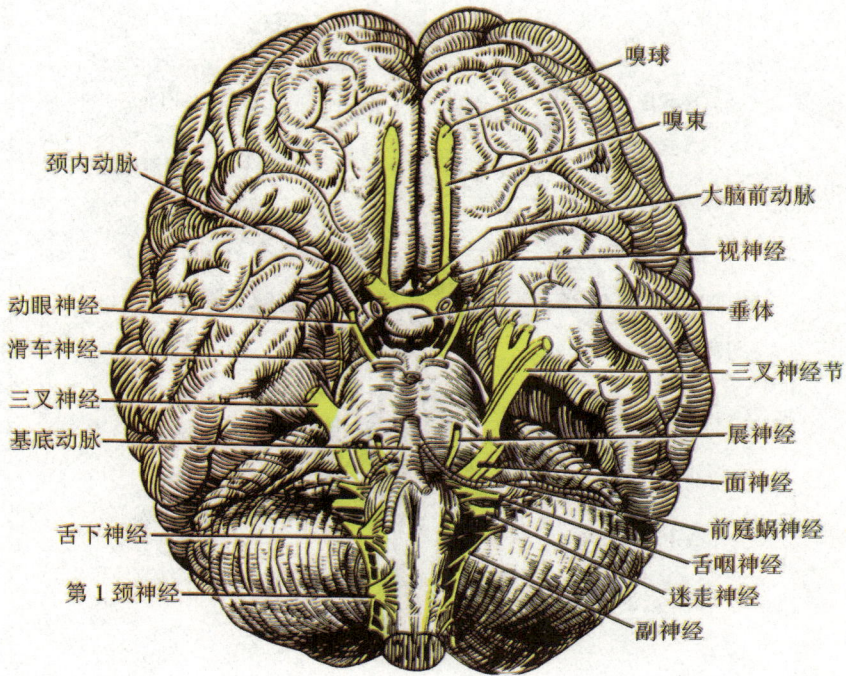

图 9 – 35 脑的底面

嗅球
嗅束
颈内动脉
大脑前动脉
视神经
垂体
动眼神经
三叉神经节
滑车神经
三叉神经
展神经
基底动脉
面神经
前庭蜗神经
舌下神经
舌咽神经
第 1 颈神经
迷走神经
副神经

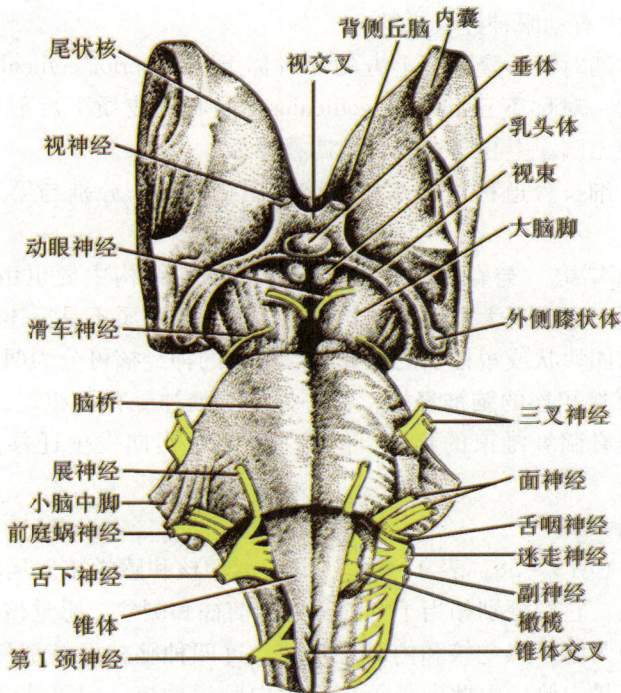

图 9 – 36 脑干的腹侧面

尾状核
背侧丘脑
内囊
视交叉
垂体
视神经
乳头体
视束
动眼神经
大脑脚
滑车神经
外侧膝状体
脑桥
三叉神经
展神经
面神经
小脑中脚
舌咽神经
前庭蜗神经
迷走神经
舌下神经
副神经
橄榄
锥体
锥体交叉
第 1 颈神经

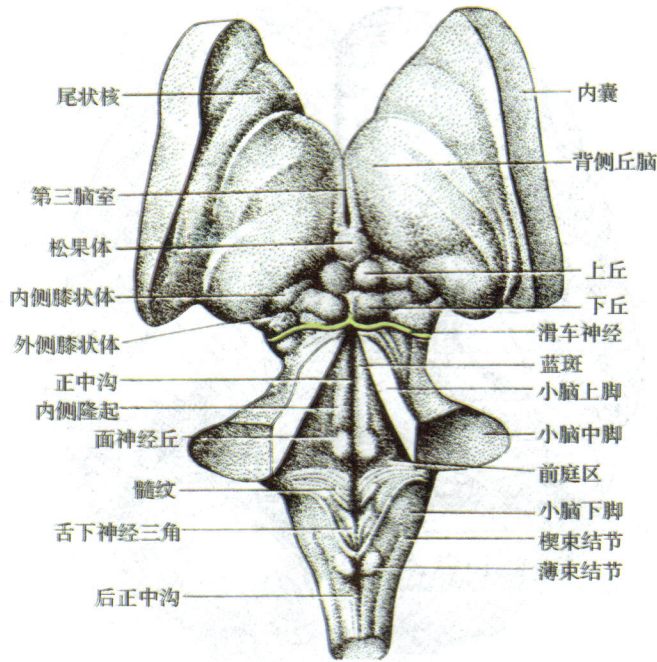

图 9 - 37　脑干的背侧面

起，称**大脑脚** cerebral peduncle，内有锥体束等纤维束通过。其间的凹窝称**脚间窝** interpeduncular fossa，内有动眼神经根出脑。

中脑背侧面有两对圆形隆起，上方的一对称**上丘** superior colliculus，是视觉皮质下反射中枢；下方的一对称**下丘** inferior colliculus，是听觉皮质下反射中枢。在下丘的下方，有滑车神经根出脑。上丘与下丘合称四叠体。

中脑内部有一细长管道称**中脑水管**，该管向上、向下分别与第三脑室和第四脑室相通。

2. 脑干的内部结构　与脊髓相比较，脑干内部的结构主要也由灰质和白质构成，但比脊髓复杂，同时还出现大范围的网状结构。脑干的灰质不是呈连续的纵柱状，而是分散成大小不等的团块状或短柱状的神经核。脑干的神经核可分为两大类：一类是与第Ⅲ～Ⅻ对脑神经直接相连的**脑神经核**；另一类不与脑神经直接相连，统称**非脑神经核**。脑干的白质大都是脊髓纤维束的延续，但是其位置、走向发生迁移，并出现一些新纤维束。

（1）脑干的神经核

1）**脑神经核**（图9－38，表9－5）　分为运动核和感觉核。运动核又分为躯体运动核和内脏运动核，它们分别相当于脊髓灰质的前柱和侧柱。感觉核相当于脊髓灰质的后柱。感觉核又分为躯体感觉核和内脏感觉核。这四种脑神经核都位于脑干的背侧部，其中躯体运动核在最内侧，由此向外侧依次为内脏运动核、内脏感觉核和躯体感觉核。在生物进化过程中，头面部特殊感受器（视器、前庭蜗器、味器）以及由鳃弓衍化的骨骼肌（咀嚼肌、面肌、咽喉肌）的出现使脑神经核的性质发生了较复杂的分化，增加了特殊躯体感觉核、特殊内脏感觉核和特殊内脏运动核三种类型的脑神经核。因此脑神经核共有七种。为方便学习，本教科书将脑神经核简化为四种。

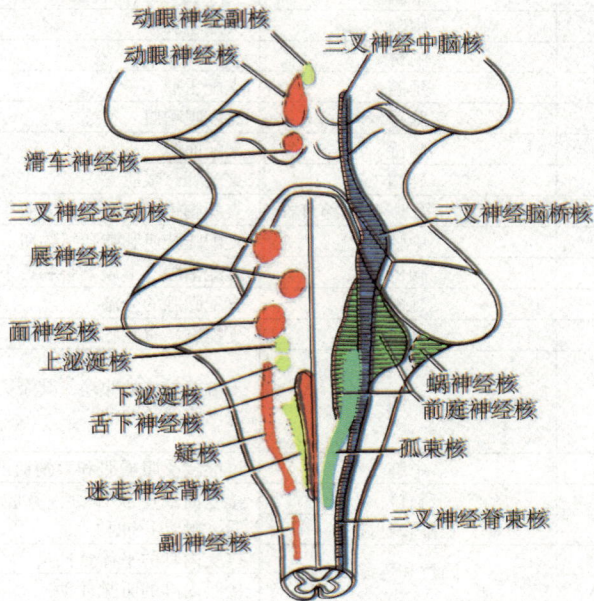

图 9-38 脑神经核在脑干背侧面的投影

①**躯体运动核**：主要由躯体运动神经元的胞体组成，其轴突组成脑神经中的躯体运动纤维，支配头颈部的骨骼肌。其重要者：在中脑有**动眼神经核** nucleus of oculomotor nerve 支配大部分眼球外肌；脑桥有**三叉神经运动核** motor nucleus of trigeminal nerve 支配咀嚼肌，**面神经核** nucleus of facial nerve 支配面肌；延髓有**疑核** nucleus ambiguous 支配咽喉肌，**舌下神经核** nucleus of hypoglossal nerve 支配舌肌。

②**内脏运动核**：脑干内脏运动核皆属副交感核。它们的轴突组成脑神经中管理内脏运动的副交感纤维，支配平滑肌、心肌和腺体。其重要者：在中脑有**动眼神经副核** accessory nucleus of oculomotor nerve 支配睫状肌和瞳孔括约肌；延髓有**迷走神经背核** dorsal nucleus of vagus nerve 支配颈部、胸腔和大部分腹腔器官的平滑肌、心肌和腺体。

③**躯体感觉核**：接受脑神经中的躯体感觉纤维。其重要者：脑桥有**三叉神经脑桥核** pontine nucleus of trigeminal nerve，主要接受面部皮肤和口、鼻腔黏膜的触觉冲动；还有**三叉神经脊束核** spinal nucleus of trigeminal nerve，它是三叉神经脑桥核的延续，向下伸贯延髓全长，主要接受面部皮肤和口、鼻腔黏膜的痛、温度觉冲动。中脑有**三叉神经中脑核** mesencephalic nucleus of trigeminal nerve，它是三叉神经脑桥核向中脑的延续，主要接受咀嚼肌的本体觉冲动。

④**内脏感觉核**：为位于延髓的**孤束核** nucleus of solitary tract，接受脑神经中的内脏感觉纤维。来自舌、咽、喉及胸腹腔脏器的内脏感觉纤维皆终止于孤束核，其中味觉纤维终止于孤束核的上端。

表 9-5 脑神经核的性质、位置和功能

类别	名称	位置	功能
躯体运动核	动眼神经核	中脑	支配上直肌、内直肌、下直肌、下斜肌、上睑提肌
	滑车神经核	中脑	支配上斜肌
	展神经核	脑桥	支配外直肌
	舌下神经核	延髓	支配舌肌
	三叉神经运动核	脑桥	支配咀嚼肌
	面神经核	脑桥	支配面肌
	疑核	延髓	支配咽、喉肌
	副神经核	延髓下部、第1~5颈髓节段	支配胸锁乳突肌、斜方肌
内脏运动核	动眼神经副核	中脑	支配睫状肌和瞳孔括约肌
	上泌涎核	脑桥	支配泪腺、下颌下腺和舌下腺的分泌
	下泌涎核	延髓	支配腮腺的分泌
	迷走神经背核	延髓	支配胸、腹腔脏器的活动
内脏感觉核	孤束核	延髓	上端接受味觉冲动，其余大部分接受胸、腹腔的一般内脏感觉冲动
躯体感觉核	三叉神经中脑核	中脑	可能接受咀嚼肌和表情肌的本体觉冲动
	三叉神经脑桥核	脑桥	接受面部皮肤和口、鼻腔黏膜的一般感觉（痛、温、触觉）冲动
	三叉神经脊束核	脑桥和延髓	
	前庭神经核	脑桥和延髓	接受内耳的平衡觉冲动
	蜗神经核		接受内耳的听觉冲动

2）非脑神经核

①**薄束核** gracile nucleus 和**楔束核** cuneate nucleus：位于延髓背侧面的薄束结节和楔束结节内，分别接受薄束和楔束的纤维。它是传导躯干和四肢意识性本体觉和精细触觉冲动的中继性核团。

②**中缝核** rapheal nuclei：位于脑干中线及其附近，是自延髓延伸至中脑上端的小核团群，主要包括中缝大核、中缝隐核、中缝苍白核、脑桥中缝核及中缝背核等，是脑内5-羟色胺能神经元的集中处，有广泛的传入、传出联系，与镇痛、睡眠等调节功能有关。据研究报告，针刺镇痛作用的机制之一是激活了中缝核-脊髓的下行抑制系统。由于中缝核与脑干网状结构关系密切，一些学者将它们归属于脑干网状结构。

③**下橄榄核** inferior olivary nucleus：位于延髓橄榄内，主要接受大脑皮质、脊髓和中脑发来的纤维，它发出的纤维走向对侧，经小脑下脚入小脑。

④**上橄榄核** superior olivary nucleus：位于脑桥中下部的被盖内。上橄榄核主要接受双侧蜗神经腹核纤维，发出的上行纤维加入两侧外侧丘系。此核群与蜗神经腹核一起，根据双耳传导声波的时间差和强度差，共同参与加入声响的空间定位。

⑤**脑桥核** pontine nucleus：由大量散在分布于脑桥基底部纤维之间大、小不等的神经元群组成。它们接受来自同侧大脑皮质广泛区域的**皮质脑桥纤维** corticopontine fibers，发出**脑桥小脑纤维** pontocerebellar fibers，越过中线，形成粗大的小脑中脚进入对侧小脑。脑桥核是大脑皮质向小脑传递信息的主要中继站。

⑥**黑质** substantia nigra：是紧靠大脑脚底的灰质带、含黑色素的细胞团，细胞内富含多巴胺。黑质与纹状体之间有往返的纤维联系。黑质细胞合成的多巴胺通过其轴突输送至纹状体。黑质的多巴胺缺乏可导致运动减少，肌张力过高，是引起震颤麻痹（帕金森病）的主要病因。

⑦**红核** red nucleus：在中脑上丘水平，位于被盖部的中央。红核主要接受小脑的纤维，这些纤维主要构成小脑上脚。红核的传出纤维主要有红核脊髓束，交叉后下行，止于脊髓灰质前角运动神经元。

（2）脑干的纤维束

1）**锥体束** pyramidal tract　是自大脑皮质运动中枢发出的支配骨骼肌随意运动的传导束。在脑干内，向下行经大脑脚、脑桥基底部及延髓锥体。锥体束一部分纤维终止于脑干躯体运动核，称皮质核束（又称皮质脑干束）；另一部分纤维终止于脊髓前角运动细胞，称皮质脊髓束。皮质脊髓束大部分纤维在锥体下端相互交叉（锥体交叉）到对侧脊髓外侧索，称皮质脊髓侧束；小部分纤维不交叉，下行于同侧脊髓前索，称皮质脊髓前束。

2）**内侧丘系** medial lemniscus　由薄束核、楔束核发出的纤维，呈弓形走向延髓中央管的腹侧，在中线上左、右交叉，形成内侧丘系交叉。交叉后的纤维折向上行，组成内侧丘系。内侧丘系先走在正中线两旁，继而偏向外侧，终止于背侧丘脑的腹后外侧核。

3）**脊髓丘脑束** spinothalamic tract　也称脊髓丘系，为脊髓丘脑侧束和脊髓丘脑前束在脑干的延续，走在内侧丘系的背外侧，上行终止于背侧丘脑的腹后外侧核。

4）**三叉丘脑束** trigeminothalamic tract　又称三叉丘系，由对侧三叉神经脊束核和脑桥核发出的纤维越过中线、转而上行集合而成。三叉丘脑束在内侧丘系的背外侧，上行终止于背侧丘脑的腹后内侧核。

（3）脑干的网状结构　脑干内除上述各种神经核和纤维束外，在脑干中央区还有较分散的神经纤维纵横交织成网，网眼内散在有神经细胞，这个区域称**脑干网状结构** reticular formation of brain stem。脑干网状结构向上延伸到背侧丘脑。网状结构中神经元的形态、大小各异，其树突和胞体接受脑干上行纤维束发出的侧支；其轴突多分叉形成升、降支，从升、降支发出大量侧支终止于脑干的核团。升支向上可分布到间脑、大脑和小脑。脑干网状结构可接受来自各种感觉传导束的信息，其传出纤维可联系中枢各级水平。网状结构是中枢神经系统内一个重要的整合机构，参与躯体、内脏及觉醒等多种功能活动。

（二）小脑

1. 小脑的位置和外形　**小脑** cerebellum 位于颅后窝内，在大脑半球枕叶的下方、脑桥与延髓的后方。小脑借三对脚与脑干相连：小脑上脚与中脑相连；小脑中脚与脑桥相连；小脑下脚与延髓相连。小脑脚均由出入小脑的纤维束组成。

小脑在外形上可分为中间的**小脑蚓** vermis 和两侧的**小脑半球** cerebellar hemisphere（图9–39、40）。小脑上面平坦，小脑半球下面隆凸。两半球下面靠近小脑蚓的椭圆形隆起称**小脑扁桃体** tonsil of cerebellum。它靠近枕骨大孔，腹侧邻近延髓，当颅内压增高时，小脑扁桃体可被挤入枕骨大孔内，压迫延髓而危及生命，临床上称小脑扁桃体疝或枕骨大孔疝。小脑半球和蚓部表面被许多横行的浅沟分割成许多薄的小脑叶片。

2. 小脑的构造　小脑表面的一层灰质称**小脑皮质** cerebellar cortex，皮质深面的白质

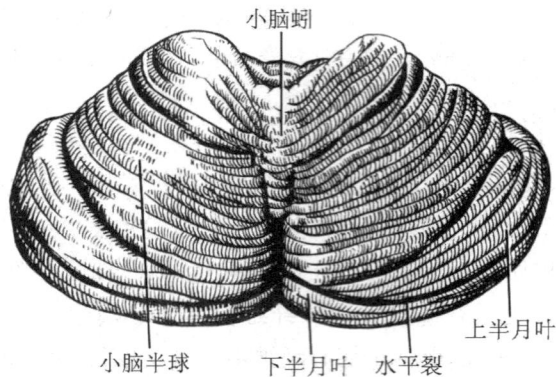

图 9 - 39　小脑上面

称**小脑髓质**，髓质内埋有 4 对灰质团块称**小脑核**（图 9 - 41）。

（1）**小脑皮质**　由神经元的胞体和树突组成。根据细胞构筑不同，小脑皮质可分为三层，由浅入深分别是**分子层** molecular layer、**梨状细胞层** piriform cell layer（又称 Purkinje 细胞层）和**颗粒层** granular layer。

（2）**小脑髓质**　由三类纤维构成：①小脑皮质梨状细胞投射至小脑核的纤维和小脑核投射至小脑皮质的纤维；②相邻小脑叶片间或小脑各叶之间的联络纤维；③联系小脑和小脑以外其他脑区的传入、传出纤维，这些纤维组成小脑上、中、下脚。

（3）**小脑核**　为深埋于小脑髓质内的灰质团块，共 4 对，从外侧向内侧依次为**齿状核** dentate nucleus、**栓状核** emboliform nucleus、**球状核** globose nucleus 和**顶核** fastigial nucleus。齿状核最大，形如皱缩的口袋状，袋口朝前内。

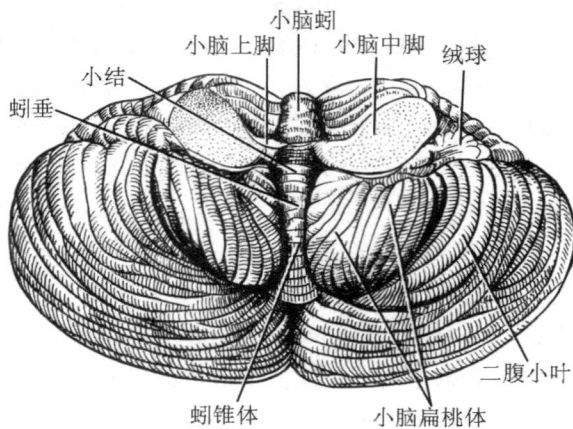

图 9 - 40　小脑下面

3. 小脑的功能　根据小脑的纤维联系来看，小脑主要是一个与运动调节有关的中枢，其主要功能是维持身体平衡、调节肌张力和协调随意运动。小脑损伤时，平衡失调，站立不稳，走路时抬腿过高，迈步过大；取物时，过度伸开手指；令患者作指鼻试验等，动作不准确。这些表现临床上称为"共济失调"。

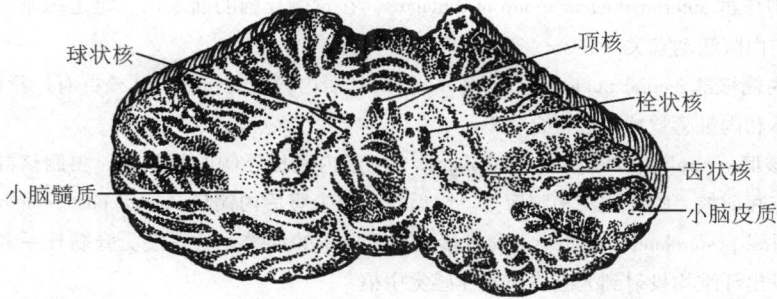

图 9 - 41　小脑水平切面

（三）间脑

间脑 diencephalon 位于中脑的前上方，由于大脑半球高度发达，间脑除腹侧面的一部分露于脑底外，其余皆被大脑半球所掩盖。间脑的外侧与大脑半球愈合。左、右间脑之间呈矢状位的裂隙，称第三脑室，它向下通中脑水管，向上经室间孔与侧脑室相通。间脑主要包括背侧丘脑、后丘脑和下丘脑等三部分：

1. **背侧丘脑** dorsal thalamus　又称丘脑，位于间脑的后上部，是一对卵圆形的灰质团块，其外侧紧贴大脑半球的内囊，前下方邻接下丘脑，其内侧面构成第三脑室侧壁的后上部。背侧丘脑以下丘脑沟与下丘脑分界（图 9 - 42、43）。

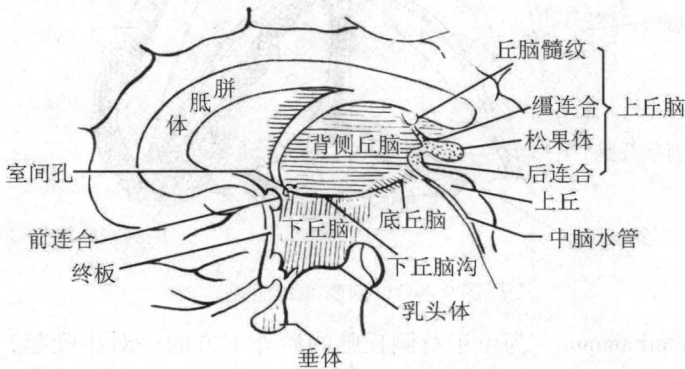

图 9 - 42　脑正中矢状切面（示间脑的位置和分部）

背侧丘脑由一些灰质核团所组成，其内部有一呈"Y"形的内髓板，将背侧丘脑分隔为位于前部的**前核群**、内侧部的**内侧核群**和外侧部的**外侧核群**。外侧核群分为位于背侧部的背侧核群和腹侧部的腹侧核群。背侧核群从前向后分为背外侧核、后外侧核和枕；腹侧核群由前向后分为腹前核、腹外侧核和腹后核（图 9 - 44）。腹侧核群中的**腹后核** ventral posterior nucleus 是躯体感觉传导通路的中继站，来自全身绝大部分的深、浅感觉传导通路都在此中继，再辐射到大脑皮质感觉中枢。

背侧丘脑不仅是感觉传导通路的中继站，而且也是一个复杂的分析器，一般认为痛觉在丘脑即开始产生。一侧丘脑受损害时常见的症状是对侧半身感觉丧失、过敏或伴有剧烈的自发疼痛。

（1）**丘脑前核群** anterior nuclear group of thalamus　在背侧丘脑的前端内，是边缘系统的一个重要环节，其功能与内脏活动有关。

（2）**丘脑内侧核群** medial nuclear group of thalamus　居内髓板的内侧，此核群有广泛的纤维联系，可能是联合躯体和内脏感觉冲动的整合中枢。

（3）**腹侧核群** ventral nuclear group of thalamus　位于内髓板外侧的腹侧部。腹侧核群再分为若干核，其中包含有腹前核、腹外侧核和腹后核。腹后核又分为**腹后内侧核** ventral posteromedial nucleus 和**腹后外侧核** ventral posterolateral nucleus，前者接受三叉丘系的纤维，后者接受脊髓丘系和内侧丘系的纤维。此两核发出纤维均投射到大脑皮质躯体感觉中枢。

（4）**板内核群** intralaminar nuclear group　包括中央中核、束旁核、中央外侧核等。有人认为板内核群与镇痛机制有密切关系。

（5）**中线核群** midline nuclear group　内脏感觉通过网状结构等处传递至此，并与板内核群有联系，也和边缘系统关系密切。

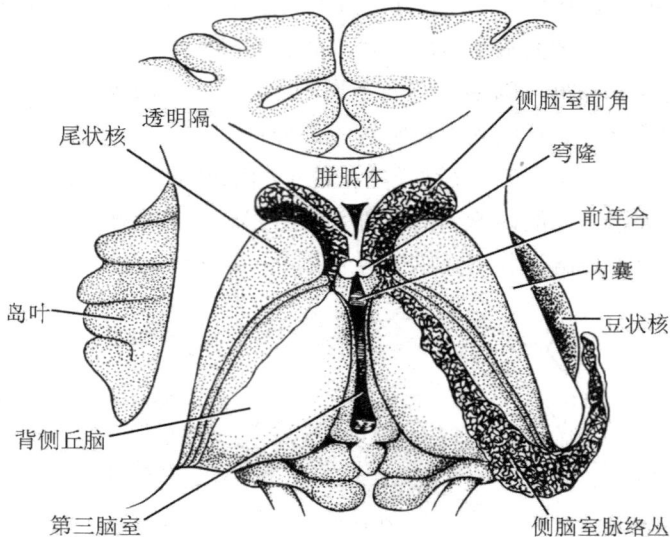

图 9-43　间脑的背面观

2. **后丘脑** metathalamus　为位于背侧丘脑的后外下方的一对小隆起，分别称**内侧膝状体** medial geniculate body 和**外侧膝状体** lateral geniculate body（图 9-44）。它们分别是听觉和视觉传导通路的中继站。内侧膝状体接受听觉纤维，发出听辐射至颞叶的听觉中枢。外侧膝状体接受视束纤维，发出视辐射至枕叶的视觉中枢。

3. **下丘脑** hypothalamus　位于背侧丘脑的前下方，构成第三脑室的底和侧壁的下部（图 9-42）。在脑底面，下丘脑的结构从前至后有**视交叉** optic chiasma、**灰结节** tuber cinereum、**乳头体** mamillary body。灰结节向下方伸出一细蒂，称**漏斗** infundibulum。漏斗下连垂体。

下丘脑内含有许多核团，但多数核团界限不明显，界线清楚的有**视上核** supraoptic nucleus 和**室旁核** paraventricular nucleus。下丘脑的纤维联系十分广泛，对内脏活动以及内分泌活动等起着重要的调节作用。所以，下丘脑是重要的皮质下内脏活动中枢。

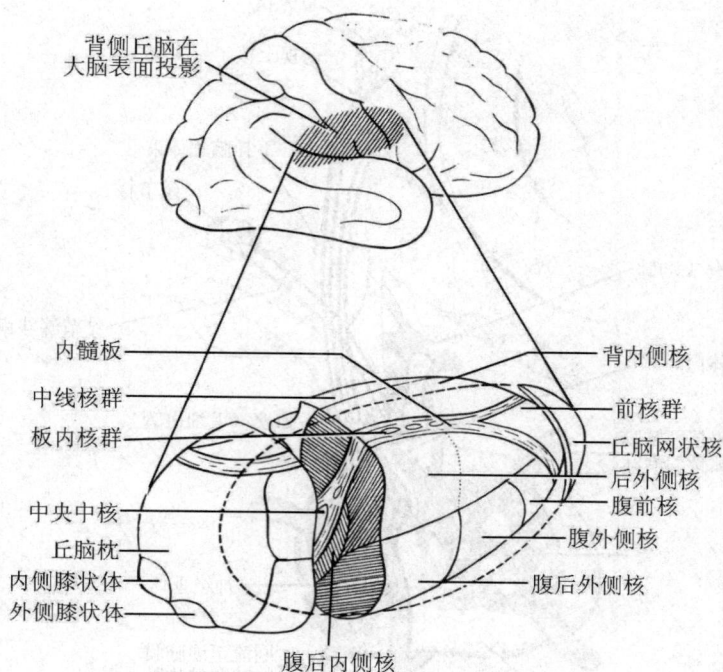

图 9 - 44　右侧背侧丘脑冠状切面示意图

（示右侧背侧丘脑各核团及其在半球内的投影）

下丘脑内一些神经元既是神经细胞又是内分泌细胞，它既可以传导神经冲动，又可以合成和分泌激素。根据神经内分泌细胞的大小，分成大细胞分泌系统和小细胞分泌系统。前者主要集中在视上核和室旁核，其细胞的轴突组成**视上垂体束** supraopticohypophseal tract 和**室旁垂体束** paraventriculohy-pophyseal tract，两传导束均行至垂体后叶，其末梢止于毛细血管周围（图 9 - 45）。此两核团细胞产生的加压素和催产素沿其轴突输送到末梢，达垂体后叶，释放入血。小细胞系统散在于下丘脑，如位于漏斗入口的弓状核，它们含有多种激素，统称促垂体激素，如促甲状腺素释放激素等。这些激素通过垂体门静脉系统（图 9 - 45）输送到垂体前叶，对垂体前叶各种腺细胞的激素分泌起促进或抑制作用。

下丘脑的功能主要包括：①神经内分泌调节：下丘脑是控制内分泌的重要结构，通过其与垂体的密切联系，将神经调节与激素调节融为一体；②内脏神经调节：下丘脑是调节交感与副交感活动的主要皮质下中枢，下丘脑前内侧区使副交感神经系统兴奋，下丘脑后外侧区则使交感神经系统兴奋；③体温调节：下丘脑前区对体温升高敏感，损毁此区导致高热，而下丘脑后区对体温降低敏感，损毁此区导致变温症（体温随环境改变）；④摄食调节：通过下丘脑饱食中枢（下丘脑腹内侧核）和摄食中枢（下丘脑外侧部）调节摄食行为；⑤昼夜节律调节：视交叉上核接受来自视网膜的传入而调节昼夜节律。

（四）端脑

端脑 telencephalon 通常又称**大脑** cerebrum，由左、右大脑半球构成。人类大脑半球高度发展掩盖了间脑、中脑以及小脑的上面。左右半球之间的裂隙为**大脑纵裂**，裂底有

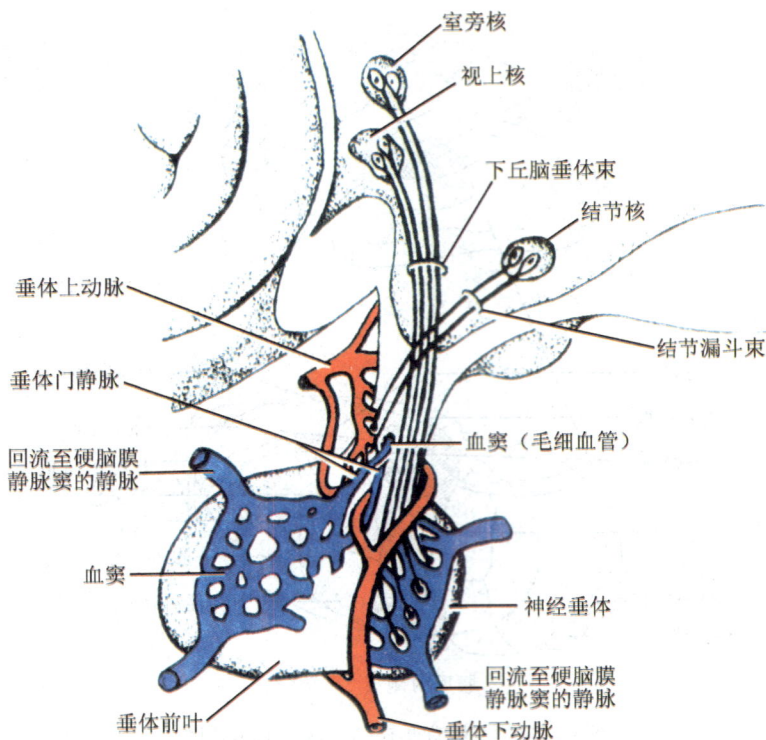

图 9-45 下丘脑垂体束及垂体门静脉系

连接两半球的横行纤维，称**胼胝体**。大脑与小脑之间的裂隙为**大脑横裂**。

1. 大脑半球的外形　**大脑半球** cerebral hemisphere 可分为上外侧面、内侧面和下面。大脑半球表面凹凸不平，有许多深浅不一的沟，沟与沟之间的隆起称脑回。

（1）大脑半球的分叶　大脑半球被三条较重要的沟分为五个叶（图 9-46）。三条沟是中央沟、外侧沟和顶枕沟。

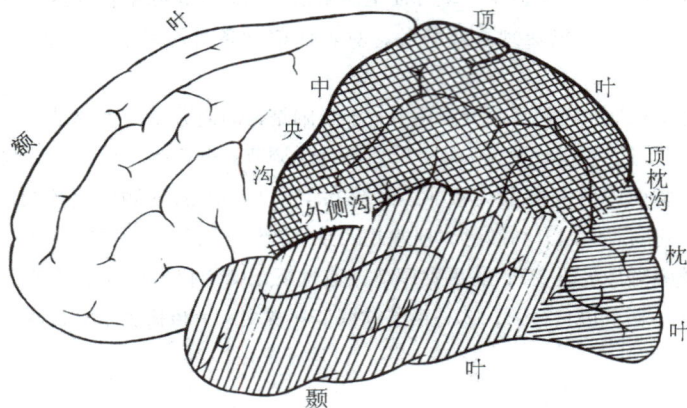

图 9-46 大脑半球的分叶

中央沟 central sulcus 在半球上外侧面，自半球上缘中点稍后，向前下斜行，几乎达外侧沟。**外侧沟** lateral sulcus 位于半球的上外侧面，此沟较深，由前向后斜行。**顶枕沟** parietooccipital sulcus 位于半球内侧面的后部，由前下向后上，并略转至半球上外侧面。

　　五个叶是额叶、顶叶、枕叶、颞叶和岛叶。**额叶** frontal lobe 在外侧沟以上和中央沟之前。**顶叶** parietal lobe 在中央沟与顶枕沟之间。**枕叶** occipital lobe 在顶枕沟以后。**颞叶** temporal lobe 在外侧沟以下。**岛叶** insular lobe 在外侧沟的深处。

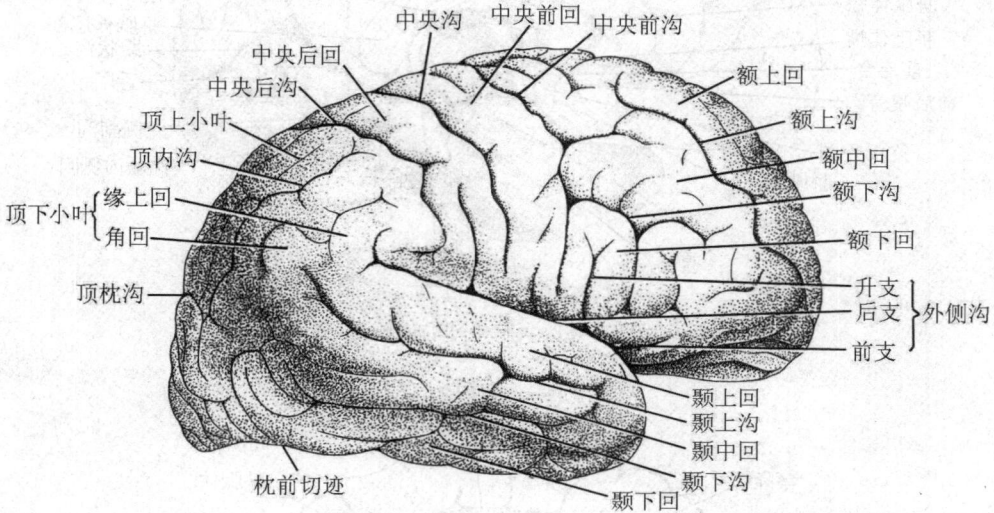

图 9-47　大脑半球的上外侧面

　　（2）大脑半球上外侧面主要的沟和回（图 9-47）　在中央沟的前方有一条与之平行的中央前沟，两者之间为**中央前回** precentral gyrus。自中央前沟向前，有上、下两条略平行的沟，为额上沟和额下沟，两沟将额叶皮质自上而下分为额上回、额中回和额下回。

　　在中央沟的后方有一条与之平行的中央后沟，两沟之间为**中央后回** postcentral gyrus。在顶叶下部，围绕外侧沟末端周围的脑回为**缘上回** supramarginal gyrus，围绕颞上沟末端的脑回为**角回** angular gyrus。

　　在外侧沟的下方有与之平行的**颞上沟**和**颞下沟**，两沟将颞叶皮质分为**颞上回**、**颞中回**和**颞下回**。在外侧沟深处的颞上回的上壁，有几条短而横行的脑回，称**颞横回** transverse temporal gyrus。

　　（3）大脑半球内侧面主要的沟和回（图 9-48）　上述的额、顶、颞、枕叶都延伸到半球的内侧面。中央前、后回自半球上外侧面延续到半球内侧面的部分共同组成**中央旁小叶** paracentral lobule。在胼胝体的后方，有一条向后走向枕叶后端的深沟，称**距状沟** calcarine sulcus，此沟与顶枕沟中部相遇。在胼胝体与半球上缘之间，有一略与两者平行的沟，称**扣带沟** cingulate sulcus。扣带沟与胼胝体之间的脑回为**扣带回** cingulate gyrus，其后端变窄并弯向前方接连**海马旁回** parahippocampal gyrus。海马旁回的前端弯成钩形的回折部分，称**钩** uncus。扣带回、海马旁回和钩几乎呈环形围于大脑与间脑交接处的边缘，故称**边缘叶** limbic lobe（图 9-48、49）。

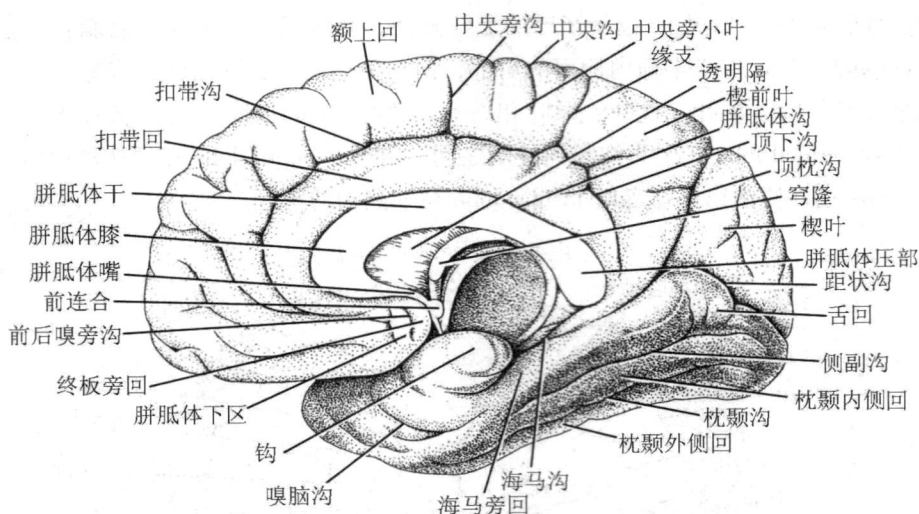

图 9 - 48　大脑半球的内侧面

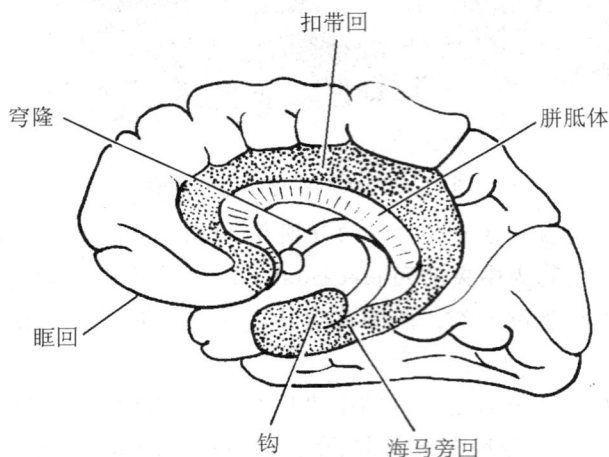

图 9 - 49　边缘叶示意图

（4）大脑半球的下面　在额叶的下面前内侧有一椭圆形的**嗅球**，内有嗅球细胞，接受嗅神经的纤维，它的后端变细为**嗅束**，嗅束向后扩大为**嗅三角**（图 9 - 35）。

2. 大脑半球的内部结构　大脑半球表面的一层灰质称大脑皮质，皮质深面的白质称大脑髓质，白质深部的灰质团块称基底核。大脑半球内的腔隙称侧脑室。

（1）**大脑皮质** cerebral cortex

1）大脑皮质的结构和分区　大脑皮质的沟与回扩大了皮质的表面积，人类大脑皮质的表面积约为 2200cm²，其中约 1/3 露在表面，另 2/3 在沟、裂的底和壁上。大脑皮质由各种神经元、神经纤维及神经胶质构成。

大脑皮质神经元是以分层方式排列的，原皮质和旧皮质分为 3 层，新皮质分为 6 层，而过渡区的中间皮质可分为 4～6 层。新皮质由浅入深的 6 层结构是：分子层（细胞稀少，主要含深层神经元的树突和多种神经纤维)、外颗粒层(主要是颗粒细胞)、外锥体细胞层(主要是中、小型锥体细胞)、内颗粒层(主要是星形细胞)、内锥体细胞层(主要是大、中型锥体细胞,中央前回有巨型锥体细胞即 Betz 细胞)和多形细胞层(主要是梭形细胞和 Martinotti 细胞)。

依据进化次序,大脑皮质可分为原皮质(海马和齿状回)、旧皮质(嗅脑)和新皮质(占大脑皮质的96%以上)。虽然6层型的新皮质是大脑皮质的基本构筑形式,但不同区域皮质厚薄及纤维疏密均有不同,学者们依据大脑皮质的细胞构筑将全部皮质分为若干区。现广泛采用的是 Brodmann 分区法,该法将大脑皮质分为52个区(图9-50、51)。

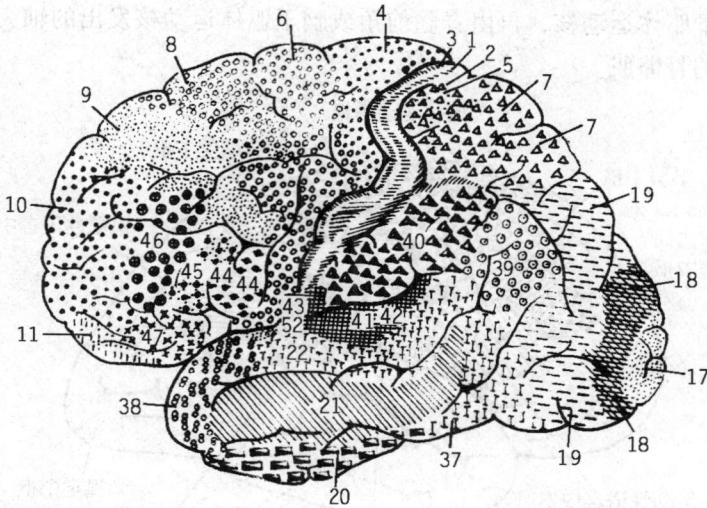

图9-50 大脑皮质分区(外侧面)

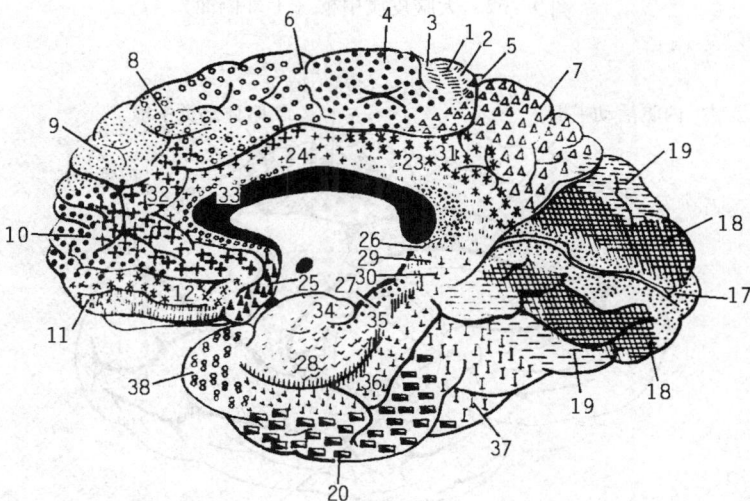

图9-51 大脑皮质分区(内侧面)

大脑皮质是高级神经活动的物质基础。神经元间的联系极为复杂,皮质的每一部分既是一些上行纤维束的终点，又是一些下行纤维束的起点，传入纤维与传出纤维之间有各种联络神经元，形成复杂而广泛的神经回路。大脑皮质对传入的各种冲动进行分析整合，作出反应，从而构成思维和语言活动的物质基础。

2）大脑皮质的功能定位　根据临床观察和实验研究证明，人的大脑皮质有许多不同的功能区，又称中枢（图9-52、53），重要者如下：

① **躯体运动中枢**：是随意运动的最高中枢，位于中央前回和中央旁小叶前部（4、6区）。一侧大脑半球躯体运动中枢的神经冲动经该区发出的锥体束传到对侧或两侧的脊髓前角及脑干躯体运动核，再由脊髓前角或脑干躯体运动核发出的轴突经脊神经或脑神经传到相应的骨骼肌。

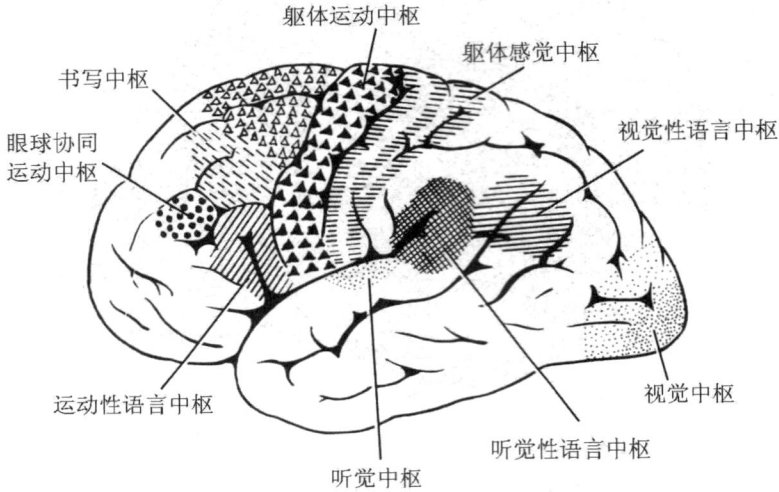

图9-52　大脑皮质中枢（上外侧面）

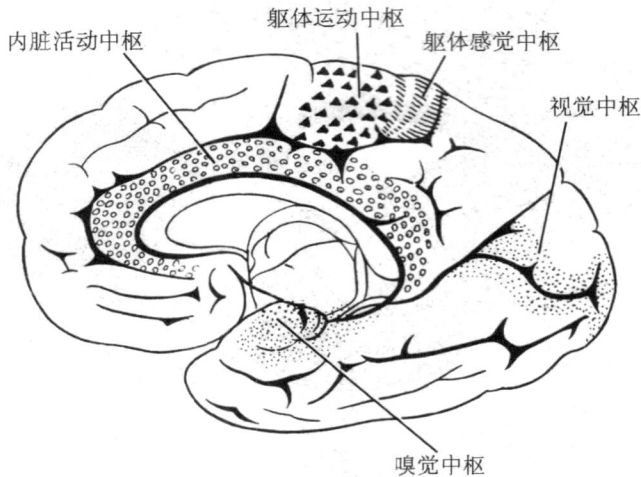

图9-53　大脑皮质中枢（内侧面）

大脑的躯体运动中枢对骨骼肌运动的管理具有以下特点：管理对侧的上下肢肌、面下部表情肌和舌肌，其余的骨骼肌受双侧支配；有一定的局部定位关系，即中央前回上部及中央旁小叶前部支配下肢肌，中央前回中部支配上肢肌和躯干肌，中央前回下部支配头颈肌，因此其与身体各部的关系，犹如头朝下、足朝上的倒置人形，但头面部的投影依然是正立位；身体各部在皮质的代表区大小，与运动的精细复杂程度相关，如口和手在皮质的代表区所占的面积较其他部分（如躯干）在皮质的代表区所占的面积相对大很多（图9-54）。

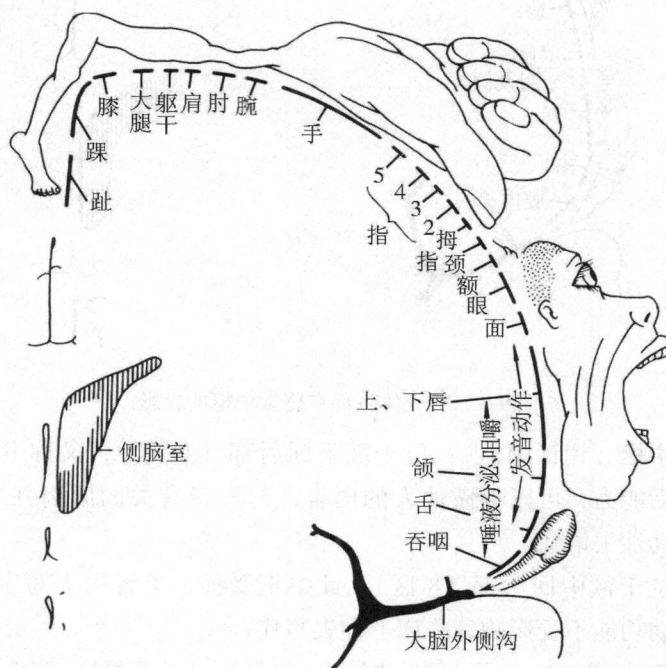

图9-54 人体各部在运动中枢的投影

② **躯体感觉中枢**：位于中央后回及中央旁小叶后部（1、2、3区）。此中枢接受背侧丘脑发出的纤维，司躯体浅、深感觉。其特点是：接受对侧半身的浅、深感觉冲动；感觉冲动传入的皮质投射也是倒置的，和躯体运动中枢相似；代表区的大小与身体各部感觉的灵敏程度相关，如手、指、唇等感觉灵敏部位的代表区面积大，而躯干的代表区面积小（图9-55）。

③ **视觉中枢**：位于枕叶内侧面距状沟上、下的皮质（17区）。一侧视觉中枢接受同侧视网膜颞侧半和对侧视网膜鼻侧半的视觉冲动（图9-53）。

④ **听觉中枢**：在颞叶的颞横回（41、42区）。每侧听觉中枢都接受来自两耳的听觉冲动。因此，一侧听觉中枢受损，不会引起全聋（图9-52）。

⑤ **语言中枢**：是人类大脑皮质所特有的，通常存在于优势（左侧）半球。优势半球有说话、听话、书写和阅读四种语言中枢（图9-52）。

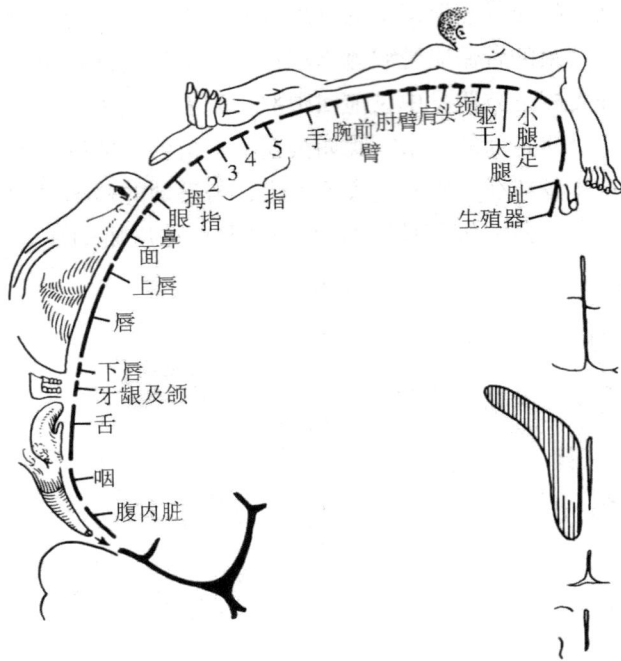

图 9 - 55   人体各部在感觉中枢的投影

运动性语言中枢（说话中枢）：位于额下回后部（44 区），又称 Broca 区。此区受损，患者丧失说话能力，可以听懂他人的语言，与发音有关的肌肉并未瘫痪，尚能发音，临床上称运动性失语症。

书写中枢：位于额中回后部（8 区）。此中枢受损，患者失去写字、绘画等能力，但上肢的其他运动功能不受影响，临床上称失写症。

视觉性语言中枢（阅读中枢）：位于顶叶的角回（39 区）。此中枢受损，患者视觉无障碍，但看不懂已认识的文字，不理解句意，从而不能阅读，称失读症。

听觉性语言中枢（听话中枢）：在颞上回后部（22 区）。此中枢能调整自己的语言和理解别人的语言。此中枢受损，患者听觉无障碍，也能说话，但不能理解他人讲话的意思，故不能正确回答问题，临床上称感觉性失语症。

⑥**嗅觉中枢**：在海马旁回、钩的内侧部及其附近。

⑦**内脏活动中枢**：一般认为在边缘叶。

（2）**基底核** basal nuclei   是在大脑底部白质内的灰质核团，包括尾状核、豆状核和杏仁体等（图 9 - 56）。

1）**尾状核** caudate nucleus   长而弯曲，蜷伏于背侧丘脑的背外侧，分为头、体、尾三部分。尾状核头在背侧丘脑的前外侧，尾状核体在背侧丘脑的背外侧，尾状核尾向前下伸入颞叶，终端连接杏仁体。

2）**豆状核** lentiferm nucleus   位于岛叶的深部、背侧丘脑的外侧。它被白质分成内、外侧两部分，内侧部分色泽较浅，由两块组成，称**苍白球** globus pallidus，是纹状体中古老的部分，又称为旧纹状体。外侧部分色泽较深，称为**壳** putamen。豆状核的壳和尾状核在进化上较新，合称为新纹状体。尾状核与豆状核合称**纹状体** corpus striatum。

纹状体是人类锥体外系的重要组成部分，具有协调各肌群间的运动和调节肌张力等功能。

3）**杏仁体** amygdaloid body 在海马旁回钩内，与尾状核尾相连。为边缘系统的皮质下中枢，与调节内脏活动和情绪等功能有关。

（3）**大脑髓质** cerebral medullary substance 由大量的神经纤维构成，这些纤维的长短和方向不一，可分为三类：

1）**联络纤维** association fibers 为同侧半球皮质各部之间相互联系的纤维。

2）**连合纤维** commissural fibers 是连接左、右大脑半球皮质的横行纤维，其主要者为胼胝体。

3）**投射纤维** projection fibers 是大脑皮质各功能区与皮质下各结构之间的上、下行纤维束，它们大部分都经过内囊。

内囊 internal capsule 是位于尾状核、背侧丘脑与豆状核之间的上、下行纤维密集而成的白质区。在大脑半球的水平切面上，呈"＞＜"形，可分为**内囊前肢**、**内囊膝**和**内囊后肢**三部分。内囊前肢位于尾状核与豆状核之间。内囊后肢较长，位于豆状核与背侧丘脑之间。前、后肢相接部，称内囊膝。

经内囊前肢的投射纤维束主要有额桥束。经内囊膝的投射纤维束有皮质核束。经内囊后肢的投射纤维束主要有皮质脊髓束、丘脑皮质束（丘脑中央辐射）、顶枕颞桥束，在后肢的后部还有视辐射和听辐射通过。当一侧内囊损伤广泛时，患者会出现对侧偏身运动障碍（四肢肌、舌肌及面下部表情肌瘫痪，因皮质脊髓束、皮质核束受损），对侧偏身感觉丧失（因丘脑皮质束受损）和双眼对侧视野同向性偏盲（因视辐射受损），即所谓的"三偏"症状（图9-57、58）。

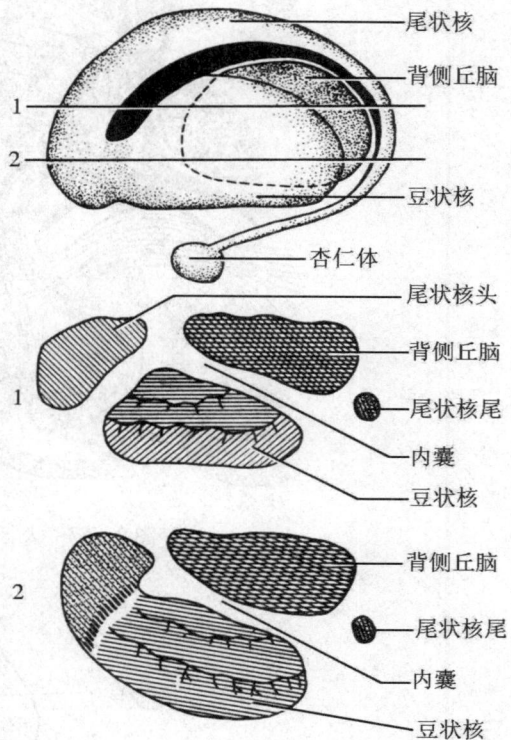

图9-56 纹状体和背侧丘脑示意图
（下两图是上图1、2的水平面）

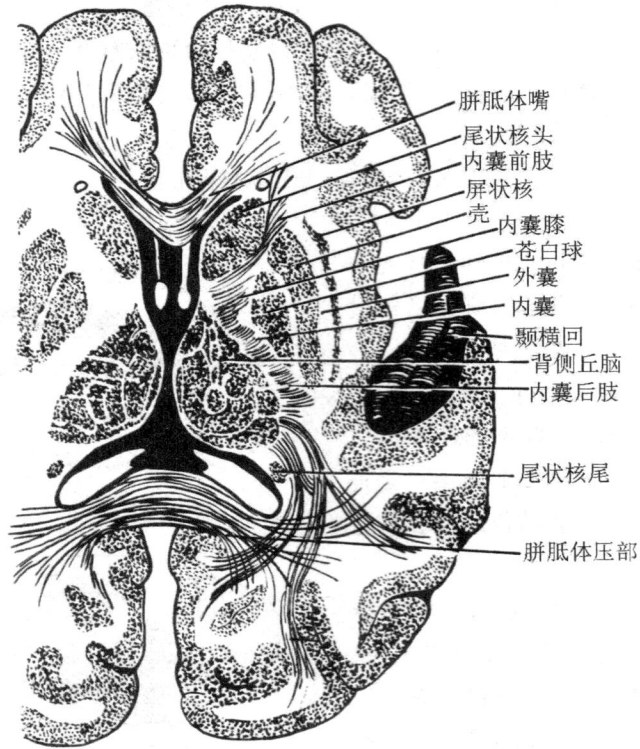

图 9-57 大脑半球的水平切面

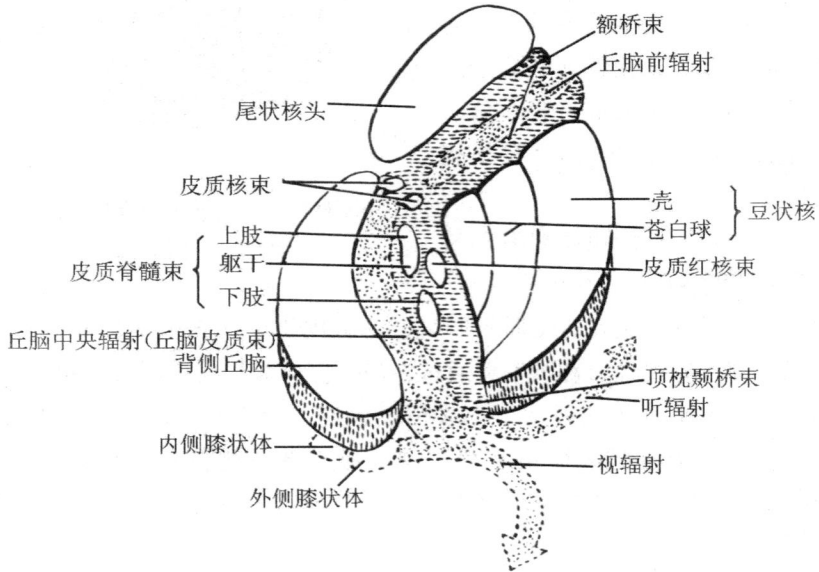

图 9-58 内囊模式图

（4）**边缘系统** limbic system（图 9 - 49）　由边缘叶与相关的皮质及皮质下结构构成。边缘叶是指位于胼胝体周围和侧脑室下角底壁的一圈弧形结构，包括隔区、扣带回、海马旁回和海马结构。相关皮质是指额叶眶部、岛叶及颞极。相关皮质下结构是指杏仁核、隔核、下丘脑、丘脑前核、中脑被盖等。边缘系统在种系发生上是比较古老的，其纤维联系广泛，功能复杂。边缘系统的功能主要与嗅觉、内脏活动、情绪行为、学习记忆等密切相关。

二、脑神经

脑神经 cranial nerves 是与脑相连的周围神经，共 12 对。脑神经的顺序通常用罗马数字表示。脑神经的顺序和名称：Ⅰ嗅神经，Ⅱ视神经，Ⅲ动眼神经，Ⅳ滑车神经，Ⅴ三叉神经，Ⅵ展神经，Ⅶ面神经，Ⅷ前庭蜗神经，Ⅸ舌咽神经，Ⅹ迷走神经，Ⅺ副神经，Ⅻ舌下神经。脑神经的第Ⅰ对与端脑相连，第Ⅱ对与间脑相连，第Ⅲ、Ⅳ对与中脑相连，第Ⅴ～Ⅷ对与脑桥相连，第Ⅸ～Ⅻ与延髓相连。脑神经分别经颅底不同的孔、管或裂出颅腔，主要分布于头颈部，但第Ⅹ对脑神经还分布到胸、腹腔器官（图 9 - 59）。

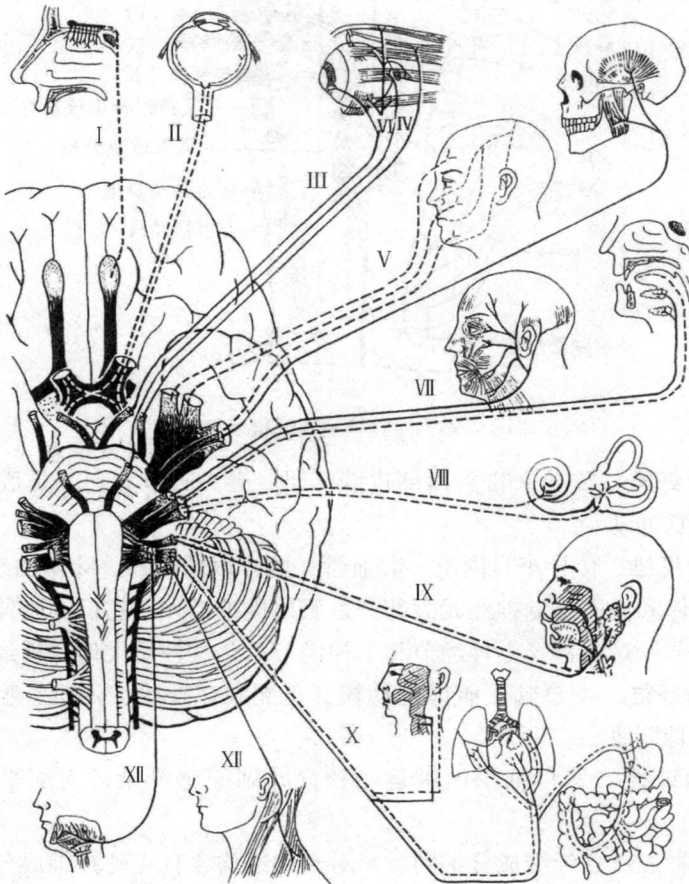

图 9 - 59　脑神经

脑神经的纤维成分较脊神经的复杂，除了脊神经具有的 4 种纤维成分外，还有分布于头部特殊感受器的特殊躯体感觉纤维和特殊内脏感觉纤维，以及支配由鳃弓衍化的横纹肌（咀嚼肌、面肌和咽喉肌）运动的特殊内脏运动纤维。因此脑神经的纤维成分共有 7 种。本教材将其简化为 4 种（图 9 - 59、60）：

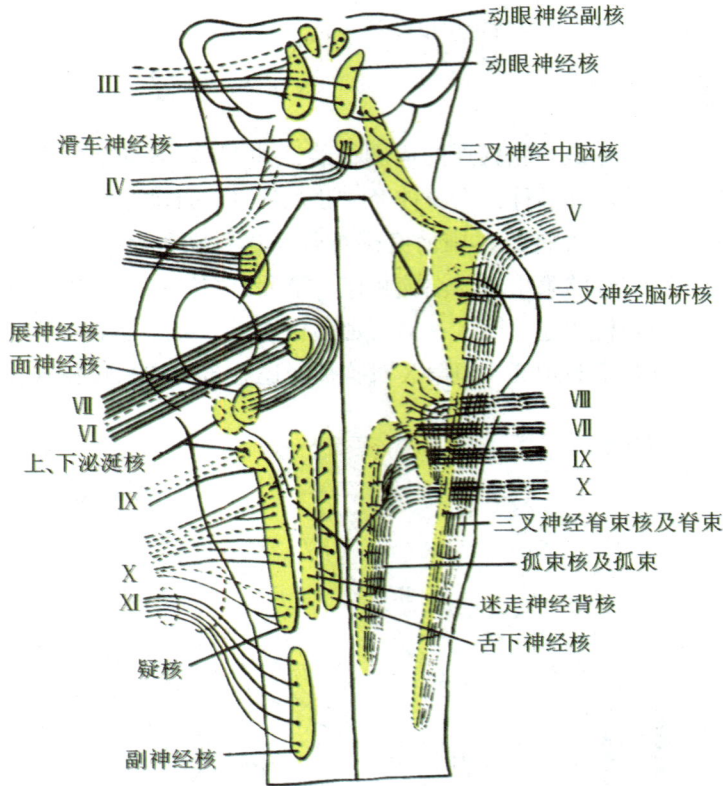

图 9 - 60　神经核及其纤维示意图

1. 躯体感觉纤维　传导来自头面部皮肤、肌、腱、关节和口、鼻腔黏膜以及视器和前庭蜗器的感觉冲动。

2. 内脏感觉纤维　传导来自内脏、心血管、腺体以及嗅器、味蕾的感觉冲动。

脑神经中躯体和内脏感觉神经元大部分是假单极神经元，它们的胞体聚集成脑神经节，如三叉神经节、迷走神经上神经节和下神经节等，其性质类似脊神经节。

3. 躯体运动纤维　发自脑干躯体运动核，支配眼球外肌、舌肌、咀嚼肌、面肌和咽喉肌等头颈部骨骼肌。

4. 内脏运动纤维　发自脑干内脏运动核，属副交感纤维，支配平滑肌、心肌和腺体。

脑神经与脊神经所含纤维成分不同。每对脊神经均含有 4 种纤维成分，都是混合性神经。但每对脑神经的纤维成分不尽相同，第 Ⅰ 、Ⅱ 、Ⅷ 对脑神经只含感觉纤维，为感觉性脑神经；第 Ⅲ 、Ⅳ 、Ⅵ 、Ⅺ 、Ⅻ 对脑神经只含运动纤维，为运动性脑神经；第 Ⅴ 、Ⅶ 、Ⅸ 、Ⅹ 对脑神经既含感觉纤维，又含运动纤维，为混合性脑神经。

（一）嗅神经

嗅神经 olfactory nerve 传导嗅觉冲动，由鼻黏膜嗅部嗅细胞的中枢突组成。嗅细胞为双极神经元，其周围突分布于鼻黏膜嗅部，中枢突聚集成 20 多条嗅丝（即嗅神经），穿筛孔入颅，终止于嗅球（图 9 - 61）。

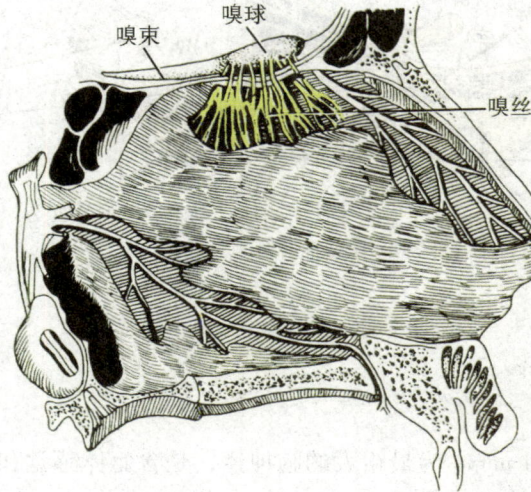

图 9 - 61 嗅神经

（二）视神经

视神经 optic nerve 传导视觉冲动，由视网膜节细胞的轴突在视神经盘处聚集后穿过巩膜而成。视神经自眼球后部行向后内方，穿视神经管入颅中窝。两侧的视神经在垂体的前上方形成视交叉，视神经的纤维在视交叉重新组合后分为左、右视束，绕过大脑脚外侧向后止于间脑的外侧膝状体（图 9 - 36、62）。

（三）动眼神经

动眼神经 oculomotor nerve 含躯体运动纤维和内脏运动纤维（副交感纤维），前者发自中脑动眼神经核，后者发自动眼神经副核。动眼神经在脚间窝出脑，向前经眶上裂入眶，其躯体运动纤维支配上睑提肌、上直肌、内直肌、下直肌和下斜肌，而副交感纤维进入视神经外侧的睫状神经节交换神经元后，由节后纤维入眼球，支配睫状肌和瞳孔括约肌（图 9 - 36、62）。

动眼神经损伤时，其支配的眼球外肌麻痹，出现眼睑下垂，眼外斜视，眼球不能向内、上、下方运动，并有瞳孔扩大、瞳孔对光反射消失等症状。

（四）滑车神经

滑车神经 trochlear nerve 起自中脑对侧的滑车神经核，由下丘下方出脑，绕大脑脚外侧向前经眶上裂入眶，支配上斜肌（图 9 – 36、37、62）。

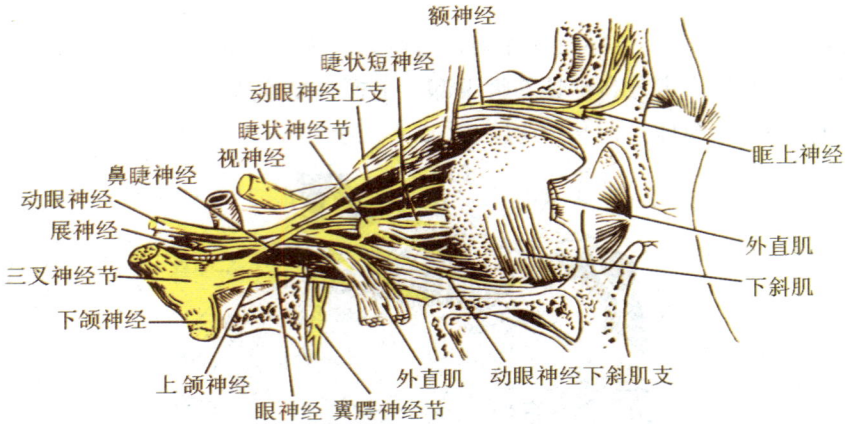

图 9 – 62　眶内神经（外侧面观）

（五）三叉神经

　　三叉神经 trigeminal nerve 为最粗大的脑神经，是含躯体感觉和躯体运动两种纤维的混合性脑神经。躯体感觉神经元为假单极神经元，胞体位于颞骨岩部尖端的三叉神经节内，其中枢突经三叉神经根，在脑桥基底部与小脑中脚交界处入脑，止于三叉神经脑桥核和三叉神经脊束核，其周围突组成三叉神经的三大分支：眼神经、上颌神经和下颌神经。由三大分支再发出的分支分布于头面部皮肤、眼、鼻腔和口腔的大部分黏膜以及牙齿和脑膜等处，传导痛、温、触、压觉。三叉神经的躯体运动纤维发自脑桥的三叉神经运动核，出脑桥后，紧贴三叉神经节下面进入下颌神经内，分布于咀嚼肌（图 9 – 63、64、65）。

　　1. **眼神经** ophthalmic nerve　为感觉性神经，是三支中最小的一支，经眶上裂入眶，分布于泪腺、眼球、部分鼻腔黏膜，以及上睑、鼻背和额部皮肤。眼神经分支中分布于额部皮肤的一个终支为**眶上神经**，沿眶上壁下面前行，经眶上切迹（孔）到额部皮肤。

　　2. **上颌神经** maxillary nerve　为感觉性神经，由圆孔出颅后，经眶下裂入眶。主干的终末支延续为**眶下神经**。沿眶下壁的眶下沟、眶下管，前行出眶下孔至面部，分成数支，主要分布于睑裂与口裂之间的皮肤。上颌神经在穿出眶下孔以前，沿途有分支到上颌牙齿、牙龈，以及上颌窦和鼻腔的黏膜等处。

　　3. **下颌神经** mandibular nerve　为混合性神经，含有躯体感觉和躯体运动纤维，经卵圆孔出颅，立即分为许多分支。其躯体感觉纤维主要分布于下颌牙齿、牙龈、颊和舌前 2/3 的黏膜，以及耳颞区和口裂以下的面部皮肤。躯体运动纤维支配咀嚼肌。下颌神经的分支中较重要者如下：

　　（1）**舌神经** lingual nerve　由下颌神经分出，呈弓形越过下颌下腺上方，向前入舌内，分布于舌前 2/3 黏膜。舌神经在行程中有来自面神经的鼓索加入，其内含副交感纤

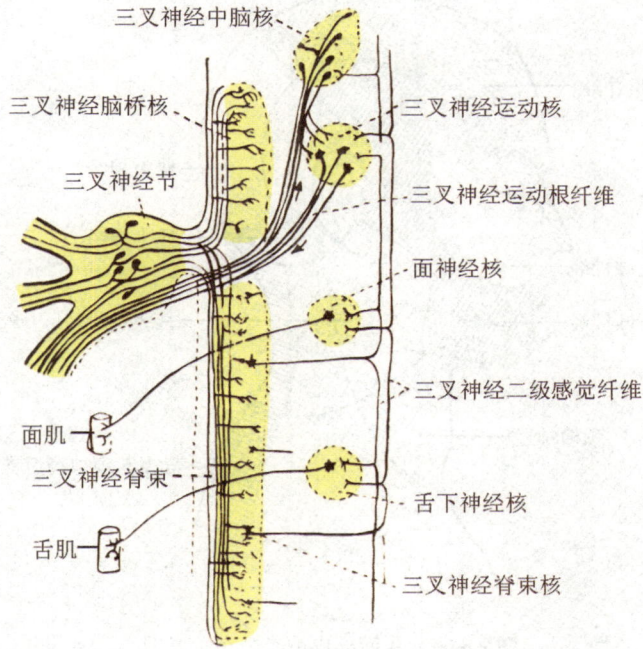

图 9 – 63　三叉神经核团及其与中枢联系

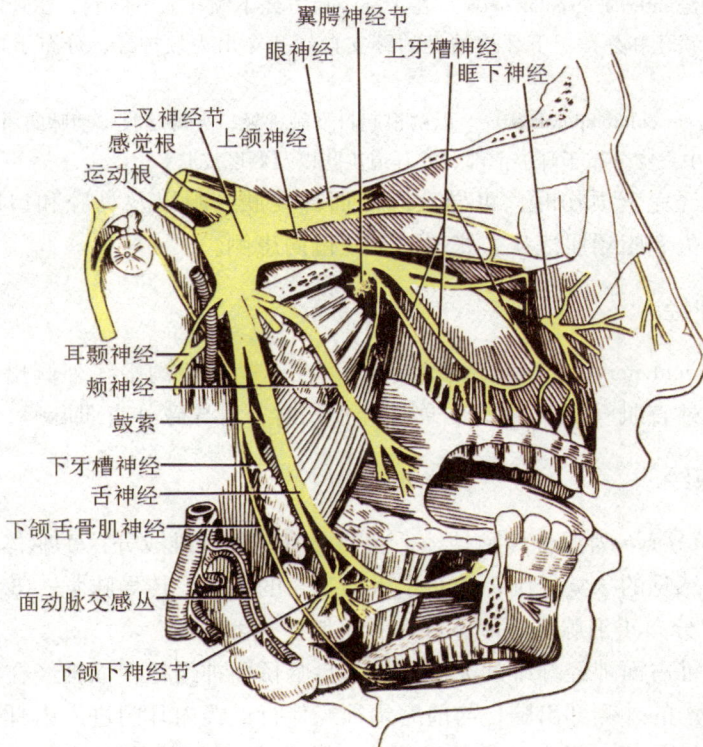

图 9 – 64　三叉神经

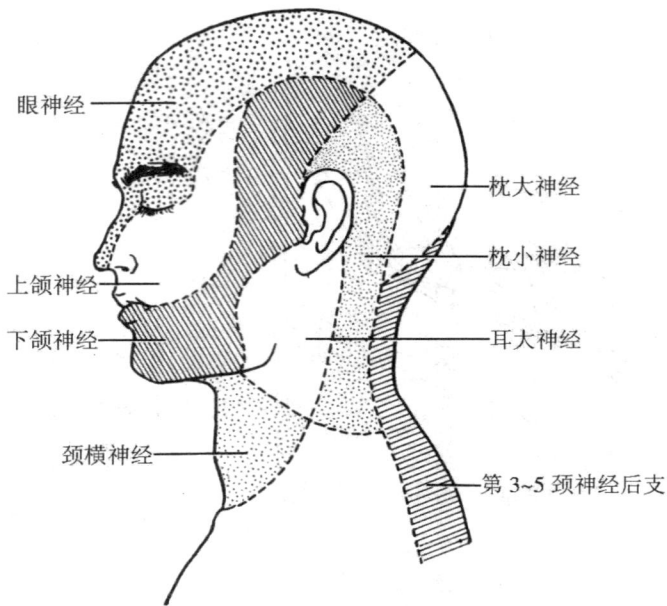

图 9 - 65　头面部皮神经分布示意图

维和味觉纤维。

（2）**下牙槽神经** inferior alveolar nerve　在舌神经后方经下颌孔入下颌管，在管内分支组成下牙丛，由丛分支至下颌牙和牙龈。下牙槽神经的终支自颏孔穿出为颏神经，分布于口裂以下的面部皮肤。

（3）**耳颞神经** auriculotemporal nerve　以两根起自下颌神经，夹持脑膜中动脉向后合成一干，穿入腮腺实质内，行程中发支分布于耳屏前部、外耳道皮肤以及颞区皮肤。

一侧三叉神经完全损伤时，可导致同侧面部皮肤、眼以及鼻腔和口腔黏膜感觉丧失，角膜反射消失和咀嚼肌瘫痪，张口时下颌偏向患侧。

（六）展神经

展神经 abducent nerve 起自脑桥展神经核，在延髓脑桥沟中线外侧出脑，前行经眶上裂入眶，支配外直肌（图 9 - 62）。展神经损伤时，可导致外直肌麻痹，出现内斜视。

（七）面神经

面神经 facial nerve 为混合性脑神经，主要含有三种纤维成分：①躯体运动纤维，支配面肌；②内脏感觉的味觉纤维，分布于舌前 2/3 的味蕾，传导味觉；③内脏运动纤维（副交感纤维），分布于泪腺、下颌下腺和舌下腺，司其分泌。

躯体运动纤维占面神经纤维的大部分，起自脑桥面神经核。面神经在脑桥小脑三角处，自延髓脑桥沟的外侧部出脑，与前庭蜗神经伴行，经内耳门进入内耳道，至内耳道底即与前庭蜗神经分开，穿内耳道骨壁进入与中耳鼓室相邻的面神经管，经茎乳孔出颅，穿入腮腺，在腮腺内发出分支，呈扇形分布于面肌（图 9 - 66、67）。

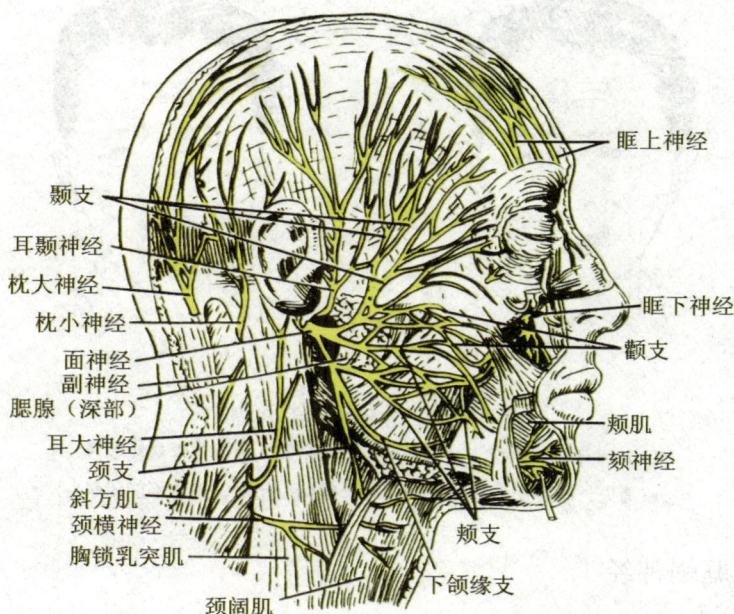

图 9-66 面神经及其分支

面神经在面神经管内发出一分支称**鼓索** chorda tympani（图 9-67），鼓索穿过鼓室加入舌神经。鼓索内含副交感节前纤维和味觉纤维。起自脑桥上泌涎核的副交感节前纤维，分别进入下颌下神经节和翼腭神经节交换神经元后，支配下颌下腺、舌下腺和泪腺的分泌。在面神经管弯曲处有膨大的膝神经节，内有假单极神经元，其周围突随舌神经分布于舌前 2/3 黏膜的味蕾，中枢突进入脑干终止于孤束核的上端。

面神经在颅外损伤时，仅累及躯体运动纤维，造成患侧面肌瘫痪，出现患侧额纹消失、不能闭眼、鼻唇沟变浅、角膜反射消失以及口角㖞向健侧等症状（图 9-68）。面神经在面神经管内损伤时，还出现舌前 2/3 味觉丧失，舌下腺、下颌下腺及泪腺等分泌障碍。

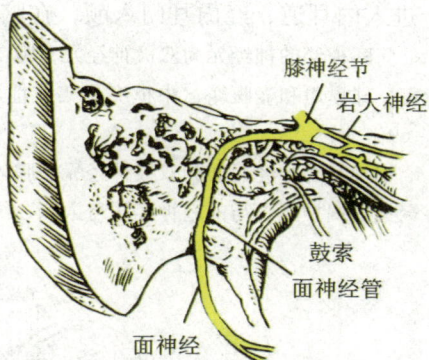

图 9-67 面神经在面神经管内的走行

［附］角膜反射

当用棉花轻触一侧角膜时，引起两眼同时闭合，此现象称**角膜反射**。此反射由三叉神经和面神经共同完成。其传导通路是：角膜→三叉神经的眼神经→三叉神经脑桥核和脊束核→两侧面神经核→两侧面神经→两侧眼轮匝肌。

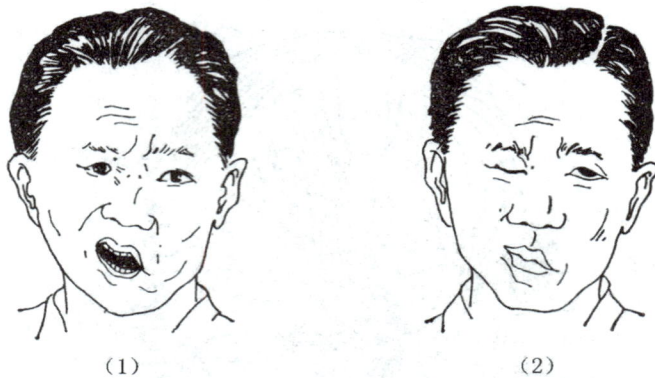

图 9 - 68　左侧面神经麻痹

（1）露牙时症状更为显著，健侧口角吊起，患侧正常沟纹变浅
或消失，睑裂变大；（2）闭眼时，健侧可闭眼，患侧不能闭眼

（八）前庭蜗神经

前庭蜗神经 vestibulocochlear nerve 又称位听神经，由前庭神经和蜗神经两部分组成。**前庭神经** vestibular nerve 传导平衡觉，**蜗神经** cochlear nerve 传导听觉，两者合成一干进入内耳道，经内耳门入颅，在脑桥小脑三角经延髓脑桥沟的外侧端进入脑桥。

前庭神经的神经元为双极神经元，胞体位于内耳道底的前庭神经节内，周围突分布于内耳的椭圆囊斑、球囊斑和壶腹嵴，中枢突聚集成前庭神经，出内耳门入脑，止于脑干前庭神经核及小脑（图9 - 69）。

蜗神经的神经元亦为双极神经元，胞体位于内耳蜗轴内的蜗神经节，周围突分布于螺旋器，中枢突聚集成蜗神经，与前庭神经同行入脑，终止于脑干蜗神经核（图9 - 69）。

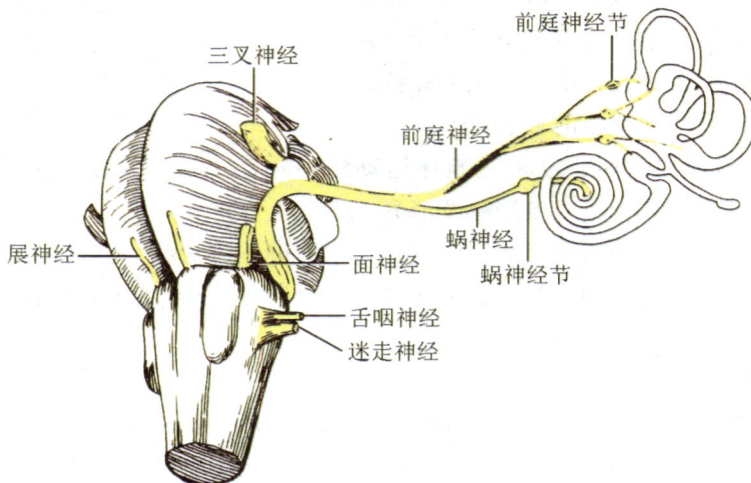

图 9 - 69　前庭蜗神经

（九）舌咽神经

舌咽神经 glossopharyngeal nerve 为混合性脑神经，主要有三种纤维成分：①内脏感觉纤维，分布于舌后 1/3 黏膜及味蕾、腭扁桃体、软腭、咽、咽鼓管和鼓室的黏膜，以及颈动脉窦和颈动脉小球等处，传导味觉和一般感觉；②躯体运动纤维，支配部分咽肌；③内脏运动纤维（副交感纤维），分布于腮腺，管理腮腺的分泌。

舌咽神经中的内脏感觉纤维为下神经节中假单极神经元的周围突，中枢突止于孤束核。躯体运动纤维起自延髓疑核。副交感节前纤维起自延髓下泌涎核，在耳神经节内交换神经元，节后纤维分布于腮腺，管理腮腺分泌。

舌咽神经自延髓橄榄背侧出脑，经颈静脉孔出颅，在孔内舌咽神经形成膨大的上神经节，出孔时形成下神经节。出颅后沿颈内动、静脉之间下降，然后呈弓形向前达舌根（图 9 – 70）。

舌咽神经损伤时，表现为舌后 1/3 一般感觉和味觉消失，软腭、咽后壁等处一般感觉障碍，同侧咽肌无力，腮腺分泌障碍等。

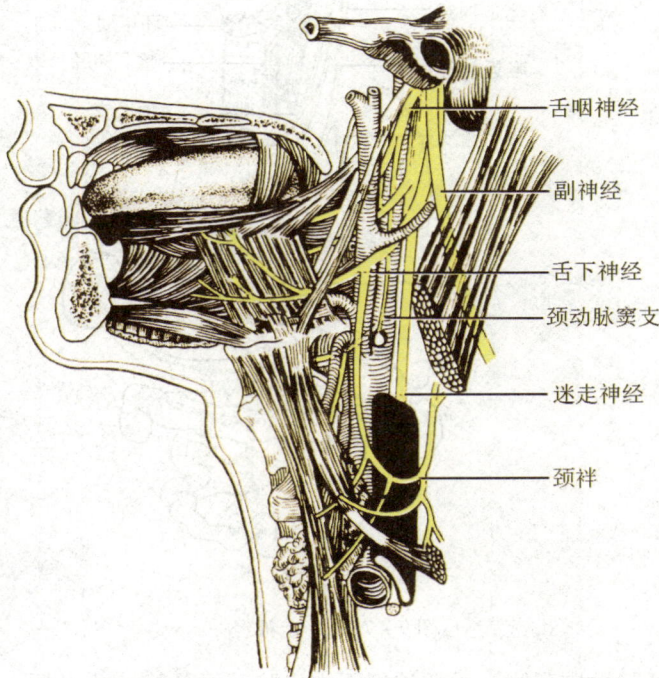

图 9 – 70 舌咽神经、舌下神经和副神经

（十）迷走神经

迷走神经 vagus nerve（图 9 – 71）是行程最长、分布最广的混合性脑神经，含有四种纤维成分：①内脏运动（副交感）纤维，起自延髓迷走神经背核，支配颈、胸、腹

部脏器的平滑肌、心肌的运动和腺体的分泌；②躯体运动纤维，起自延髓疑核，支配咽喉肌；③内脏感觉纤维，胞体位于下神经节，属假单极神经元，周围突分布于颈、胸、腹部脏器，中枢突止于孤束核；④躯体感觉纤维，胞体位于上神经节，周围突分布于耳郭背侧和外耳道皮肤，中枢突止于三叉神经脊束核。

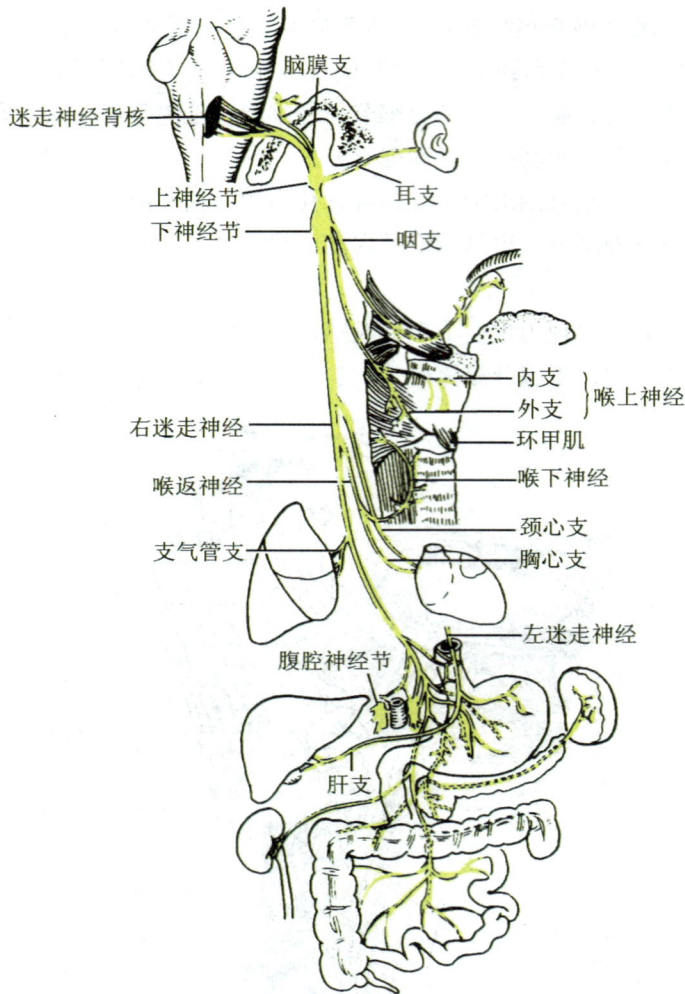

图 9-71 迷走神经

迷走神经在延髓橄榄背侧、舌咽神经下方出脑，经颈静脉孔出颅，神经干在颈静脉孔处形成膨大的上神经节和下神经节。出颅后，迷走神经在颈动脉鞘内，于颈内（颈总）动脉与颈内静脉之间的后方下行，经胸廓上口入胸腔，越过肺根后方，沿食管下行。左、右迷走神经分别在食管前、后面形成食管前、后丛，在食管下端延续为迷走神经前、后干，前、后两干经食管裂孔入腹腔。

迷走神经沿途发出许多分支，其中重要分支如下：

1. 颈部分支

（1）**喉上神经** superior laryngeal nerve　在下神经节处分出，分布于咽、舌根、声门裂以上的喉黏膜及部分喉肌（环甲肌）。

（2）**颈心支** cervical cardiac branches　在喉与气管两侧下行入胸腔，与交感神经一起构成心丛，调节心脏活动。其中分布于主动脉弓壁内者称减压神经，能感受主动脉血压变化。

（3）**咽支** pharyngeal branch　在下神经节处分出，与舌咽神经的分支和交感神经咽支共同构成咽丛，分布于咽肌和咽部黏膜。

2. 胸部分支

（1）**喉返神经** recurrent laryngeal nerve　自主干发出后，左喉返神经勾绕主动脉弓，右喉返神经勾绕右锁骨下动脉，返回颈部，行于食管与气管之间的沟中，分别在甲状腺左、右叶的后方入喉，管理大部分的喉肌运动和声门裂以下的喉黏膜感觉。

（2）**支气管支和食管支**　是迷走神经在胸部发出的若干小支，与交感神经分支共同构成肺丛和食管丛，由丛发出细支至气管、肺和食管，除支配平滑肌和腺体外，也传导脏器和胸膜的感觉。

3. 腹部分支　迷走神经入腹腔后，前干分出**胃前支**和**肝支**。胃前支主要分布于胃前壁。肝支随肝固有动脉分布至肝、胆囊等处。

迷走神经后干除发出**胃后支**至胃后壁，还发出**腹腔支**，与交感神经一起构成腹腔丛，随腹腔干和肠系膜上动脉等血管分布于肝、脾、胰、肾及结肠左曲以上的消化管，管理这些器官的运动、黏膜感觉以及腺体分泌。

迷走神经主干损伤后，内脏活动障碍，主要表现为脉速、心悸、恶心、呕吐、呼吸深慢和窒息等症状。由于咽喉感觉障碍和肌肉瘫痪，可出现声音嘶哑、语言和吞咽困难、腭垂偏向一侧等症状。

（十一）副神经

副神经 accessory nerve 起自延髓疑核、延髓下部和第 1～5 颈髓节段的副神经核，在延髓橄榄背侧、迷走神经下方出脑，与舌咽、迷走神经同经颈静脉孔出颅，行向后下，进入胸锁乳突肌和斜方肌，支配此二肌（图 9-70）。副神经损伤时，可导致患侧肩下垂，面不能转向对侧。

（十二）舌下神经

舌下神经 hypoglossal nerve 起自延髓舌下神经核，在延髓前外侧沟出脑，经舌下神经管出颅，支配全部舌内肌和大部分舌外肌（图 9-70）。

一侧舌下神经损伤时，可导致患侧舌肌瘫痪萎缩，伸舌时，舌尖偏向患侧，这是由于患侧颏舌肌瘫痪之故。

以上 12 对脑神经总结见表 9-6。

表 9 - 6　12 对脑神经总结表

神经名称	出入脑部位	出入颅部位	核的位置与名称	性质和分布区	损伤后表现
嗅神经	大脑	筛孔		内脏感觉;鼻黏膜嗅部	嗅觉障碍
视神经	间脑	视神经管		躯体感觉;视网膜	视觉障碍
动眼神经	中脑脚间窝	眶上裂	中脑: 1. 动眼神经核 2. 动眼神经副核	躯体运动和副交感;提上睑肌,上、下、内直肌及下斜肌,瞳孔括约肌,睫状肌	眼睑下垂,外斜视,瞳孔开大,瞳孔对光反射消失
滑车神经	下丘下方	眶上裂	中脑:滑车神经核	躯体运动;上斜肌	
三叉神经	脑桥基底与小脑中脚交界处	1. 眶上裂 2. 圆孔 3. 卵圆孔	脑桥和延髓: 1. 三叉神经运动核 2. 三叉神经脑桥核 3. 三叉神经脊束核	躯体运动和躯体感觉;咀嚼肌,面部的皮肤、口鼻腔黏膜和上下牙及牙龈等	头面部痛、温度、触觉减弱或消失
展神经	延髓脑桥沟内侧部	眶上裂	脑桥:展神经核	躯体运动;外直肌	内斜视
面神经	延髓脑桥沟外侧部	茎乳孔	脑桥和延髓: 1. 面神经核 2. 上泌涎核 3. 孤束核	躯体运动、内脏感觉和副交感;面肌,泪腺、鼻腔黏膜腺、下颌下腺、舌下腺,舌前 2/3 黏膜	面肌瘫痪,泪腺、下颌下腺、舌下腺分泌障碍,味觉障碍
前庭蜗神经	延髓脑桥沟外侧部	内耳门	脑桥和延髓: 1. 前庭神经核 2. 蜗神经核	躯体感觉;内耳前庭器和螺旋器	平衡失调,听力减弱或消失
舌咽神经	延髓侧面	颈静脉孔	延髓: 1. 下泌涎核 2. 疑核 3. 孤束核	躯体运动、内脏感觉、副交感;腮腺,咽肌,舌后 1/3、咽黏膜、颈动脉窦及颈动脉小球	舌后 1/3 一般感觉和味觉障碍,咽反射消失,腮腺分泌障碍
迷走神经	延髓侧面	颈静脉孔	延髓: 1. 迷走神经背核 2. 疑核 3. 孤束核 4. 三叉神经脊束核	副交感、躯体运动、内脏感觉和躯体感觉;咽喉腺体、胸腹腔器官、咽喉肌,咽喉及胸腹器官的黏膜、耳郭背侧和外耳道皮肤	吞咽困难,声音嘶哑,心率加快,胃肠运动和分泌失常
副神经	延髓侧面,前后根之间出脊髓	颈静脉孔	延髓下部和第 1 ~ 5 颈髓节段:副神经核	躯体运动;胸锁乳突肌和斜方肌	肩下垂,面不能转向对侧
舌下神经	延髓前外侧沟	舌下神经管	延髓:舌下神经核	躯体运动;舌肌	伸舌时舌尖歪向患侧,舌肌萎缩

第四节　传导通路

　　机体内、外感受器接受的刺激转变为神经冲动,经周围神经传入中枢神经系统,最后至大脑皮质产生感觉。大脑皮质将这些信息整合后发出指令,传递到脑干或脊髓的运动神经元,经传出神经到达躯体或内脏效应器,引起反应。高级中枢与感受器或效应器之间通过神经元构成传导神经冲动的通路,称传导通路。不经过大脑皮质的传导通路称反射通路。

　　由感受器经过传入神经、皮质下各级中枢至大脑皮质的神经通路称感觉传导通路(上行传导通路);由大脑皮质经过皮质下各级中枢、传出神经至效应器的神经通路称运动传导通路(下行传导通路)。

一、感觉传导通路

感觉传导通路是感受器至大脑皮质的神经联系，包括躯体感觉传导通路和内脏感觉传导通路。后者因传导途径复杂，至今尚不完全清楚。

躯体感觉分为两类：一般躯体感觉，包括深感觉（本体觉）和浅感觉；特殊躯体感觉，包括视觉、听觉和平衡觉等。

（一）本体觉传导通路

肌、腱、关节等运动器官的位置觉、运动觉和震动觉为本体觉，因感受器位置相对较深，又称深感觉。躯干和四肢本体觉传导通路分为意识性和非意识性两种。

1. 躯干和四肢意识性本体觉传导通路　将本体觉冲动传至大脑皮质，产生意识性感觉。此传导通路也传导皮肤的精细触觉。该通路由三级神经元组成（图9-72、73）。

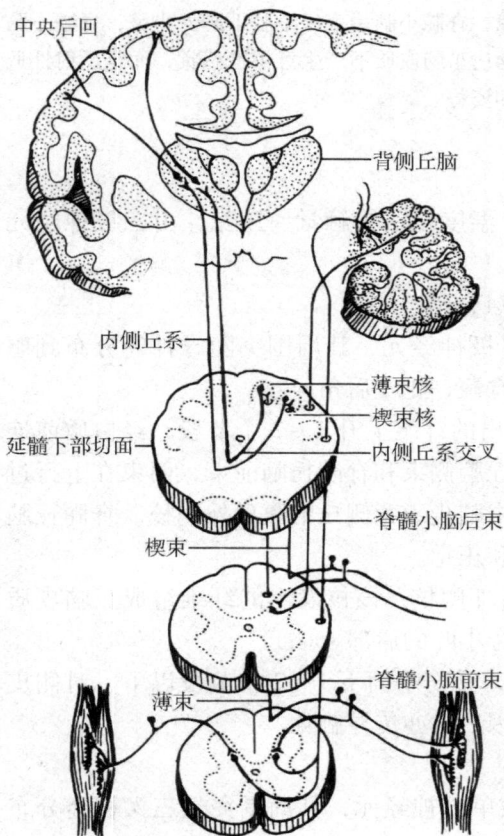

图9-72　本体觉和精细触觉传导通路　　　图9-73　薄束和楔束的构成

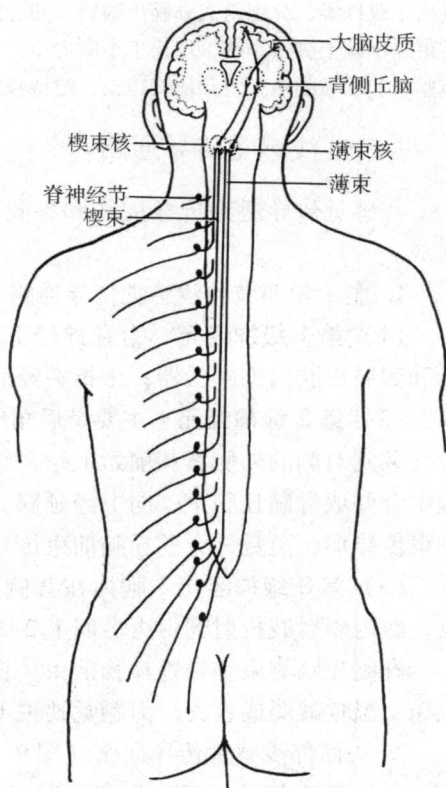

（1）**第1级神经元**　为脊神经节内的假单极神经元，其周围突随脊神经分布到躯干和四肢的肌、腱、关节等处的本体觉感受器和皮肤精细触觉感受器；中枢突经后根进

入脊髓同侧的后索。来自第 5 胸髓节段以下的纤维走在内侧，形成薄束；来自第 4 胸髓节段以上的纤维形成楔束，走在薄束的外侧，薄束和楔束在脊髓后索内上升，达延髓分别止于薄束核和楔束核。

（2）**第 2 级神经元**　胞体在薄束核和楔束核，两核发出的纤维呈弓形前行至延髓中央管腹侧，在中线与对侧纤维交叉，称内侧丘系交叉。交叉后的纤维在中线两侧上行，称内侧丘系，经过脑桥和中脑止于背侧丘脑的腹后外侧核。

（3）**第 3 级神经元**　胞体在背侧丘脑腹后外侧核，该核发出纤维组成丘脑皮质束，经内囊后肢投射到中央后回的上 2/3 和中央旁小叶的后部。

此传导通路损伤时，患者闭目不能确定其相应部位的位置姿势和运动方向，震动觉消失，同时精细触觉也丧失。

2. 躯干和四肢非意识性本体觉传导通路（图 9-72）　为传入小脑的本体感觉通路，实际上是反射通路的上行部分。该通路由两级神经元组成。第 1 级神经元为脊神经节细胞，周围突分布于肌、腱、关节等处的感受器；中枢突经脊神经后根进入脊髓，止于后角的胸核及腰骶节段Ⅴ～Ⅶ层，由此发出二级纤维，分别组成脊髓小脑后束和脊髓小脑前束，脊髓小脑后束经小脑下脚入小脑，脊髓小脑前束经小脑上脚入小脑，均止于小脑皮质。本体觉冲动达小脑皮质不产生意识性感觉，而是反射性调节躯干和四肢的肌张力和协调运动，维持身体的平衡和姿势。

（二）浅感觉传导通路

浅感觉传导通路传导皮肤和黏膜的痛觉、温度觉、粗触觉、压觉，由三级神经元组成。

1. 躯干和四肢的浅感觉传导通路（图 9-74、75）

（1）**第 1 级神经元**　为脊神经节内的假单极神经元，其周围突随脊神经分布到躯干和四肢皮肤内的感受器；中枢突经后根进入脊髓，止于后角。

（2）**第 2 级神经元**　主要是后角细胞，发出的纤维上升 1～2 个节段，经白质前连合交叉到对侧的外侧索和前索上行，组成脊髓丘脑侧束和脊髓丘脑前束，两束在上行过程中合并成脊髓丘脑束，向上经延髓、脑桥和中脑止于背侧丘脑腹后外侧核。脊髓丘脑侧束传导痛、温觉，脊髓丘脑前束传导粗触觉和压觉。

（3）**第 3 级神经元**　胞体在背侧丘脑腹后外侧核，该核发出的纤维组成丘脑皮质束，经内囊后肢投射到中央后回上 2/3 和中央旁小叶的后部。

脊髓丘脑侧束和脊髓丘脑前束一侧受损时，受伤平面下 1～2 个节段以下，对侧皮肤痛、温觉减弱或丧失，但触觉缺失不显著，因后索亦传导触觉。

2. 头面部浅感觉传导通路（图 9-74）

（1）**第 1 级神经元**　为三叉神经节内的假单极神经元，其周围突经三叉神经分布于头面部皮肤和口、鼻腔黏膜的感受器；中枢突组成三叉神经根入脑桥，其中传递痛、温觉的纤维下降，形成三叉神经脊束，止于三叉神经脊束核；传递触觉的纤维终止于三叉神经脑桥核。

（2）**第 2 级神经元**　胞体在三叉神经脊束核和脑桥核内，两核发出的纤维交叉至对侧，组成三叉丘系，止于背侧丘脑腹后内侧核。

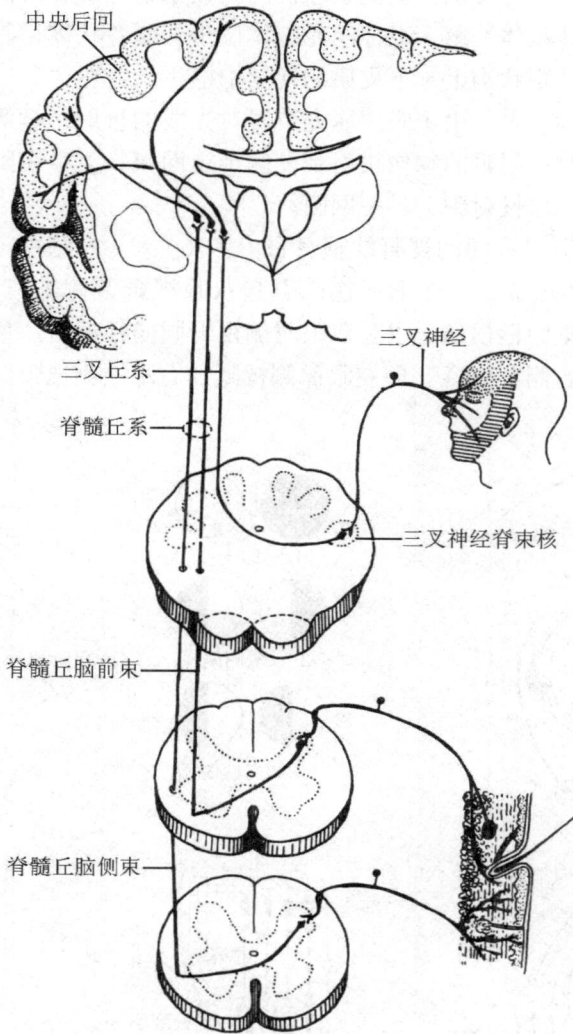

图 9-74 痛觉、温度觉和粗触觉传导通路

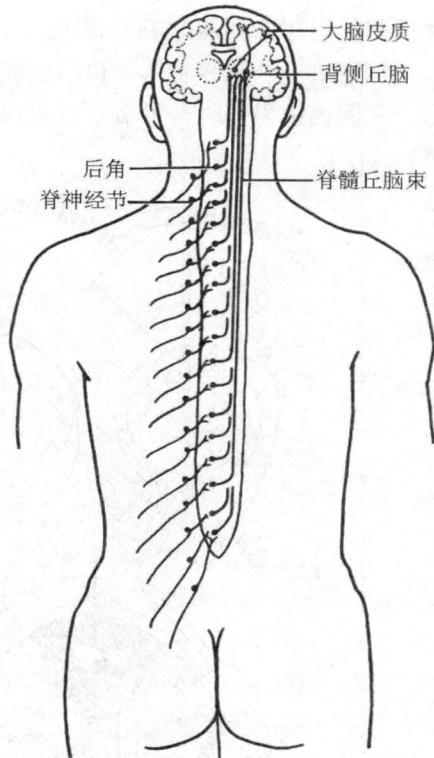

图 9-75 脊髓丘系的构成

（3）**第 3 级神经元** 胞体在背侧丘脑腹后内侧核，该核发出的纤维参与组成丘脑皮质束，经内囊后肢，投射到中央后回的下 1/3。

此通路在交叉以上损伤，对侧头面部出现浅感觉障碍；若在交叉以下损伤，同侧浅感觉障碍。

（三）视觉传导通路

视网膜的视杆细胞和视锥细胞为光感受器细胞，感受光刺激后，将冲动传至双极细胞。双极细胞为第 1 级神经元，将神经冲动传至神经节细胞。神经节细胞为第 2 级神经元，其轴突在视神经盘处集合成视神经，经两侧视神经管入颅腔，形成视交叉。来自两眼视网膜鼻侧半纤维在视交叉处左右交叉，来自颞侧半纤维不交叉。视觉传导通路第 2

级纤维在视交叉重新组合后分为左、右视束，分别含同侧眼球视网膜颞侧半纤维和对侧眼球视网膜鼻侧半纤维，主要止于外侧膝状体。第3级神经元胞体位于外侧膝状体，其轴突组成视辐射，经内囊后肢投射到枕叶距状沟上、下皮质的视觉中枢，产生视觉。

眼球固定向前平视看到的空间范围称视野。由于眼球屈光装置对光线的折射，鼻侧半视野的物像投射到颞侧半视网膜，颞侧半视野的物像投射到鼻侧半视网膜，上半视野的物像投射到下半视网膜，下半视野的物像投射到上半视网膜。

视觉传导通路不同部位损伤时，可引起不同的视野缺损（图9-76）：①一侧视神经损伤，引起患侧眼全盲；②视交叉中央部交叉纤维损伤，引起双眼视野颞侧偏盲；③一侧视束、外侧膝状体、视辐射或视觉中枢损伤，引起双眼对侧视野同向性偏盲。例如，左侧视束损伤时，可引起双眼视野右侧半偏盲（即左眼鼻侧视野和右眼颞侧视野偏盲）。

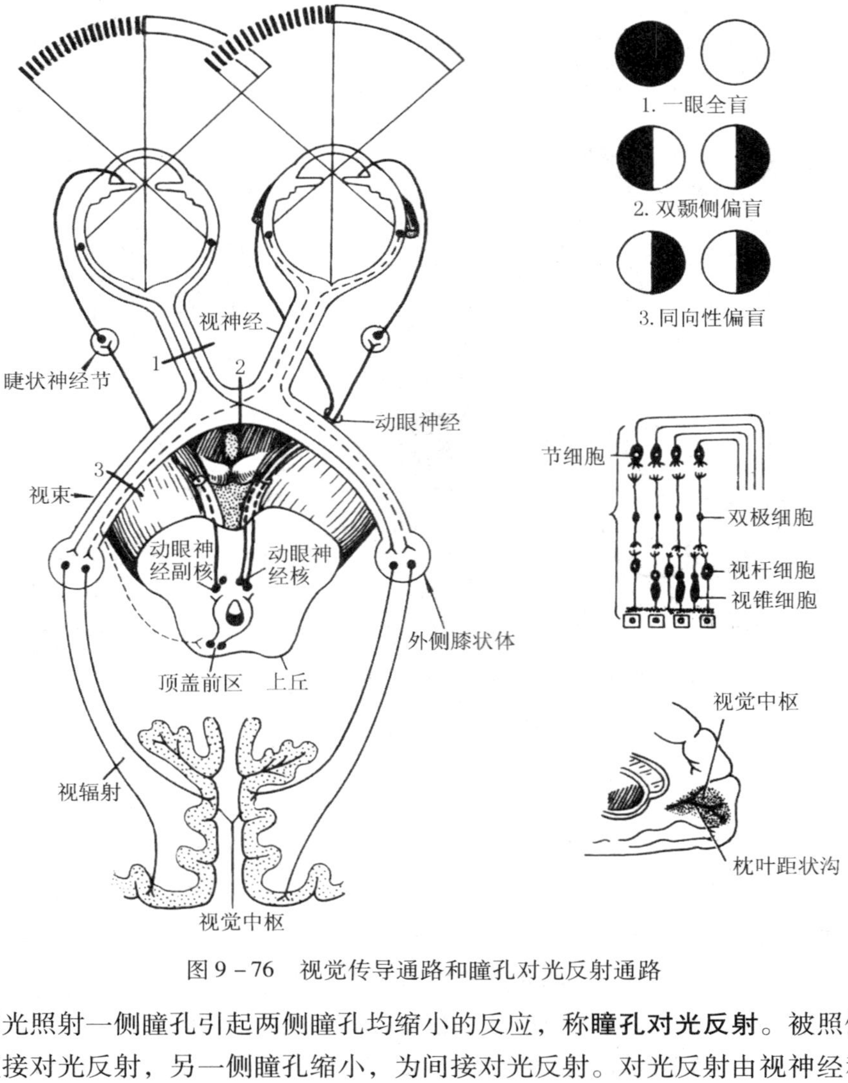

图9-76　视觉传导通路和瞳孔对光反射通路

以强光照射一侧瞳孔引起两侧瞳孔均缩小的反应，称**瞳孔对光反射**。被照侧瞳孔缩小，为直接对光反射，另一侧瞳孔缩小，为间接对光反射。对光反射由视神经和动眼神经副交感纤维及其中枢共同完成（图9-76）。

瞳孔对光反射通路：视网膜→视神经→视交叉→两侧视束→上丘臂→顶盖前区→两侧动眼神经副核→动眼神经→睫状神经节→节后纤维→瞳孔括约肌收缩→两侧瞳孔缩小。

瞳孔对光反射在临床上有重要意义，反射消失表示在反射通路上存在病变。一侧视神经损伤，光照患侧眼球，两侧瞳孔均无反应；光照健侧眼球，则两侧瞳孔都缩小。此即患眼直接对光反射消失，间接对光反射存在。一侧动眼神经损伤，分别光照两侧眼球，患眼瞳孔均无反应，此即患眼直接对光反射和间接对光反射均消失。

二、运动传导通路

运动传导通路是从大脑皮质至躯体运动效应器的神经联系，管理骨骼肌的运动。运动传导通路包括锥体系和锥体外系。

（一）锥体系

锥体系管理骨骼肌的随意运动，主要由**上运动神经元** upper motor neurons 和**下运动神经元** lower motor neurons 组成。上运动神经元为位于大脑皮质中央前回和中央旁小叶前部的锥体细胞，其轴突聚集形成**锥体束** pyramidal tract，其中下行至脊髓的纤维束称皮质脊髓束，止于脑干躯体运动核的纤维束称皮质核束。下运动神经元是脑干躯体运动神经元和脊髓前角运动细胞，其胞体和轴突构成传导运动冲动的**最后公路** final common pathway，接受锥体系和锥体外系纤维的终止，管理头颈部、躯干和四肢骨骼肌的随意运动。

1. **皮质脊髓束** corticospinal tract 管理躯干、四肢骨骼肌的随意运动。主要由中央前回上2/3和中央旁小叶前部锥体细胞的轴突聚集而成，下行经内囊后肢、中脑大脑脚和脑桥基底部至延髓形成锥体。在锥体下部大部分纤维（75%～90%）交叉至对侧，形成锥体交叉，交叉后的纤维组成皮质脊髓侧束；小部分纤维不交叉，组成皮质脊髓前束。皮质脊髓侧束在脊髓外侧索内下行，沿途发出侧支，逐节终止于同侧前角运动细胞，主要支配四肢肌。皮质脊髓前束在脊髓前索内下行，仅到上胸节，其侧支经白质前连合逐节交叉至对侧，终止于前角运动细胞，支配躯干和四肢骨骼肌运动。皮质脊髓前束其中有一部分纤维不交叉而止于同侧脊髓前角运动细胞，主要支配躯干肌。所以躯干肌是受双侧大脑皮质支配的，一侧皮质脊髓束损伤时，躯干肌无明显障碍（图9-77）。

2. **皮质核束** corticonuclear tract 又称皮质脑干束，管理头面部骨骼肌的随意运动。主要由中央前回下1/3锥体细胞的轴突聚集而成，下行经内囊膝部至脑干，下行过程中，大部分纤维陆续止于双侧脑干躯体运动核（动眼神经核、滑车神经核、三叉神经运动核、展神经核、面神经核上部、疑核、副神经核），小部分纤维完全交叉，止于对侧面神经核下部和舌下神经核（图9-78、79）。一侧皮质核束受损，对侧面下部表情肌和舌肌瘫痪，其余脑干躯体运动核支配的骨骼肌均无功能障碍。

锥体系任何部位损伤都可引起其支配区的随意运动障碍，出现瘫痪。但上运动神经元损伤和下运动神经元损伤表现的体征不同（表9-7）。

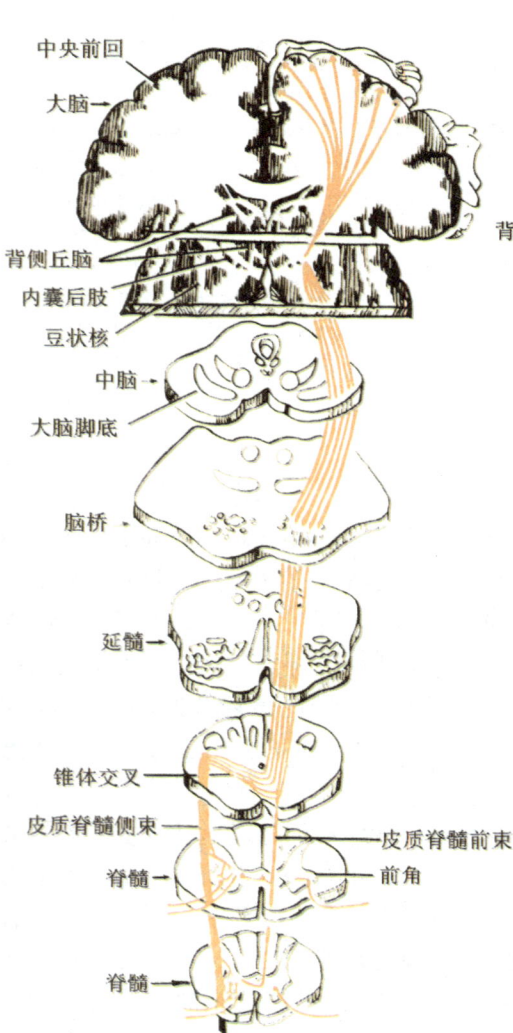

图 9-77　皮质脊髓束　　　　图 9-78　皮质核束

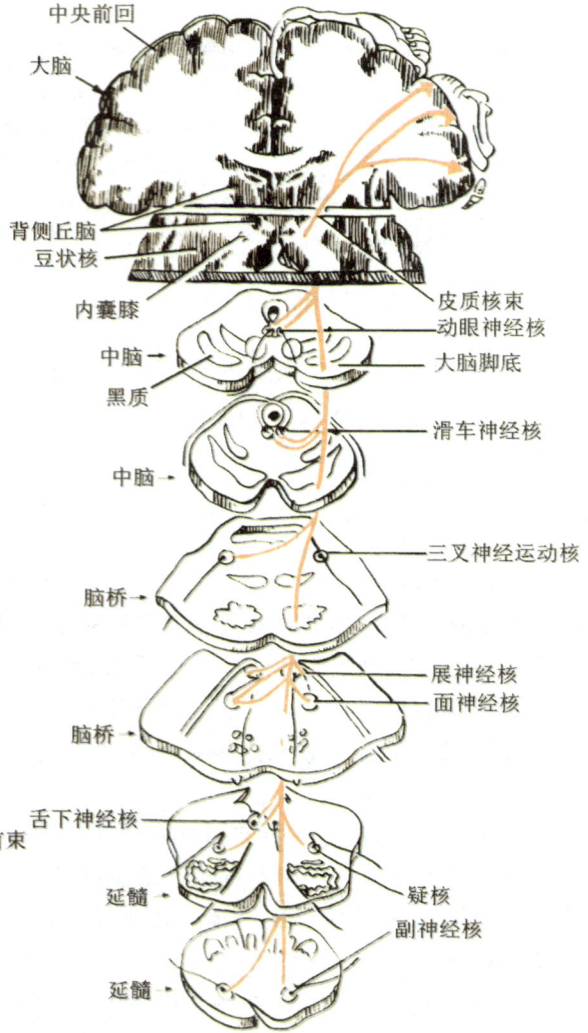

表 9-7　上、下运动神经元损伤后临床表现的比较

症状和体征	上运动神经元损伤	下运动神经元损伤
肌张力	增强	降低
腱反射	亢进	减弱或消失
病理反射	出现（阳性）	不出现（阴性）
肌萎缩	不明显	明显
瘫痪	痉挛性瘫痪（硬瘫）	弛缓性瘫痪（软瘫）

　　上运动神经元损伤（如大脑皮质躯体运动中枢或锥体束损伤）时，由于下运动神经元失去了上运动神经元对其的抑制作用，表现出功能释放和活动增强，导致肌张力增高，腱反射亢进，同时出现病理反射（如 Babinski 征阳性），瘫痪的肌呈痉挛状态，称中枢性瘫痪或痉挛性瘫痪或硬瘫。

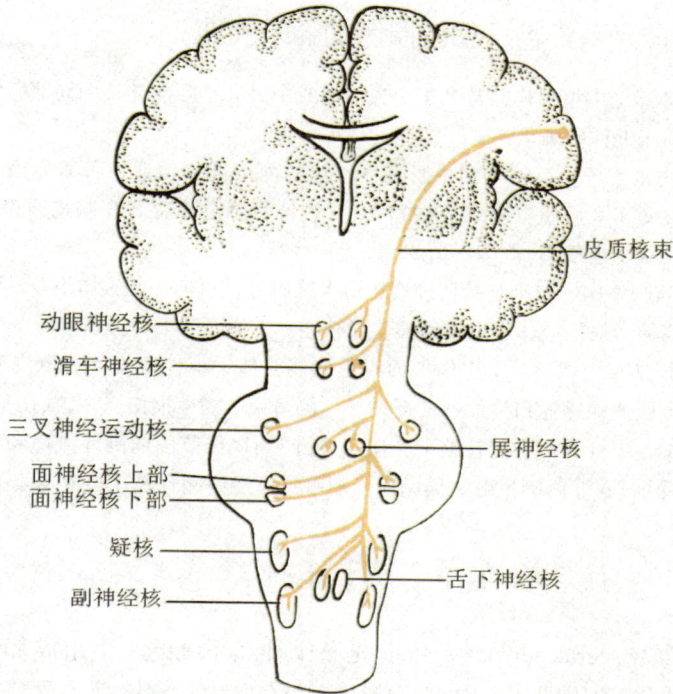

图 9 - 79　皮质核束与脑干躯体运动核联系示意图

下运动神经元损伤（如脊髓前角、脑干躯体运动核、脊神经或脑神经损伤）时，由于骨骼肌失去了神经直接支配，出现肌张力降低，深、浅反射均消失，肌肉萎缩，松弛变软，也不出现病理反射，称周围性瘫痪或弛缓性瘫痪或软瘫。

一侧大脑皮质中央前回下部或皮质核束损伤时，可引起对侧面下部表情肌和舌肌的瘫痪，临床上称核上瘫。面神经核上瘫表现为病灶对侧鼻唇沟变浅或消失，作笑时口角向病灶侧㖞斜，两侧额纹存在，眼睑闭合正常。舌下神经核上瘫表现为伸舌时舌尖偏向病灶的对侧，舌肌不萎缩。

脑干躯体运动核或脑神经损伤导致的瘫痪称核下瘫。面神经核下瘫表现为患侧额纹消失，眼睑不能闭合，鼻唇沟变浅或消失，以及口角偏向病灶对侧。舌下神经核下瘫表现为伸舌时舌尖偏向病灶侧，舌肌萎缩。

（二）锥体外系

锥体系以外的影响和调节骨骼肌运动的传导通路为锥体外系，其结构十分复杂，主要包括大脑皮质、纹状体、背侧丘脑、红核、黑质、脑桥核、前庭神经核、脑干网状结构、小脑等结构以及它们之间的纤维联系。锥体外系纤维通过多种复杂的回路联系，最后经红核脊髓束、网状脊髓束、前庭脊髓束等传导束，止于下运动神经元，协调锥体系发动的随意运动。锥体外系的主要功能是调节肌张力、协调肌肉活动和保持体态姿势等。锥体系和锥体外系在支配骨骼肌运动的功能上互相协调，不可分割。只有锥体外系保持肌张力稳定协调，锥体系才能完成精确的随意运动。

［附］中枢神经系统若干部位损伤的临床表现

1. 大脑皮质躯体运动中枢损伤　常见于中央前回或中央旁小叶前部某一局部病变，出现对侧上肢或下肢单个瘫痪，临床上称单瘫。

2. 一侧内囊损伤　表现为：①对侧半身偏瘫，包括面下部表情肌、舌肌瘫痪（皮质核束受损）和上、下肢肌痉挛性瘫痪（皮质脊髓束受损）；②对侧偏身感觉障碍（丘脑皮质束受损）；③两眼对侧视野同向性偏盲（视辐射受损）。即所谓的"三偏"症状。

3. 中脑一侧大脑脚损伤　如小脑幕切迹疝压迫大脑脚底，可使一侧锥体束及动眼神经根受损。表现为患侧动眼神经麻痹，对侧肢体中枢性瘫痪、面神经核上瘫及舌下神经核上瘫。

4. 脊髓半横断损伤　表现为：①损伤平面以下同侧肢体中枢性瘫痪（一侧皮质脊髓侧束受损）；②损伤平面以下同侧肢体深感觉和精细触觉丧失（一侧薄束、楔束损伤）；③损伤平面 1～2 个节段以下对侧身体痛、温觉丧失（一侧脊髓丘脑束受损）；④同侧损伤节段周围性瘫痪和感觉障碍、反射消失（损伤节段灰质受损）；⑤两侧粗触觉仍保存（粗触觉可经两侧脊髓丘脑束及薄束、楔束传导）。

第五节　内脏神经系统

内脏神经系统 visceral nervous system 是整个神经系统的一个组成部分。按所在部位不同，可分为中枢部和周围部。中枢部位于脑和脊髓内；周围部主要分布于内脏、心血管和腺体（图 9 - 80），故名内脏神经。内脏神经包括内脏运动神经和内脏感觉神经。

内脏运动神经支配平滑肌、心肌的运动和腺体的分泌，通常不受人的意志控制，故有人将内脏运动神经系统称为**自主神经系统** autonomic nervous system；又因其主要是控制和调节动、植物共有的物质代谢活动，并不支配动物所特有的骨骼肌运动，所以也称之为**植物神经系统** vegetative nervous system，维持和调节机体内、外环境的动态平衡。

内脏感觉神经将来自内脏、心血管等处的感觉冲动传入各级中枢，经中枢整合后，通过内脏运动神经调节这些器官的活动。

一、内脏运动神经

内脏运动神经 visceral motor nerve 和躯体运动神经一样，都受大脑皮质和皮质下各级中枢的控制和调节。两者在功能上互相依存、互相协调，但在形态结构和分布范围等方面存在较大差异，现将其主要差异归纳如下：

①支配的器官不同：躯体运动神经支配骨骼肌，一般受意志控制；内脏运动神经支配平滑肌、心肌和腺体，在一定程度上不受意志控制。

②纤维成分不同：躯体运动神经只有一种纤维成分，即躯体运动纤维；而内脏运动神经则有交感和副交感两种纤维成分，分别构成交感神经和副交感神经。人体的多数内脏器官同时接受交感和副交感神经的双重支配。

③神经元数目不同：躯体运动神经自脑干和脊髓的中枢发出后直达骨骼肌，中途不交换神经元。而内脏运动神经自脑干和脊髓的中枢发出后，要在周围部的内脏神经节交换神经元，由节内神经元再发出纤维到达效应器。因此，内脏运动神经从脑干和脊髓的

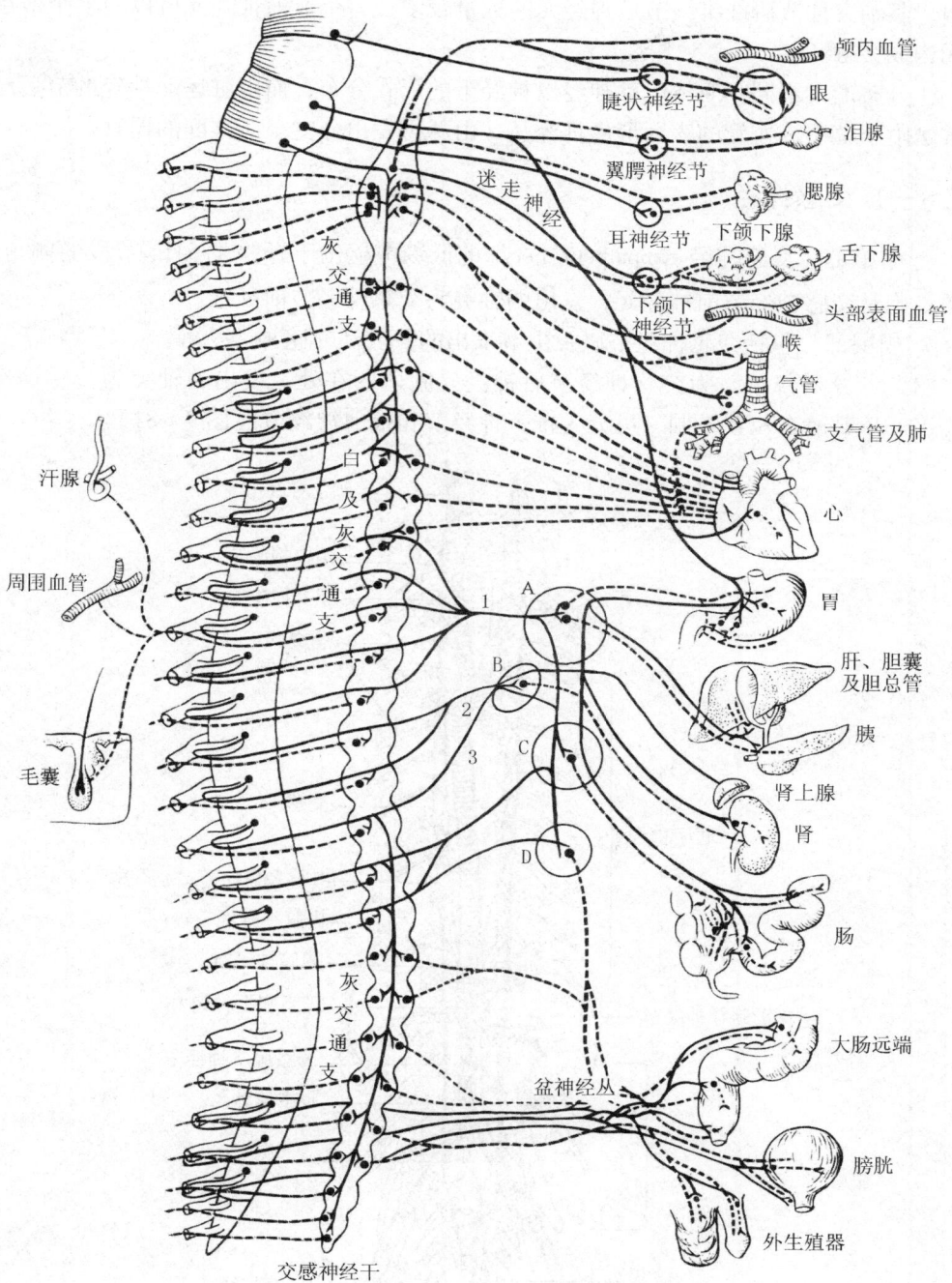

图 9 - 80　内脏神经系统

A. 腹腔神经节；B. 主动脉肾神经节；C. 肠系膜上神经节；D. 肠系膜下神经节

1. 内脏大神经；2. 内脏小神经；3. 内脏最小神经

中枢到达所支配的器官经过两级神经元。第 1 级神经元为节前神经元，胞体位于脑干和脊髓内，其轴突称节前纤维；第 2 级神经元为节后神经元，胞体位于周围部的内脏神经节内，其轴突称节后纤维。节后神经元的数量较多，一个节前神经元可以与多个节后神经元构成突触。

④分布形式不同：躯体运动神经以神经干的形式分布；而内脏运动神经的节后纤维则常攀附于脏器或血管的表面形成神经丛，由丛再发出分支至所支配的器官。

（一）交感神经

1. 中枢部　　**交感神经** sympathetic nerve 的低级中枢位于脊髓 $T_1 \sim L_3$ 节段的侧角内。侧角细胞是交感神经节前神经元，发出的轴突为交感神经节前纤维。

2. 周围部　　包括交感神经节以及由节发出的分支和交感神经丛等。

（1）交感神经节　　为交感神经节后神经元胞体所在处，发出的轴突为交感神经节后纤维。依其所在位置不同，可分为椎旁神经节和椎前神经节（图 9 - 81）。

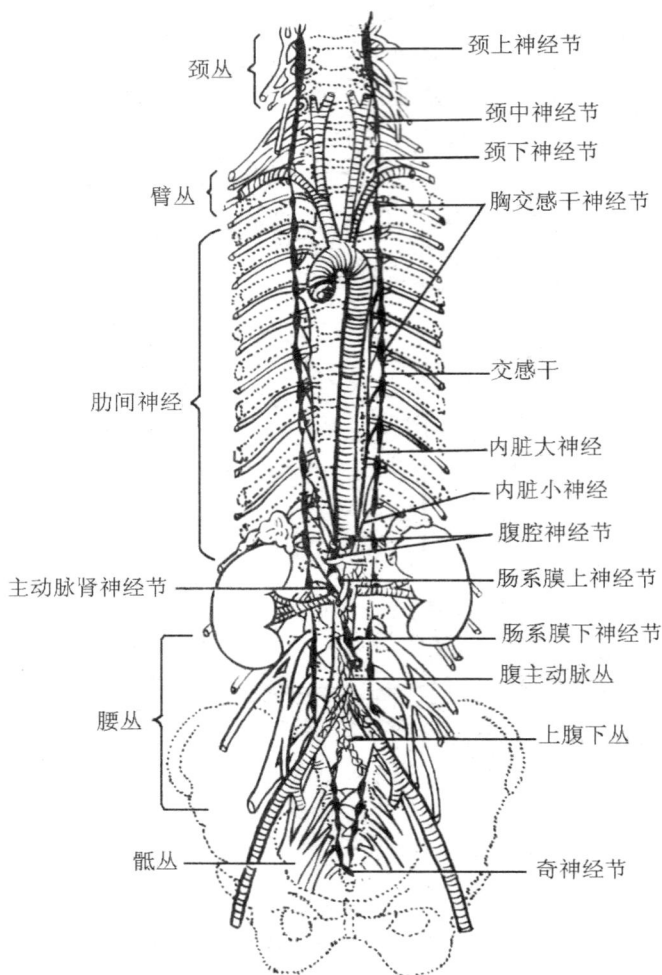

图 9 - 81　交感干全貌

1）**椎旁神经节** paravertebral ganglia 位于脊柱两旁，借节间支分别连成左、右**交感干** sympathetic trunk，故椎旁神经节又称**交感干神经节** ganglia of sympathetic trunk。交感干上自颅底，下至尾骨，两干下端合于单个的奇神经节。

颈部交感干神经节有 3 对，分别称**颈上神经节** superior cervical ganglion、**颈中神经节** middle cervical ganglion 和**颈下神经节** inferior cervical ganglion；胸部有 10～12 对，第 1 胸交感干神经节常与颈下神经节结合，称**颈胸神经节** cervicothoracic ganglion（星状神经节）；腰部有 4～5 对，骶部有 2～3 对，尾部为 1 个单节（奇神经节）。

2）**椎前神经节** prevertebral ganglia 位于脊柱前方、腹主动脉脏支根部。主要有腹腔神经节、主动脉肾神经节、肠系膜上神经节和肠系膜下神经节等。

①**腹腔神经节** celiac ganglia：1 对，位于腹腔干根部两旁。

②**主动脉肾神经节** aorticorenal ganglia：1 对，位于肾动脉根部。

③**肠系膜上神经节** superior mesenteric ganglion 和**肠系膜下神经节** inferior mesenteric ganglion：均为单个，分别位于肠系膜上、下动脉根部。

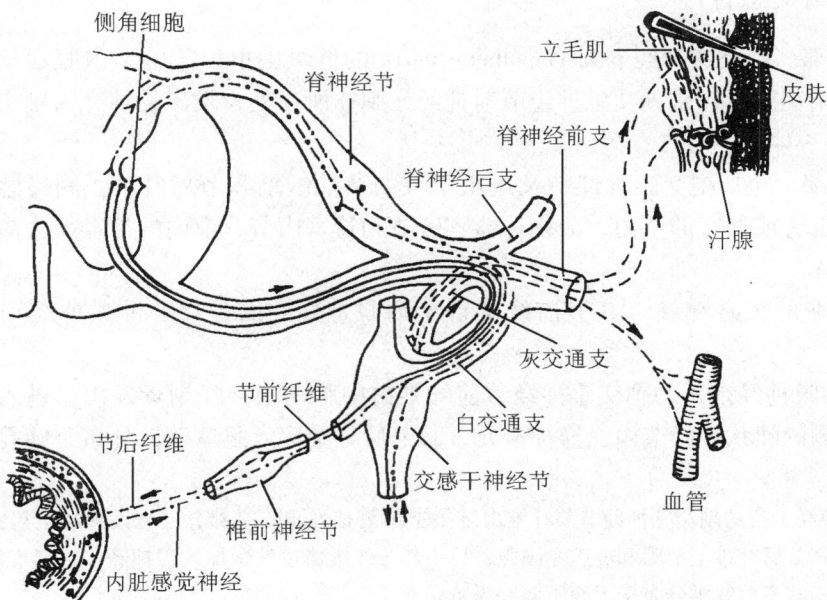

图 9-82 交感神经纤维走行模式图

（2）**交通支** communicating branches 交感干神经节借交通支与相应的脊神经相连。交通支分为白交通支和灰交通支（图 9-82）。**白交通支**是脊髓侧角细胞发出的节前纤维离开脊神经进入交感干神经节的通路，只见于全部胸神经和上 3 对腰神经与交感干神经节之间。因纤维有髓鞘，色泽亮白，故称白交通支。**灰交通支**是交感干神经节发出的节后纤维进入脊神经的通路，存在于全部交感干神经节与全部脊神经之间。因纤维无髓鞘，色泽灰暗，故称灰交通支。

（3）交感神经节前纤维和节后纤维的去向 交感神经节前纤维自脊髓侧角发出，经脊神经前根、脊神经、白交通支进入交感干后有 3 种去向（图 9-82）：①终止于相应的交感干神经节，并交换神经元。②在交感干内上升或下降，然后终止于上方或下方的交感干神经节，并交换神经元。一般认为来自脊髓上胸段侧角的节前纤维在交感干内上升至颈部，在颈部交感干神经节交换神经元；中胸段者在交感干内上升或下降，至其他胸部交感干神经节交换神经元；下胸段和腰段者在交感干内下降，在腰骶部交感干神经节交换神经元。③穿过交感干神经节后，至椎前神经节交换神经元。

由交感神经节发出的节后纤维也有 3 种去向：①由交感干神经节发出的节后纤维经灰交通支返回脊神经，随脊神经分布至头颈部、躯干部和四肢的血管、汗腺和立毛肌等。31 对脊神经与交感干神经节之间都有灰交通支联系，故脊神经分支内一般都含有交感神经的节后纤维；②攀附动脉形成神经丛，并随动脉及其分支到达所支配的器官；③由交感神经节直接发支分布到所支配的器官。

自椎前神经节发出的节后纤维主要是形成神经丛攀附动脉，分布到腹、盆腔器官。

（4）交感神经的分布（图 9 - 80、81，表 9 - 8） 交感神经的分布大致如下：自脊髓 $T_{1~5}$ 节段侧角细胞发出的节前纤维交换神经元后，其节后纤维支配头、颈、胸腔脏器和上肢的血管、汗腺及立毛肌；自脊髓 $T_{5~12}$ 节段侧角细胞发出的节前纤维交换神经元后，其节后纤维支配肝、脾、肾等实质性器官和腹腔内结肠左曲以上的消化管；自脊髓上腰节段侧角细胞发出的节前纤维交换神经元后，其节后纤维支配结肠左曲以下的消化管、盆腔脏器和下肢的血管、汗腺及立毛肌。

（二）副交感神经

1. 中枢部　**副交感神经** parasympathetic nerve 的低级中枢位于脑干内脏运动核和脊髓 $S_{2~4}$ 节段副交感核，是副交感神经节前神经元胞体所在处，发出的轴突为副交感神经节前纤维。

2. 周围部　包括副交感神经节及进出于节的节前纤维和节后纤维。副交感神经节位于器官的近旁或器官的壁内，分别称器官旁节和器官内节，节内的神经元为副交感神经节后神经元。

（1）颅部副交感神经　其节前纤维行于动眼神经、面神经、舌咽神经和迷走神经内。

1）随动眼神经走行的副交感神经节前纤维由中脑动眼神经副核发出，进入眼眶后在视神经外侧的睫状神经节内交换神经元，其节后纤维穿入眼球壁，分布于瞳孔括约肌和睫状肌。

2）随面神经走行的副交感神经节前纤维由脑桥上泌涎核发出，一部分经岩大神经至翼腭神经节交换神经元，其节后纤维至泪腺和鼻腔黏膜腺；另一部分纤维通过鼓索加入舌神经，再到下颌下神经节交换神经元，其节后纤维分布于下颌下腺和舌下腺。

3）随舌咽神经走行的副交感神经节前纤维由延髓下泌涎核发出，至卵圆孔下方的耳神经节交换神经元，其节后纤维分布到腮腺。

4）随迷走神经走行的副交感神经节前纤维由延髓迷走神经背核发出，随迷走神经分支到胸、腹腔的器官旁节或器官内节交换神经元，其节后纤维随即分布于胸、腹腔脏器（除结肠左曲以下的消化管）。

（2）骶部副交感神经　其节前纤维由脊髓 $S_{2~4}$ 节段副交感核发出，随骶神经前根、前支出骶前孔至盆腔，然后离开骶神经前支，组成盆内脏神经参加盆丛，随盆丛分支到降结肠、乙状结肠和盆腔脏器，在器官旁节或器官内节交换神经元，节后纤维支配这些器官的平滑肌的运动和腺体的分泌（图 9 - 83，表 9 - 8）。

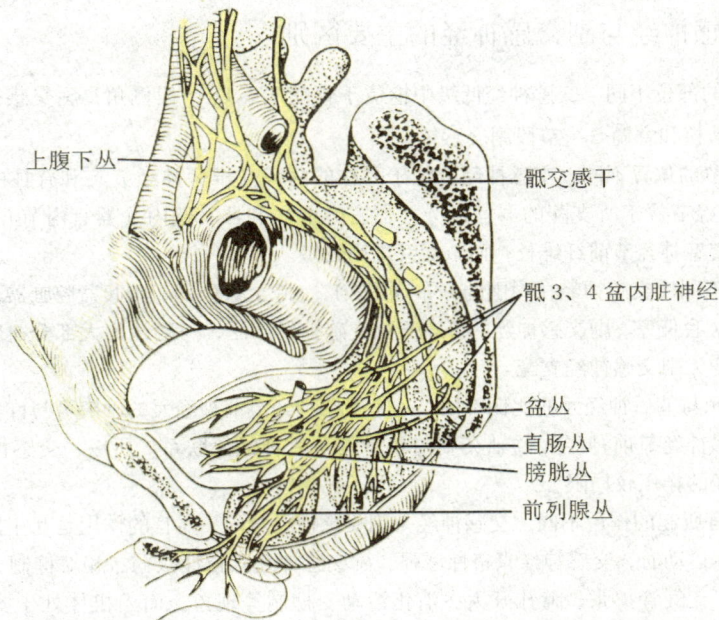

图 9 – 83　盆内脏神经

表 9 – 8　交感神经和副交感神经支配表

器　官	神经	节前神经元	节后神经元	功　能
眼球	交感神经	$T_{1~2}$节段侧角	颈上神经节	瞳孔开大
	副交感神经	动眼神经副核	睫状神经节	瞳孔缩小，控制睫状肌
心脏	交感神经	$T_{1~4}$ 或 $T_{1~5}$ 节段侧角	颈上、中、下（颈胸）神经节和上胸部神经节	心跳加强加快，冠状动脉扩张
	副交感神经	迷走神经背核	心神经节	心跳减弱减慢，冠状动脉收缩
主支气管、肺	交感神经	$T_{2~6}$节段侧角	颈下（颈胸）神经节和上胸部神经节	支气管扩张，抑制腺体分泌
	副交感神经	迷走神经背核	肺丛内小神经节	支气管收缩，促进腺体分泌
胃、小肠、盲肠和升、横结肠	交感神经	$T_{5~12}$节段侧角	腹腔神经节、主动脉肾神经节、肠系膜上神经节	抑制蠕动和分泌
	副交感神经	迷走神经背核	器官内节	促进蠕动和分泌
从降结肠到直肠	直肠交感神经	$T_{11}~L_3$ 节段侧角	可能主要为肠系膜下神经节	抑制蠕动和分泌
	副交感神经	$S_{2~4}$节段副交感核	盆神经节或器官内节	促进蠕动和分泌
肝、胰	交感神经	$T_{5~10}$节段侧角	腹腔神经节、主动脉肾神经节	抑制分泌
	副交感神经	迷走神经背核	器官内节	促进分泌
膀胱	交感神经	$T_{11}~L_3$ 节段侧角	可能主要为上腹下丛内神经节	膀胱三角肌收缩，尿道内口关闭
	副交感神经	$S_{2~4}$节段副交感核	盆神经节或器官内节	膀胱逼尿肌收缩

（三）交感神经与副交感神经的主要区别

1. 低级中枢的部位不同　交感神经低级中枢位于脊髓 $T_1 \sim L_3$ 节段侧角；副交感神经低级中枢则位于脑干内脏运动核和脊髓 $S_{2\sim4}$ 节段副交感核。

2. 周围神经节的位置不同　交感神经节位于脊柱的两旁（椎旁神经节）和脊柱的前方（椎前神经节）；副交感神经节位于所支配的器官近旁（器官旁节）和器官壁内（器官内节）。因此，副交感神经节前纤维比交感神经节前纤维长，而节后纤维则较短。

3. 分布范围不同　交感神经在周围的分布范围较广，除至头颈部、胸腹盆腔脏器外，还遍及全身的血管、腺体、立毛肌等。副交感神经的分布不如交感神经广泛，一般认为大部分血管、汗腺、立毛肌和肾上腺髓质均无副交感神经支配。

4. 节前神经元与节后神经元的比例不同　一个交感神经节前神经元的轴突可与许多节后神经元联系；而一个副交感神经节前神经元的轴突则与较少的节后神经元联系。所以，交感神经的作用较广泛，而副交感神经的作用较局限。

5. 对同一器官所起的作用不同　交感神经与副交感神经对同一器官的作用是互相拮抗又互相统一的。例如：当机体运动时，交感神经兴奋性增强，副交感神经兴奋性减弱、相对抑制，于是出现心跳加快、血压升高、支气管扩张、瞳孔开大、消化活动受抑制等现象。而当机体处于安静或睡眠状态时，副交感神经兴奋性增强，交感神经相对抑制，因而可出现与上述相反的现象。

二、内脏感觉神经

人体各内脏器官除有交感和副交感神经支配外，还有感觉神经分布，它们在到达所分布器官的过程中，常互相交织构成内脏神经丛，再由这些神经丛发出分支分布于内脏、血管和腺体。如同躯体感觉神经一样，内脏感觉神经元的胞体亦位于脊神经节和脑神经节内，而且也是假单极神经元。其周围突随交感神经和副交感神经（主要是迷走神经和盆内脏神经）分布；中枢突进入脊髓和脑干，分别止于脊髓后角和脑干孤束核。内脏感觉纤维一方面借中间神经元与内脏运动神经元联系，形成内脏－内脏反射，或与躯体运动神经元联系，形成内脏－躯体反射；另一方面经过较复杂的传导途径将冲动传至大脑皮质，产生多种内脏感觉。

由于内脏感觉纤维数量较少，纤维较细，痛阈较高，故一般强度的刺激不引起主观感觉。又因内脏感觉的传入途径比较分散，故内脏痛往往是弥散的，定位也不准确。

内脏感觉传导路径复杂，但其确切通路迄今知之甚少。

当某些内脏器官发生病变时，常在体表的一定区域产生疼痛或痛觉过敏，这种现象称牵涉性痛。例如，心绞痛时，胸前区及左臂内侧皮肤感到疼痛（图9-84）；肝胆疾患时，右肩部感到疼痛等。关于牵涉性痛的发生机制，目前尚未完全清楚。一般认为，发生牵涉性痛的体表部位与病变器官往往受同一节段脊神经的支配，体表部位和病变器官的感觉神经进入同一脊髓节段，并在后角内密切联系。因此，从患病内脏传来的冲动可以扩散或影响邻近的躯体感觉神经元，从而产生牵涉性痛（图9-85）。近年来神经解剖学研究表明，一个脊神经节神经元的周围突分叉到躯体部和内脏器官，并认为这是牵涉性痛机制的形态学基础。

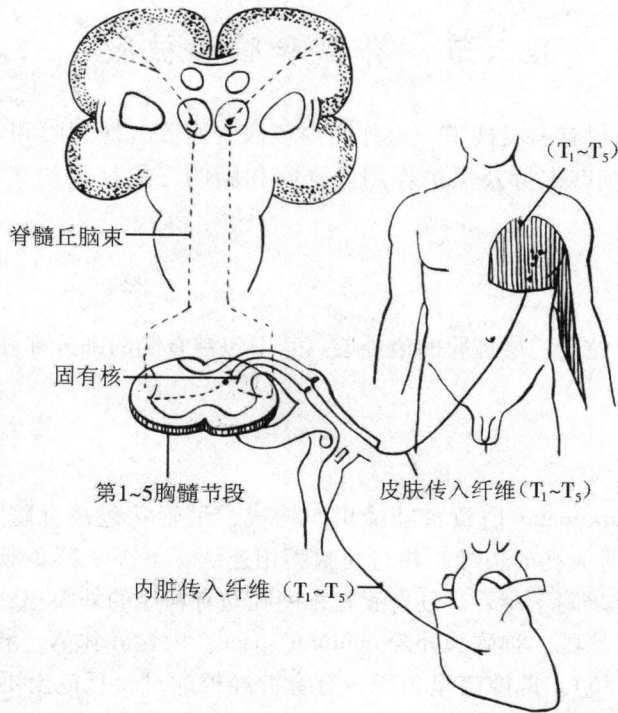

图 9 - 84　心传入神经与皮肤传入神经的中枢投影关系

脊髓丘脑束

固有核

第1~5胸髓节段

皮肤传入纤维（T₁~T₅）

内脏传入纤维（T₁~T₅）

（T₁~T₅）

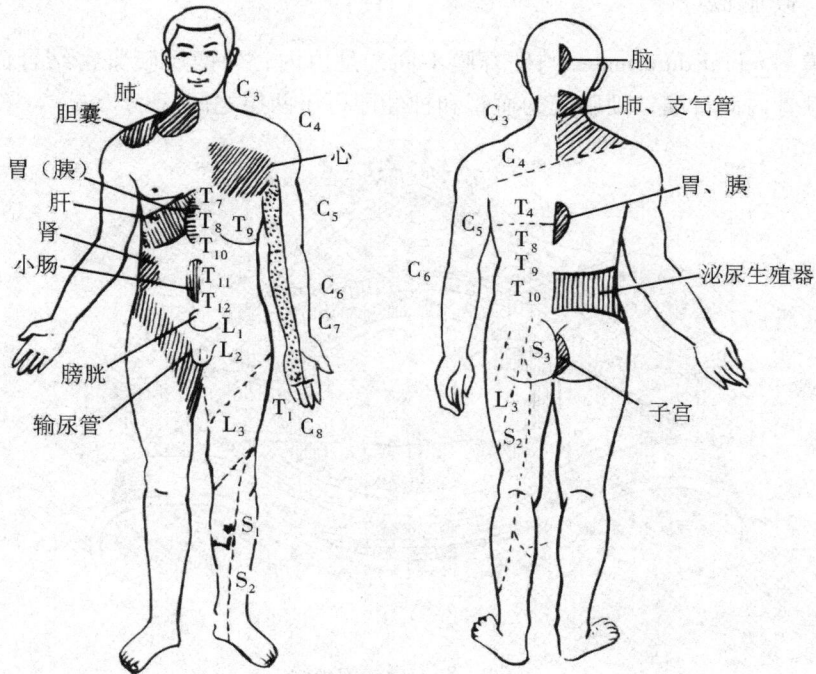

图 9 - 85　内脏疾病时的牵涉痛区

第六节　脊髓和脑的被膜

脊髓和脑的外面包有三层被膜，由外向内依次为硬膜、蛛网膜和软膜（图 9 - 86、92）。它们对脊髓和脑有支持及保护作用。脊髓和脑的三层被膜均在枕骨大孔处互相移行。

一、硬膜

硬膜厚而坚韧，位于三层被膜的最外层。其中包被脊髓的部分称硬脊膜，包被脑的部分称硬脑膜。

（一）硬脊膜

硬脊膜 spinal dura mater 由致密结缔组织构成，呈管状包被脊髓（图 9 - 86、87、92）。其上端附于枕骨大孔的边缘，并与硬脑膜相连续。下部从第 2 骶椎水平向下逐渐变细，包裹终丝，末端附于尾骨。硬脊膜在椎间孔与脊神经的外膜相延续。硬脊膜与椎管内面骨膜之间有一窄隙，称**硬膜外隙** epidural space，内含静脉丛、淋巴管、疏松结缔组织和脂肪（图 9 - 86）。此隙略呈负压，有脊神经根通过，且向上不与颅内相通。临床上进行硬膜外麻醉，就是将药物注入此隙，以阻滞脊神经的神经传导。

（二）硬脑膜

硬脑膜 cerebral dura mater 与硬脊膜不同，是由内、外两层膜紧密结合而成。其外层相当于颅骨内面骨膜，硬脑膜的血管和神经即行于两层之间。

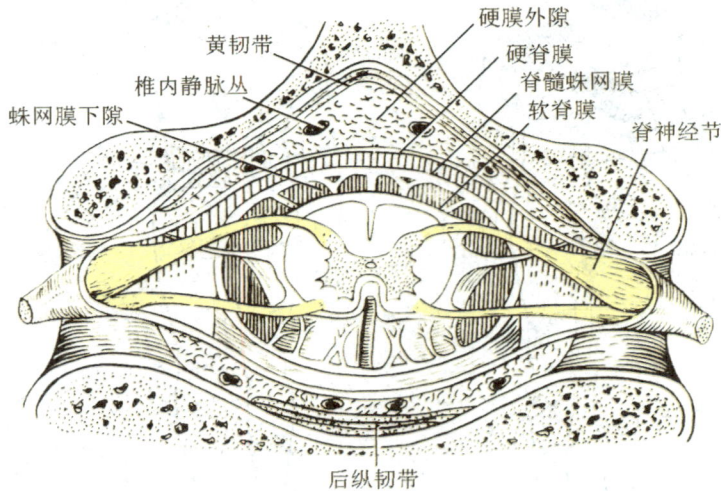

图 9 - 86　脊髓的被膜

硬脑膜与颅盖骨之间结合疏松，故颅盖骨骨折时易形成硬膜外血肿。硬脑膜与颅底

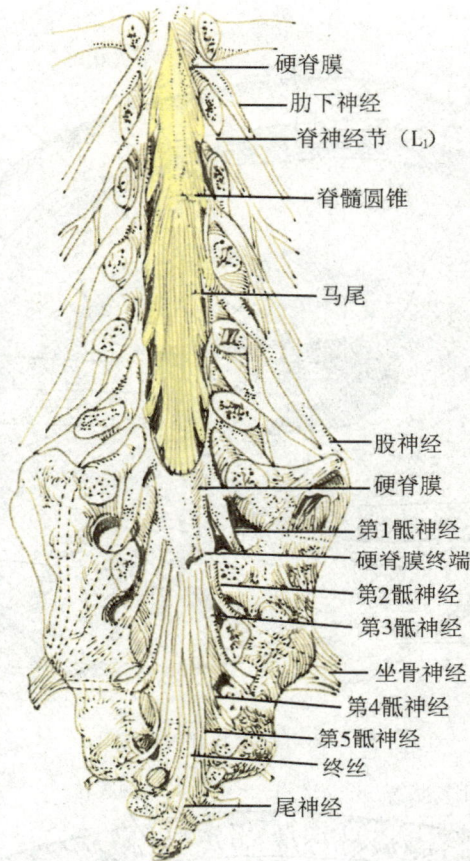

图 9 – 87 脊髓下段的被膜

骨之间则结合紧密，故颅底骨折时易同时损伤硬脑膜和脑蛛网膜，以致脑脊液外漏。

硬脑膜不仅包被脑的外面，而且内层还褶叠形成若干板状突起，分别伸入脑的裂隙之中以更好地保护脑（图 9 – 88）。其中伸入大脑纵裂的突起，呈矢状位，形似镰刀，称**大脑镰** cerebral falx；伸入大脑横裂的突起，呈水平位，形似幕帐，称**小脑幕** tentorium of cerebellum。小脑幕前缘游离形成一切迹，称**幕切迹** tentorial incisure，幕切迹与颅底内面斜坡上缘之间有中脑通过。小脑幕将颅腔不完全地分隔成上、下两部分，当上部颅脑病变引起颅内压力增高时，位于小脑幕切迹上方的海马旁回和钩可能被挤入小脑幕切迹，形成小脑幕切迹疝而压迫大脑脚和动眼神经，出现肢体瘫痪、瞳孔散大等症状。

硬脑膜在某些部位两层分开，形成腔道，内含静脉血，称**硬脑膜窦** sinuses of dura mater（图 9 – 88、89）。窦壁内面衬有内皮细胞，但无平滑肌，不能收缩，故硬脑膜窦损伤时出血难止，易形成颅内血肿。主要的硬脑膜窦有：

1. **上矢状窦** superior sagittal sinus　位于大脑镰上缘内，其后端与直窦及横窦在枕内隆凸处汇合，此汇合处称**窦汇** confluence of sinuses。

2. **直窦** straight sinus　位于大脑镰与小脑幕连接处，向后通窦汇。

3. **横窦** transverse sinus　成对，在小脑幕后缘内，沿颅后窝的横窦沟走行，连于窦

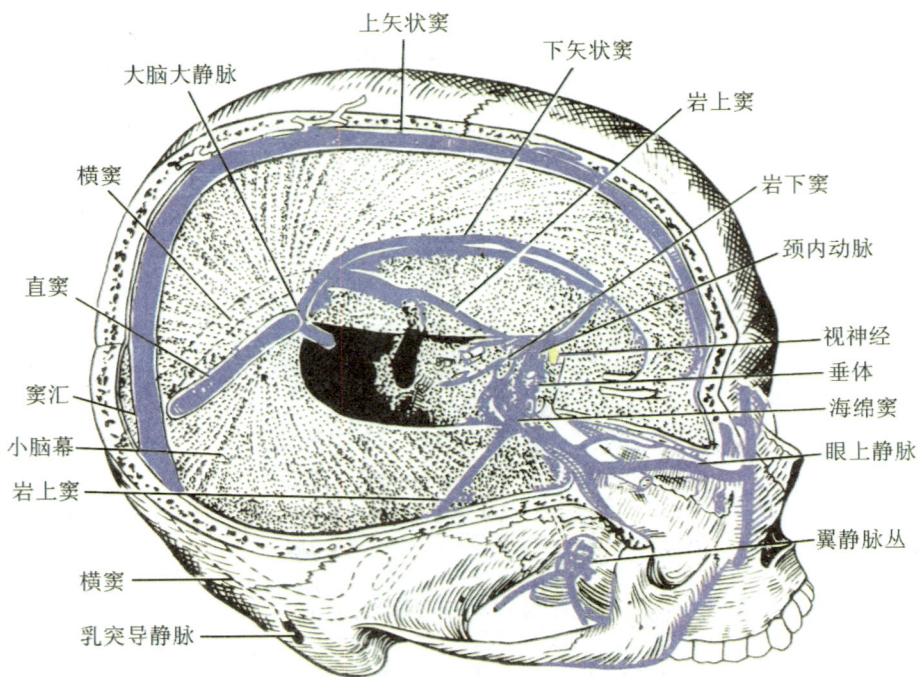

图 9-88　硬脑膜和硬脑膜窦

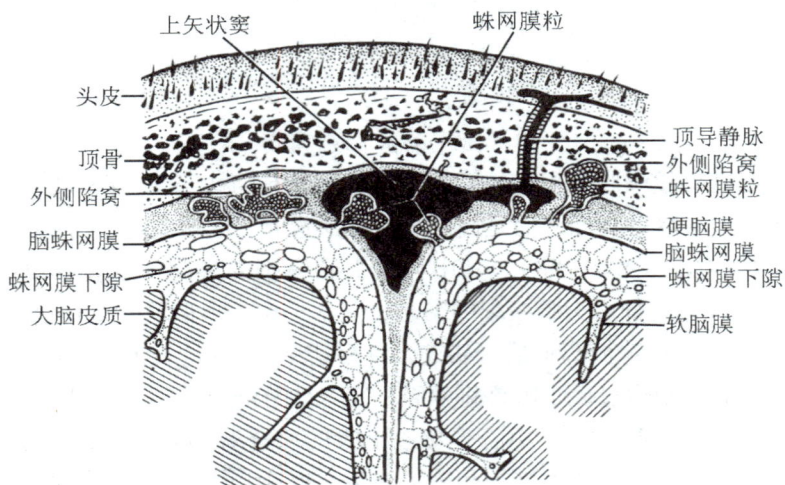

图 9-89　上矢状窦与蛛网膜粒

汇与乙状窦之间。

　　4. **乙状窦** sigmoid sinus　成对，位于乙状窦沟内，是横窦的延续，在颈静脉孔处移行为颈内静脉。

　　5. **海绵窦** cavernous sinus　位于垂体窝及蝶骨体两侧，左、右海绵窦之间以数条横支相连。海绵窦前方接受眼静脉，向后注入横窦或乙状窦。由于面部静脉与眼静脉间有交通，眼静脉向后注入海绵窦，所以面部感染时，有可能波及海绵窦，引起海绵窦的炎症和血栓的形成。

二、蛛网膜

蛛网膜位于硬膜的深面，是一层透明的薄膜，跨越脊髓和脑的沟裂，包括脊髓蛛网膜和脑蛛网膜两部分。蛛网膜与软膜之间有许多小纤维束相连，其间的空隙称为**蛛网膜下隙** subarachnoid space，隙内充满脑脊液。在某些地方，蛛网膜下隙内的小纤维束消失，腔隙变大，称**蛛网膜下池** subarachnoid cisterns。在小脑与延髓之间有**小脑延髓池** cerebellomedullary cistern，临床上有时在此做穿刺，抽取脑脊液进行检查。另外，在脊髓下端至第 2 骶椎水平之间，蛛网膜下隙扩大，称**终池** terminal cistern。终池内已无脊髓，只有马尾和终丝。所以，临床上也常在此做穿刺，抽取脑脊液或注入药物（图 9 - 92）。脑蛛网膜在上矢状窦两旁形成许多小的突起，突入上矢状窦内，称**蛛网膜粒** arachnoid granulations。蛛网膜下隙内的脑脊液经过蛛网膜粒渗入上矢状窦内，最终回流入颈内静脉（图 9 - 89）。

三、软膜

软膜薄而富有血管，紧贴在脊髓和脑的表面，并伸入脊髓和脑的沟裂中，包括软脊膜和软脑膜两部分。在脑室的一定部位，软脑膜上的毛细血管形成毛细血管丛，与脑室壁上的室管膜上皮一起突入脑室，形成**脉络丛** choroid plexus，脑脊液即由此产生。

第七节　　脑室和脑脊液

一、脑室

脑室是脑中的腔隙，包括左侧脑室、右侧脑室、第三脑室和第四脑室（图 9 - 90、91）。脑室壁内衬以室管膜上皮，脑室腔内充满脑脊液，每个脑室内均有脉络丛。

（一）侧脑室

侧脑室 lateral ventricle 左、右各一，分别位于左、右大脑半球内。侧脑室分为四部分：①**中央部** central part，位于顶叶内；②**前角** anterior horn，伸入额叶内；③**后角** posterior horn，伸入枕叶内；④**下角** inferior horn，伸入颞叶内。左、右侧脑室各自经左、右室间孔与第三脑室相通。

（二）第三脑室

第三脑室 third ventricle 是左、右间脑之间呈矢状位的裂隙，位于两侧背侧丘脑及下丘脑之间，向上外方经室间孔与侧脑室相通，向后下方借中脑水管与第四脑室相通。

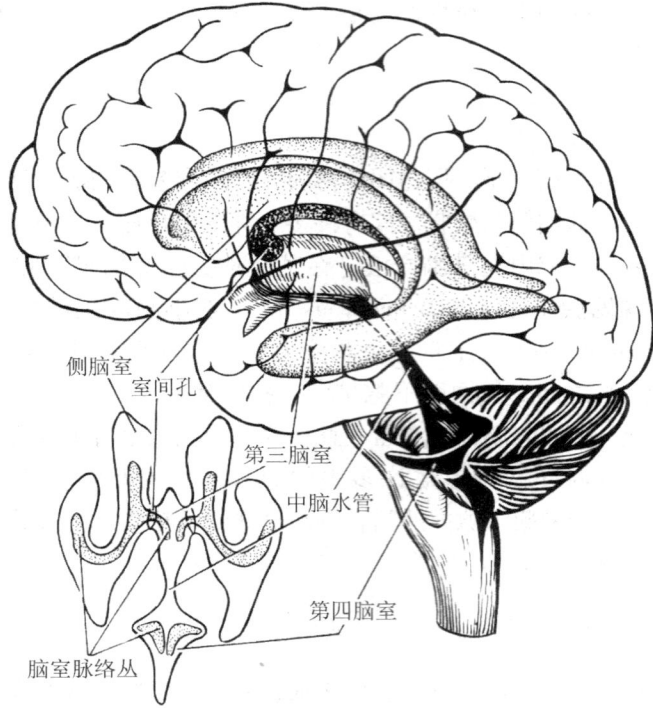

图 9 - 90　脑室投影图

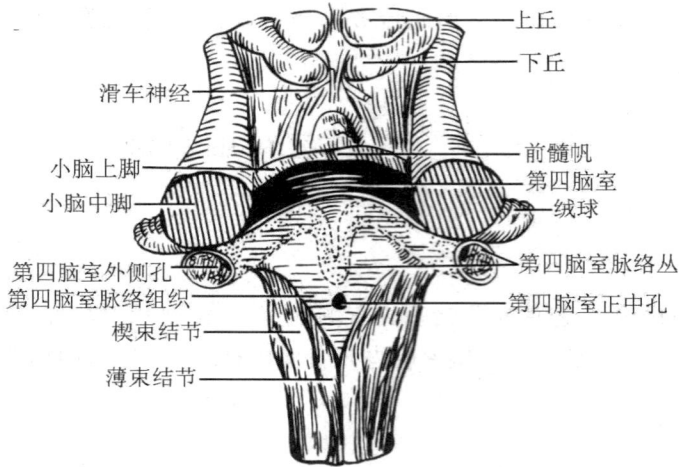

图 9 - 91　第四脑室正中孔和外侧孔

（三）第四脑室

第四脑室 fourth ventricle 位于延髓、脑桥与小脑之间。室底即前述的菱形窝，室顶形如帐篷，朝向小脑。在第四脑室顶下部，靠近菱形窝下角处有一孔，称**第四脑室正中孔** median aperture of fourth ventricle，靠近菱形窝两个侧角处各有一孔，称**第四脑室外侧孔** lateral aperture of fourth ventricle （图 9 - 91）。它们皆与蛛网膜下隙相交通。第四脑室向上通中脑水管，向下通脊髓中央管。

二、脑脊液

脑脊液由脉络丛产生，一般认为约95%的脑脊液由侧脑室脉络丛产生。脑脊液是无色透明的液体，充满于脑室、脊髓中央管和蛛网膜下隙中，对中枢神经系统起缓冲、保护、营养、运输代谢产物以及维持正常颅内压的作用。脑脊液总量在成人约为150ml，它处于不断产生、循环和回流的平衡状态。其循环途径为（图9-92）：由左、右侧脑室脉络丛产生的脑脊液经左、右室间孔流入第三脑室，与第三脑室脉络丛产生的脑脊液一起经中脑水管流入第四脑室，再与第四脑室脉络丛产生的脑脊液一起经第四脑室正中孔和两个外侧孔流入蛛网膜下隙。然后，脑脊液沿蛛网膜下隙流向大脑背面，经蛛网膜粒渗透到硬脑膜窦（主要是上矢状窦）内，回流入血液中。

如果脑脊液循环途径中发生阻塞，可导致脑积水和颅内压升高，使脑组织受压迫发生移位，甚至形成脑疝而危及生命。

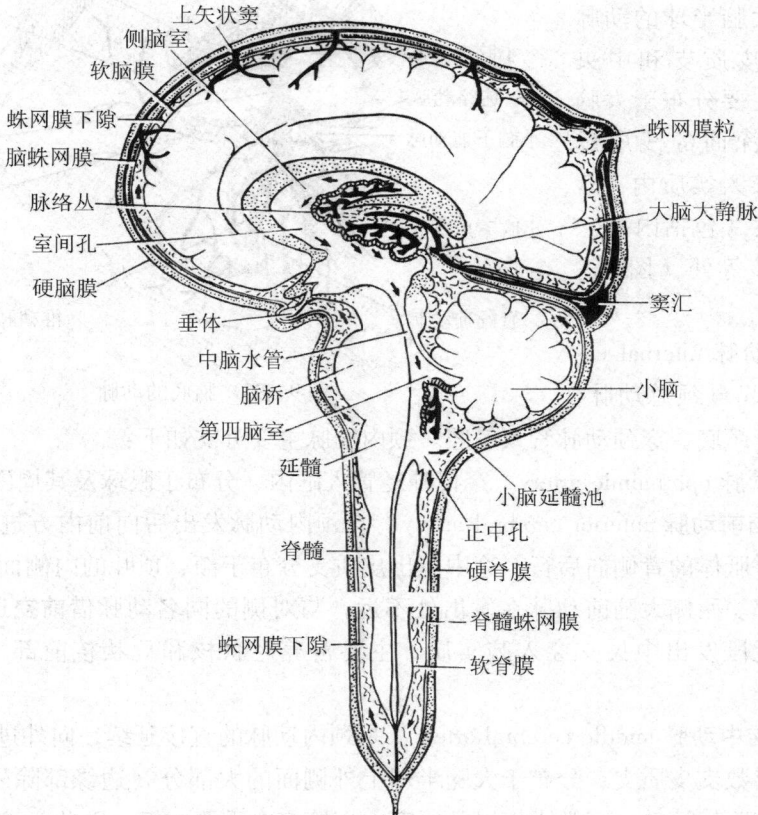

图9-92 脑脊液循环模式图

第八节 脑和脊髓的血管

一、脑的血管

（一）脑的动脉

脑的动脉来源于颈内动脉和椎动脉（图 9 – 93、94）。颈内动脉分支营养大脑半球的前 2/3 和间脑前部。椎动脉营养大脑半球的后 1/3、间脑后部、脑干和小脑。营养大脑半球的动脉分支可分为皮质支和中央支。皮质支主要分布于大脑的皮质和其深面的浅层髓质，中央支穿入实质内，营养深部的髓质（包括内囊）、间脑和基底核等处（图 9 – 95）。

1. 颈内动脉 internal carotid artery 起自颈总动脉，

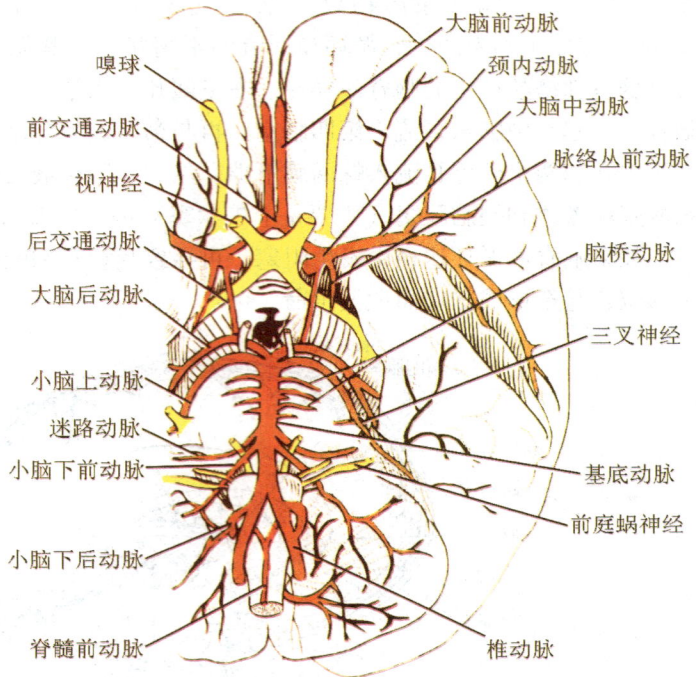

图 9 – 93 脑底的动脉

经颈部上行至颅底，穿颈动脉管入颅腔。颈内动脉主要分支如下：

（1）**眼动脉** ophthalmic artery 穿视神经管入眶内，分布于眼球及其周围结构。

（2）**大脑前动脉** anterior cerebral artery 自颈内动脉发出后向前内方进入大脑纵裂内，然后沿胼胝体的背侧向后行，途中分出皮质支分布于额、顶叶的内侧面及两叶上外侧面的边缘部。两侧大脑前动脉在发出处不远，与对侧的同名动脉借**前交通动脉**相连。大脑前动脉近段发出中央支穿入脑实质，主要营养尾状核和豆状核前部（图 9 – 93、94）。

（3）**大脑中动脉** middle cerebral artery 是颈内动脉的直接延续，向外进入外侧沟行向后上，发出数支皮质支，分布于大脑半球上外侧面的大部分（边缘部除外）和岛叶。这个区域内有躯体运动、感觉中枢以及语言中枢等多个重要中枢。因此，该动脉梗塞可导致严重的临床症状。大脑中动脉的起始部发出数支细小的中央支垂直向上穿入脑实质深部，分布于尾状核、豆状核及内囊等处。若这些中央支被阻塞或破裂出血，可累及内囊纤维，引起"三偏症"（图 9 – 94、95）。

（4）**后交通动脉** posterior communicating artery 较小，向后与大脑后动脉吻合。

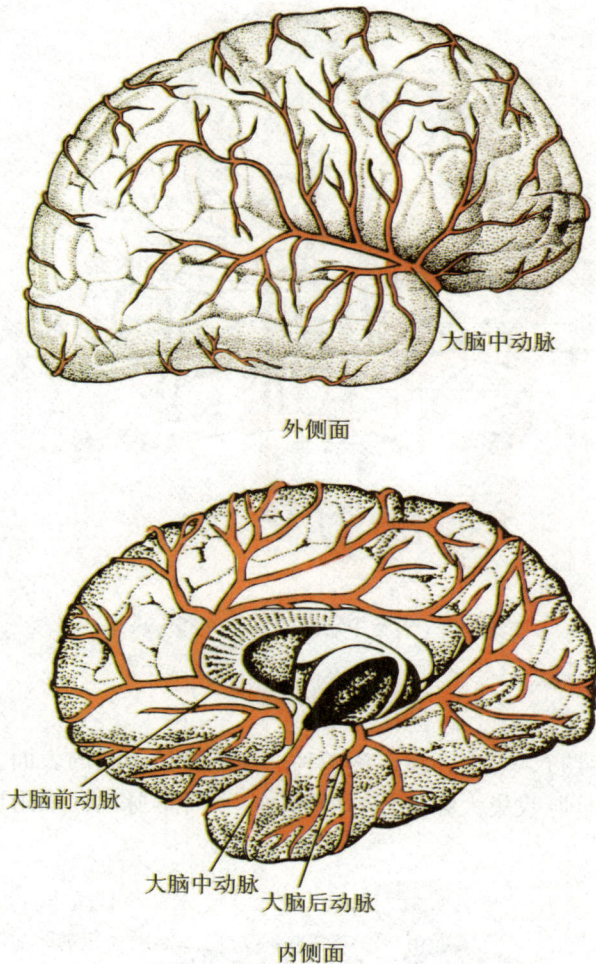

外侧面

大脑中动脉

大脑前动脉

大脑中动脉 大脑后动脉

内侧面

图 9 - 94 大脑半球的动脉

2. **椎动脉** vertebral artery 起自锁骨下动脉，向上穿第 6 ~ 1 颈椎横突孔，经枕骨大孔入颅腔行于延髓腹侧。在脑桥下缘，左、右椎动脉合成一条基底动脉。基底动脉沿脑桥基底沟上行至脑桥上缘，分为两条大脑后动脉。

大脑后动脉 posterior cerebral artery 是基底动脉的终末分支，绕大脑脚向后，其皮质支主要分布于颞叶下面和枕叶内侧面，以及两叶上外侧面的边缘部。中央支起自根部，分布于背侧丘脑，内、外侧膝状体及下丘脑等处。此外，椎动脉和基底动脉还发出分支，分布于脊髓、小脑、脑桥和内耳等处（图 9 - 93）。

3. **大脑动脉环** cerebral arterial circle 又称 Willis 环，由前交通动脉、两侧大脑前动脉起始段、两侧颈内动脉末端、两侧后交通动脉和两侧大脑后动脉起始段共同组成，位于脑底中央的下方。此环使颈内动脉与椎 - 基底动脉沟通。当构成此环的某一动脉血流减少或阻塞时，通过此环可使血液重新分配和代偿，以维持脑的血液供应（图 9 - 93）。

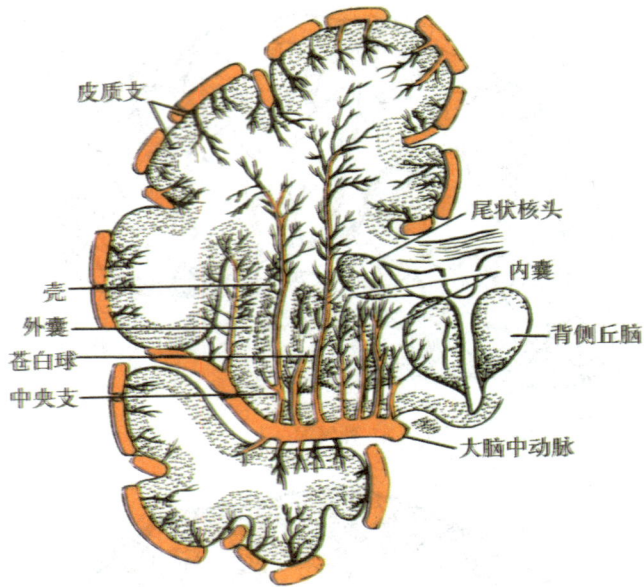

图 9-95　大脑中动脉的皮质支和中央支

（二）脑的静脉

脑静脉不与动脉伴行，可分为浅、深两种。浅静脉位于脑的表面，收集皮质及皮质下髓质的静脉血；深静脉收集大脑深部的静脉血。两种静脉均注入附近的硬脑膜窦（图9-96）。

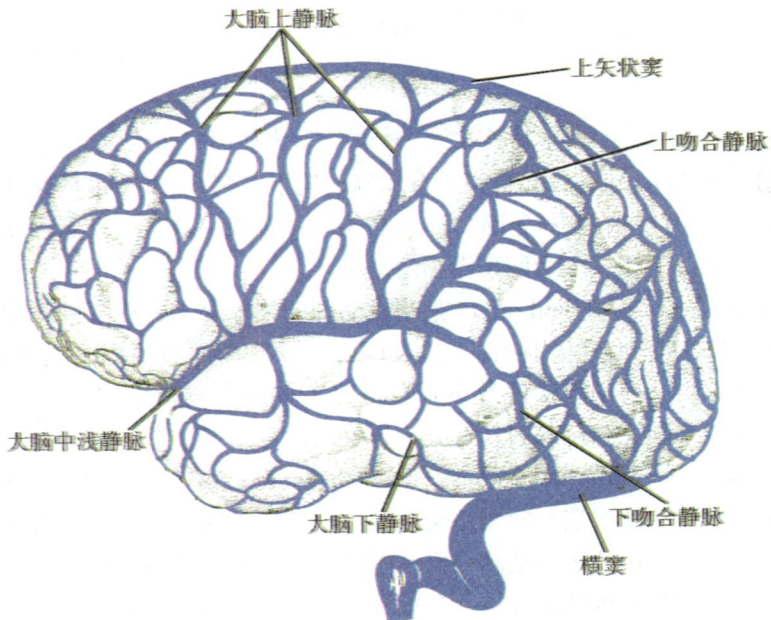

图 9-96　大脑浅静脉

二、脊髓的血管

（一）脊髓的动脉

脊髓的动脉血液供应有两个来源：一个是脊髓前、后动脉，另一个是来自一些节段性动脉（肋间后动脉和腰动脉等）的脊髓支（图 9 – 97）。

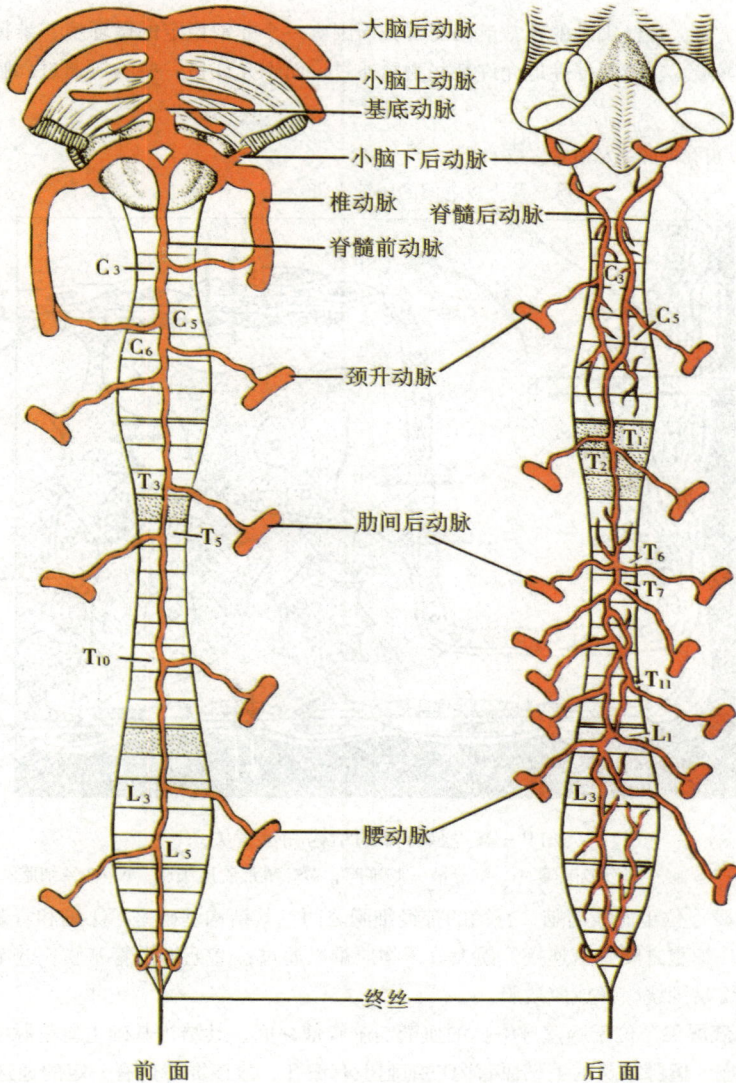

图 9 – 97　脊髓的动脉

脊髓前动脉 anterior spinal artery 和**脊髓后动脉** posterior spinal artery 均发自椎动脉。脊髓前动脉沿前正中裂下行至脊髓末端。脊髓后动脉为左、右两条，各沿脊髓后外侧沟下行。有的两侧脊髓后动脉下降到颈髓中部合成一条纵干，再下行至脊髓末端。

脊髓前、后动脉在下行的过程中有来自肋间后动脉和腰动脉的脊髓支补充。

（二）脊髓的静脉

脊髓的静脉在脊髓表面形成软膜静脉丛和许多纵行的静脉干，最后集中于脊髓前、后静脉，再经前、后根静脉注入硬膜外隙内的椎内静脉丛。

［附］脑屏障

中枢神经系统内，神经细胞的正常活动需要其周围有一个非常稳定的微环境，维持这种微环境稳定性的结构称**脑屏障**。它能选择性地允许某些物质通过，而不允许另一些物质通过。脑屏障由三部分组成（图9-98）。

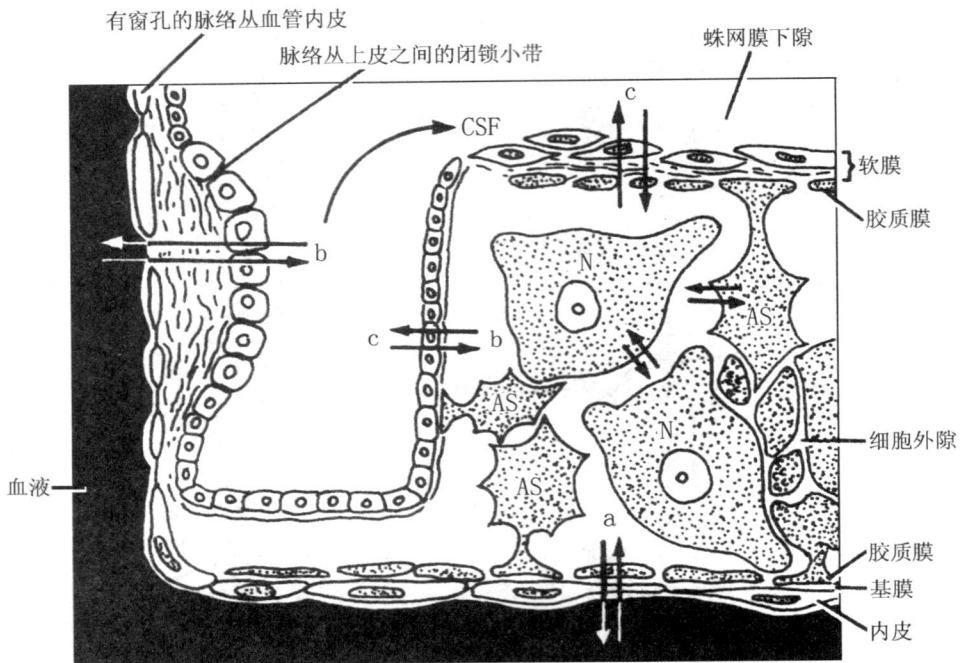

图9-98　脑屏障的结构和位置关系

a. 血-脑屏障；b. 血-脑脊液屏障；c. 脑脊液-脑屏障；AS. 星形胶质细胞；N. 神经细胞；CSF. 脑脊液

1. **血-脑屏障**　位于血液与脑、脊髓的神经细胞之间。其结构基础是：①脑和脊髓毛细血管内皮细胞无窗孔，内皮细胞之间紧密连接，使大分子物质难以通过；②毛细血管基膜；③毛细血管基膜外有星形胶质细胞终足围绕，形成胶质膜。

2. **血-脑脊液屏障**　位于脑室脉络丛的血液与脑脊液之间，其结构基础主要是脉络丛上皮细胞之间有闭锁小带相连。但脉络丛的毛细血管内皮细胞上有窗孔，故该屏障仍有一定的通透性。

3. **脑脊液-脑屏障**　位于脑室和蛛网膜下隙的脑脊液与脑、脊髓的神经细胞之间，其结构基础为室管膜上皮、软脑膜和软膜下胶质膜。但室管膜上皮没有闭锁小带，不能有效地限制大分子物质通过，软脑膜和它下面的胶质膜屏障作用也很低。因此，脑脊液的化学成分与脑组织细胞外液的成分大致相同。

由于有脑屏障的存在，特别是血-脑屏障和血-脑脊液屏障的存在，在正常情况下，能使脑和脊髓免受内、外环境各种物理、化学因素的影响，而维持相对稳定的状态。

第十章 穴位断面解剖

近代对针灸的研究，多数是从穴位入手，而穴位的形态学基础首先会引起人们的关注。不同穴位有不同的解剖结构，以不同的深度、方向、角度针刺穴位所涉及的解剖结构又各有差异。因此，如何从临床实际出发，对全身穴位进行解剖观察，并加以具体描绘和解说，是很有必要的。

近 50 年来，国内外学者对穴位形态结构的研究曾做过不少工作，也有一定数量的文字记载，但所进行的穴位解剖，大多数是采用层次解剖法。用层次解剖法研究穴位的解剖结构，穴位结构常因观察时翻动而发生移位，故不能准确地反映针刺的自然解剖层次和结构位置，更不能用图解表达从皮肤到针尖的针刺路径。鉴于以上情况，上海中医药大学解剖学教研室以严振国为首的研究团队开展了大量的研究工作，采用骨度分寸折量法及针灸临床常用的取穴法，先在尸体上标经定穴，经 −30℃ ~ −50℃ 冰冻后，再通过穴位作多种断面，以反映在各种角度、深度、范围进针时所涉及的解剖层次结构。

本教材收载了常用重要穴位 2 个和常用危险穴位 3 个，以断面形式表示，并以图文配合的方式，较细致地描述了穴位的形态结构特点，阐明了每一结构的神经支配及其中枢节段分布。通过学习穴位解剖，便于掌握针刺方向、角度、深度、路径，以及针可能刺到的结构和针刺需要避免的结构等，以避免临床上盲目针刺而发生针刺意外，同时还能帮助针灸医生提高针刺疗效。

一、曲池（Quchi，LI 11，手阳明大肠经）

【文献依据】《甲乙经》：在肘外辅骨肘骨之中……以手按胸取之。

【体表定位】肘关节前外侧，肘横纹桡侧端与肱骨外上髁连线之中点。

【操作方法】正坐或仰卧位，半屈肘（相当于"以手按胸"姿势），在肘横纹桡侧端与肱骨外上髁连线的中点处取穴。针法：直刺 1 ~ 1.5 寸。

【临床主治】高热，高血压，贫血，甲状腺肿大，上肢关节痛，偏瘫，过敏性疾病，皮肤病等。实验证明，针此穴降压作用缓慢，但作用持久。

【进针层次】

1. 皮肤 有前臂后皮神经分布。到达穴区的神经纤维由第 6 颈神经组成。

2. 皮下组织 有上述皮神经的分支通过。

3. 桡侧腕长伸肌及桡侧腕短伸肌 两肌共同起自肱骨外上髁上方，均由桡神经支配。到该肌的神经纤维由第 6、第 7 颈神经组成。在此处，两肌的深面紧贴肘关节囊前壁。

4. 肱桡肌　该肌由桡神经支配。到该肌的神经纤维由第 5、第 6 颈神经组成。

5. 桡神经干及桡侧副动、静脉前支　桡神经干于肱桡肌、肱二头肌腱及肱肌之间下行，若针刺及桡神经干，可产生前臂外侧、手背外侧并向指端放射的强烈触电感。一般此时，即可停止继续进针。桡侧副动脉为肱深动脉的终支之一，在肘关节附近分前后两支参与肘关节网的组成。有同名静脉与之伴行。

6. 肱肌　该肌由肌皮神经支配。到该肌的神经纤维由第 5、第 6 颈神经组成。

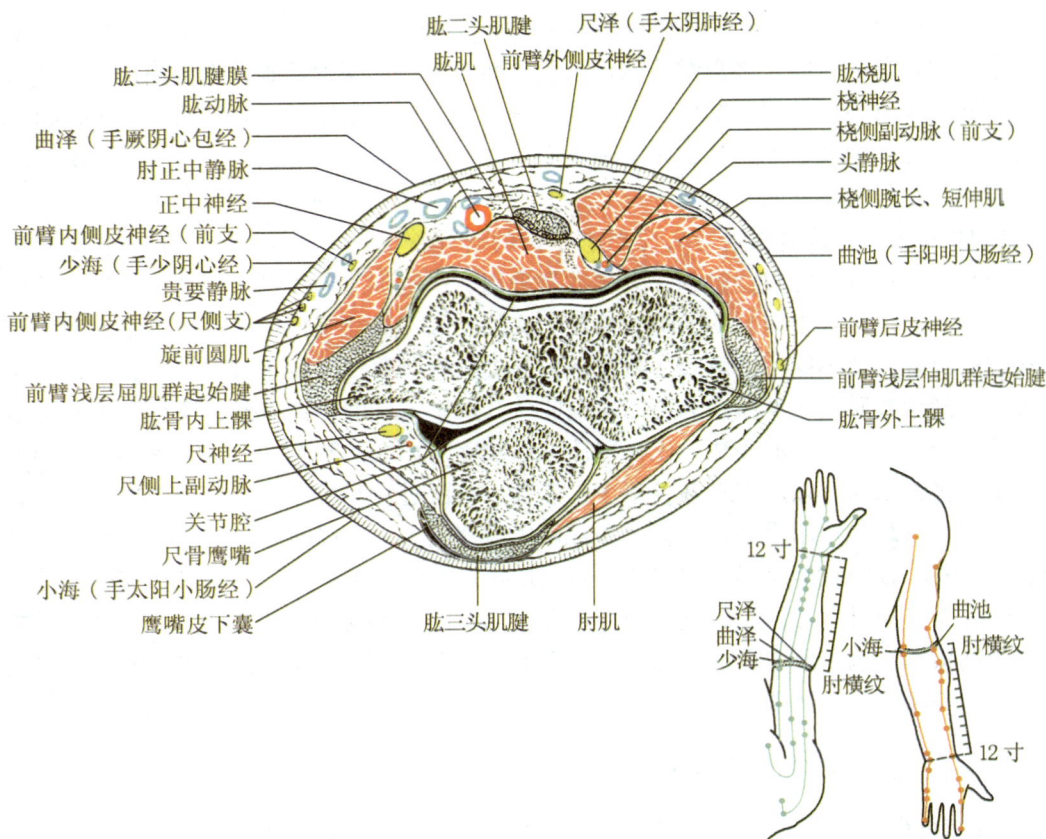

图 10 - 1　经尺泽、曲泽、少海、曲池、小海穴横切面
（尺泽、曲泽等穴定位断面法）

二、足三里（Zusanli，ST 36，足阳明胃经）

【文献依据】《甲乙经》：在膝下三寸，胻外廉。

【体表定位】在犊鼻穴直下 3 寸，距胫骨前缘外侧一横指。或以手掌按膝盖时，当中指尽处是穴。

【操作方法】正坐屈膝或平卧位，自犊鼻直下 3 寸，距胫骨前缘外侧一横指凹陷处取穴。针法：①直刺法：稍偏向胫骨方向，直刺1~2寸。针刺感应：有麻电感向足背放射；②斜刺法：向下刺入，进针2~3寸。

【临床主治】急、慢性胃炎，溃疡病，急、慢性肠炎，急、慢性胰腺炎，小儿消化不良，黄疸等消化系统疾病；偏瘫，休克，虚弱，贫血，高血压，过敏性疾病，癫痫，哮喘，泌尿生殖系统疾病，神经衰弱等。此外，该穴尚有防病、强身、保健作用。

【进针层次】

1. 皮肤　由腓肠外侧皮神经支配，该皮神经由腓总神经自腘窝处分出。到该穴皮肤的神经纤维来自第5腰神经。

2. 皮下组织　内有上述皮神经的分支。

3. 胫骨前肌　位于小腿前外侧皮下，紧贴胫骨的外侧面，由腓深神经支配，到该肌的神经纤维来自第4、第5腰神经和第1骶神经。

4. 胫前动、静脉和腓深神经　若针偏向外侧，可刺中胫前动、静脉和腓深神经。

5. 小腿骨间膜　为一坚韧的纤维膜，连接胫腓两骨的骨间嵴之间。膜的前面由腓深神经的分支支配；膜的后面由胫神经的分支支配。

6. 胫骨后肌　位于骨间膜后面，趾长屈肌和蹈长屈肌之间，由胫神经支配，到该肌的神经纤维来自第5腰神经和第1骶神经。

7. 胫后神经和胫后动、静脉　若针深刺2寸以上并稍偏向内侧，可刺中这些结构。

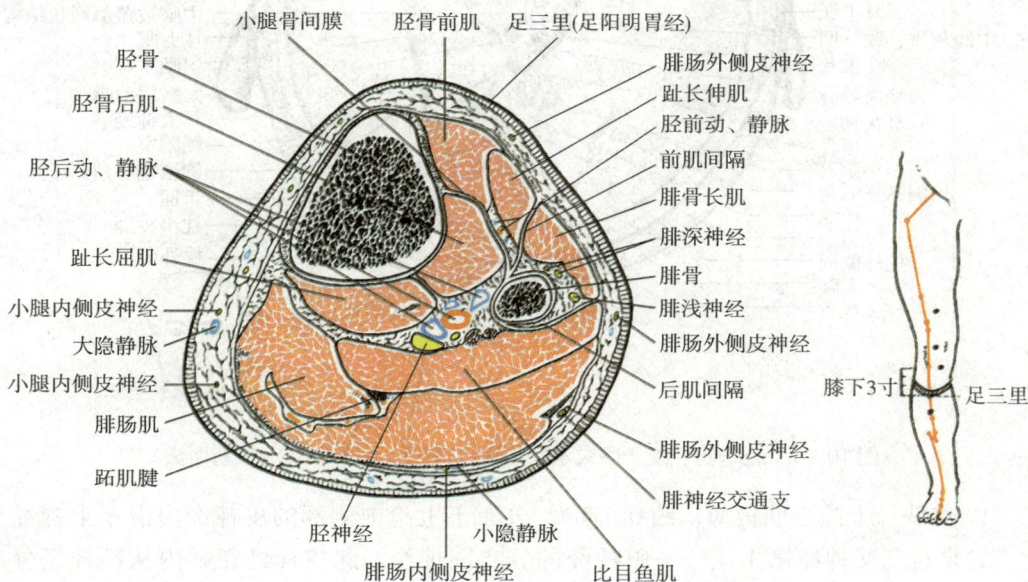

图 10 - 2　经足三里穴横切面（足三里穴定位断面法）

三、睛明（Jingming，BL 1，足太阳膀胱经）

【文献依据】《甲乙经》：在目内眦外。

【体表定位】目内眦的上外方凹陷处。

【操作方法】仰靠坐或仰卧位，在目内眦的上外方凹陷处取穴。针法：用手指向外侧轻压眼球，以加大进针间隙，使眼球固定，避免刺中。针尖应接近眶内侧壁，但勿紧贴，略朝后外成85°角，缓缓刺入0.2～0.6寸。深刺可达1～1.5寸。不宜提插或大幅度捻转。针尖透过眼睑后，始终有空松感。

【临床主治】结膜炎，角膜炎，近视，视神经炎，视神经萎缩，青光眼，玻璃体混浊以及其他眼病。

【进针层次】

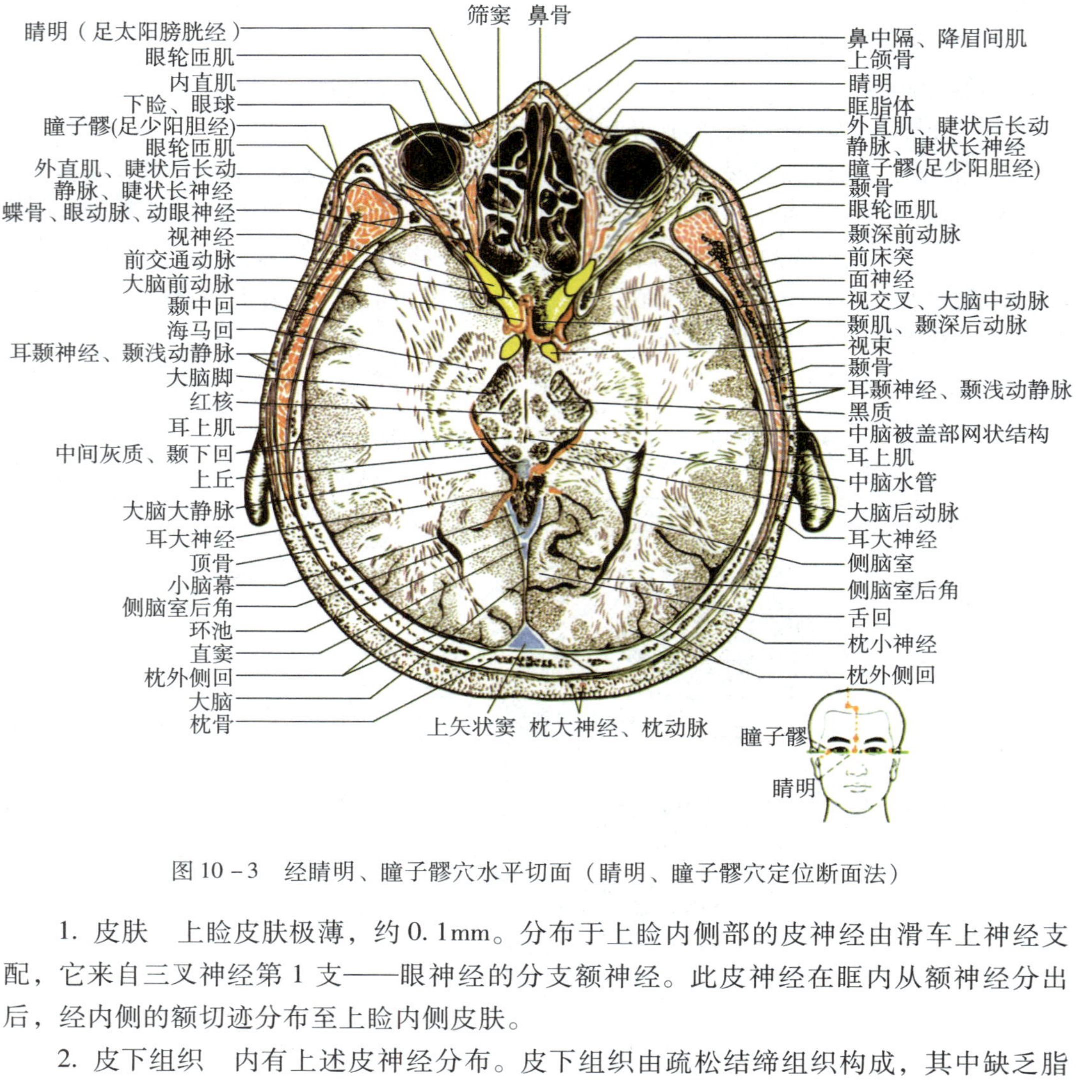

图 10-3　经睛明、瞳子髎穴水平切面（睛明、瞳子髎穴定位断面法）

1. **皮肤**　上睑皮肤极薄，约0.1mm。分布于上睑内侧部的皮神经由滑车上神经支配，它来自三叉神经第1支——眼神经的分支额神经。此皮神经在眶内从额神经分出后，经内侧的额切迹分布至上睑内侧皮肤。

2. **皮下组织**　内有上述皮神经分布。皮下组织由疏松结缔组织构成，其中缺乏脂肪组织的填充。由于组织疏松，当有出血、炎症或某些全身性疾病时，可出现面积较大而明显的瘀血或水肿。

皮下组织内血管较丰富。动脉细小，有来自眼动脉的眶上动脉及来自面动脉的终支内眦动脉所发分支分布。其伴行的静脉则大部分在睑的内侧汇入内眦静脉，再经眶内的眼上静脉回流。在进针时若刺伤上述血管，则可引起不同程度的眼睑瘀血，局部呈青紫色。

3. 眼轮匝肌　位于上、下眼睑皮下，属于表情肌，其作用主要为关闭眼裂。此肌受面神经的颞支及颧支支配。因此浅刺睛明，有助于治疗眼轮匝肌痉挛。

4. 眶脂体　充填在眼球、眼肌、泪器和神经、血管之间的脂肪组织，具有固定眶内软组织和保护眶内器官的作用。针刺入此层有空松感。

5. 内直肌与眶内侧壁　在内直肌与眶内侧壁之间进针，有时可刺中内直肌。

【毗邻结构】

1. 眼内直肌　位于进针方向稍外侧，该肌起自位于眶尖的总腱环，向前止于巩膜内侧面。内直肌受动眼神经下支支配，使瞳孔转向内侧。针刺此肌，有助于校正眼球外斜视。内直肌由眶筋膜的外层包裹，较其周围的眶脂体致密，刺中时有黏滞感；由于肌内富有肌梭等感受器，患者有酸、胀、重等感觉。

2. 眶内侧壁　位于进针方向的内侧。此壁略呈矢状位，前部宽，后部逐渐变窄并导向眶尖。在此壁中部及后部，有前筛骨孔和后筛骨孔，孔内分别有筛前动脉、神经和筛后动脉、神经分布到筛窦。筛前、后动脉均发自眼动脉，是眼动脉入眶腔后的分支；筛前、后神经则为三叉神经第 1 支——眼神经的分支。

3. 总腱环、视神经孔及孔内结构　总腱环是围绕并附着于视神经孔和眶上裂内端的腱性结构，由运动眼球的各条直肌的起始腱紧密连结而成，外观呈环状，位于进针方向的直后方略偏外。

视神经孔位于眶尖，为一骨性短管——视神经管，长约 5mm，向后通入颅中窝。管内有视神经及与之伴行的眼动脉通过。

视神经是由视网膜上神经节细胞的轴突聚集而成。视神经向后穿过眼球壁，行经眶的后部，穿过视神经管，进入颅中窝，连于视交叉。视神经的外面被有内、中、外三层被膜，它们分别是被覆脑的三层脑膜——软脑膜、蛛网膜、硬脑膜的延续。其最外层被膜续自硬脑膜，致密而坚韧，由纤维组织构成，此层被膜包被视神经直至眼球后端与眼球外膜——巩膜相互移行。

【针刺意外与防治】

1. 出血　皮下组织中的内眦动脉、眶上动脉及其伴行静脉，由于组织疏松，移动性大，只要进针时不过快，常不致受到严重损伤。在出针时手指加压情况下，出血亦不致过多，常为局部的瘀斑。

若针刺超过 20mm（0.8 寸），则在贴近眶内侧壁处易刺伤前述的筛前动脉、筛后动脉。因上述动脉在此处穿入骨壁，位置固定，且细小而深，不易察觉其搏动感。此两动脉损伤后，极易出血，患者主诉眼球发胀、外突感。若出血较多，血液在疏松的眶脂体内弥散，也可造成上、下眼睑的皮下瘀血，呈青紫色外观。此种意外的防止，在于进针时针尖不要紧贴眶内侧壁，因上述动脉在贴近骨面穿出处位置最为固定，易受刺伤。若已造成出血，则应采取先冷敷、后热敷，或给予止血剂等措施，以减少出血，加速吸收。

2. 刺中眼球　进针时未按压眼球，或进针部位过于贴近眼球，可发生此种意外。眼球壁外层巩膜十分坚韧，刺中表层即有滞针感，只要进针不过快，不致刺穿。但应引起警惕的是，在最易刺中的眼球左右横径最大处（即眼球的"赤道"处），也是巩膜最薄的部位，仅有 0.4 ~ 0.5 mm。临床上若疑有刺中眼球时，应即转科治疗。

3. 刺中总腱环及视神经　若针刺过深，超过 45mm（1.8 寸）时，在进针的直后方则易刺中围绕视神经孔的总腱环并可累及视神经。因视神经传导由光线刺激转化的神经冲动，外面又有由硬脑膜延续来的坚韧的纤维膜包裹，刺中时针感黏滞，患者主诉眼内火花闪发（视神经受刺激症状）、头痛、头昏（硬脑膜受刺激的表现），严重的可有恶心、呕吐等重症出现。应立即退针，对症治疗。

4. 进针与眼动脉、眼静脉本干的关系　眼动脉是分布到眼球及其他眶内容物的主要动脉，来自颈内动脉，与视神经伴行，经视神经孔入眶腔，与视神经一起被包绕在起始于总腱环的眼外肌所围成的"肌漏斗"内。眼动脉本干在此部位于视神经的外侧下方，而睛明穴的针刺方向在视神经内侧，不致刺中眼动脉。眼动脉的某些分支，如内直肌支及营养眼球壁的睫后长动脉等，比较靠近进针方向，但这些动脉均细小，且分布在结构十分疏松的眶脂体内，移动性大，只要进针不过快，不用提插手法，即可避免受到损伤。眼上静脉是眶内最大的静脉，在眼球前内侧由眶上静脉及内眦静脉合成，它收纳眶内大部分组织器官的静脉血，向后越过视神经，在总腱环上方经眶上裂内侧部进入颅内的海绵窦。其分布特点同动脉。

5. 伤及眶上裂及其深部结构　若针尖过分朝后外方向刺入，并且深度超过 2 寸（男性平均 50 mm，女性平均 48 mm）时，则针尖可直达眶上裂。眶上裂是眶腔与颅中窝的最大通路，针尖不仅可能刺中穿行于眶上裂中的动眼、滑车、展神经及三叉神经第 1 支眼神经，进而可透过眶上裂而伤及颅中窝内的海绵窦，以致损伤大脑颞叶前端，造成颅内出血，引起剧烈头昏、头痛、恶心、呕吐以致休克、死亡。因此针刺深度越深、手法越重，其危险性就越大。

四、人迎（Renying，ST 9，足阳明胃经）

【文献依据】《甲乙经》：在颈大脉动应手，夹结喉。《甲乙经》：禁不可灸，刺入四分，过深不幸杀人。

【体表定位】在胸锁乳突肌前缘平喉结处。

【操作方法】正坐或仰卧位，在胸锁乳突肌前缘，平喉结处取穴。针法：向深部触压颈总动脉的搏动，避开动脉，在其前方或略向内直刺，深度0.2 ~ 0.4 寸，最深可达 1 寸。

【临床主治】高血压，低血压，哮喘，甲状腺肿大，咽喉肿痛，发音困难等。

【进针层次】

1. 皮肤　由颈横神经分布，该神经是来自颈丛的皮神经，神经纤维来自第 2、第 3 颈神经。

2. 皮下组织　内有上述皮神经分布。在皮下组织内有受面神经颈支支配的颈阔肌。

3. 颈深筋膜浅层　为包绕胸锁乳突肌的深筋膜在该肌前缘融合而成，其深面紧邻颈动脉鞘。

4. 咽缩肌　是主要附着在甲状软骨，并构成咽壁的肌组织。该肌受迷走神经的咽支支配。

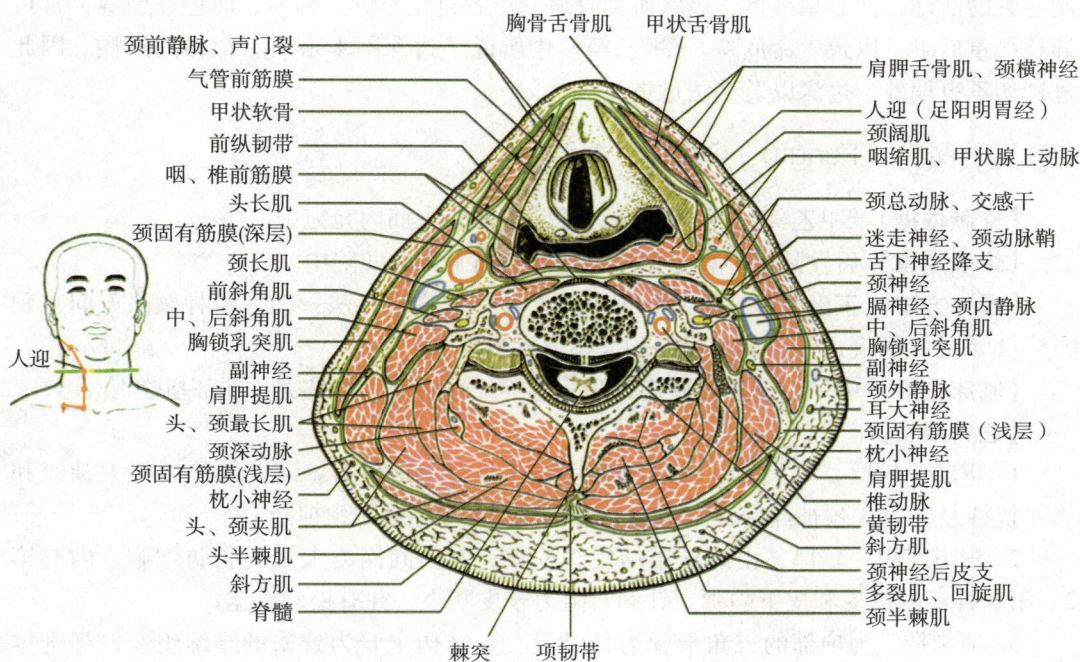

图中标注（左侧，自上而下）：
颈前静脉、声门裂
气管前筋膜
甲状软骨
前纵韧带
咽、椎前筋膜
头长肌
颈固有筋膜(深层)
颈长肌
前斜角肌
中、后斜角肌
胸锁乳突肌
副神经
肩胛提肌
头、颈最长肌
颈深动脉
颈固有筋膜(浅层)
枕小神经
头、颈夹肌
头半棘肌
斜方肌
脊髓

图中标注（上方）：
胸骨舌骨肌　甲状舌骨肌

图中标注（右侧，自上而下）：
肩胛舌骨肌、颈横神经
人迎（足阳明胃经）
颈阔肌
咽缩肌、甲状腺上动脉
颈总动脉、交感干
迷走神经、颈动脉鞘
舌下神经降支
颈神经
膈神经、颈内静脉
中、后斜角肌
胸锁乳突肌
副神经
颈外静脉
耳大神经
颈固有筋膜（浅层）
枕小神经
肩胛提肌
椎动脉
黄韧带
斜方肌
颈神经后皮支
多裂肌、回旋肌
颈半棘肌

图中标注（下方）：
棘突　项韧带

左侧头部图标注：人迎

图 10-4　经人迎穴水平切面（人迎穴定位断面法）

【毗邻结构】

1. 胸锁乳突肌与舌骨下肌群　分别位于进针部位的后外侧和前内侧，并分别受副神经和舌下神经支配。

2. 颈动脉鞘　是由颈部深筋膜形成的包裹颈部大血管、神经的结缔组织鞘。在进针部位处，恰巧被胸锁乳突肌掩盖。在鞘内，有颈总动脉、颈内静脉及迷走神经，它们排列的方式为：颈总动脉位于前内侧，颈内静脉在后外侧，迷走神经在动、静脉之间的后方。

人迎穴正确的深刺方向应恰经过颈动脉鞘的前内侧，若偏向外侧，即有刺中颈总动脉的可能。颈总动脉为颈部最大的动脉，刺中后针尖搏动感十分明显。若进针过于偏外，针尖从颈总动脉的后外侧刺入，则可刺穿颈内静脉，以致累及位于其后方的迷走神经，可带来严重后果。

3. 颈动脉鞘深部的结构　包括交感干、颈深部肌、椎动脉和第4颈椎等结构，针刺不超过1寸时，当不至于刺中这些结构。

【针刺意外与防治】

1. 刺中颈总动脉　由于结缔组织致密，血管壁坚厚，故针感黏滞，且有明显的搏动感，此时应立即退针。若疑有出血，应按出血常规治疗。因此进针时务必注意针感，避开动脉。

2. 迷走神经受刺激　若如上述进针过于偏外，则可刺穿颈内静脉，以致刺中迷走神经。由于迷走神经中包含最重要的支配心脏活动的副交感纤维，当受到刺激时严重抑制心脏的活动，使心率减慢，冠状血管收缩，患者自觉心悸、胸闷、面色苍白等，常可导致严重后果，以致生命危险。《甲乙经》中所说"过深不幸杀人"似指此证候。因此进针切不可偏外、过深以及手法过重。

五、风府（Fengfu，GV 16，督脉）

【文献依据】《甲乙经》：在项上，入发际一寸，大筋内宛宛中。

【体表定位】后发际正中直上1寸，枕外隆凸下方的凹陷中。

【操作方法】正坐位，在后发际正中直上1寸取穴。针法：朝下颌骨颏凸方向直刺0.5～1.2寸，缓慢进针，严禁提插和大幅度捻转。

【临床主治】中风后遗症，癫痫，癔病，神经性头痛，脊柱炎，项部扭伤。

【进针层次】

1. 皮肤　较厚，有头发。针刺时有韧感，并有一定阻力。该穴部位由枕大神经和第3枕神经（第3颈神经后支）分布，分别来自第2、第3颈神经。

2. 皮下组织　较厚，由疏松结缔组织构成，其中间网络大量的脂肪细胞，内有第2、第3神经的皮支和皮下静脉。针刺时阻力较皮肤小，并有松软感觉。

3. 项韧带　为项部的三角形弹力纤维膜，其结构主要为致密的结缔组织，纤维排列紧密。针刺时，感觉阻力较大，并有一定的韧硬感。

【毗邻结构】为项韧带深面及其周围结构。

1. 深面　项韧带的深面依次有寰枕后膜、硬膜、蛛网膜、软膜和延髓。

（1）寰枕后膜　为致密的结缔组织膜，位于枕骨大孔的后缘与寰椎后弓上缘之间，前面紧贴硬膜。

（2）硬膜　为脑和脊髓的外层被膜，厚而坚韧，由胶原纤维和弹力纤维组成。

（3）蛛网膜　是一层薄而透明的结缔组织膜，为脑和脊髓的中层被膜。

（4）软膜　紧贴脑和脊髓的表面，与蛛网膜之间有一腔隙，为蛛网膜下隙，内充满脑脊液。在延髓背部的蛛网膜下隙扩大，称小脑延髓池。

（5）延髓　为脑干的下部分，在枕骨大孔处下续脊髓。其内部结构及功能较复杂，除数对脑神经核和上下行的传导束外，还具有重要功能的网状结构，内有各种内脏活动的调节中枢，包括呼吸中枢、呕吐中枢、心血管中枢等。

2. 上方　为枕骨大孔的后缘。

3. 下方　为寰椎后结节。寰椎（第1颈椎）由两个侧块和连结两侧块之间的前、后弓组成。后弓中间的粗糙隆起称为后结节。

4. 两侧方　有椎动脉和枕下神经通过。椎动脉在寰椎后弓与侧块相接处的后方经椎动脉沟转向上，经枕骨大孔进入颅腔。

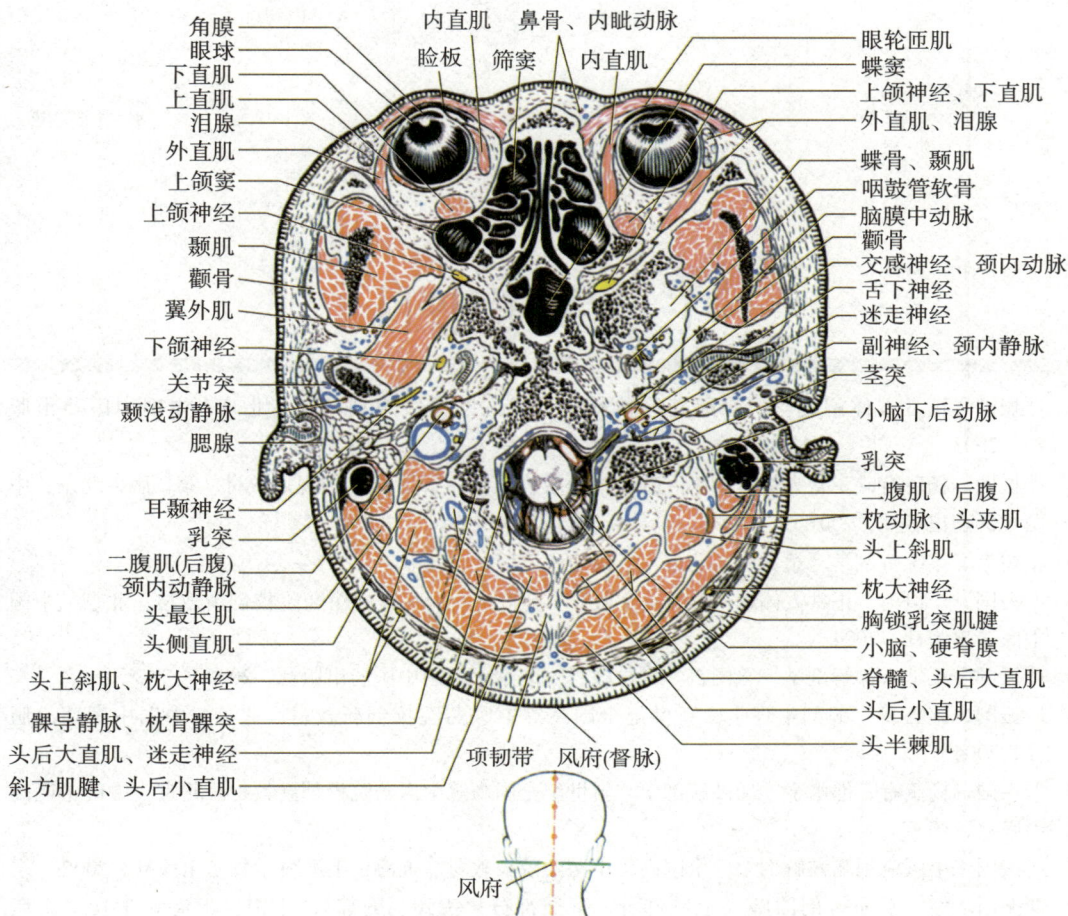

图 10 – 5 经风府穴水平切面（风府穴定位断面法）

【针刺意外与防治】

该穴位于项部，其深面有重要结构，故针刺最深不超过 1.5 寸较为安全。否则，针可通过寰枕后膜、硬膜等深层结构而刺伤延髓。当针至寰枕后膜时，可有阻力增大的感觉，当针进入蛛网膜下隙时，可有突破感觉，当针进入延髓时可有松软感。同时患者有全身触电感，并有恐慌惊叫、精神异常等表现。轻者可有头项强痛、眩晕、眼花、心慌、出汗、呕吐等。如不及时处理，可出现呼吸困难，继而昏迷。此种现象一般为延髓出血，除立即退针外，应积极地按延髓损伤进行抢救，否则可有生命危险。

朝下颌颏凸方向针刺较为安全。勿将针朝向鼻背，因其方向正对延髓的重要部分，易出现意外，后果严重。针刺方向偏向两侧方易刺伤椎动脉，此时可见到针的搏动，应退针并加压数分钟。若有动脉出血现象可同时局部冷敷以增加止血效果，并观察患者有无头痛、头晕、血压下降等现象，千万不可粗心大意。

主要参考书目

1. 严振国. 正常人体解剖学. 普通高等教育"十五"国家级规划教材. 北京：中国中医药出版社，2003

2. 严振国、杨茂有. 正常人体解剖学. 普通高等教育"十一五"国家级规划教材. 第 2 版. 北京：中国中医药出版社，2007

3. 柏树令. 系统解剖学. 第 5 版. 北京：人民卫生出版社，2001

4. 严振国，李伊为. 正常人体解剖学（英文版）. 新世纪全国高等中医药院校创新教材. 北京：中国中医药出版社，2004

5. 严振国. 正常人体解剖学. 全国自学考试教材. 北京：中国中医药出版社，2000

6. 严振国，施雪筠. 解剖生理学. 新世纪全国高等中医药院校创新教材. 北京：中国中医药出版社，2004

7. 严振国，杨茂有，邵水金. 局部解剖学. 新世纪全国高等中医药院校创新教材. 北京：中国中医药出版社，2006

8. 严振国. 中医应用腧穴解剖学. 全国高等中医药院校教材. 上海：上海科学技术出版社，2005

9. 严振国. 经穴断面解剖图解（上肢部分、下肢部分、头颈、胸部）. 上海：上海科学技术出版社，2002

10. 严振国. 日汉对照全身经穴应用解剖图谱. 上海市重点图书、上海中医药大学严振国名师工作室研究项目. 上海：上海中医药大学出版社，2006

11. 邵水金. 实用躯体解剖学. 上海市重点图书、上海中医药大学严振国名师工作室研究项目. 上海：上海科学技术文献出版社，2006

12. 严振国. 正常人体解剖学习题集. 北京：中国中医药出版社，2003

13. 严振国. 易学助考口袋丛书——正常人体解剖学. 北京：中国中医药出版社，2007

14. 邵水金. 应考宝典——正常人体解剖学速记. 上海：上海科学技术出版社，2009

15. 邵水金，张黎声. 解剖学习题与解析. 北京：化学工业出版社，2007